ADMiS SANTÉ

concours 2019-2020
10e édition

Concours Aide-soignant

Entrée en IFAS

Anne-Sophie Diamante
Diplômée en biologie

Lucile Diriberry
Formatrice en biologie et culture générale à l'ISPAC

Nathalie Ferry
Diplômée en biologie

Florence Nicolas
Directrice pédagogique et formatrice à l'institut supérieur de préparation aux concours (ISPAC, Tours)

Laure Parelle
Juriste, formatrice en culture générale et oral de motivation

Sébastien Rivière
Juriste, professionnel du secteur social, enseignant en culture générale

Avec la collaboration de Marion Gauthier
Formatrice en culture sanitaire et sociale et en méthodologie de l'écrit et de l'oral en école de préparation aux concours

Vuibert

ISBN : 978-2-311-20694-4

Conception de la couverture et de l'intérieur : Séverine Tanguy
Composition : Séverine Tanguy
Photographie de couverture : ©iStock

Site Internet : http://www.vuibert.fr

Avant-propos

L'ouvrage *Admis en IFAS* vous prépare au concours d'entrée dans les instituts de formation des aides-soignants.

Ce concours comporte :

Une épreuve écrite d'admissibilité :

– à partir d'un texte de culture générale portant sur un sujet d'ordre sanitaire et social ;

– une série de dix questions à réponse courte portant sur des notions de biologie humaine et de mathématiques QRC.

Une épreuve orale d'admission portant sur l'exposé d'un thème du domaine sanitaire et social et sur les motivations du candidat (connaissance et intérêt du candidat pour la profession d'aide-soignant).

Cet ouvrage a pour objectif :

– de vous permettre d'acquérir une vision d'ensemble des épreuves et du métier d'aide-soignant ;

– de réviser toutes les épreuves écrite et orale ;

– de vous entraîner.

Préparer un concours demande du temps, de la concentration, de la méthode et du courage. Afin de vous accompagner tout au long de la préparation de votre concours, nous vous proposons donc des **cours complets et synthétiques, des révisions** (sous forme de QCM, QROC), **des sujets d'entraînement à l'écrit et à l'oral avec des corrections détaillées** (« La bonne copie »), **des conseils et une méthodologie** détaillée des épreuves écrite et orale.

Le concours d'entrée dans les IFAS, **sélectif,** attire de nombreux candidats, bien qu'on note une baisse sensible depuis deux ans. Les jurys seront donc en attente de candidats préparés, informés et motivés. Il vous appartient de faire la différence en vous impliquant sérieusement dans la préparation de votre concours. Le jury doit vous sentir capable de vous investir dans une formation d'une durée de dix mois afin de devenir un(e) professionnel(le) du secteur paramédical.

Si les épreuves écrites représentent une première étape de sélection afin d'évaluer le niveau général des candidats, l'oral ne doit pas être vu comme une simple formalité. Cette épreuve permet d'évaluer vos aptitudes, vos connaissances mais aussi de vous connaître. Cette épreuve ne doit pas non plus vous effrayer. L'objectif est d'apprendre à mettre en avant votre potentiel afin de montrer qui vous êtes.

Ces différentes épreuves se travaillent et nécessitent une méthode. Cet ouvrage vous **guidera pas à pas**. Rédigé par des **professionnels et des enseignants** qui accompagnent chaque jour leurs élèves afin de les rendre capables de réussir, il représente un **outil indispensable à votre succès.**

Nous vous souhaitons bon courage dans vos apprentissages et la réussite de votre objectif professionnel.

Sommaire

Avant-propos 3

Votre concours, votre métier 7

Partie 1 Épreuve écrite d'admissibilité

■ Culture générale 17

Planning de révisions 18

Méthodologie et conseils 20

1. Culture générale 20
2. Français 22

Le cours 25

1. Le portrait social de la France 25
2. La justice des mineurs, la protection de l'enfance et les droits de l'enfant 85
3. Les modes de vie 106
4. Le système de santé en France 130
5. La santé 142
6. L'environnement 197

Annales corrigées 209

■ Série de 10 questions à réponses courtes QRC 215

Biologie humaine

Planning de révisions 218

Méthodologie et conseils 220

Le cours 223

1. L'organisation générale du corps humain 223
2. Notions de biologie cellulaire 228
3. Le squelette et les articulations 233
4. Les muscles 239
5. Le système nerveux 243

6. Les organes des sens 250
7. L'appareil circulatoire 257
8. L'appareil respiratoire 265
9. L'appareil digestif 272
10. L'appareil urinaire 278
11. Les appareils génitaux et la reproduction 283
12. Le système immunitaire 295
13. Le système endocrinien 302
14. La nutrition 307
Annales corrigées 314

Mathématiques

Planning de révisions 318
Méthodologie et conseils 320
Le cours 322
1. La numération 322
2. Le calcul mental 331
3. Les quatre opérations 338
4. Mesures et conversions 352
5. Le temps 365
6. Fractions, proportions et pourcentages 371
Annales corrigées 384

PARTIE 2 Épreuve orale d'admission

Méthodologie et conseils 388
1. Le face-à-face avec le jury 388
2. L'exposé oral sur un thème sanitaire ou social 390
3. L'exposé oral de motivation 403

Votre concours, votre métier

En 2015, on comptait un peu plus de 227 119 aides-soignants en France (secteur public : 174 991 ; secteur privé : 28 755 ; secteur privé non lucratif : 23 373. Source DREES, juin 2017) dont 95 % de femmes. Le secteur connaît une croissance régulière. On estime qu'elle sera constante jusqu'en 2022 avec 103 000 créations d'emplois.

1. Définition du métier

L'aide-soignant travaille avec et sous la responsabilité d'un infirmier et au sein d'une équipe pluridisciplinaire qui regroupe un certain nombre de professions médicales et paramédicales (infirmiers, médecins, kinésithérapeutes, ASH, etc.).

Les domaines dans lesquels il intervient sont les suivants :

Les soins : il aide à distribuer les médicaments, prend le pouls et la température. Toutefois, il ne pratique pas de soins techniques, comme par exemple avec des instruments (piqûres, perfusion…)

L'hygiène personnelle : une fois par jour, il fait ou aide le patient à faire sa toilette complète. Pour les personnes incontinentes (surtout dans les services de gériatrie), il s'occupe du renouvellement des changes et pratique souvent plusieurs toilettes par jour.

Le confort : il accueille les patients et leurs familles dès leur arrivée. Il s'occupe de leur installation dans la chambre. Il veille à leur confort lors des repas et au moment du coucher, il les aide à trouver une position confortable. Il s'occupe de la distribution des repas, sert et dessert les plateaux. Pour les personnes à l'autonomie réduite, l'aide-soignant les aide dans les gestes de la vie quotidienne (pour manger, s'habiller, se déplacer, marcher…).

La surveillance : l'aide-soignant a des contacts constants avec les patients, c'est pourquoi il est le premier à pouvoir détecter d'éventuels problèmes physiques ou moraux. Son rôle de prévention notamment en matière d'infections ou de déséquilibres alimentaires est très important. Il transmet alors ses observations aux infirmiers. Il doit aussi faire face à des situations d'urgence comme des malaises. La nuit, il surveille les patients dans les chambres et vérifie que tout se passe bien.

L'hygiène des locaux : l'aide-soignant intervient au niveau du ménage des chambres. Il s'occupe de la décontamination et de la désinfection du mobilier et du matériel de la chambre. Il change, par exemple, la literie. Il s'occupe également de la gestion des stocks du matériel.
Un aide-soignant se lave régulièrement les mains, c'est-à-dire une soixantaine de fois par jour, entre chaque toilette ou manipulation. Il ne doit pas porter de bijoux et avoir les ongles longs ou vernis.
L'aspect relationnel est essentiel dans le métier d'aide-soignant. Il est en contact avec :

- **les patients** avec lesquels il établit une relation plus ou moins longue. C'est auprès de lui qu'ils se sentent le plus souvent en confiance et qu'ils se confient plus facilement. C'est très souvent leur interlocuteur privilégié ;
- **les familles des patients** qu'il a en charge et qu'il informe, aide et rassure ;
- **l'équipe médicale** à laquelle il transmet les informations relatives aux patients. Il est ainsi le relais entre ces derniers et les équipes soignantes.

Les aides-soignants sont divisés en deux grades (classe supérieure C2 et classe exceptionnelle C3 – janvier 2019). Selon le lieu d'exercice, l'ancienneté, la rémunération varie. Un C2 1er échelon gagne 1 537,02 euros (chiffres bruts mensuels) et au 12e échelon 1 949,39 euros. Un C3 1er échelon perçoit 1 616,68 euros et au 10e échelon, 2 183,69 euros. A ces rémunérations s'ajoutent des indemnités (travail de nuit, dimanches et jours fériés, toilettes mortuaires, assister à des autopsies), et des primes (gérontologie).

Après le diplôme d'aide-soignant et trois ans d'expérience en service hospitalier ou médico-social ou cinq ans d'expérience dans un autre domaine, il est possible de s'orienter vers la formation d'infirmier en passant le concours. Le diplôme d'État d'aide à domicile (DEAV) est accessible avec une dispense des épreuves écrites.

Les aides-soignants peuvent aussi exercer en soins à domicile avec le statut de salariés d'une association ou d'un organisme proposant ce service. Ils sont toujours sous la responsabilité d'un infirmier.

2. Les activités de l'aide-soignant

Les textes officiels précisent un référentiel de huit activités :

Annexe IV de l'arrêté du 25 janvier 2005, articles R. 4311-3 à R. 4311-5 du Code de la santé publique

- Dispenser des soins d'hygiène et de confort à la personne *(installer et mobiliser la personne, dispenser des soins liés à l'hygiène corporelle, au confort, à l'alimentation, à l'élimination, au sommeil).*
- Observer la personne et mesurer les principaux paramètres liés à son état de santé *(observer l'état général et les réactions de la personne, l'état de la peau et des muqueuses, mesurer les paramètres vitaux, observer le bon fonctionnement des appareillages et dispositifs médicaux).*

• Aider l'infirmier à la réalisation de soins *(préparer le patient pour des pansements, des examens ou une intervention, mettre à disposition du matériel, servir des compresses, des produits, aider l'infirmière au premier lever d'une personne opérée, aider aux soins mortuaires).*
• Assurer l'entretien de l'environnement immédiat de la personne et la réfection des lits *(assurer l'entretien de la chambre, nettoyer, désinfecter, évacuer le linge sale, refaire les lits, éliminer les déchets).*
• Entretenir des matériels de soins *(laver, décontaminer, désinfecter certains matériels de soins, les chariots, les chaises roulantes et les brancards, contrôler, conditionner et ranger le matériel à stériliser).*
• Recueillir et transmettre des observations par oral et par écrit pour maintenir la continuité des soins *(recueillir les informations concernant les soins et les patients, rechercher dans le dossier de soins les informations nécessaires à l'activité, transmettre les informations sur les soins, les activités réalisées, le comportement du malade).*
• Accueillir, informer et accompagner les personnes et leur entourage *(assurer une communication verbale et non verbale contribuant au bien-être du patient, accueillir les personnes, les écouter et leur apporter une réponse adaptée, donner des conseils simples aux familles et au patient sur l'hygiène de la vie courante, expliquer le fonctionnement du service).*
• Accueillir et accompagner des stagiaires en formation *(accueillir les stagiaires, présenter les services et personnels, montrer et expliquer les modalités de réalisation des activités, expliquer et contrôler le respect des fonctions de chaque professionnel, observer la réalisation des activités par le stagiaire, apporter son appréciation lors de l'évaluation).*

3. Les compétences de l'aide-soignant

Le ministère de la Santé (arrêté du 25 janvier 2005) indique **un référentiel de huit compétences** :

• Accompagner une personne dans les actes essentiels de la vie quotidienne en tenant compte de ses besoins et son degré d'autonomie.
• Apprécier l'état clinique d'une personne.
• Réaliser des soins adaptés à l'état clinique de la personne.
• Utiliser les techniques préventives de manutention et les règles d'hygiène de sécurité pour l'installation et la mobilisation des personnes.
• Établir une communication adaptée à la personne et à son entourage.
• Utiliser les techniques d'entretien des locaux et du matériel spécifiques aux établissements sanitaires, sociaux et médico-sociaux.
• Rechercher, traiter et transmettre les informations pour assurer la continuité des soins.
• Organiser son travail au sein d'une équipe pluriprofessionnelle.

4. Les lieux où exerce l'aide-soignant

Ils sont nombreux et permettent à l'aide-soignant d'enrichir son expérience professionnelle.

Ainsi l'aide-soignant peut travailler dans le secteur public ou privé, dans des établissements hospitaliers (CHU), des cliniques, des centres de rééducation, des EHPAD, des centres d'accueil pour personnes en situation de handicap, à domicile, au sein de l'armée, etc.

5. Les épreuves de sélection

Conditions pour passer ce concours : le candidat doit être âgé de 17 ans au moins à la date de son entrée en formation sans limite d'âge supérieure. Aucune condition de diplôme n'est requise pour se présenter à l'épreuve d'admissibilité.

A. L'épreuve écrite d'admissibilité

Elle se décompose en deux parties (durée 2 heures – coefficient 1 – notées sur 20 points).

a. Culture générale

À partir d'un texte de culture générale d'une page au maximum et portant sur un sujet d'actualité d'ordre sanitaire et social, on vous demande de dégager les idées principales et de commenter les aspects essentiels sur la base de deux questions au maximum (cette partie est notée sur 12 points et permet d'évaluer les capacités de compréhension, d'expression écrite et d'argumentation du candidat).

b. Une série de 10 questions à réponse courte

Dix questions à réponse courte dont 5 questions portant sur la **biologie humaine** (programme du BEP carrières sanitaires et sociales), 3 questions sur les quatre **opérations numériques de base** et 2 questions sur les conversions. Cette partie (notée sur 8 points) a pour finalité de tester les connaissances du candidat dans le domaine de la biologie humaine ainsi que ses aptitudes numériques.

ATTENTION Sont dispensés de cette épreuve écrite :

- Les candidats titulaires d'un titre ou diplôme homologué au minimum au niveau IV ou enregistré à ce niveau au répertoire national de certification professionnelle, délivré dans le système de formation initiale ou continue français comme BAC, BTS, etc.
- Les candidats titulaires d'un titre ou diplôme du secteur sanitaire ou social homologué au minimum au niveau V, délivré dans le système de formation continue français.
- Les candidats titulaires d'un titre ou diplôme étranger leur permettant d'accéder à des études universitaires dans le pays où il a été obtenu.

- Les étudiants ayant suivi une première année d'études conduisant au diplôme d'État d'infirmier et n'ayant pas été admis en deuxième année.
- Pour les formations passerelles (auxiliaire de puériculture, diplôme d'auxiliaire de vie sociale et mention complémentaire aide à domicile), il n'est pas besoin de passer le concours d'entrée.

À l'issue de cette épreuve écrite, les candidats ayant obtenu une note supérieure ou égale à 10 sur 20 sont déclarés admissibles.

B. L'épreuve orale d'admission

D'une durée d'environ 20 minutes, elle est composée de deux parties.

a. Un exposé oral : après une préparation de 10 minutes, le candidat présente, sous cette forme, un thème relevant du domaine sanitaire et social. Cette épreuve vise à tester les capacités d'argumentation et d'expression orale du candidat, ainsi que ses aptitudes à suivre la formation (15 points sur 20).

b. Une discussion avec le jury sur la connaissance et l'intérêt du candidat pour la profession d'aide-soignant (5 points sur 20). Cet échange vise à évaluer la motivation du candidat.

Une note inférieure à 10 sur 20 points est éliminatoire.

L'admission définitive dans un institut de formation d'aide-soignant est subordonnée à la production, au plus tard :

- le premier jour de la rentrée, d'un certificat médical attestant que le candidat n'est atteint d'aucune affection physique ou psychologique incompatible avec l'exercice de la profession ;
- le jour de la première entrée en stage, d'un certificat médical de vaccinations conforme à la réglementation en vigueur fixant les conditions d'immunisation des professionnels de santé en France.

ATTENTION **informations importantes concernant certains candidats :**
- les candidats titulaires du DEAS (diplôme d'État aide-soignant), DEAVS (diplôme d'État auxiliaire de vie sociale), DEAMP (diplôme d'État aide médico psychologique) ou MCAD (mention complémentaire aide à domicile) ;
- les candidats titulaires du baccalauréat professionnel ASSP (accompagnement, soins, services à la personne) ou SAPAT (services aux personnes et aux territoires) ;
- les candidats en terminale pour l'obtention du baccalauréat professionnel ASSP ou SAPAT.

Ces candidats doivent choisir entre 2 modes de sélection :
- **sélection pour un parcours de formation complet (PC) :** cf. épreuves de sélection des paragraphes A et B ;
- **sélection pour un parcours de formation non complet (PNC) :** modalité d'admission spécifique aux candidats titulaires du DEAS, DEAVS, DEAMP, MCAD,

bac professionnel ASSP ou SAPAT et des candidats en terminale pour l'obtention du bac professionnel ASSP ou SAPAT, comme le prévoit l'article 20 ter de l'arrêté du 21 mai 2014. Ces candidats constituent un dossier comprenant les pièces suivantes :

- curriculum vitæ ;
- lettre de motivation ;
- attestations de travail avec appréciations ;
- dossier scolaire avec résultats et appréciations ;
- titres ou diplômes permettant de se présenter à la dispense de formation.

Les élèves en terminale des baccalauréats professionnels « accompagnement, soins, services à la personne » et « services aux personnes et aux territoires » peuvent présenter leur candidature. Leur admission définitive sera subordonnée à l'obtention du baccalauréat.
La sélection des candidats est réalisée par un jury. Un entretien évalue leur motivation sur la base du dossier cité précédemment.

6. La formation[1]

Elle comporte **1 435 heures d'enseignement théorique et clinique**, en institut (17 semaines, soit 595 heures) et en stage (24 semaines soit 840 heures) sur une base de 35 heures par semaine. Elle peut être dispensée de façon continue ou discontinue sur une période ne pouvant excéder deux années. La participation à l'ensemble des enseignements est obligatoire.

L'enseignement en institut comprend **huit modules**, dispensés sous forme de cours magistraux, de travaux dirigés, de travaux de groupe et de séances d'apprentissages pratiques et gestuels.

L'enseignement en stage est réalisé en milieu professionnel, que ce soit dans le secteur sanitaire, social ou médico-social, en établissement, et comprend six stages.

La rentrée dans les instituts de formation a lieu la première semaine du mois de septembre ou la première semaine du mois de janvier.

Durant la formation, les élèves bénéficient de congés :

– 3 semaines pour les élèves débutant une scolarité en septembre ;
– 7 semaines pour les élèves débutant une scolarité en janvier dont 4 semaines en été.

Des dispenses de formation sont accordées aux personnes titulaires du :

– diplôme d'État d'auxiliaire de puériculture ;
– diplôme d'État d'auxiliaire de vie sociale ou de la mention complémentaire aide à domicile ;
– certificat d'aptitude aux fonctions d'aide médico-psychologique.

1. Se reporter à l'arrêté du 22 octobre 2005 relatif à la formation conduisant au diplôme d'État d'aide-soignant.

A. Les modules de formation correspondent à l'acquisition des huit compétences du diplôme

1. L'accompagnement d'une personne dans les actes de la vie quotidienne *(4 semaines)*
2. L'état clinique d'une personne *(2 semaines)*
3. Les soins *(5 semaines)*
4. Ergonomie *(1 semaine)*
5. Relation – communication *(2 semaines)*
6. Hygiène des locaux hospitaliers *(1 semaine)*
7. Transmission des informations *(1 semaine)*
8. Organisation du travail *(1 semaine)*

B. Les stages

Ils sont au nombre de six, de 140 heures chacun et sont réalisés dans des structures sanitaires, sociales ou médico-sociales :

- service de court séjour : médecine ;
- service de court séjour : chirurgie ;
- service de moyen ou long séjour : personnes âgées ou handicapées ;
- secteur de santé mentale ou psychiatrique ;
- secteur extrahospitalier.

La structure du sixième stage est choisie par l'étudiant en fonction de son projet professionnel et avec l'accord de l'équipe pédagogique.

En ce qui concerne l'unité de formation 3, un stage de quatre semaines minimum se déroulera dans un établissement de santé, en unité de court séjour. Le stage de l'unité 6 se passera dans un établissement de santé. Un stage est organisé en fonction du projet professionnel de l'élève.

Cette formation doit permettre à chaque élève d'acquérir des compétences qui lui permettront de contribuer à une prise en charge globale des personnes en milieu hospitalier ou extra-hospitalier.

À chaque stage, les responsables de l'accueil et de l'encadrement de l'élève évaluent son niveau d'acquisition pour chacune des unités de compétences, sur la base d'un support d'évaluation. À l'issue des six stages, l'équipe pédagogique dresse le bilan des acquisitions de l'élève en établit le total obtenu à chaque unité de compétence.

7. La validation des acquis (VAE)

Les candidats peuvent également accéder au diplôme d'État d'aide-soignant par la VAE. Ils doivent justifier des compétences professionnelles acquises dans l'exercice d'une activité salariée, non salariée ou bénévole, en rapport direct avec le contenu du diplôme en question : avoir réalisé des soins d'hygiène et de confort, en établissement ou au domicile d'une personne. La durée totale d'activité exigée est de trois ans minimum soit 4 200 heures sur les 12 dernières années.

Le candidat doit, dans un premier temps, déposer un livret de recevabilité de demande de validation des acquis de l'expérience. Si la demande est reçue, il dépose un livret de présentation des acquis de son expérience et se présente à un entretien devant un jury, à l'issue duquel il peut obtenir le diplôme ou la validation d'une ou plusieurs unités de compétences. Le référentiel de compétences pour la validation des acquis de l'expérience est le même que celui de la formation dite « classique ».

Témoignages de professionnels

« À l'origine, je voulais devenir auxiliaire de puériculture et c'est le concours d'aide-soignante que j'ai obtenu en premier en choisissant de faire une école de préparation aux concours paramédicaux. J'avais déjà travaillé comme ASH (agent de service hospitalier), donc je savais un peu en quoi consistait le métier d'aide-soignante.

Aujourd'hui, je suis en première année de formation et j'ai déjà réalisé plusieurs stages : en cardiologie, en ORL et en soins infirmiers à domicile (SIAD). Les cours en institut de formation m'intéressent, mais ce sont surtout les stages qui me passionnent : le contact avec les patients, les infirmiers, les médecins. Je suis pressée d'avoir mon diplôme pour travailler dans un hôpital pour enfants car c'est cette population qui m'intéresse le plus. Plus tard, j'essaierai peut-être d'obtenir les modules qui me manquent pour devenir auxiliaire de puériculture. »

Anne, 19 ans, étudiante en IFAS

« J'aime le contact avec les gens, alors je me suis d'abord tournée vers la vente en passant un bac professionnel, mais mes expériences ont été décevantes.

Depuis 1 an et demi, je travaille dans un CHU comme aide-soignante et je m'épanouis dans ce métier. Ce que j'apprécie aujourd'hui, c'est le contact très proche que j'ai avec les malades. Je les vois plusieurs jours d'affilée, même plusieurs mois pendant la durée de leur séjour et c'est comme une histoire qui se crée. Je dispense des soins d'hygiène comme la toilette, j'explique du mieux possible les soins et les examens qui vont être donnés dans la journée, surtout, j'essaie de rassurer les malades les plus anxieux ou ceux qui se sentent très seuls, car leur famille est trop loin pour venir les voir tous les jours. Quand les familles viennent, mon rôle est de les accueillir et de les informer sur l'état de santé de leur proche. Tous ces contacts demandent beaucoup de patience et aussi beaucoup d'énergie : être disponible est l'une des plus grandes qualités de l'aide-soignante. Aujourd'hui, je ne regrette pas ma réorientation professionnelle. »

Valérie, 25 ans, aide-soignante en milieu hospitalier

PARTIE 1

Épreuve d'admissibilité

➲ Culture générale 17

➲ Série de 10 questions à réponses courtes 215

COEFFICIENT
1

DURÉE
2
heures

Culture générale

➲ Planning de révisions 18

➲ Méthodologie et conseils 20

1. Culture générale 20

2. Français 22

➲ Le cours 25

➲ Annales corrigées 209

Planning de révisions

Ce planning vous permettra d'organiser vos révisions en fonction de vos connaissances, de votre niveau de préparation. À titre indicatif, un temps dévolu à chaque chapitre est proposé.

PÉRIODES	DURÉES	CONTENUS DES RÉVISIONS
PÉRIODES 1 à 6	de 1 à 2 mois	**1. Le portrait social de la France**
PÉRIODE 1	de 1 à 3 semaines	1. Les familles
PÉRIODE 2	de 5 jours à 1 semaine	2. Les personnes handicapées
PÉRIODE 3	de 5 jours à 1,5 semaine	3. Les personnes âgées
PÉRIODE 4	de 5 jours à 1 semaine	4. Le travail
PÉRIODE 5	de 5 jours à 1 semaine	5. Les exclusions sociales
PÉRIODE 6	de 5 jours à 1 semaine	6. Intégration et discriminations
PÉRIODES 7 à 9	de 2 semaines à 1 mois	**2. La justice des mineurs, la protection de l'enfance et les droits de l'enfant**
PÉRIODE 7	de 5 jours à 1,5 semaine	1. La délinquance des mineurs, la protection de l'enfance
PÉRIODE 8	de 5 jours à 1 semaine	2. La protection judiciaire et administrative de l'enfant
PÉRIODE 9	de 5 jours à 1,5 semaine	3. Les droits de l'enfant
PÉRIODES 10 à 12	de 2 semaines à 1 mois	**3. Les modes de vie**
PÉRIODE 10	de 5 jours à 1,5 semaine	1. Les médias dans notre société contemporaine
PÉRIODE 11	de 5 jours à 1,5 semaine	2. Les conduites à risque
PÉRIODE 12	de 5 jours à 1,5 semaine	3. Les accidents domestiques et les accidents de la route
PÉRIODES 13 à 14	de 1 à 2 semaines	**4. Le système de santé en France**
PÉRIODE 13	de 4 jours à 1 semaine	1. L'organisation du système de santé
PÉRIODE 14	de 4 jours à 1 semaine	2. La prise en charge des patients
PÉRIODES 15 à 20	de 1 à 2 mois	**5. La santé**
PÉRIODE 15	de 1 à 2 semaines	1. La santé publique
PÉRIODE 16	de 5 jours à 1 semaine	2. Cholestérol, MCV, hypertension, diabète
PÉRIODE 17	de 5 jours à 1 semaine	3. Sida et IST
PÉRIODE 18	de 5 jours à 1 semaine	4. IVG et contraception

PÉRIODE 19	de 5 jours à 1 semaine	5. La bioéthique, don d'organes, de sang, de gamètes
PÉRIODE 20	de 1 à 2 semaines	6. Procréation et maternité
PÉRIODE 21	de 1 à 2 semaines	**6. L'environnement**
PÉRIODE 21	de 1 à 2 semaines	L'environnement *Il s'agit ici d'un thème court, ne nécessitant pas de subdivisions*
PÉRIODE 22	de 1 à 2 semaines	**Dernières révisions** *Dernières relectures, révisions d'un thème difficile pas encore acquis…*
Total	de 4 à 8 mois	**Planning final**

Témoignages de professionnels

J'ai tout d'abord été ASH pendant presque dix ans, en milieu hospitalier et en maison de retraite. Au cours de cette période, j'ai eu trois enfants et j'ai eu envie d'obtenir le statut d'aide-soignante pour avoir un peu plus de reconnaissance dans le milieu. Reprendre les cours n'est pas facile surtout avec trois jeunes enfants, mais j'ai réussi et mon choix s'est tourné vers la maison de retraite. J'avoue que je consacre beaucoup d'énergie à mon métier et qu'en retour, je reçois beaucoup. Les personnes âgées sont très attachantes, quelques fois exigeantes, mais avec de la patience et de la gentillesse, tout va mieux. L'isolement de certaines personnes est parfois immense et on ne peut pas rester insensible : c'est un aspect difficile à gérer car l'aide-soignante ne peut pas remplacer la famille. Pourtant, je ne peux pas m'empêcher d'éprouver de l'affection pour certains résidents et j'avoue avoir éprouvé beaucoup de chagrin à leur décès. Dans ces moments-là, il faut parler et être solidaires avec les collègues : travailler en équipe est essentiel.

On m'a souvent dit que mon métier n'était pas compatible avec ma situation professionnelle. C'est vrai, ça n'a pas toujours été facile à gérer avec les enfants, car les horaires sont très variables : on peut se lever à 4 heures du matin ou alors débaucher à 21 heures ou encore travailler certains week-ends. Quand le papa est présent, on trouve des solutions.

Aujourd'hui, j'envisage de devenir infirmière. C'est un projet qui demande de la motivation et j'en ai !

Marie-France, 34 ans, aide-soignante en maison de retraite

Méthodologie et conseils

1 | Culture générale

Les candidats se présentant aux épreuves écrites (admissibilité) et orales (admission) des concours d'auxiliaire de puériculture et d'aide-soignant sont amenés à composer à partir d'un **sujet d'actualité d'ordre sanitaire et social**. À l'écrit, il s'agit d'un texte ; à l'oral le jury vous présentera un texte (assez court), une **question précise** ou encore une photographie ou un dessin à commenter (assez rare).

À chaque fois vous devrez faire appel à de **solides connaissances de culture générale**. Le programme de révision que nous vous proposons est intensif et complet, cependant la culture générale est un domaine si vaste qu'une implication personnelle est nécessaire.

1. Comment organiser mon planning d'apprentissage ?

A. Organiser son temps

Pour vous aider à vous organiser nous vous proposons un tableau des différents thèmes pour organiser vos périodes de révision. Rien ne vous oblige à le suivre à la lettre mais inspirez-vous-en pour ne rien oublier ou ne pas être pris par le temps ! On pense toujours à tort que l'on a le temps…

Les périodes de révisions sont variables et plus vous commencerez tôt votre planning, plus vous pourrez approfondir. Certains n'auront que quelques mois, d'autres auront presque une année pour réviser. Nous proposons **deux plannings** : sur huit mois et sur quatre mois. **Il est indispensable de bien connaître les dates des concours** (elles varient selon le centres d'examen) afin de bien vous organiser.

B. Réviser

Afin d'y voir plus clair nous vous proposons de réviser par thèmes : 6 thèmes vous sont présentés, eux-mêmes divisés en titres puis en chapitres. Vous trouverez des **sujets classiques** : le tabac, l'alcool, le sida, l'enfance, le handicap… et des **sujets liés à l'évolution de notre société, à nos modes de vie** : la bioéthique, l'écologie, les nouvelles technologies…

a. Dans un premier temps vous allez devoir acquérir un maximum de connaissances sanitaires et sociales.

À la fin des titres et des chapitres, nous vous proposons des tests pour évaluer vos connaissances : QROC, QCM et questions de concours.

b. Une fois vos connaissances acquises, vous devrez apprendre à faire des liens entre les différents chapitres proposés.

En effet certains sujets font appel à divers thèmes sanitaires et sociaux.
Exemple : Un sujet traitant de l'**obésité infantile** fera appel à des notions de **nutrition** mais aussi à des notions relatives à différentes **maladies** comme le cholestérol ou le diabète, à des notions relatives au **développement de l'enfant** (on peut attendre par exemple des connaissances sur les besoins nutritifs de l'enfant...), aux **comportements des jeunes** (passivité face aux médias...).

2. Comment approfondir mes connaissances ?

Suivre l'actualité

- Il est indispensable de suivre l'actualité qui est la première source d'inspiration des personnes qui composent les sujets dans le choix des textes.
- **Sujets d'actualité récente** : La plupart du temps les textes choisis sont issus de **magazines d'actualité récents** et font appel à des évènements qui ont fait **débat dans l'année**, un thème d'actualité (débat, proposition de réforme...) peut aussi relancer des sujets classiques.
- **Sujets sanitaires et sociaux classiques mais toujours d'actualité** : l'obésité infantile, la lutte contre le tabac, la prise en charge des personnes âgées... sont des sujets récurrents.
- **Suivez les informations** (journal télévisé, radio, Internet), regardez des émissions liées aux domaines de la santé, de l'enfance (*Les Maternelles, Magazine de la santé* sur France 5, certains reportages d'*Envoyé spécial*, etc.), repérez les émissions ponctuelles qui traitent d'un sujet en lien avec votre programme de révision.
- **Lisez la presse** (cela vous habituera à lire vite et bien). Vous n'êtes pas obligé de lire un quotidien de la première à la dernière page ! faites un tri, choisissez les articles liés aux domaines sanitaires et sociaux, enrichis de schémas, graphiques : découpez-les, faites-vous des **dossiers de presse**.

Certains **magazines sont spécialisés** dans les domaines sanitaires et sociaux : *Le Journal des professionnels de l'enfance, La Gazette Santé Social, Lien social*, magazine *Parent, Côté mômes*, les revues éditées par la CAF, la *Revue de l'aide-soignante*, etc.

Soyez curieux, le jury y sera sensible, il doit vous sentir intéressé par les domaines liés à votre future profession.

Vous trouverez à chaque fin de titre, une sitographie (et/ou une bibliographie) vous permettant d'enrichir vos connaissances ou de mieux comprendre un point de cours.

2 | Français

Plusieurs questions font suite au texte de culture générale sanitaire et sociale que l'on vous soumet, et la première est toujours relative à un exercice d'expression écrite : « **Dégager les idées principales ou essentielles du texte** ». On peut aussi vous demander de **trouver un titre au texte** ou d'**expliquer un mot**, voire **une phrase**.

D'une manière générale, on cherche à **évaluer vos capacités de compréhension et d'expression écrite**.

L'objectif de ce chapitre est de vous apporter des **outils méthodologiques** afin de construire vos réponses avec efficacité.

1. Les idées principales d'un texte

La méthode que nous vous proposons est de placer un cadre dessiné sur une feuille de brouillon à droite du texte *(voir le texte étudié dans « Annales corrigées », p. 195)*. Cette technique, au premier abord un peu surprenante, va vous permettre de travailler plus vite et sans raturer le texte.

A. Repérer les liens logiques

En rédigeant un texte, l'auteur utilise des termes appelés « **liens logiques** », « **mots de liaison** », « **connecteurs logiques** » qui lui permettent d'enchaîner ses idées.

Voici un tableau récapitulatif des mots de liaison les plus souvent utilisés. Peut-être allez-vous en découvrir, surtout mémorisez-les pour ensuite les utiliser à votre tour et ainsi enrichir votre vocabulaire !

L'addition (d'idées)	– et, de plus, en outre, par ailleurs, puis, mais encore, de surcroît, en plus de…
L'opposition	– mais, cependant, en revanche, or, toutefois, pourtant, au contraire, néanmoins, malgré, en dépit de, hormis…
La cause	– car, parce que, par, grâce à, en effet, en raison de, du fait que, dans la mesure où, à cause de, faute de, puisque, sous prétexte que, d'autant plus que, étant donné que, vu que…
La conséquence	– ainsi, c'est pourquoi, en conséquence, par conséquent, dès lors, de manière à, de façon à, si bien que, de sorte que, à tel point que…
Le but	– pour, dans le but de, afin de, pour que, afin que, de crainte que, de peur que…
La condition, la supposition	– si, peut-être, probablement, sans doute, éventuellement, à condition de, en cas de, pour que, à supposer que, à moins que, à condition que, en admettant que, pour peu que, au cas où, dans l'hypothèse où, quand bien même, pourvu que…
La comparaison	– ou, de même, ainsi, également, à la façon de, comme…
Le classement	Premièrement…, ensuite, d'une part…d'autre part, avant tout, d'abord…

La conclusion	Au total, tout compte fait, tout bien considéré, en somme, en conclusion, finalement, somme toute, en peu de mots, à tout prendre, en définitive, après tout, en dernier lieu, pour conclure, en bref, en guise de conclusion…

Dès la première lecture du texte, identifiez ces liens :

Exemples :

« Le média le plus fréquemment utilisé est de loin la télévision. **Cependant**, l'image est mise en cause **car** elle est trop souvent source de violence. » (Opposition d'idées et expression de la cause.)

« Il y a **tout d'abord** les études de laboratoire qui testent les réactions des individus face à des images violentes […]. **Enfin**, ont été mises en place des enquêtes qui mesurent la quantité de violence dans les programmes télévisés. » (Addition d'idées.)

« J'étais plutôt hostile à l'achat d'un portable **mais**, finalement, cela me permet de parler directement à mon fils quand il part en week-end ou en vacances. **Et puis**, il est raisonnable, il ne dépasse jamais son forfait de deux heures par mois. » (Opposition et addition d'idées.)

REMARQUE

Il arrive que certains textes ne comportent que très peu de liens logiques. Dans ce cas, n'hésitez pas à en placer si cela vous aide. À l'inverse, si l'auteur s'est montré généreux, osez reprendre ses liens ou alors trouvez des connecteurs équivalents.

B. Souligner les idées essentielles

Il convient de se demander **quel est le message transmis par l'auteur ? Il est donc nécessaire d'éliminer les nuances, les exemples et de se limiter seulement au sujet ou au thème abordé. Ainsi, seuls les expressions et les termes importants sont retenus en les soulignant.**

Exemple 1 :

« L'adolescence est une période de vulnérabilité, au cours de laquelle les troubles des conduites alimentaires vont prendre une place spécifique, l'apparence physique étant aujourd'hui une priorité et la minceur une norme sociale qui s'impose. Une proportion non négligeable de jeunes (12 % des garçons et 37 % des filles) se préoccupe de leur aspect physique, 15 % des garçons et 42 % des filles veulent maigrir, certains s'astreignent à des régimes pour devenir mince en utilisant des moyens très divers, qui vont de la diététique à la pratique d'un sport, mais dans 1 à 3 % des cas jusqu'à des conduites déviantes, comme la prise de médicaments. »

Source : *Le Quotidien du médecin*, 2004.

Exemple 2 :

« Les biologistes vont plus loin : ce que nous mangeons influencerait notre manière de penser et d'agir. Comme le disent si bien les Anglais : « *You are what you eat* », vous êtes ce que vous mangez. Et les Français d'ajouter : « On creuse sa tombe avec ses dents. » Il ne s'agit donc plus aujourd'hui de perdre quelques kilos superflus

mais tout bonnement de survivre. D'inventer une diététique de survie. Nous avons la mort aux dents. Il est grand temps de réagir. »

Source : *La Mal Bouffe*, Stella et Joël de Rosnay, édition Olivier Orban.

Parallèlement à cette recherche, rédigez les idées que vous retenez en essayant d'utiliser des termes différents. Cet exercice de reformulation est à rédiger dans le tableau que vous avez placé à côté du texte.

C. Rédigez les idées essentielles

C'est dans la rédaction de ces idées que le correcteur va se rendre compte si vous avez compris les propos de l'auteur et apprécier si votre expression écrite est correcte.

Exemple 1 : proposition de corrigé
Les problèmes alimentaires touchent surtout les adolescentes, très soucieuses de leur image. Pour maigrir, elles s'imposent des régimes et utilisent même des méthodes dangereuses.

Exemple 2 : proposition de corrigé
Les biologistes estiment que notre façon d'être dépendrait de notre alimentation. Maigrir n'est donc plus l'objectif à atteindre, mais seulement de rester en vie.

REMARQUE Vous pouvez remarquer que, pour chaque exemple, certains mots sont repris : « alimentaires », « adolescentes », « régimes » pour l'exemple 1 et « biologistes », « maigrir » pour l'exemple 2. Ils sont importants et très difficilement remplaçables. Toutefois, aucune phrase n'est recopiée et tous les détails ont été éliminés.

2. Le titre d'un texte

Il se présente soit sous la forme d'**un ou deux mots** ou d'une **petite phrase**.
1. Le titre est composé simplement d'un ou deux mots qui expriment le thème du texte (de quoi est-il question dans ce texte ?)
Exemple 1 : « L'anorexie ».
Exemple 2 : « Survivre ».
2. Le titre est composé d'une courte phrase :
Exemple 1 : « Les adolescentes et la minceur », « La dictature de la minceur chez les adolescentes ».
Exemple 2 : « Manger pour survivre », « La vie est dans notre assiette ! ».

Le cours

1 | Le portrait social de la France

1. Les familles

A. Données démographiques

a. La population française

- **Au 1er janvier 2019, près de 67 millions de personnes vivent en France** métropolitaine et dans les départements d'outre-mer.
- La France est le **2e pays européen le plus peuplé derrière l'Allemagne**.
- Au 1er janvier 2019, **24 % de la population a moins de 20 ans**.
- **La part des personnes de 65 ans ou plus atteint** 20 % au 1er janvier 2019.

b. L'espérance de vie à la naissance

Elle représente la durée de vie moyenne – autrement dit l'âge moyen au décès – d'une génération.

- Espérance de vie des **femmes : 85,3 ans.**
- Espérance de vie des **hommes : 79,4 ans.**

c. Natalité et taux de fécondité

- **Naissances et décès**

- **758 000 naissances en 2018 (– 12 000 par rapport à 2017).**
- 614 000 décès en 2018 – Le **solde naturel** s'établit ainsi à + 144 000 personnes.

- **Taux de fécondité**

- En 2018, le taux de fécondité atteint 1,87 enfant par femme.

Il faut **2,07 enfants par femme pour le renouvellement des générations**. En Europe, la France reste devant les autres pays européens en termes de fécondité avec l'Irlande.

- L'âge moyen des mères progresse : 30,6 ans (2018) contre 28,9 ans (1995).

Sources : Insee, estimations de population état civil, statistiques publiées en janvier 2019

B. Les différentes formes de familles

a. Définitions

■ Définition et rôles de la famille

1. Définition de la famille

Définition de l'Insee (Institut national des statistiques et des études économiques) : « Une famille est une partie d'un ménage comprenant au moins **deux personnes et constituée, soit d'un couple marié ou non, avec ou sans enfants, soit d'un adulte avec un ou plusieurs enfants**. Dans une famille, l'enfant doit être célibataire et sans enfant. »

2. Les rôles de la famille

La famille détient de nombreux rôles :

– Son premier rôle est celui de la **reproduction biologique** (procréation).

– La famille assure également des **fonctions de socialisation, de transmission des valeurs sociales et du patrimoine.**

– Les parents détiennent un **rôle éducatif** vis-à-vis de leurs enfants. Ils estiment avoir la première place en tant qu'éducateurs auprès de leurs enfants.

Ils peuvent cependant déléguer ce rôle aux enseignants (école obligatoire à partir de 6 ans), aux crèches, aux assistantes maternelles, aux loisirs…

Les autres intervenants reconnus dans l'éducation sont les grands-parents.

3. La solidarité intergénérationnelle

Ce terme de « solidarité intergénérationnelle » renvoie à **l'ensemble des échanges entre les générations**.

• La solidarité intergénérationnelle met en relief les liens qui unissent les générations face aux aléas de la vie.

La **solidarité intrafamiliale** est le premier des liens intergénérationnels. Malgré les évolutions qui affectent la famille et les liens entre les membres d'une famille qui peuvent s'atténuer (par exemple, des personnes âgées se retrouvent isolées ou sont touchées par la dépendance), cette solidarité familiale existe toujours.

Les grands-parents, par exemple, peuvent jouer plusieurs rôles auprès des enfants et petits-enfants : ils ont un **rôle de soutien affectif, de conseiller et d'écoute**, surtout lorsque les familles sont fragilisées, déstructurées ou recomposées. Ce sont des modèles et c'est par eux que les traditions et les valeurs familiales sont transmises. Ils sont créateurs de liens affectifs.

• **L'État est également garant des solidarités** et limite ainsi les inégalités sociales (exemples : mesures sociales d'aide aux plus démunis, mise en place du « lundi de Pentecôte » travaillé depuis la loi de 2004 relative à la solidarité pour l'autonomie des personnes âgées et handicapées…)

• **Les nouvelles formes de solidarités intergénérationnelles** concernent l'aide apportée aux plus déshérités, aux personnes en difficulté ou encore vivant dans la précarité, avec notamment une véritable explosion du **bénévolat dans les associations caritatives** : Restos du cœur, Emmaüs, Secours populaire, Secours catholique, Banque alimentaire…

Autorité parentale et coparentalité

L'autorité parentale est « **un ensemble de droits et d'obligations** (garde, surveillance, éducation) qui appartiennent au père et à la mère (ou l'un des deux) **pour protéger l'enfant, jusqu'à sa majorité, dans sa sécurité, sa santé et sa moralité**, et **pour assurer son éducation** et permettre son développement » (article 371-1 du Code civil).

La loi sur la famille, baptisée « APIE » pour « Autorité parentale et intérêt de l'enfant », adoptée par l'Assemblée nationale en juin 2014, permet la mise en place d'un « mandat d'éducation quotidienne », avec l'accord des deux parents. Ce document écrit donne la possibilité au beau-parent d'accomplir des actes usuels de la vie quotidienne de l'enfant pendant la durée de leur vie commune (signature du livret scolaire, participer à des réunions scolaires, emmener l'enfant à des activités périscolaires...).

b. La remise en cause du modèle traditionnel de la famille

Les profonds bouleversements de la structure familiale

1. Les modèles familiaux ont évolué au cours du XXe siècle

Autrefois, plusieurs générations vivaient sous le même toit : enfants, parents et grands-parents. Cette famille élargie s'est peu à peu rétrécie en un noyau formé seulement des époux et des enfants.

C'est ce modèle que l'on appelle **le « modèle traditionnel de la famille »**.

Plusieurs facteurs ont contribué à la transformation de ce modèle :

– **l'évolution des mentalités :** montée des femmes sur le marché du travail, augmentation des valeurs individuelles, évolution des idées sur le mariage (liberté de chacun de s'unir ou non), nouvelle répartition des tâches domestiques…

– **les évolutions scientifiques :** légalisation de l'avortement, de la contraception choisie… Le lien biologique de plus ne coïncide plus toujours avec le lien affectif (exemple avec l'assistance médicale à la procréation).

2. La structure de la famille a connu de nombreuses modifications

• **Le nombre de mariages de personnes de sexes différents ne cesse de décliner.** 400 000 mariages ont été célébrés en 1970 contre 229 000 en 2018.

• **Le pacte civil de solidarité** (pacs) se développe.

• **194 000 couples ont choisi le pacs en 2017**, dont un peu plus de 7 000 entre des personnes de même sexe.

• Le mariage n'est plus un préalable à la venue des enfants. **En 2018, 60,3 % des bébés sont nés hors mariage**, contre 54,9 % en 2010, 37 % en 1994 et 7 % en 1970.

Les couples en union libre ou pacsés

Le pacte civil de solidarité (pacs) a été créé en 1999.

Le pacs est un **contrat d'aide mutuelle entre deux adultes**, quels que soient leur sexe et la nature de leur lien (relations hétérosexuelles ou homosexuelles).

Les personnes liées doivent disposer d'une résidence commune. La conclusion du contrat s'effectue au **tribunal d'instance**, qui enregistre la déclaration si les conditions sont remplies.

Les partenaires sont soumis à une imposition commune dès l'année de conclusion du pacs.

Ce contrat peut être résilié par une seule des parties sur simple lettre.

De plus, il prend fin de plein droit lors du mariage des partenaires ou au décès du/des partenaire(s).

Les contrats d'union en Europe

En France, la loi sur le mariage pour tous, ouvrant le mariage et l'adoption aux couples de même sexe, a été promulguée le 17 mai 2013. Cette loi reconnait ainsi l'égalité de tous les couples et apporte la sécurité juridique aux enfants.

En Europe, treize pays ont ainsi autorisé le mariage de couples homosexuels : Belgique (2003), Espagne (2005), Pays-Bas (2001), Norvège (2008), Suède (2009), Portugal (2010), Islande (2010), Danemark (2012), France (2013), Grande-Bretagne (Angleterre et Pays de Galles en 2013, Écosse en 2014), Finlande (2014), Luxembourg (2015), Irlande (2015). Le PACS reste en France une alternative au mariage. Environ 6 000 mariages de personnes de même sexe ont été célébrés en 2018 (49 % des couples mariés de même sexe sont des couples de femmes).

Les familles monoparentales et recomposées

L'accroissement du nombre des familles monoparentales s'explique par une séparation plus fréquente des couples mais aussi par la volonté de fonder une nouvelle famille après un divorce ou une séparation (familles recomposées).

1. Familles monoparentales

Les familles monoparentales sont composées d'un seul adulte vivant sans conjoint avec un ou plusieurs enfants de moins de 25 ans dans un même logement. Dans 85 % des cas, il s'agit d'une mère et de ses enfants.

30 % de ces familles seraient sous le seuil de pauvreté. Les mères seules sont en effet plus exposées au risque de chômage, de problème de logement, de garde d'enfants et de précarisation que les mères en couple.

La moitié des enfants de ces familles ne partiraient pas en vacances. 2,8 millions d'enfants de moins de 25 ans vivent au sein d'une famille monoparentale.

2. Familles recomposées

Les familles recomposées sont constituées d'un couple, marié ou non, vivant avec au moins un enfant né d'une union précédente et avec les enfants qu'ils ont eus ensemble. Une union sur quatre est un remariage.

Elles sont environ **720 000 en France** (chiffre Insee de 2011) et représentent 9 % des familles comptant au moins un enfant mineur.

Sur plus d'1,2 million de mineurs vivant dans ces familles recomposées, près de 780 000 grandissent avec un beau-parent.

Sitographie et bibliographie

- www.infopacs.fr
- www.service-public.fr
- www.insee.fr
- www.icomminfo.fr

Entraînement

Difficulté ✗✗✗ | Durée 30 min

QCM

Cochez la ou les bonne(s) réponse(s).

1 Quel est l'âge moyen de la première maternité chez une femme, en France ?

a. ❍ 28,1 ans
b. ❍ 29,1 ans
c. ❍ 30,6 ans

2 Quel est le taux de fécondité moyen en France ?

a. ❍ 1,87 enfant par femme
b. ❍ 1,93 enfant par femme
c. ❍ 2,01 enfants par femme

3 La loi relative au pacs a-t-elle été votée...

a. ❍ le 15 novembre 2000
b. ❍ le 15 novembre 1999
c. ❍ le 15 novembre 1998

4 Quelle proposition ne s'applique pas au pacs ?

a. ❍ Il concerne deux personnes majeures vivant ensemble.
b. ❍ Les partenaires s'apportent « une aide mutuelle et matérielle ».
c. ❍ Le contrat d'un pacs est inscrit à la mairie du lieu où habitent les « pacsés ».

5 À partir de combien de temps les personnes pacsées peuvent-elles faire une déclaration d'impôts commune ?

a. ❍ un an
b. ❍ deux ans
c. ❍ immédiatement

Corrigé

1 c. 2 a. 3 b. 4 c. 5 c.

c. Adoption et accouchement sous X

L'adoption

• L'adoption permet de donner des parents à un enfant qui n'en a pas. L'enfant privé de milieu familial est confié à des parents adoptants en vue de former une famille. **L'adoption est une mesure de protection de l'enfance**.

• Toute adoption est la rencontre entre un enfant qui n'a pas ou plus de famille susceptible de le prendre en charge et des adoptants qui expriment leur désir d'être parents.

> **Les chiffres**
>
> Le nombre de personnes qui font une demande pour adopter un enfant a presque doublé en quinze ans. On compte aujourd'hui plus de 9 000 demandes par an. Environ 90 % des demandes sont déposées par un couple et 90 % des candidats à l'adoption ont entre 30 et 49 ans.
>
> • Fin 2016, l'Observatoire national de la protection de l'enfance (ONPE) recensait 13 700 agréments d'adoption en cours de validité en France.
>
> (Source INED)

1. Les conditions relatives à l'adoption

• L'adoption crée un **lien de filiation établi par la décision d'une autorité** (juge ou administration). Deux types d'adoptions sont reconnus en France : l'adoption plénière et l'adoption simple.

L'adoption plénière consiste à substituer un nouveau lien de filiation au lien existant entre l'enfant adopté et sa famille d'origine, qui est donc supprimé (sauf en cas d'adoption plénière de l'enfant de son conjoint).

L'adoption simple créée un nouveau lien de filiation entre l'adoptant et l'adopté. Mais elle ne supprime pas les liens de filiation entre l'adopté et sa famille d'origine.

> **Adoption plénière et simple**
>
> La loi du 14 mars 2016 relative à la protection de l'enfance rend désormais l'adoption simple irrévocable durant la minorité de l'adopté, sauf sur demande du ministère public ou par l'adopté lui-même devenu majeur, pour motifs graves.

La loi sur le mariage pour tous du 17 mai 2013 ouvre la voie de l'adoption à tous les couples, y compris de même sexe.

• Quel que soit leur lieu de naissance, en France ou à l'étranger, les enfants adoptés doivent bénéficier d'une **protection et des garanties identiques à celles de tout enfant né et élevé dans sa famille de naissance**, cela est prévu par :

– **la Convention internationale de droits de l'enfant de 1989 ;**

– **la Convention de La Haye du 29 mai 1993** sur la protection des enfants et la coopération en matière d'adoption internationale.

• Tout candidat à l'adoption (français ou étranger), résidant en France, qui souhaite accueillir en vue de son adoption un pupille de l'État ou un enfant étranger doit préalablement obtenir un **agrément délivré par le président du conseil départemental** après avis d'une commission d'agrément. L'agrément est également exigé en cas d'adoption intrafamiliale, à l'exception de l'adoption de l'enfant de son conjoint

Dans les deux cas, les évaluations sociale et psychologique doivent attester que **les conditions d'accueil** offertes par le demandeur sur les plans familial, éducatif et psychologique correspondent **aux besoins et à l'intérêt d'un enfant adopté et donc prendre en compte la composition du foyer où il sera accueilli.**

Lorsque le projet d'adoption concerne un enfant vivant à l'étranger, les candidats à l'adoption doivent également satisfaire aux **conditions légales posées par le**

pays d'origine de l'enfant. Par exemple, certains pays ne permettent pas l'adoption à des personnes ayant déjà des enfants.

2. Les enfants adoptables

Selon leur lieu de naissance, les enfants adoptables ne bénéficient pas des mêmes statuts.

a. En France

Les chiffres

- Fin 2016, 2 626 enfants avaient le statut de pupille de l'État.
- 40,1 % des pupilles étaient placés dans une famille en vue de leur adoption. Les enfants placés en vue de leur adoption sont très jeunes (40 % ont moins d'un an). Pour les deux tiers restant, aucun projet d'adoption n'est envisagé.

Trois catégories d'enfants sont adoptables :

- **Les enfants dont le père et la mère ou le conseil de famille ont consenti à l'adoption** : enfants principalement remis au service de l'aide sociale à l'enfance (ASE) ou à un organisme autorisé pour l'adoption (OAA) (suite à un accouchement sous X par exemple). Les parents disposent d'un délai de deux mois pour revenir sur leur décision : c'est le délai de rétractation. C'est pourquoi le placement en vue de l'adoption d'un enfant est impossible avant que celui-ci ait atteint l'âge de deux mois.
- **Les pupilles de l'État** : enfants recueillis par le service de l'aide sociale à l'enfance (ASE) et qui constituent la majorité des enfants adoptables.
- **Les enfants déclarés abandonnés par décision de justice** suite à un désintérêt de leurs parents depuis plus d'un an.

b. À l'étranger

Les chiffres

- Aujourd'hui, l'adoption internationale représente plus de 80 % de l'adoption en France (953 enfants adoptés à l'étranger en 2016). La France est le troisième État d'accueil d'enfants adoptés à l'étranger (après les États-Unis et l'Italie).
- Le Vietnam devient le premier pays d'origine, à égalité avec la Russie, suivi par la Chine.

Il faut à la fois que la loi du pays de l'enfant et la loi française permettent l'adoption. En règle générale, un enfant étranger ne devient adoptable que s'il a été reconnu comme tel dans son pays d'origine.

Une fois titulaire de l'agrément, les adoptants peuvent s'adresser à :

- **L'Agence française de l'adoption** (AFA) : c'est un groupement d'intérêt public, constitué de représentants de l'État ainsi que de l'ensemble des départements et d'associations.

Elle a pour mission d'assurer :

– l'information et l'aide à la constitution des dossiers de demandes d'adoption ;
– le traitement et le suivi des procédures individuelles d'adoption internationale ;
– une procédure individuelle (indépendante), sous réserve que la loi de l'État d'origine de l'enfant le permette. Il appartient à l'adoptant de prendre en charge toutes les démarches administratives et judiciaires.

• **Aux organismes autorisés pour l'adoption** (OAA)

Ce sont des associations privées contrôlées par les pouvoirs publics, autorisées par les départements et habilitées par le ministère des Affaires étrangères à intervenir dans un ou plusieurs pays comme intermédiaires pour l'adoption d'enfants de moins de quinze ans.

Après acceptation de leur dossier, ils accompagnent les adoptants tout au long de la procédure d'adoption et après l'arrivée de l'enfant.

3. L'agrément

Les étapes de l'agrément

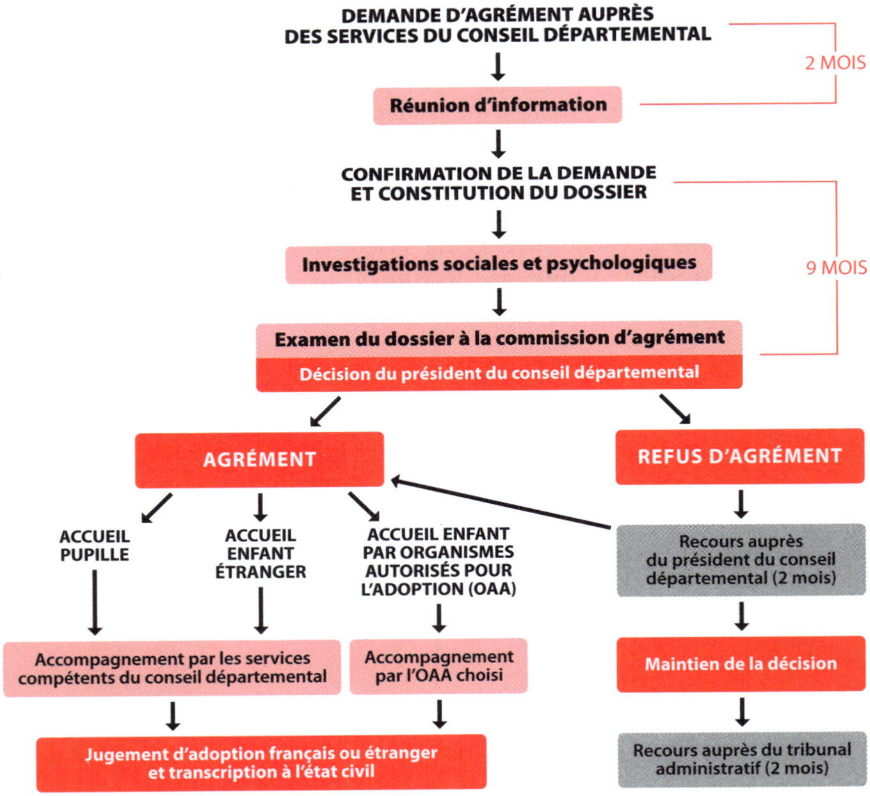

L'accouchement sous X

1. Historique

La tradition de l'accouchement anonyme est ancienne.

- **Au XVIIe siècle** déjà, la jeune mère déposait le nouveau-né dans une tour, placée dans le mur d'un hospice. De l'autre côté, quelqu'un faisait basculer la tour et recueillait le nourrisson, sans avoir vu le visage de la mère.
- En 1941, une loi organisait l'accouchement sous X avec la prise en charge gratuite des frais du séjour à la maternité.

Hier comme aujourd'hui, le but est identique : **lutter contre les infanticides**.

- **En 1986**, les frais d'hébergement et d'accouchement sous X sont pris en charge par **l'aide sociale**.
- **En 1993**, l'accouchement sous X est consacré **dans le Code civil** : « Lors de l'accouchement, la mère peut demander que le secret de son admission et de son identité soit préservés » (Art 341-1 Code civil).
- Le nombre de naissances sous le secret était de 625 en 2014 (source ONED).
- On dénombre environ **400 000 enfants nés sous X en France**.

2. Les causes de l'accouchement sous X

- **Impossibilité matérielle d'élever l'enfant, bébé né hors mariage ou d'un viol, désaccord avec le conjoint** : les motivations des mères d'accoucher sous X sont variées et toujours respectées.

Sans droit au secret, l'accouchement sous X n'aurait plus d'utilité.

- **L'accueil à la maternité** :

La jeune mère peut demander un accouchement sous X, et donc le **secret de son admission et de son identité**. Pour respecter son choix, aucune pièce d'identité ne peut lui être demandée, ni aucune enquête menée.

Toutefois, pour lui permettre d'agir de façon réfléchie, **la femme est informée, dès son entrée à la maternité, des conséquences** de l'accouchement sous X, de l'abandon de l'enfant et de l'importance pour celui-ci que peuvent avoir les informations sur son histoire et sur son origine.

Elle est donc invitée à laisser des renseignements sur :

- sa santé et celle du père ;
- les circonstances de la naissance de l'enfant ;
- les origines de l'enfant ;
- son identité, qui sera conservée sous pli fermé.

Les prénoms donnés à l'enfant, mention faite qu'ils l'ont été par la mère si c'est le cas, le sexe, la date, le lieu et l'heure de naissance sont inscrits à l'extérieur du pli. Si la mère n'a pas voulu s'exprimer au moment de l'accouchement, elle pourra toujours le faire à tout moment, que ce soit pour révéler son identité sous pli fermé ou compléter les renseignements donnés.

3. Les conséquences

- **Le problème majeur posé est celui de la filiation** : la recherche de maternité de la mère n'est pas admise si la mère a souhaité le secret de l'accouchement et n'a pas laissé de renseignements la concernant.

Un enfant né sous X ne pouvait donc pas intenter une action en recherche de maternité.

- **La filiation pose également problème à l'égard du père** : la mère peut en effet cacher au père sa grossesse et son accouchement, le père aura alors beaucoup de difficulté à retrouver l'enfant et encore plus à faire reconnaître sa paternité.

4. Le Conseil national pour l'accès aux origines personnelles (CNAOP)

Il est chargé du recueil, de la conservation des éléments d'information sur l'identité des parents de naissance et des éléments de l'histoire originaires de l'enfant.

Son rôle le plus délicat est de rechercher la mère biologique et recueillir son consentement si l'enfant demande à connaître ses origines. Le conseil devra agir dans le respect de la vie privée de la mère de naissance, dans la discrétion, assurer l'accompagnement des uns et des autres et proposer une médiation afin de rechercher un accord entre les intéressés.

39 % des parents de naissance contactés par le CNAOP ont accepté de lever le secret de leur identité.

Actualité

Le 26 janvier 2011, la cour d'appel d'Angers a confié la garde d'une petite fille née sous X à ses grands-parents biologiques, le principe invoqué est qu'un enfant doit rester en lien avec sa famille dès que cela est possible.
Cette décision remet toutefois en cause le principe de l'accouchement sous X puisque le secret de l'identité de la mère (fille des grands-parents adoptifs est forcément levé).
Le 16 mai 2012, le Conseil Constitutionnel a déclaré l'accouchement sous X conforme à la Constitution.
En 2014, un père biologique réclame la garde de son enfant né sous x. Sa demande a été rejetée au nom de l'intérêt de l'enfant confié depuis plusieurs mois à une famille en vue de l'adoption.

Sitographie

- www.adoption.gouv
- www.agence-adoption

QCM

Cochez la ou les bonne(s) réponse(s).

Entraînement | Difficulté ✗✗✗ | Durée 20 min

1 Quel âge minimum faut-il avoir pour pouvoir adopter un enfant ?

a. ❍ 28 ans
b. ❍ 29 ans
c. ❍ être marié depuis deux ans, sans condition d'âge

2 Quand a été élaborée la Convention de La Haye sur la protection des enfants et la coopération en matière d'adoption internationale ?

a. ❍ En 1998 **b.** ❍ En 1995 **c.** ❍ En 1993

3 Combien de femmes accouchent « sous X », en France, en moyenne chaque année ?

a. ❍ 200

b. ❍ 1 000
c. ❍ 700

❹ Sur la procédure d'adoption :

a. ❍ L'agrément indispensable pour toute adoption est délivré par le président du conseil régional.
b. ❍ C'est auprès du service de l'aide sociale qu'il faut formuler sa demande d'agrément.
c. ❍ Des associations agréées servent d'intermédiaires entre les adoptants et les autorités étrangères dans le cas d'une adoption internationale.

Corrigé

❶ **a.** et **c.** ❷ **c.** ❸ **c.** ❹ **b.** et **c.**

C. La politique familiale

a. Les prestations familiales

■ **La prestation d'accueil du jeune enfant (PAJE)**

La PAJE a été mise en place au 1er janvier 2004. Elle concerne les personnes qui attendent ou qui adoptent un enfant.

Cette prestation comprend :

– **une prime à la naissance** (environ 945 €) versée en une seule fois sous condition de ressources, pour chaque enfant après leur naissance, et **une prime à l'adoption** (environ 1 889 €), versée pour chaque enfant de moins de 20 ans, adopté ou recueilli en vue d'une adoption, au plus tard le mois qui suit l'arrivée de l'enfant ;

– **une allocation de base** (environ 184 € par mois). Une personne peut bénéficier de cette allocation si elle a un enfant, à sa charge, de moins de trois ans. Elle est soumise à conditions de ressources.

Elle est **versée jusqu'aux trois ans de l'enfant**.

Cette allocation peut se cumuler en cas de naissances multiples ou d'adoptions multiples simultanées.

– **un complément de libre choix d'activité** qui permet à l'un des parents de **réduire ou de cesser son activité professionnelle pour s'occuper de son enfant**.

La loi sur la réforme du congé parental du 21 janvier 2014 s'articule autour de deux grands axes :

– pour les naissances et les adoptions depuis le 1er janvier 2015, les parents d'un seul enfant (droit à six mois de congé avant cette date) peuvent prendre six mois de plus, à condition que ce soit le second parent qui en soit le bénéficiaire. Le complément de libre choix d'activité est ainsi remplacé par la prestation partagée d'éducation de l'enfant ;

– à partir de deux enfants, chacun des parents peut bénéficier de la prestation partagée d'éducation de l'enfant (pour les enfants nés à compter du 1er janvier 2015) pendant 24 mois maximum dans la limite du 3e anniversaire du dernier né.

Cette réforme vise à inciter les pères à prendre ce congé et doit permettre aux femmes de retrouver plus facilement une activité professionnelle.

– un complément de libre choix du mode de garde qui vise à **compenser le coût occasionné par l'emploi d'une assistante maternelle pour assurer la garde de l'enfant de moins de 6 ans**.

■ **Les autres prestations**

1. Les allocations familiales

Les allocations familiales sont versées à partir de deux enfants à charge de moins de 20 ans. Jusqu'à présent, le montant était identique pour une même composition familiale, quels que soient les revenus du foyer. Désormais, toutes les familles continueront d'avoir droit aux allocations, mais leur montant sera modulé en fonction des revenus.

2. Les prestations à affectation spéciale

– **L'allocation journalière de présence parentale :** elle est versée aux parents ou aux personnes qui assument la charge d'un enfant de moins de 20 ans atteint d'une maladie, handicap ou victime d'un accident d'une particulière gravité rendant indispensable une présence soutenue et des soins contraignants.

– **L'allocation d'éducation de l'enfant handicapé** est une prestation financée par la Sécurité sociale, destinée à compenser les frais d'éducation et de soins apportés à un enfant handicapé (voir 1. 2. A. d. Les nouvelles aides et prestations).

– **L'allocation de rentrée scolaire :** elle est versée sous condition de ressources aux familles aux revenus modestes qui ont des enfants scolarisés de 6 à 18 ans. Son montant est désormais modulé en fonction de l'âge de l'enfant (**Montants :** 6 à 10 ans : 369 € ; 11 à 14 ans : 389 € ; 15 à 18 ans : 403 €).

b. La conciliation entre vie familiale et vie professionnelle

La natalité reste très importante en France et la politique familiale doit continuer à permettre aux familles d'articuler leur vie familiale et professionnelle.

Toute politique nataliste (favoriser l'augmentation du taux de natalité) doit favoriser l'accès des femmes à l'emploi et mettre en place une politique de garde d'enfants efficace et adaptée.

■ **Le congé de maternité et de paternité**

Diverses prestations sont versées en France aux parents afin de leur permettre de concilier les deux, telles que la PAJE (congé parental-voir partie sur les prestations familiales), mais aussi **les congés maternité et paternité** :

1. Le congé maternité

Il comprend un **congé prénatal** (6 semaines avant la date présumée de l'accouchement) et un **congé postnatal** de 10 semaines après l'accouchement. Le délai est de 8 et 18 semaines (26 au total) s'il y a deux enfants à charge.

2. Le congé paternité (1er janvier 2002)

Depuis le 1er janvier 2013, le congé paternité est renommé « congé de paternité et d'accueil de l'enfant ». Plus seulement réservé au père, il est désormais ouvert à la personne vivant avec la mère, indépendamment de son lien de filiation avec l'enfant qui vient de naître (conjoint, partenaire de pacs, vie maritale…).

• **Délais** : pris après la naissance de l'enfant, ce congé a une durée maximale de **11 jours calendaires**, c'est-à-dire les samedis, dimanches et jours fériés inclus. La durée est portée à 18 jours calendaires en cas de naissances multiples.

• Les jours de congé paternité **se cumulent avec le congé de naissance de trois jours**, accordé à tous les salariés pour la naissance de l'enfant.

Le congé de paternité et les trois jours du congé de naissance peuvent se succéder ou être pris séparément, le congé de paternité devant débuter dans les quatre mois qui suivent la naissance.

3. La difficile conciliation entre vie familiale et professionnelle

Malgré les différentes mesures d'aides dégagées par la politique familiale, **la conciliation entre vie familiale et professionnelle apparaît souvent complexe pour les familles ayant de jeunes enfants**.

• Tout d'abord, **les mères de jeunes enfants**, qui sont faiblement ou pas du tout qualifiées, renoncent en effet plus que les autres à exercer une activité professionnelle, à la suite d'un choix financier entre le coût de la garde d'enfant et les revenus issus de leur activité.

• Ensuite, les difficultés de conciliation entre famille et travail concernent les **parents qui travaillent et plus particulièrement ceux dont les horaires de travail sont décalés** par rapport aux heures d'ouverture des structures d'accueil par exemple (travail le samedi et le dimanche).

• **Les mères de famille de milieux modestes** travaillent plus souvent à temps partiel que les autres. Moins le niveau de vie est élevé, moins le temps partiel résulte d'un choix. **Le temps partiel subi** concerne près de 39 % des mères de milieu modeste contre 19 % des mères les plus aisées.

Lorsqu'il est choisi, le travail à temps partiel des mères apparaît comme un moyen permettant de concilier vie professionnelle et vie privée (pas de travail le mercredi par exemple).

• **Les modes de garde** adoptés pour les enfants en bas âge diffèrent en fonction des revenus. Le recours à une garde à domicile concerne les familles les plus aisées, de même que la garde par une assistante maternelle. En revanche, le recours à la crèche dépend moins du niveau de vie des familles (dû en particulier au calcul du quotient familial).

Sitographie

› www.sante.gouv.fr/drees
› www.caf.fr
› www.inegalites.fr (Observatoire des inégalités)

c. Les différents modes de garde en France

Les modes de garde collectifs

1. Les crèches collectives publiques et privées

• **Elles accueillent les enfants de dix semaines à trois ans.**

Il existe des crèches collectives publiques et privées, et des crèches d'entreprise réservées aux enfants du personnel.

• **Le tarif des crèches dépend du revenu des parents** (selon le quotient familial calculé par la Caisse d'allocations familiales).

C'est en général la solution la moins coûteuse pour un mode de garde à plein temps.

• **La prise en charge des enfants est assurée par une équipe de professionnels** comprenant : un directeur (puéricultrice, éducateurs de jeunes enfants) et des professionnels (notamment des auxiliaires de puériculture et des éducateurs de jeunes enfants) directement impliqués dans la vie quotidienne de l'enfant (soins, repas, activités, bien-être).

Il faut une personne pour encadrer cinq enfants qui ne marchent pas et une pour huit enfants qui marchent. D'autres professionnels (psychologues, psychomotriciens, intervenants culturels, etc.) peuvent intervenir dans cette équipe sur des temps réduits.

C'est l'auxiliaire de puériculture qui donne à l'enfant son repas, capable aussi d'établir un menu équilibré avec des portions et des aliments adaptés à l'âge des enfants. C'est elle également qui propose différentes activités en fonction de l'âge et des aptitudes d'éveil des enfants, surveille les siestes…

2. Les micro crèches

Il s'agit de petites structures d'accueil dont la capacité est limitée à dix places. Elles apportent une réponse particulièrement adaptée à la problématique des petites communes rurales, pour lesquelles le coût d'une structure « classique » est trop élevé compte tenu du nombre d'enfants potentiellement concernés.

3. Les haltes-garderies

Elles permettent d'accueillir les enfants de moins de 6 ans, à temps partiel ou à temps plein sur une journée. Cette solution convient aux parents ayant une activité professionnelle réduite ou qui ne travaillent pas mais qui ont besoin de confier leur enfant quelques heures.

Le tarif horaire est fixé en fonction du quotient familial calculé par la CAF.

4. Les crèches familiales

• Elles proposent des assistantes maternelles qu'elles forment et encadrent. Les enfants sont gardés au domicile de l'assistante maternelle ou bien emmenés à la crèche pour certaines activités d'éveil.

• Cette solution intermédiaire **entre la crèche collective et l'assistante maternelle indépendante** permet de bénéficier d'une équipe de professionnels tout en ayant l'avantage de pouvoir adapter les horaires, comme avec une assistante maternelle indépendante.

5. Les crèches parentales

• **Ce sont des associations de parents** qui organisent ce type de structures d'accueil, qui doivent respecter les mêmes normes de travail et de sécurité qu'une crèche collective.

• **Chaque parent participe à sa gestion et à son fonctionnement**, à raison d'une demi-journée ou une journée par semaine en moyenne.

6. Jardins d'enfants

• **Ces structures d'éveil sont réservées aux enfants âgés de deux à six ans.**

• Les jardins d'enfants sont sous la responsabilité d'éducateurs de jeunes enfants qui proposent des activités spécifiques favorisant l'éveil des enfants.

Les modes de garde individuels

1. L'assistante maternelle agréée

• Elle accueille **des enfants de moins de trois ans confiés directement par les parents.**

Depuis 2009, les assistantes maternelles peuvent être agréées pour recevoir quatre enfants au lieu de trois auparavant.

Les charges salariales sont prises en charge par la CAF. Les parents ne règlent que le salaire net, plus les indemnités journalières, directement à l'assistante maternelle.

• **Les regroupements d'assistantes maternelles**

Les assistantes maternelles peuvent accueillir des mineurs dans un local en dehors de leur domicile, appelé « Maisons d'assistant(e)s maternel(le)s » (MAM).

Ce regroupement peut réunir au maximum quatre assistantes maternelles dans un lieu garantissant la sécurité et la santé des enfants.

2. L'assistante maternelle à domicile et la garde partagée

• Une assistante maternelle **peut être partagée par deux familles dans le cadre d'une garde partagée**. Dans ce cas, les formalités seront les mêmes que pour une garde à domicile simple, sauf que chacune des familles fera un contrat à temps partiel, avec une répartition en fonction du nombre d'enfants à garder et du nombre d'heures que cela représente.

Les lieux d'information entre parents et assistantes maternelles

1. Les lieux d'accueil enfants-parents

• Ils sont **ouverts aux enfants âgés de moins de six ans**, accompagnés de leurs parents pour participer à des temps conviviaux de jeux et d'échanges.

Cet accueil est gratuit dans la plupart des lieux. Des professionnels (médecin, psychologue, éducateur de jeunes enfants...) sont présents pour assurer l'accueil des familles.

2. Les relais d'assistantes maternelles

• **Les relais d'assistantes maternelles** (RAM) sont des lieux d'information et de rencontre au service des parents, des assistantes maternelles et des professionnels de la petite enfance.

Les RAM apportent aux assistantes maternelles un **soutien et un accompagnement dans leur pratique quotidienne** en leur donnant la possibilité de se rencontrer et d'échanger leurs expériences.

• **Les ateliers éducatifs** (ateliers de musique, activités manuelles, etc.) proposés par les RAM constituent des temps d'éveil et de socialisation pour les enfants accueillis par des assistantes maternelles.

Entraînement | Difficulté XXX | Durée 30 min

Sujet d'annales

Les rencontres intergénérationnelles seniors/juniors avec des enfants de la crèche sont de plus en plus organisées. Qu'en pensez-vous ?

Corrigé

Introduction

De plus en plus de rencontres entre les seniors et les enfants accueillis en crèche sont organisées afin de faciliter le lien entre les générations. Des rencontres mais aussi une proximité géographique se mettent en place, ainsi certaines crèches et maisons de retraite sont construites à proximité l'une de l'autre, permettant de rapprocher les enfants et les personnes âgées.
Si ces initiatives sont positives (1) elles doivent cependant tenir compte des difficultés que cela peut engendrer (2)

Développement

Les rencontres ont lieu à la crèche et en maison de retraite, cela permet l'échange. Des associations de seniors permettent aussi ces rencontres, lors de la Semaine bleue par exemple. Rencontres qui se poursuivent ensuite avec les écoles.
Pour les enfants, ces projets de rencontres peuvent leur permettre d'observer le temps qui passe, au-delà des rythmes journaliers, des saisons, ils prennent conscience des années. Cela leur permet aussi de rencontrer des personnes âgées alors qu'ils sont parfois éloignés de leurs grands-parents.
C'est aussi un moyen de lutter contre l'isolement des personnes âgées, de lutter contre la solitude et de maintenir l'envie de partager des activités. Les échanges peuvent se faire lors d'ateliers gymnastique, cuisine, autour d'échanges musicaux, de chants, d'activités manuelles... mais aussi lors d'événements importants comme Noël, avec l'organisation de spectacles. La présence des enfants fait, par exemple, ressurgir chez les personnes atteintes de la maladie d'Alzheimer de vieux souvenirs enfouis.
Ces activités communes sont très bénéfiques, aux seniors comme aux enfants, mais cela les confronte parfois à des difficultés. Les enfants peuvent être confrontés à la disparition d'une personne âgée, soit qu'elle décède, soit que sa santé ne lui permette plus de participer, cela peut être douloureux pour lui et pour la personne âgée. Un attachement peut se créer, il faut donc que les professionnels soient vigilants en organisant des rencontres occasionnelles.
De même, il faut respecter le rythme de chacun, car un enfant et un senior n'ont pas les mêmes besoins. Une fatigue, une impatience peut s'installer chez la personne âgée, en raison du bruit, du mouvement. Certains enfants peuvent aussi être impressionnés par les établissements, il faut donc veiller à bien expliquer, bien accompagner l'enfant lors de ces visites. Il faut aussi veiller à la sécurité de chacun.

Conclusion

Les rencontres intergénérationnelles se multiplient. Les apports sont bénéfiques tant pour les enfants que pour les seniors, il faut toutefois avoir conscience que ces rencontres ne s'improvisent pas et doivent faire l'objet de projets élaborés par les professionnels des structures.

D. La condition des femmes dans la société

Les droits des femmes ont évolué depuis plus de soixante ans. Elles ont ainsi obtenu une nouvelle place dans la société (égalité homme/femme, égalité professionnelle, égalité en politique) mais également dans la sphère privée (domicile).

Le rôle de l'homme a changé et a évolué vers plus de partage des tâches et des responsabilités.

Quelques dates en faveur des femmes

- Depuis 1910, **journée de la Femme le 8 mars**.
- Obtention du **droit de vote en 1944**.
- **Droit d'exercer une profession et d'ouvrir un compte** sans l'autorisation de son mari en 1965.
- En 1967, **la loi Neuwirth** autorise l'information sur la contraception et la diffusion de produits contraceptifs.
- En 1975, la **loi Veil autorise l'interruption volontaire de grossesse**, sous certaines conditions.
- Le **harcèlement sexuel sur le lieu de travail** est sanctionné par la loi à partir de 1992.

Actualité

La pénalisation des clients de prostituées a été décidée en avril 2016. « L'achat d'acte sexuel » est sanctionné par une amende (1 500 euros) et un stage de sensibilisation peut aussi être prononcé comme peine complémentaire.
La France devient ainsi, après la Suède, la Norvège, l'Islande, et le Royaume-Uni, le cinquième pays européen à pénaliser les clients de personnes prostituées. Le délit de racolage passif est supprimé, la délivrance de titres de séjour aux personnes prostituées de nationalité étrangères, engagées dans un parcours de sortie de la prostitution, est prévue.

a. Les violences conjugales

Les différentes formes de violence

1. La violence physique

- Les **coups ou les agressions** (y compris une sexualité forcée) que le conjoint commet sont considérés comme des violences physiques.

Sur 146 décès recensés en France en 2017, 130 sont des femmes et 16 des hommes.

2. La violence psychologique

• Sont considérés comme des violences psychologiques les **humiliations, les insultes, les chantages et les menaces**.

• La **violence économique** est également une forme de violence psychologique car l'objectif du conjoint violent est de déposséder sa femme de ses biens et de son salaire, et de contrôler systématiquement ses dépenses.

Les explications

1. La prise de pouvoir du conjoint

• La violence conjugale est une **prise de pouvoir de l'un sur l'autre**. Toute femme peut être concernée, quel que soit son milieu social ou son niveau d'études.

• **Tout commence en général par une volonté de contrôle** de l'homme sur la femme, volonté qu'elle peut facilement prendre au début pour un amour « passionnel ». C'est alors que survient les premiers coups, les premières menaces mais il est déjà souvent trop tard pour fuir.

• **L'alcool et la drogue** peuvent également intervenir dans le processus de violence envers les femmes.

2. Pourquoi les femmes ne quittent pas leur mari ?

• **Ces femmes peuvent rester au domicile**, avec l'espoir de réussir à leur faire changer de comportement. Elles sont également victimes parfois de chantage au suicide du mari ou de menaces vis-à-vis de leurs enfants.

• **Les femmes violentées ont souvent du mal à trouver de l'aide dans leur entourage** car dans l'immense majorité des cas, la famille, les amis sont loin de penser que ces hommes, souvent charmants à l'extérieur, sont des personnes violentes.

• **Le départ du domicile conjugal** peut constituer un véritable problème pour certaines femmes lorsque leur vie est complètement gérée par leurs conjoints : ressources, logement… Elles ont peur de ne pas pouvoir supporter financièrement leur quotidien.

Comment agir face à ces violences ?

• En cas d'urgence, la personne violentée doit faire établir un **certificat médical** de coups et blessures et prévoir l'urgence d'un départ précipité du domicile.

Si la femme est mariée et qu'elle veut quitter le domicile conjugal avec ses enfants, elle doit signaler son départ au commissariat ou à la gendarmerie, pour ne pas attendre l'autorisation préalable du juge et éviter que le départ soit qualifié « d'abandon du domicile conjugal » (ce qui est considéré comme une faute en cas de divorce).

Si elle n'est pas mariée, elle peut partir librement avec ses enfants mais doit saisir rapidement le juge aux affaires familiales qui fixera la résidence principale des enfants, le droit de visite pour l'autre parent et la pension alimentaire.

• La seule manière pour elles d'être réellement entendues est de **porter plainte afin que le procureur de la République puisse se saisir de l'affaire**.

Mais le chemin vers le commissariat ou la gendarmerie est souvent long à parcourir : taux de plainte de 8 %.

Plan de lutte contre les violences

- Un nouveau plan triennal (2017-2019) de mobilisation et de lutte contre toutes les violences faites aux femmes a été présenté en mars 2017 par la ministre des Familles, de l'Enfance et des Droits des femmes. Les points principaux en sont :
  - « déraciner » les violences par la lutte contre le sexisme, qui banalise la culture des violences et du viol ;
  – aucune violence déclarée ne doit rester sans réponse : création d'un service d'accueil téléphonique en continu ; renforcement de la réponse à l'urgence ; augmentation des disponibilités du service d'accueil et d'hébergement d'urgence... ;
  – protéger les victimes : renforcement de l'ordonnance de protection délivrée par le juge aux affaires familiales sans qu'une plainte ne soit déposée ; généraliser le téléphone portable d'alerte pour les femmes en très grand danger ; développer pour les auteurs les stages de responsabilisation pour prévenir la récidive... ;
  – mobiliser l'ensemble de la société : politique transversale de prévention des violences faites aux femmes, dans les médias et sur Internet, mais aussi dans les espaces de socialisation tels que écoles, sports, monde du travail...
- Un service d'assistance téléphonique gratuit est dédié aux femmes violentées : le 3919.

La loi renforçant la lutte contre les violences sexuelles et sexistes du 3 août 2018, prévoit de sanctionner d'une amende le harcèlement de rue (infraction d'« outrage sexiste » pour sanctionner les comportements déplacés) et de fixer à 15 ans l'âge de consentement sexuel (âge en dessous duquel un mineur ne pourra être considéré comme consentant à une relation sexuelle avec un majeur).

b. Les femmes en politique

Au niveau politique, la parité (autant d'hommes que de femmes) est difficile à obtenir mais **les différentes lois ont fait progresser le nombre de femmes candidates et de femmes élues :**

• **La loi du 6 juin 2000 relative à l'égal accès des femmes et des hommes aux mandats électoraux et aux fonctions électives** impose aux partis de présenter **50 % de candidats de chacun des deux sexes.**

La loi constitutionnelle du 8 juillet 1999 avait inscrit ce principe de « l'égal accès des femmes et des hommes aux mandats électoraux et fonctions électives » dans la Constitution. Ce principe a été solennellement réaffirmé en 2008.

La loi pour l'égalité réelle entre les hommes et les femmes du 4 août 2014 prévoit d'aggraver les sanctions financières à compter des élections législatives de 2017 pour les partis ne respectant pas la parité.

Pour les élections municipales de 2014, la loi a abaissé de 3 500 à 1 000 habitants le seuil d'application du scrutin de liste strictement paritaire.

L'Assemblée nationale élue en juin 2017 compte 38,8 % de femmes, soit une assez nette progression par rapport à 2012 (+ 11,9 %).

Au Parlement européen, 74 eurodéputés français élus le 26 mai 2019 siégeront très prochainement au Parlement. Parmi eux, 37 femmes et 37 hommes, la parité est totalement respectée.

• **Les raisons de la difficulté des femmes pour s'imposer en politique** : opposition des militants (masculins) de base ; rareté des candidates féminines ; rejet par les femmes de certaines valeurs (compétition, violence, langue de bois) ; souci de préserver sa famille.

c. Le travail des femmes

• Alors que les filles réussissent souvent mieux à l'école que les garçons, **les inégalités tant en matière d'emplois que de carrières et de rémunérations subsistent**.

De plus en plus de femmes travaillent mais la parité est loin d'être atteinte dans les postes à responsabilité. Les trois quarts des postes de cadres du secteur privé sont tenus par des hommes et moins de deux dirigeants sur dix sont des dirigeantes.

La loi du 2 novembre 2010 oblige les structures publiques et privées de plus de 50 salariés à rééquilibrer les différences de salaires entre les hommes et les femmes. En cas de non-respect de cette loi, des pénalités de 1 % de la masse salariale sont prévues. La loi du 4 août 2014 renforce ce dispositif.

d. Les filles et les femmes dans le monde

• C'est en 1945 que **l'égalité des femmes et des hommes a été admise en tant que principe fondamental** de la personne à travers l'adoption générale de la charte des Nations unies.

• Depuis 1975, les soins de santé aux femmes et aux filles et leur éducation (scolarisation) sont une préoccupation majeure.

Plus des deux tiers des pays du monde ont modifié leur législation pour favoriser leur accès à l'éducation, aux services sanitaires et à accroître leur rôle dans la cellule familiale.

• Cependant, malgré les efforts, les chiffres qui reflètent la réalité montrent un caractère inquiétant.

Quelques exemples :

Chiffres

• Dans le monde entier, plusieurs millions de fillettes et de jeunes femmes subissent chaque année une **mutilation génitale féminine (MGF)**.

• Au moins un tiers des femmes dans le monde ont été **battues, contraintes à des rapports sexuels ou maltraitées**, le plus souvent par une personne de leur connaissance (mari, membre masculin de la famille). Une femme sur quatre est maltraitée durant la grossesse.

• 5 000 femmes et filles sont victimes, chaque année, des « **crimes d'honneur** », souvent pour le déshonneur d'avoir été violées, de refuser un mariage forcé…

• Plusieurs millions de femmes et de fillettes **sont achetées chaque année ou vendues à un proxénète ou un marchand d'esclaves**.

2. Les personnes en situation de handicap

• **La loi du 30 juin 1975** a mis en place des droits fondamentaux pour les personnes handicapées (droit au travail, droit à l'éducation, droit aux soins…) mais ceux-ci n'étaient pas ou peu appliqués.
• **La loi du 11 février 2005 pour l'égalité des droits et des chances**, appelée « **loi handicap** ».
• La loi donne une définition élargie du handicap : « Constitue un handicap, au sens de la présente loi, toute limitation d'activité ou restriction de participation à la vie en société subie dans son environnement par une personne en raison d'une altération substantielle, durable ou définitive d'une ou plusieurs fonctions physiques, sensorielles, mentales, cognitives ou psychiques, d'un polyhandicap ou d'un trouble de santé invalidant. »

■ En France, 600 000 personnes seraient atteintes d'autisme, soit 1 % de la population. La prise en charge, la scolarisation, l'intégration sociale et professionnelle sont très insuffisantes et les soins, peu pris en charge. La Journée Mondiale de la Sensibilisation à l'Autisme a lieu le 2 avril.

■ La 14e édition de la Journée mondiale de la trisomie 21 (anomalie chromosomique congénitale) a eu lieu le 21 mars. Cette année, chaque personne était invitée à porter des chaussettes dépareillées pour interpeller sur la différence et la norme.

A. Le cadre législatif

a. La scolarisation

• **Le droit à l'éducation pour tous les enfants est un droit fondamental.** Aujourd'hui, les élèves handicapés sont de plus en plus intégrés dans le milieu scolaire ordinaire.
• À la rentrée 2017, 321 476 élèves en situation de handicap étaient scolarisés dans les écoles et établissements publics et privés relevant du ministère de l'Éducation nationale.

■ **Le projet personnalisé de scolarisation**

• Dès l'âge de 3 ans, les enfants handicapés peuvent être scolarisés à l'école maternelle.
Les parents sont étroitement associés à la décision d'orientation de leur enfant et à la définition de son **projet personnalisé de scolarisation** (PPS) : nature de l'accompagnement (thérapeutique, rééducatif, etc.), recours à un AESH (accompagnant d'élèves en situation de handicap), remplaçant les auxiliaires de vie scolaire (AVS), recours à du matériel pédagogique adapté, etc.
• **L'équipe de suivi de la scolarisation** suit le projet personnalisé de l'enfant avec des psychologues, conseillers d'orientation, médecins scolaires et enseignants référents.
La scolarisation peut être individuelle ou collective, en milieu ordinaire ou en établissement médico-social.

■ **Scolarisation individuelle**

Selon le handicap, une scolarisation peut se dérouler sans aucune aide particulière ou bien être adaptée selon les besoins de l'élève.

• Il s'agit souvent du recours à l'accompagnement de l'enfant par **un(e) AESH et à des matériels pédagogiques adaptés tels que le clavier braille, les logiciels éducatifs, etc.**

Les RASED (Réseaux d'aides spécialisées aux élèves en difficulté) interviennent indirectement auprès des enfants handicapés mais peuvent favoriser leur bonne intégration.

■ **Scolarisation collective**

1. Dans les écoles élémentaires

Les **unités localisées pour l'inclusion scolaire (ULIS-école)** accueillent des enfants handicapés qui peuvent obtenir des bénéfices à cette intégration en milieu collectif.

Les élèves reçoivent un enseignement adapté au sein de ces classes, et partagent certaines activités avec les autres écoliers.

Les **unités d'enseignement (UE) Autisme** ont pour objet l'accompagnement et la scolarisation de 7 élèves autistes entre 3 et 6 ans.

2. Dans le secondaire (collège et lycée)

Les élèves de 11 à 18 ans peuvent être scolarisés dans une **unité localisée pour l'inclusion scolaire (ULIS-collège et ULIS-lycée)** lorsqu'ils ne peuvent bénéficier d'une scolarisation individuelle ordinaire. Ce dispositif permet de suivre des activités de la classe de référence de l'enfant, qui est une classe du collège ou du lycée accueillant des élèves de son âge.

3. Les établissements médico-sociaux

Lorsque la scolarisation individuelle ou collective n'est pas envisageable en milieu ordinaire, le projet personnalisé de scolarisation peut permettre d'orienter l'élève vers un établissement médico-social (Institut médico-éducatif, Institut de Jeunes sourds, etc.). Il s'agit d'une structure adaptée répondant aux exigences de la situation de l'enfant avec une prise en charge scolaire, éducative et thérapeutique.

b. L'accessibilité dans les lieux publics

• L'accessibilité des personnes handicapées dans les lieux publics est une **condition primordiale pour permettre d'exercer les actes de la vie quotidienne et de participer pleinement à la vie sociale**.

Une personne doit pouvoir accéder à tous les bâtiments recevant du public et évoluer de manière continue, sans rupture, dans la chaîne de déplacement (loi du 11 février 2005).

Face aux retards de certains gestionnaires d'établissement, un délai supplémentaire de mise en accessibilité a été accordé au-delà du 1er janvier 2015 en contrepartie d'un engagement formalisé dans un agenda d'accessibilité programmée (ADAP).

c. L'emploi

L'obligation d'emploi

• Depuis 1987, **les entreprises de plus de 20 salariés sont tenues à une obligation d'emploi d'au moins 6 % de personnes handicapées.**

Les entreprises doivent prendre des mesures pour permettre aux travailleurs handicapés d'accéder à un emploi ou de conserver un emploi correspondant à leur qualification ou pour qu'une formation adaptée à leurs besoins leur soit dispensée.

La loi du 11 février 2005 réaffirme cette obligation

• Elle durcit la sanction : **la contribution à l'Agefiph** (Association pour la gestion des fonds pour l'insertion des personnes handicapées) pour les entreprises n'ayant pas respecté le quota de 6 % est renforcée (exemple de contribution : une entreprise de 60 salariés doit embaucher trois personnes handicapées – Elle devra payer une somme de près de 40 000 € par an si elle ne le fait).

• **Le statut de la fonction publique** est également modifié pour tenir compte des difficultés spécifiques d'accès à l'emploi : modernisation du recrutement par contrat, recul ou suppression des limites d'âge des concours, création d'un temps partiel de droit, mise en œuvre d'aménagements d'horaires pour les fonctionnaires handicapés ou les aidants familiaux.

d. Les nouvelles aides et prestations

La compensation du handicap

La loi handicap de 2005 pose le **principe du « droit à compensation » du handicap** quels que soient l'origine des déficiences, l'âge ou le mode de vie.

Il s'agit de proposer des prestations et des aides adaptées en prenant en compte les besoins et les choix de vie de la personne handicapée.

La prestation de compensation du handicap (PCH)

Elle permet de financer cinq types d'aides :

- **les aides humaines** pour les actes essentiels de la vie quotidienne. Exemples : auxiliaires de vie, aidants familiaux, aides ménagères… ;
- **les aides techniques** pour compenser une limitation d'activité. Exemples : achat d'un fauteuil roulant, d'un ordinateur à lecture optique, prothèses auditives… ;
- **l'aménagement du logement, du véhicule ou financement des surcoûts liés au transport :** transformation d'une baignoire en douche, élargissement des portes, etc. ;
- **les aides spécifiques ou exceptionnelles** lorsque le besoin n'est pas financé par une autre forme d'aide ;
- **les aides animalières** pour contribuer à l'autonomie de la personne handicapée. Exemple : entretien d'un chien guide d'aveugle.

L'allocation pour adultes handicapés et les autres aides

La loi handicap renforce les aides existantes pour mieux répondre aux besoins des personnes handicapées :

1. L'allocation pour adultes handicapés (AAH)

Cette allocation est un revenu minimum soumis à conditions :

• L'AAH est accordée par **la commission des droits et de l'autonomie des personnes handicapées** (CDAPH) de la maison départementale des personnes handicapées (voir ci-dessous) pour une durée de un à cinq ans, pour les personnes de plus de 20 ans.

• Elle est financée par l'État (solidarité sociale) et versée par la Caisse d'allocations familiales, sous conditions de ressources et **selon le taux d'incapacité** (possibilité d'obtenir cette allocation à partir de 50 % d'incapacité).

• Elle est de 860,00 € par mois maximum (1er novembre 2018) et varie selon les ressources. La loi de finances pour 2019 prévoit de revaloriser le montant de l'allocation aux adultes handicapés (AAH) à 900 € en novembre 2019.

2. Les compléments de ressources

La loi handicap a créé **deux compléments de ressources** versés par la Caisse d'allocations familiales.

• **La majoration pour vie autonome :**
  – pour les personnes handicapées **qui peuvent travailler mais ne travaillent pas.**

• **Le complément de ressources** :
  – Concerne la personne qui se trouve dans **l'incapacité quasi absolue de travailler mais qui souhaitent conserver son autonomie (logement autonome).**

3. L'allocation d'éducation de l'enfant handicapé

L'allocation d'éducation de l'enfant handicapé remplace l'ancienne allocation d'éducation spécialisée destinée aux enfants handicapés.

• Elle est versée au parent qui s'occupe **d'un enfant handicapé de moins de 20 ans** dont l'incapacité permanente est au moins égale à 50 %.

• Elle est attribuée par la maison départementale des personnes handicapées.

B. L'organisation institutionnelle

a. Les Maisons départementales des personnes handicapées (MDPH)

Un nouveau dispositif

La loi handicap de 2005 a créé, dans chaque département, les **maisons départementales des personnes handicapées** (MDPH) qui ont remplacé les COTOREP (commissions techniques d'orientation et de reclassement professionnel pour les adultes) et les CDES (commissions départementales de l'enfance spécialisée pour les enfants).

Les missions de la MDPH

• La MDPH **informe et accompagne** les personnes handicapées et leurs familles dès l'annonce du handicap et tout au long de son évolution.

• Elle **met en place et organise l'équipe médico-sociale** (médecins, ergothérapeutes, psychologues, spécialistes du travail social, de l'accueil scolaire ou de l'insertion professionnelle...) qui évalue les besoins de la personne sur la base du projet de vie et propose un plan personnalisé de compensation du handicap.

• Elle assure l'organisation de la **commission des droits et de l'autonomie des personnes handicapées** (CDAPH) et le suivi de la mise en œuvre de ses décisions, ainsi que la gestion du fonds départemental de compensation du handicap.

• Elle **reçoit toutes les demandes de droits ou prestations** qui relèvent de la compétence de la CDAPH.

La commission des droits et de l'autonomie des personnes handicapées

• Cette commission **oriente la personne en fonction de ses besoins, vers un établissement ou service médico-social adapté**.

• Elle établit avec la personne handicapée, ses parents ou son représentant légal, un **plan personnalisé de compensation** et doit leur proposer un choix entre plusieurs solutions adaptées.

b. Les établissements et services

Ces établissements et services sont gérés par des associations de parents d'enfants handicapés (ADAPEI, Association des paralysés de France, APAJH...), créées dans les années 1970 lorsqu'il n'existait aucune structure adaptée pour accueillir les enfants et les adultes.

Les établissements et services pour enfants

Des établissements dispensent une éducation adaptée et des soins à des enfants et adolescents qui ne peuvent pas, momentanément ou durablement, être intégrés dans un établissement scolaire ordinaire :

• **Les instituts médico-éducatifs** (IME)

Ces établissements accueillent en internat ou en externat des enfants et adolescents déficients intellectuels de moins de 20 ans, **quel que soit le degré du handicap**.

Ils leur proposent de suivre une scolarité adaptée et un enseignement technique professionnel en vue de leur intégration progressive dans le monde professionnel. Le prix de journée est pris en charge par l'assurance maladie.

• **Les instituts thérapeutiques, éducatifs et pédagogiques** (ITEP)

Les ITEP accueillent des jeunes dont les **troubles du comportement** perturbent gravement la socialisation et l'accès aux apprentissages.

• **Les instituts d'éducation motrice** (IEM)

Ces instituts accueillent des enfants dont le **handicap physique** restreint, de façon importante, leur autonomie.

Ces établissements proposent une scolarisation adaptée ainsi que des soins.

• **Les établissements d'éducation sensorielle pour déficients visuels et pour déficients auditifs**

– Les **instituts nationaux de jeunes sourds** (INJS) et l'**Institut national des jeunes aveugles** (INJA)

– Les unités localisées pour l'inclusion scolaire (ULIS) destinées à accueillir des jeunes sourds ou aveugles.

- **Services de prévention et de maintien en milieu ordinaire**
  – **Les centres d'action médico-sociale précoce** (CAMSP) interviennent auprès des enfants âgés de 0 à 6 ans et de leurs familles pour le dépistage précoce des déficiences motrices, sensorielles ou mentales.
  – **Les centres médico-psychopédagogiques** (CMPP) assurent, pour les enfants et les adolescents âgés de 3 à 18 ans, le dépistage et la rééducation de troubles neuro-psychologiques ou du comportement.
  – **Les services d'éducation spécialisée et de soins à domicile** (SESSAD), spécialisés par handicap, assurent un soutien à l'intégration scolaire ou à l'acquisition de l'autonomie aux moins de 20 ans, en liaison avec les familles.

Les établissements et services pour adultes

Des établissements et des services favorisent l'autonomie des personnes handicapées, avec des hébergements, des lieux de travail adaptés et des services pour un maintien en logement autonome.

1. Les hébergements

- **Les foyers d'accueil médicalisés** (FAM)

Ces établissements accueillent des personnes lourdement handicapées et polyhandicapées dont la dépendance totale ou partielle nécessite le recours à une surveillance médicale et des soins constants.

- **Les maisons d'accueil spécialisées** (MAS)

Elles reçoivent des personnes ne pouvant effectuer seules les actes essentiels de la vie (handicap moteur et/ou intellectuel), et dont l'état nécessite une surveillance médicale et des soins constants mais non intensifs.

- **Les foyers de vie ou foyers occupationnels**

Ces foyers accueillent, à la journée ou à temps complet, des personnes qui ne sont pas en mesure de travailler mais qui disposent d'une certaine autonomie physique ou intellectuelle. Il s'agit de mettre en place des activités « occupationnelles » telles que la poterie, la mosaïque, des visites en ville, la danse…

- **Les foyers d'hébergement pour travailleurs handicapés**

Ces établissements assurent l'hébergement et l'entretien des travailleurs handicapés exerçant une activité pendant la journée en milieu de travail protégé ou ordinaire (voir ci-dessous).

- **Les services d'accompagnement à la vie sociale** (SAVS) et **SAMSAH** (Service d'Accompagnement Médico-Social pour Adultes Handicapés)

Ils proposent un accompagnement éducatif dans le suivi social et professionnel de la personne, soit à domicile soit dans des structures d'hébergement rattachées à des établissements.

2. Les activités professionnelles

Les personnes handicapées peuvent travailler dans des structures adaptées, moins exigeantes que des entreprises ordinaires. Elles peuvent également être orientées par la CDAPH dans une entreprise ordinaire si leur niveau de handicap le permet.

- **Les établissements et services d'aide par le travail** (ESAT)

Les ESAT permettent aux personnes d'exercer une activité professionnelle tout en leur apportant un soutien médico-social et éducatif.

• **Les entreprises adaptées**
Ces entreprises s'inscrivent dans une démarche de modernisation du secteur et de rapprochement du milieu ordinaire de travail. Elles concernent des personnes capables de s'adapter à une productivité plus importante qu'en ESAT.
Le statut des travailleurs dans les entreprises adaptées est identique à celui des salariés en milieu ordinaire (contrat de travail, licenciement…).
• **Les centres de rééducation professionnelle** (CRP)
Ils dispensent aux personnes ayant subi des accidents de la vie (traumatisme, maladie, paralysie…) une formation qualifiante en vue de l'insertion ou réinsertion professionnelle, soit vers le milieu de travail ordinaire, soit vers le milieu protégé.

FOCUS

■ La loi du 2 janvier 2002 rénovant l'action sociale et médico-sociale vise la reconnaissance des droits des personnes en difficulté au sein de notre société, mais plus particulièrement au sein des établissements et services dédiés à ces populations (personnes handicapées, personnes âgées, personnes en difficultés sociales, enfance en danger…).

■ La loi a mis en place des outils à la disposition des professionnels et des usagers pour garantir l'exercice de leurs droits, pour améliorer leur prise en charge :
– Le livret d'accueil : il donne des repères à la personne accueillie et est remis dès l'admission ; c'est également un outil de prévention de la maltraitance puisqu'il comprend un règlement de fonctionnement de l'établissement et une « Charte des droits et des libertés des personnes accueillies », qui pose le principe de non discrimination, le droit au respect des liens familiaux, le droit à l'autonomie, le droit à la pratique religieuse…
– Le contrat de séjour conclu entre l'usager et l'établissement (ou document individuel de prise en charge) : il détermine les objectifs, la nature de l'accompagnement, le détail des prestations offertes…
– Le conseil de la vie sociale : il est composé majoritairement d'usagers ou de leurs représentants. Il donne son avis et fait des propositions sur l'organisation intérieure et la vie quotidienne, les activités, les travaux éventuels, l'entretien des locaux…

Sitographie

Scolarisation des enfants handicapés
› www.education.gouv.fr
› www.sante.gouv.fr/drees

Emploi des personnes handicapées
› www.travail-solidarite.gouv.fr
› www.handiplace.org

Accessibilité des personnes handicapées
› www.logement.equipement.gouv.fr
› www.handroit.com

Entraînement | Difficulté ✗✗✗ | Durée 15 min

QCM

Cochez la ou les bonne(s) réponse(s).

❶ De quand date la première loi en faveur des personnes handicapées, établissant pour eux le droit au travail, le droit à l'éducation, le droit aux soins... ?

a. ○ 1970
b. ○ 1975
c. ○ 1982

❷ De quand date la loi qui exige que toutes les entreprises de plus de 20 salariés embauchent 6 % de handicapés ?

a. ○ 1970
b. ○ 1976
c. ○ 1984
d. ○ 1987

❸ Parmi les deux affirmations suivantes sur la loi de 1987 en faveur des handicapés, laquelle est juste :

a. ○ Si une entreprise ne peut embaucher 6 % de handicapés, elle doit verser une contribution pour leur insertion professionnelle.
b. ○ Le pourcentage de 6 % est largement dépassé en 2015.

❹ Dans quel établissement sont accueillis les enfants présentant des troubles du comportement ?

a. ○ les IME
b. ○ les ITEP
c. ○ les IEM

❺ Qui fut à l'origine de la création des établissements et services recevant des personnes handicapées ?

a. ○ les parents d'enfants handicapés
b. ○ la Cotorep
c. ○ l'État

Corrigé

❶ **b.** ❷ **d.** ❸ **a.** ❹ b. ❺ **a.**

3. Les personnes âgées

A. Les prises en charge de la personne âgée

En France, la question de la dégradation de l'état de santé des personnes âgées préoccupe les pouvoirs publics et les familles. Pour les proches, le choix est souvent difficile entre un maintien à domicile ou le placement en institution.

a. Le maintien à domicile

■ La question de la dépendance

Une personne âgée n'a pas toujours la possibilité de rester dans son domicile. Plusieurs critères doivent être réunis pour un maintien à domicile dans de bonnes conditions :

1. L'état de santé

L'évolution de l'état de santé d'une personne âgée à compter de 65 ans est un critère important pour son maintien ou non dans son logement. **Les troubles physiques** ne sont pas toujours un obstacle au maintien à domicile tandis que les troubles mentaux sont plus difficiles à prendre en charge.

2. Les proches

Ils constituent la clé du maintien à domicile malgré un état de dépendance.

Le voisinage, les amis et la famille se déplacent souvent chez les personnes dépendantes. Selon les fréquences des visites, cela favorise leur maintien à domicile. **Les professionnels** viennent compléter l'aide familiale.

3. Le coût

Le maintien à domicile n'est pas toujours possible en raison du **coût d'une aide professionnelle rémunérée**.

Dans certaines conditions, les revenus des personnes âgées ne peuvent suffire d'où un certain nombre d'aides financières mises en place : allocation personnalisée à l'autonomie, aides des caisses de retraite.

4. Le logement

- **S'il est inadapté** (exemple : maison à étage pour une personne qui a des difficultés à monter les escaliers), le logement peut accélérer la décision de placement en établissement.
- **L'adaptation du logement** (exemple : élargissement des portes pour permettre de passer un fauteuil roulant, remplacement d'une baignoire par une douche, etc.) est une solution, souvent coûteuse, qui permet à la personne âgée de conserver plus longtemps une partie de son autonomie.

Les caisses de retraites, les mairies, les conseils départementaux peuvent participer au financement de ces travaux.

■ Le dispositif du maintien à domicile

Différents professionnels interviennent au domicile de la personne âgée.

1. Les institutions d'aide à domicile

L'aide à domicile (aide ménagère, portage de repas…) et les autres prestations (« Présence Verte » pour prévenir en cas d'urgence…) visant à faciliter la vie quotidienne des plus de 60 ans constituent des services qui sont organisés en grande partie par **les associations et les centres communaux d'action sociale** (communes).

2. Les familles

• La loi d'adaptation de la société au vieillissement (ASV) du 28 décembre 2015 a reconnu **le statut d'aidant familial** en instituant une indemnité de droit au répit de 500 € par an (financement d'un accueil de jour, renforcement de l'aide à domicile ou de l'accueil temporaire des personnes dépendantes).
• Le dispositif du « baluchonnage », qui permet aux familles un temps de répit pendant qu'un professionnel s'occupe nuit et jour de son proche malade ou âgé à son domicile, a été inscrit dans le projet de loi sur le « droit à l'erreur » (cadre des expérimentations) en décembre 2017.
• Des **places d'accueil de jour et des places d'hébergement temporaire** (quelques jours par an) en maison de retraite ont été créées pour permettre à ces aidants d'obtenir un répit (se reposer, partir en vacances…).

3. Les soins à domicile

Les services de soins infirmiers à domicile et l'hospitalisation à domicile interviennent auprès des personnes d'au moins 60 ans, malades ou dépendantes.

b. L'hébergement

Malgré le dispositif du maintien à domicile, le placement en établissement d'hébergement pour personnes âgées (EHPA) ne peut pas toujours être évité.

Les différentes catégories d'établissements

Il existe plusieurs catégories d'établissements d'accueil pour les personnes âgées.

1. Les maisons de retraite

• Elles dépendent du secteur public ou du secteur privé. **Elles accueillent des personnes valides ou semi-valides.**
• Elles offrent des services collectifs et un encadrement médical.

2. Les maisons de retraite avec « section de cure médicale »

• Ces établissements permettent d'effectuer des soins sur place, pour les personnes âgées dépendantes ou les personnes nécessitant un **traitement d'entretien et une surveillance médicale**.
• Si des soins médicaux importants et constants sont nécessaires, elles peuvent être accueillies en **centres et unités de long séjour ou bien en résidences médicalisées**, relevant du secteur privé, et parfois spécialisées dans la prise en charge des personnes âgées souffrant de détérioration intellectuelle.

3. Les résidences-autonomie

• La loi ASV du 28 décembre 2015 accorde une place particulière aux logements-foyers, nouvellement dénommés « résidences-autonomie ».
• Il s'agit d'un **appartement autonome dans un petit immeuble**. Les personnes âgées bénéficient de services individuels ou collectifs facultatifs (restauration, lavage du linge…). Les résidences-autonomie pourront accueillir des étudiants ou des jeunes travailleurs (liens intergénérationnels).

4. Les unités d'hébergement temporaire

Ces unités d'accueil de jour ou d'hébergement temporaire sont **destinées à des personnes âgées ayant besoin momentanément d'être aidées**, en raison de l'inconfort de leur habitat, de leur isolement l'hiver, de l'absence de leur famille (ou dans le cadre du répit accordé aux aidants familiaux), de la maladie du conjoint, d'une sortie d'hôpital...

Conditions d'hébergement et prise en charge

Pour être admis dans un établissement d'accueil public ou privé pour personnes âgées, il faut être âgé de plus de 60 ans.

1. La prise en charge par l'aide sociale

• Si les ressources des personnes âgées ne sont pas suffisantes pour couvrir en totalité les frais d'hébergement, elles peuvent obtenir **l'aide sociale aux personnes âgées**, pour la prise en charge de la somme restant à payer.

Cette aide est versée par les services du conseil départemental.

2. Contrat de séjour

L'établissement doit proposer aux personnes âgées un contrat de séjour lors de leur admission dans l'établissement (au plus tard dans les quinze jours qui suivent l'admission).

Il doit notamment préciser :

– la définition avec l'intéressé des **objectifs de la prise en charge, la durée de l'hébergement** (en principe indéterminée, sauf si l'intéressé souhaite faire un séjour temporaire de moins de six mois), la description des conditions de séjour et d'accueil ;

– la **liste des prestations offertes et leurs prix** (logement, restauration, blanchissage, surveillance médicale, animations, etc.).

L'accueil chez les particuliers

En dehors des établissements classiques, l'accueil chez les particuliers des personnes âgées est possible depuis 1989.

Ce type d'accueil est identique à celui des personnes handicapées.

• L'accueil familial d'une personne adulte handicapée ou âgée consiste en un **accueil « logé, nourri, blanchi » et un accompagnement quotidien au domicile d'un particulier**, en contrepartie d'un salaire, d'un loyer et de remboursements de frais.

• Cette solution d'hébergement peut convenir notamment aux personnes dépendantes, du fait de leur âge ou de leur handicap :

– **qui ne disposent pas ou plus de l'autonomie suffisante** pour vivre à leur domicile de façon indépendante ;

– **ou qui ne s'adaptent pas en hébergement collectif** ;

– **ou qui n'ont pas trouvé de place** dans un établissement adapté.

• L'accueillant familial (une personne ou un couple) doit être **agréé par le président du conseil départemental** (de la même manière que les assistantes maternelles).

• La **prise en charge financière** de ces personnes est déterminée par le conseil départemental dans le cadre de l'aide sociale, compte tenu de leurs ressources et de leur situation individuelle.

La maltraitance des personnes âgées

■ La loi du 2 janvier 2002 rénovant l'action sociale et médico-sociale *(voir 1. 2. Les personnes handicapées)* avait ouvert la voie en instituant divers instruments de prévention de la maltraitance : livret d'accueil, charte des droits et libertés de la personne accueillie et protection des professionnels dénonçant des faits de maltraitance.

■ Dispositif mis en place :
– Le livret d'accueil doit donc préciser les actions menées par l'établissement en matière de prévention et de lutte contre la maltraitance et comporter le numéro d'appel national dédié à l'écoute des situations de maltraitance (le 3977, géré par ALMA France [Allo Maltraitance des personnes âgées et/ou handicapées]).
– Les établissements sont soumis obligatoirement à une évaluation interne, tous les cinq ans, de leurs activités et de la qualité des prestations délivrées.
– Les établissements doivent inscrire, dans leur plan de formation professionnel, un volet relatif à l'amélioration de la bientraitance et à la prévention de la maltraitance.

L'accroissement des effectifs de personnels soignants est également un moyen de lutter contre l'épuisement des professionnels souvent surchargés.

La circulaire du 20 février 2014 relative à la lutte contre la maltraitance des personnes âgées et des personnes handicapées demande aux établissements d'assurer la publicité du numéro d'appel 3977 auprès des résidents et des familles, et renforce les contrôles de ces établissements.

c. L'allocation personnalisée à l'autonomie (APA)

L'APA, créée en juillet 2001, est une prestation en nature personnalisée pour les personnes âgées, versée par le conseil départemental.
• Elle permet de financer des services à domicile tels que l'aide ménagère (aide à domicile), l'accueil de jour, l'accueil temporaire, les aides techniques (pour la part non couverte par la Sécurité sociale) ou l'adaptation du logement.
• En hébergement, elle permet de répondre à un besoin supplémentaire pour répondre à leur dépendance (besoin de matériel médicalisé, de personnel soignant…).

■ Conditions et procédure pour en bénéficier

Pour bénéficier de l'APA, il faut être **âgé de 60 ans ou plus** et être en situation de perte d'autonomie, nécessitant une aide pour les actes essentiels de la vie.
• La demande est **instruite par une équipe médico-sociale**, qui se déplace dans l'établissement où vit la personne âgée ou bien à son domicile.
• En fonction des éléments recueillis, après examen du dossier, **la personne est classée dans une catégorie de la grille « AGGIR »** (Autonomie gérontologie groupes iso-ressources) qui comprend six catégories, selon le degré de dépendance.

Seules les catégories 1 à 4 ouvrent droit à l'APA.

Au 31 décembre 2013, 60 % des bénéficiaires de l'APA vivaient à domicile et 40 % en établissements d'hébergement pour personnes âgées (EHPA).

La loi sur l'adaptation de la société au vieillissement du 28 décembre 2015

La réforme de l'Allocation personnalisée d'autonomie à domicile s'applique depuis le 1er mars 2016. Le décret d'application prévoit :
– de réduire le reste à charge des bénéficiaires (ticket modérateur) en augmentant les plafonds du plan d'aides ;
– d'exonérer les bénéficiaires de l'Aspa (Allocation de solidarité aux personnes âgées) de toute participation financière. Ainsi, les personnes disposant de moins de 800 euros de ressources sont exonérées de toute participation.

B. Les retraites et les conséquences du vieillissement de la population

a. Le système des retraites en France

Il existe deux grands mécanismes de financement des retraites :

La capitalisation

Il s'agit d'une **forme d'épargne individuelle**, organisée dans un cadre collectif de travail, consistant pour chaque assuré et pour son employeur, à verser des cotisations sous forme de placements bloqués produisant des intérêts, qui restent acquises aux salariés et lui seront reversées à l'âge de la retraite sous la forme d'une rente ou d'un capital.
Il s'agit de « mettre de l'argent de côté » pour sa future retraite.
• Le système par capitalisation peut améliorer le rendement des retraites si l'économie est croissante mais **peut se révéler dommageable pour les assurés en cas de crise économique** (chute du pouvoir d'achat des retraites).

La répartition

• Il s'agit d'un **système fondé sur la solidarité entre les générations**. Chaque année, le total des cotisations versées par les actifs et par leurs employeurs est réparti entre les retraités.
En contrepartie de cette solidarité avec les générations précédentes, les cotisants acquièrent eux-mêmes des droits sur les générations futures, qui financeront à leur tour leur retraite lorsqu'ils cesseront de travailler. **C'est ce système qui est appliqué en France.**
• Ce système protège contre les problèmes économiques, mais **son financement suppose le maintien d'un équilibre démographique entre les actifs et les retraités.**

L'évolution législative du système de retraite français

- **Le système français des retraites a été créé en 1945** (branche de la Sécurité sociale). L'âge légal de la retraite à 60 ans en France a été fixé en 1982.
- **La loi du 21 août 2003** concerne l'ensemble des régimes (excepté les régimes spéciaux tels que ceux de la SNCF, la RATP...).

– **Concernant les fonctionnaires**, cette loi a introduit un alignement progressif de la durée de cotisation requise pour bénéficier d'une pension à taux plein sur celle du régime général (soit 40 ans ou 160 trimestres).
– À partir de 2009, cette durée augmentera pour les salariés du public et du privé d'un trimestre par an jusqu'en 2012 (164 trimestres soit **41 ans**).
– Depuis 2004, tous les salariés peuvent **racheter jusqu'à trois années d'études** s'il leur manque des annuités.
– La loi introduit un **système de surcote** (augmentation du niveau de la retraite). Ainsi, les salariés du privé et du public travaillant au-delà de 60 ans et de 40 années de cotisations peuvent bénéficier, depuis 2004, d'une majoration de leur retraite de 3 % par année supplémentaire.

■ **La loi du 10 novembre 2010** portant réforme des retraites a modifié l'âge du départ à la retraite. L'âge d'ouverture des droits à la retraite sera progressivement relevé. Il est actuellement de 62 ans.

■ **La loi du 20 janvier 2014** garantissant l'avenir et la justice du système de retraite prévoit :
– pour ceux nés à partir de 1958, une augmentation de la durée de cotisation d'un trimestre tous les trois ans à partir de 2020 pour atteindre 43 ans de cotisations en 2035 ;
– la création d'un compte personnel de prévention de la pénibilité pour les salariés exposés à des facteurs de pénibilité.
– une meilleure prise en compte des périodes assimilées au congé de maternité.

b. Les conséquences du vieillissement de la population

■ **Les problèmes de financement**

• Les pouvoirs publics s'interrogent régulièrement sur la place des personnes âgées en France et sur leur prise en charge.

La population des 65 ans et plus représente en France 18,8 % de la population.

• Le vieillissement de la population posera des **problèmes pour nos systèmes sociaux, que ce soit pour le financement des retraites ou pour le financement des soins**, compte tenu notamment de la tendance démographique défavorable et du chômage élevé.

En 2010, il y avait 2,1 actifs pour 1 inactif. **En 2060, il y aura 1,5 actif pour 1 inactif.**

Il y aura ainsi à plus ou moins long terme un ralentissement de la croissance économique et des difficultés pour l'équilibre des régimes de protection sociale (régime des retraites notamment).

■ **Les personnes âgées, une force vive pour la société**

L'approche des conséquences du vieillissement de la population ne doit pas se résumer aux aspects seulement négatifs.

• Le développement des retraites et l'amélioration générale du niveau de vie de la population ont permis de faire des retraités **des acteurs économiques à part entière** : ils utilisent des loisirs, de la culture, et ils voyagent. Ils sont également devenus des cibles particulièrement recherchées par les entreprises (industrie pharmaceutique, amélioration de l'habitat, voyages…).

• Cette amélioration du niveau de vie des retraités a modifié les **rapports de solidarité intergénérationnelle** : ils aident leurs enfants ou petits-enfants, sont acteurs dans le bénévolat… alors qu'ils étaient dans une complète dépendance vis-à-vis de leurs descendants il y a quelques années.
• **Des professions nouvelles**, comme les emplois à domicile, se sont fortement développées.

Toute réflexion sur l'avenir des systèmes de retraite doit donc intégrer cette nouvelle dimension économique et sociale des conditions de vie des personnes âgées.

C. La maladie d'Alzheimer et les soins palliatifs

a. La maladie d'Alzheimer

La maladie touche 15 % de la population de 80 ans et plus. 40 % des 900 000 malades en France sont des hommes et 60 %, des femmes.

Les caractéristiques de la maladie

• Les formes les plus courantes de la maladie d'Alzheimer peuvent impliquer des **facteurs génétiques**.
• Le sujet atteint par la maladie **perd progressivement toute notion de communication avec l'entourage**. Les repères disparaissent. Il est très difficile psychologiquement pour le conjoint de ne plus être reconnu.
• Les complications de la maladie d'Alzheimer **dépassent très rapidement les capacités de l'aidant**, en particulier s'il s'agit du conjoint lui même âgé. Même avec la meilleure volonté du monde, il ne pourra pas toujours répondre à tout.

Le retentissement des effets de la maladie sur l'entourage (conjoints, enfants, compagnons, proches, etc.) est donc très important.

La prise en charge des malades

Les aidants familiaux doivent prendre en compte **plusieurs éléments pour s'occuper d'un malade** :

- tenter de **préserver le malade dans un environnement familier** afin qu'il conserve ses repères et pour le rassurer. Il faut éviter toutes les situations qui pourraient le stresser ;
- **aménager le domicile** pour qu'il soit fonctionnel et non dangereux pour le malade ;
- certains gestes quotidiens comme la toilette, s'alimenter, s'hydrater… sont difficiles à effectuer. Les personnels soignants estiment cependant qu'il faut éviter de l'aider, de faire les choses à sa place aussi longtemps que possible, et ce afin de **préserver son autonomie**.

Les unités de vie Alzheimer : ces unités permettent de prendre en charge de manière optimale des patients en période de décompensation (période haute de la maladie) ou lorsque leur maintien à domicile n'est plus possible.

Ces unités s'organisent au sein des structures d'hospitalisation (court, moyen ou long séjour), des maisons de retraites ou d'autres structures autonomes.

Elles doivent satisfaire à des critères précis : admission des résidents, adaptation architecturale, qualification du personnel, participation des familles, projet de vie et de soins spécifiques.

Le plan maladies neuro-dégénératives

En France, près d'un million de personnes sont atteintes par une maladie neuro-dégénérative et ce chiffre devrait encore augmenter avec le vieillissement de la population. Le plan 2014-2019 concerne l'ensemble des malades atteints d'Alzheimer, de Parkinson, de sclérose en plaques et est élargi à l'ensemble des maladies neuro-dégénératives. Il vise à :

– améliorer le diagnostic avec l'élaboration et la mise en œuvre d'un dispositif d'accompagnement ;

– mieux soigner et mieux accompagner le malade avec l'ouverture d'un guichet unique : les « méthodes d'actions pour l'intégration des services d'aide et de soins dans le champ de l'autonomie » (MAIA) ;

– une meilleure coordination des aides, un renforcement du soutien à domicile, le développement et la diversification des structures de répit pour les aidants familiaux, la mise en place d'un numéro unique et d'un site Internet d'information et d'orientation locale...

b. Les soins palliatifs

Définition

• L'objectif des soins palliatifs est de préserver la meilleure qualité de vie possible des malades en phase terminale, jusqu'à la mort, sans que celle-ci soit précipitée *(voir page suivante : L'euthanasie et le droit de mourir)* ou retardée.

• **La Société française d'accompagnement et des soins palliatifs** (SFAP) a proposé en 1996 la **définition suivante des soins palliatifs** :

« Les soins palliatifs sont des soins actifs dans une approche globale de la personne atteinte d'une maladie grave évolutive ou terminale. Leur objectif est de soulager les douleurs physiques ainsi que les autres symptômes et de prendre en compte la souffrance psychologique, sociale et spirituelle. »

Organisation des soins palliatifs en France

Selon le souhait du patient et la capacité de l'entourage, la prise en charge en soins palliatifs s'effectue en institution ou au domicile.

1. Soins palliatifs hospitaliers

En France, il existe trois types de structures de soins palliatifs pour accueillir les patients en institution.

– **Les unités de soins palliatifs** (USP) sont des structures d'hospitalisation à part entière d'environ dix lits accueillant pour une durée limitée les patients en soins palliatifs. Elles sont réservées aux situations les plus complexes. L'accueil se fait par une équipe pluridisciplinaire de soignants et de bénévoles.

– **Les équipes mobiles de soins palliatifs** (EMSP) ont pour mission d'apporter une aide, un soutien, des conseils aux soignants qui prennent en charge des malades en fin de vie dans d'autres services. Elles ont aussi pour mission le retour et le maintien à domicile du patient.

– **Les lits identifiés en soins palliatifs**, situés au sein d'un service d'hospitalisation. Ils permettent d'assurer un lien entre le domicile et les établissements, et permettent d'assurer un retour des patients à leur domicile.

2. Soins palliatifs à domicile

• 70 % des Français souhaitent vivre leurs derniers instants chez eux. Un décès sur quatre a lieu à domicile.

Deux types de dispositifs permettent cette prise en charge :

– les services d'hospitalisation à domicile dépendent d'une structure hospitalière ;

– les réseaux de soins palliatifs qui coordonnent l'ensemble des autres structures afin de maintenir le lien entre tous les professionnels qui ont pris en charge le patient.

• **Le Plan national pour le développement des soins palliatifs et l'accompagnement en fin de vie** (2015-2018) prévoit entre autres :

– une information accrue du patient sur ses droits avec la création d'un centre national dédié ;

– le développement des prises en charge à domicile, y compris pour les résidents en établissements sociaux et médico-sociaux ;

– de réduire les inégalités territoriales d'accès aux soins palliatifs.

L'euthanasie et le droit de mourir

■ En France, l'euthanasie « constitue l'acte d'un tiers qui met délibérément fin à la vie d'une personne dans l'intention de mettre un terme à une situation jugée insupportable » (définition donnée par le Comité consultatif national d'éthique).

■ Actuellement, la loi Leonetti de 2005 relative aux droits des malades et à la fin de vie, mise en place suite à l'affaire Humbert en 2003, interdit l'acharnement thérapeutique et permet l'euthanasie passive.

– Elle privilégie le recours aux soins palliatifs ;

– elle prévoit le droit pour le patient de refuser un traitement ;

– elle prévoit pour les médecins le droit de « laisser mourir », en interrompant un traitement, en arrêtant la nutrition et l'hydratation, en administrant massivement des sédatifs…

■ **La loi du 2 février 2016 créant de nouveaux droits en faveur des malades et des personnes en fin de vie** n'autorise ni l'euthanasie ni le suicide assisté, mais instaure un droit à une sédation « profonde et continue » jusqu'au décès pour les malades en phase terminale, dans des conditions très strictes, et rend contraignantes les « directives anticipées », c'est- à-dire les souhaits d'une personne relatifs à sa fin de vie pour le cas où elle serait, un jour, hors d'état d'exprimer sa volonté.

■ La mise en place d'une loi sur l'euthanasie active (aide active de la part du personnel soignant pour mettre fin à une vie lorsque le malade le réclame, par l'injection de produits mortels) est rejetée régulièrement. Cette pratique est pour le moment assimilée en France à un homicide volontaire.

En Europe, seuls la Belgique, le Luxembourg et les Pays-Bas l'ont légalisée dans un cadre rigoureux. La Suisse autorise le suicide assisté.

Sitographie

Les personnes âgées entre aide à domicile et établissement
› www.travail-solidarite.gouv.fr

Les personnes âgées dans la société
› www.sante.gouv.fr/drees

Le marché des seniors
› www.conseil-economique-et-social.fr/

Entraînement

Difficulté ✗✗✗ | Durée 20 min

Sujet

Que représente pour vous la notion de « bien vieillir » ?

Corrigé

Bien vieillir, c'est vieillir en bonne santé. Il est essentiel de veiller à son équilibre alimentaire, de pratiquer une activité physique et cérébrale.

L'environnement social, les relations, les activités sont importantes : bénévolat, sorties, rencontres (intergénérationnelles), s'intéresser aux nouvelles technologies, être reconnu par son entourage pour s'accepter.

Il est aussi important de se préoccuper de l'aspect financier : montant des retraites, aides à la dépendance (APA).

Bien vieillir c'est aussi faire le choix de son habitat : il faut veiller à le sécuriser pour éviter les chutes, envisager l'accueil en maison de retraite ou en foyer-logement en cas de dépendance. D'autres solutions sont proposées aujourd'hui pour lutter contre la solitude : colocation seniors ou intergénérationnelle.

Bien vieillir c'est aussi voir ses droits respectés : intimité, dignité, vie privée...

Les soignants participent au « bien vieillir » : accompagnement dans le respect des droits des patients, des usagers, bientraitance...

Bien vieillir c'est avoir une place dans la société, être reconnu comme un citoyen à part entière, participer à la vie de la cité.

Pour aller plus loin

› Recommandations de l'ANESM : recommandations de bonnes pratiques professionnelles (bientraitance).

4. Le travail

Les chiffres

- Le nombre de demandeurs d'emploi inscrits à Pôle Emploi (cat. A, B et C) atteint **5 605 000 en métropole fin décembre 2018.**
- Sur un an, il a baissé de 0,3 %.

Le problème du chômage constitue une des premières préoccupations des Français, surtout en période de crise économique majeure. Les fondements du travail en sont fortement bouleversés.

A. Le travail : une nécessité économique et sociale

a. Évolution de la place du travail

Le travail est devenu une dimension essentielle de la vie d'un adulte. Il fait partie des « valeurs » principales pour les Européens avec celle de la famille.

Le rôle du travail aujourd'hui

- Satisfaction des **besoins primaires** (logement, nourriture, transport…) et des **besoins secondaires** (assurer une vie de famille agréable avec des loisirs, vacances, adhésion à une association sportive…).
- **Rôle de socialisation** (rencontrer d'autres personnes en dehors de chez soi), de reconnaissance sociale, de satisfaction et d'épanouissement personnel.
- **Rôle d'insertion ou de réinsertion par le travail** : pour les personnes qui sortent de prison, pour les chômeurs de longue durée…

Face à la crise économique et à l'augmentation du chômage, le travail prend une toute autre importance, parfois au détriment de la famille, même si **celle-ci reste une valeur sûre et un soutien.**

Le travail comme facteur d'exclusion

Une personne peut être considérée comme **exclue socialement lorsque ses liens sociaux** (scolarisation, famille, travail et relations de travail…) **se dégradent**.

- Le fait d'être privé de travail (recherche infructueuse, fin de contrat, licenciement, démission…) est un facteur qui contribue au risque d'exclusion et agit sur les autres facteurs d'intégration comme la famille.
- Une forte proportion de personnes sans emploi (bénéficiaires du RSA, chômeurs de longue durée) connaît de grandes difficultés sociales (perte de logement, séparation familiale, marginalisation, problème de santé…).
- Cette situation les contraint à limiter leurs dépenses en raison de la faiblesse des revenus et en raison de l'incertitude sur leur avenir professionnel. Ils peuvent avoir des difficultés pour rembourser des crédits (surendettement) ou à l'inverse pour en contracter (pour l'acquisition d'un logement en particulier).
- Ils peuvent se trouver dans des conditions de vie très difficiles. Beaucoup de personnes en région parisienne par exemple se trouvent sans logement et vivent dans leur voiture ou dans des caravanes car elles ne peuvent pas payer un loyer du fait de son montant élevé et de la précarité de leur travail.

b. Les mesures en direction des chômeurs

Le traitement social du chômage

1. Définition

• Selon le Bureau international du travail (BIT), **est chômeur toute personne en âge de travailler** (plus de 15 ans), qui est sans travail, qui est disponible pour travailler et qui recherche activement un emploi.
• Le taux de chômage est alors le rapport entre le nombre de chômeurs et la population active.

2. La lutte contre le chômage

• Cette lutte est devenue, depuis la fin des années 1970, une des principales problématiques auxquelles tentent de répondre les partis politiques.
• Le chômage touche tout particulièrement les plus jeunes, les plus âgés, les personnes sans qualification, les personnes issues de l'immigration ou les chômeurs de longue durée.

Des décisions politiques ont été prises afin d'aider les personnes en difficulté sociale à accéder à un emploi : **les 35 heures en 1998** (loi Aubry), la création des **emplois jeunes en 1997** et la création dans les années 2000 de nombreux **contrats aidés** tels que les contrats d'avenir, les contrats de professionnalisation et le contrat nouvelle embauche.

Aujourd'hui, beaucoup de ces aides n'existent plus ou ont été remplacées par d'autres contrats aidés.

3. Les contrats aidés existants

• Il existait 6 contrats de travail aidés : contrat unique d'insertion-contrat initiative emploi (CUI-CIE) ; contrat unique d'insertion-contrat d'accompagnement dans l'emploi (CUI-CAE) ; emplois d'avenir ; contrats d'apprentissage ; contrats de professionnalisation ; Contrat initiative emploi (CIE-Starter).
Depuis janvier 2018, les contrats aidés sont transformés en contrats Parcours Emploi Compétences (PEC).
• Le contrat de génération (à partir de 2013) vise à créer des binômes jeune-senior pour encourager l'embauche des jeunes et garantir le maintien dans l'emploi des seniors, tout en assurant la transmission des connaissances et la formation des jeunes.

• La validation des acquis de l'expérience (VAE)

La VAE permet de faire reconnaître son expérience professionnelle afin d'obtenir un diplôme, un titre ou un certificat de qualification professionnelle.

L'indemnisation des chômeurs

1. Protocole d'accord du 28 mars 2017 relatif à l'assurance chômage

Cet accord est applicable à compter du 1er septembre 2017. Il assouplit les modalités de calcul et de versement de l'allocation d'aide au retour à l'emploi; il améliore l'accompagnement des demandeurs d'emploi; il facilite davantage l'accès à la formation pour les seniors (50 ans et plus), y compris pour une reconversion.

2. Les conditions exigées pour ouvrir des droits à indemnisation

• Un salarié qui quitte volontairement son dernier emploi (démission) n'a pas droit aux allocations. Au bout de quatre mois, il peut toutefois demander au Pôle Emploi un réexamen de son cas personnel.
• Être inscrit comme demandeur d'emploi ou suivre une formation agréée. Cette inscription se fait auprès des services de **Pôle Emploi**.
• Être à la recherche permanente et effective d'un emploi.

3. L'allocation d'aide au retour à l'emploi (ARE)

• Cette allocation d'assurance-chômage est un revenu de remplacement versé par Pôle Emploi aux personnes inscrites comme demandeurs d'emploi et involontairement privés d'emploi.
• L'ARE est versée pour une durée qui varie selon l'âge et la durée d'affiliation à l'assurance chômage.

La réforme de l'assurance-chômage prévoit une nouvelle échelle de sanctions contre les demandeurs d'emploi qui ne respectent pas leurs obligations, allant jusqu'à quatre mois de suppression d'allocations. Pour les autres manquements, comme le fait de ne pas chercher activement un emploi ou de refuser une « offre raisonnable d'emploi », les sanctions seront plus échelonnées : allocations suspendues pendant un mois au premier manquement, pendant deux mois au deuxième manquement et pendant quatre mois au troisième manquement.

B. Les répercussions psychosociales du travail

Le stress au travail et l'absence de reconnaissance sont deux facteurs essentiels au développement du mal-être chez les salariés.

a. Le stress au travail

■ **Un risque majeur pour la santé**

1. Définition

• Il y a stress au travail lorsqu'une personne « ressent un déséquilibre entre ce qu'on lui demande de faire et les moyens dont elle dispose pour y faire face ». Environ 20 % des salariés estiment que leur santé est affectée par des problèmes de stress au travail, ce qui en fait l'un des principaux problèmes de santé au travail.
• Le stress fait partie des risques psychosociaux. Sans nier l'existence de facteurs personnels (problèmes familiaux, de santé…) ou bien de stress induit par certaines professions (pompier, policier, travailleurs sociaux, enseignement…), des liens avec le travail effectué sont possibles : surcharge de travail, pression trop grande, organisation et communication de mauvaises qualités, manque d'autonomie, manque d'aide de la part des collègues, nuisances sur un poste de travail (bruit, chaleur, humidité, etc.).

2. Les symptômes d'un état de stress

• Symptômes physiques
Maux de tête, tensions musculaires, troubles du sommeil, de l'appétit.

• Symptômes émotionnels
Sensation de fatigue, nervosité, crises de larmes ou de nerfs, angoisse, excitation, tristesse, dépression.
• Symptômes intellectuels
Difficultés de concentration, erreurs, oublis, difficultés à prendre des initiatives, problème de mémoire.
• Symptômes comportementaux
Manger beaucoup plus ou beaucoup moins, violence et agressivité, isolement social (repli sur soi, difficultés à coopérer), abus dans la consommation de produits calmants ou excitants (café, tabac, alcool, somnifères, anxiolytiques, etc.).

Lorsque le stress devient excessif, il peut déclencher des réactions physiques ou émotionnelles qui peuvent être dangereuses pour l'employé : hypertension artérielle, risque d'accidents cardio-vasculaires ou cérébraux, dépression chronique (le suicide attribué au travail ou sur les lieux du travail est un phénomène préoccupant, pouvant être la conséquence d'un état de dépression), troubles musculosquelettiques (TMS) résultant de mouvements répétitifs, etc.

À savoir

Le ***bore-out*** est un syndrome psychologique engendré par l'ennui au travail et donc par l'absence de satisfaction dans son emploi. Ce trouble touche entre 10 % et 20 % de la population active. Il a les mêmes conséquences que le *burn-out* : grande fatigue, dépression…

La lutte contre le stress

1. Les conséquences du stress sur la société

• Le stress a des répercussions sur la santé des travailleurs mais il coûte cher également à la collectivité avec notamment une augmentation des dépenses de santé.
• Le stress a également des répercussions économiques pour les entreprises : une augmentation de l'absentéisme, une hausse des accidents du travail, une démotivation, une mauvaise ambiance de travail, des atteintes à l'image de l'entreprise. Ce sont des indicateurs permettant de relever la présence de stress chez les salariés.

2. Les actions possibles

• Les entreprises doivent mettre en place des démarches de prévention centrées sur l'organisation et les conditions de travail qui placent le travailleur au centre de l'entreprise.
• À la suite du diagnostic des situations de stress dans l'entreprise, l'employeur doit chercher à identifier avec les personnes concernées les actions pour réduire les sources de stress telles que l'adaptation du travail demandé aux capacités des salariés, l'organisation du travail pour le rendre stimulant, la possibilité aux salariés de s'exprimer sur des thèmes qui concernent l'organisation de leur poste de travail, faciliter les échanges…

• L'obligation générale de sécurité

La loi définit une obligation générale de sécurité qui incombe au chef d'établissement (article L. 4121-1 du Code du travail). Il revient à l'employeur d'évaluer les risques, y compris psychosociaux, et de prendre les mesures nécessaires pour assurer et protéger la santé physique et mentale ainsi que la sécurité de ses salariés.

b. La reconnaissance au travail

■ La reconnaissance : une forte demande des salariés

1. Le besoin de reconnaissance

La reconnaissance au travail est devenue essentielle pour les salariés, surtout en temps de crise économique. **Le besoin de reconnaissance** est éprouvé par une part importante de la main-d'œuvre, quel que soit le statut du travailleur (ouvrier, cadre, etc.). La reconnaissance au travail, c'est montrer que les efforts sont reconnus à leur juste valeur. Elle contribue à donner un sens au travail, en rehaussant l'estime de soi et en augmentant la motivation et la satisfaction.

2. Les formes de la reconnaissance

• **La reconnaissance de la personne en tant qu'individu** (appeler le salarié par son prénom, son nom…) plutôt qu'en tant que fonction.

• **La reconnaissance de l'effort du salarié et de ses compétences** par une prime mensuelle ou annuelle, même minime…

Les pratiques à adopter en entreprise

Des pratiques souvent simples et efficaces peuvent être mises en place :

– **Le respect du salarié** doit passer par des gestes faciles à mettre en place : saluer ses collègues, consulter les salariés avant de prendre une décision, les tenir au courant des décisions prises et de l'évolution de l'entreprise.

– **La valorisation du travail** passe par la reconnaissance d'un travail bien fait, sans évoquer exclusivement les problèmes. Beaucoup de salariés affirment en effet que leurs patrons « ne se rendent pas compte du travail fait ». La reconnaissance de la qualité du travail et des compétences professionnelles est primordiale.

Sitographie

› www.travail-emploi.gouv.fr
› www.pole-emploi.fr
› www.insee.fr
› www.psycho-travail.com
› www.stress-info.org

Entraînement

Difficulté XXX | Durée 30 min

Sujet

Qu'est-ce que le "burn-out" et comment l'éviter ?
Nous vous proposons ici un exercice d'argumentation, ce sujet fait appel à la fois à des connaissances théoriques, à l'actualité mais aussi à vos expériences professionnelles (si vous en avez).

Proposition de corrigé

La notion de burn-out est souvent employée dans le domaine professionnel, notamment dans les professions paramédicales. Cette forme de stress aigu est une réelle cause de souffrance. Nous verrons dans un premier temps comment définir cette notion puis comment l'éviter.

I. Qu'est-ce que le "burn-out"

Ce terme désigne en anglais une fusée qui a brûlé tout son carburant, qui continue sur sa lancée avant de chuter. Cette image suggère donc une souffrance due à un épuisement lié au travail.

Les symptômes sont une fatigue extrème, des troubles digestifs, du sommeil, une dépression… Au travail, les personnes s'isolent, se sentent incapables, n'ont plus confiance en elles, se désinvestissent…

Les catégories les plus touchées sont les actifs de 30-40 ans, qui s'investissent énormément dans leur travail avec des conditions stressantes (jeunes cadres, professions parmédicales où le manque de personnel, les horaires de travail imposent parfois un rythme soutenu…).

Les femmes sont les plus touchées avec la difficulté de lier travail et vie familiale, des difficultés de reconnaissance au travail où elles doivent se battre plus que leurs homologues masculins…

II. Comment l'éviter

Il est nécessaire de reconnaitre le malaise et de consulter un médecin.

Des antidépresseurs, la consultation d'un spécialiste (psychologue) peuvent être nécessaire ainsi qu'un arrêt de travail.

Au quotidien, il est nécessaire de prendre du recul, de savoir déléguer. Il faut savoir travailler en équipe.

Des activités de loisirs et le sport aident à se détendre.

Les enfants peuvent être confiés aux grands-parents, à des amis pour trouver des moments pour soi.

Conclusion

Le burn-out est lié aux exigences de notre société qui cherche la performance. Ce syndrôme d'épuisement professionnel est de plus en plus fréquent, cependant il n'est pas reconnu comme une maladie professionnelle. Il appartient aussi aux employeurs d'être vigilants.

5. Les exclusions sociales

A. La pauvreté et les situations d'exclusion

a. Définition de la pauvreté

Le seuil de pauvreté lié aux revenus

1. Définition de la pauvreté

Définition donnée par l'Insee (Institut national de la statistique et des études économiques) : un individu est considéré comme pauvre lorsqu'il vit dans un ménage dont le niveau de vie est inférieur au seuil de pauvreté.

2. Le seuil de pauvreté

• **Le seuil de pauvreté** est déterminé par rapport au revenu moyen des ménages dans un pays, appelé revenu « médian ». Les ménages qui perçoivent moins de la moitié de cette somme (seuil à 50 %) sont considérés comme étant sous le seuil de pauvreté.

REMARQUE Ce pourcentage est de plus en plus souvent fixé à **60 % du revenu médian** afin de mieux prendre en compte la réalité de la pauvreté.

• **En France, un individu peut être considéré comme « pauvre » quand ses revenus mensuels** (après impôts et prestations sociales) **sont inférieurs à 855 € par mois (seuil à 50 %) et à 1 026 € (seuil à 60 %) (données de 2016).**

Pour tenir compte de la composition des ménages, on élève ce seuil en fonction du nombre de personnes du foyer : adultes et enfants ; l'âge de ces derniers, de plus ou de moins de 14 ans, entrant également en compte. (Par exemple, un couple avec deux enfants en bas âge est pauvre si ses ressources ne dépassent pas 1 800 € ou 2 155 € selon que l'on considère le seuil à 50 % ou à 60 % du niveau de vie médian.)

■ Pauvreté et niveau de vie réel des ménages

Le calcul du seuil de pauvreté est lié aux ressources des ménages (**définition quantitative**).

Dans une étude menée en juillet 2016 par Ipsos (institut de sondage) pour le Secours populaire, plusieurs postes de dépense des ménages (alimentation, logement, vacances, culture et loisirs) ont été pris en compte pour **définir qualitativement une situation de pauvreté**.

Cette étude révèle par exemple que les difficultés financières poussent une partie significative de la population, et surtout les foyers modestes, à retarder des soins ou à y renoncer totalement, notamment dans les domaines optique et dentaire.

b. Les situations d'exclusion

■ Les pauvres et le taux de pauvreté

1. Les chiffres de la pauvreté

En France, il y a **5 à 9 millions de personnes pauvres (chiffres 2016)**, selon la définition de la pauvreté utilisée (seuil à 50 % ou à 60 % du niveau de vie médian).

Le taux de pauvreté va de 8 % à 14 % sur cette même période.

2. Les visages de la pauvreté

• De manière générale, **une grande partie de la population manque de ressources**. Il ne s'agit pas (dans la plupart des cas) de dénuement total, comparable à ce que l'on rencontre dans les pays les plus pauvres, mais **de nombreuses personnes vivent à l'écart des normes sociales**. Ils n'aspirent pas seulement à manger, mais à avoir un logement décent, à étudier ou à travailler, à se soigner… comme les autres.

• De plus, **la pauvreté touche davantage les jeunes, les familles monoparentales, une partie des salariés les plus précaires, les chômeurs mal indemnisés, les retraités, les étudiants et les petits patrons en faillite**.

3. Les facteurs de l'exclusion sociale

L'exclusion sociale est due à différents facteurs : chômage, pauvreté, échec scolaire, problèmes familiaux, divorce ou séparation, troubles psychiques, problèmes de santé, immigration, séjour en prison…

Elle se retrouve sous **différentes formes** : endettement, toxicomanie, maladie, handicap, aspect physique, absence de logement…

• **Le faible niveau scolaire** crée par exemple **l'illettrisme ou l'analphabétisme**, une cause majeure de l'exclusion, accentuant souvent la perte de confiance en soi-même, l'estime de soi et l'isolement.

• En France, 98 000 jeunes sortent chaque année de formation initiale sans diplôme. Un an après avoir interrompu leurs études, 42 % d'entre eux sont au chômage. **L'École de la deuxième chance** (E2C) est un instrument de lutte contre cette exclusion par l'éducation qui s'adresse spécialement à eux. **L'Établissement pour l'insertion dans l'emploi (EPIDE)** aide les jeunes de 18 à 25 ans qui ont le plus de difficultés à trouver un travail ou une formation.

Un plan de lutte contre le décrochage scolaire a été présenté en novembre 2014 par la ministre de l'Éducation nationale.

Les sans domicile fixe (SDF)

• **Qui sont-ils ?**

Avec le retour des périodes de froid, les « sans domicile fixe » refont leur apparition médiatique. Ces sans-logis ou sans-abri (autrefois appelés « clochards », « vagabonds » ou « mendiants ») représentent la pauvreté extrême, avec des individus (surtout des hommes) vivant dans la rue et dans des abris de fortune.

La difficulté actuelle tient à l'augmentation d'une nouvelle catégorie de SDF, **les travailleurs pauvres**, qui n'ont plus accès à un logement du fait de leur situation précaire. Nous retrouvons également des personnes **en souffrance psychique, des jeunes en rupture familiale, des migrants, des anciens détenus…**

Depuis 1994, le vagabondage et la mendicité ne sont plus des délits. Les SDF ne sont plus obligés de se cacher ou de rester concentrés dans certains quartiers. Cependant, le retour à une certaine criminalisation de la pauvreté (arrêtés antimendicité estivaux) pousse à nouveau les SDF soit à se cacher, soit à quitter un endroit pour un autre.

• **Quelle prise en charge pour les SDF ?**

Quand une personne semble en mauvaise posture dans la rue, il faut appeler la police, l'hôpital, les pompiers ou bien faire appel à des organisations qui ciblent cette population (Samu social, accueil de jour…).

L'idée d'un **placement d'office, obligatoire**, en période de grands froids est régulièrement envisagée par les pouvoirs publics, soutenus par l'opinion qui n'accepte pas de voir des gens mourir dans la rue.

Il s'agit à la fois de trouver un **équilibre entre le respect des libertés individuelles de chacun (liberté d'aller et venir) et la non-assistance à personne en danger.**

Mais **le problème de ces individus est complexe** :
– Les contraindre pourrait faire **perdre la confiance qu'ils ont dans les associations** qui les suivent dans la rue. Ils pourraient alors se cacher afin de ne pas être repérés. Il est important de proposer (sans contrainte) aux sans-abris un hébergement provisoire et un repas. À eux de choisir ensuite ce qu'ils font : rester dans le foyer ou retourner dans la rue.
– Souvent, les sans-abri **ne veulent pas rejoindre les foyers d'hébergement** car ils les jugent détestables, avec de la violence, et bien souvent leurs animaux (notamment les chiens) n'y sont pas acceptés.
– Certaines de ces personnes, plus en difficulté, peuvent se trouver éloignés des équipements et des prestations d'aide.
Ils se sont **désocialisés depuis plusieurs années et le retour à une vie sociable est pour eux impossible.**

B. Le traitement des situations d'exclusion

a. Les dispositifs contre les exclusions sociales

- **La loi de lutte contre les exclusions**

1. La loi du 29 juillet 1998 relative à la lutte contre les exclusions

• Cette loi consacre pour la première fois **une approche globale de la lutte contre la grande pauvreté**, en luttant contre les différents facteurs de précarités.
• Elle affirme que **toute personne qui, en raison de son âge, de son état physique ou mental, de la situation de l'économie et de l'emploi, se trouve dans l'incapacité de travailler, a le droit d'obtenir de la collectivité des moyens convenables d'existence.**

2. Les autres dispositifs

La loi de 1998 était avant tout une déclaration de principes. Depuis, **des lois importantes sont venus la compléter :**
• Des progrès significatifs ont bien été enregistrés dans **le domaine de l'accès aux soins** avec la mise en place de la **couverture médicale universelle en 1998** (CMU) et dans **le domaine de l'emploi** (RSA)
• En 2004, un **dispositif dit « de rétablissement personnel »** a été mis en œuvre pour les personnes surendettées (effacement partielle ou totale des dettes).
• La **loi sur le droit au logement opposable** (loi DALO) a été adoptée en 2007. Elle permet aux personnes reconnues comme prioritaires, accompagnées bien souvent d'associations telles que le DAL (association Droit au logement), de demander un logement ou un hébergement à la préfecture de leur département.

Si elles n'obtiennent pas satisfaction, elles peuvent saisir le juge administratif afin de faire valoir leur droit.
• De plus, un dispositif d'aide pour les plus démunis a donné à toute personne ou famille éprouvant des difficultés particulières du fait d'une situation de précarité le **droit d'obtenir une aide de la collectivité pour accéder ou pour préserver son accès à une fourniture d'eau, d'énergie et de services téléphoniques**.

3. Un nouveau Plan pluriannuel contre la pauvreté et pour l'inclusion sociale a été adopté le le 3 mars 2015 pour la période 2015-2017.

Ainsi, plusieurs mesures ont été prises, telles que l'engagement d'un rattrapage du niveau du RSA socle de 10 % d'ici à 2017 ; une hausse du plafond de la CMU complémentaire ; l'instauration d'une « garantie jeune » pour les 18-25 ans qui sont sans emploi et sans qualification ; une aide accrue aux familles monoparentales, la mise en place de la prime d'activité, etc.

- Grande cause nationale 2014 : l'engagement associatif.
- La grande cause nationale 2013 était la lutte contre l'illettrisme.

Volet logement de la loi de 1998

■ La mixité sociale dans la ville

Les communes de plus de 3 500 habitants doivent respecter un quota de 20 % de logements sociaux. Si elles ne le font pas, elles s'exposent à une contribution financière annuelle par logement « manquant ».

■ La prévention des expulsions

La loi Alur du 24 mars 2014 pour « l'accès au logement et à un urbanisme rénové » instaure entre autres un encadrement des loyers et le plafonnement des honoraires de location...

■ La lutte contre l'insalubrité

Depuis 2000, un arrêté d'insalubrité délivré par le maire ou le préfet peut entraîner une suspension du paiement du loyer jusqu'à la réalisation des travaux par le propriétaire. Ces mesures ont complété le dispositif de lutte contre le saturnisme introduit dans la loi de lutte contre les exclusions du 29 juillet 1998. Les locataires victimes des « marchands de sommeil » peuvent également agir contre les propriétaires peu scrupuleux qui louent des logements insalubres avec des loyers disproportionnés.

b. Les aides aux plus démunis

■ Les minima sociaux

- De nombreuses prestations, appelées « minima sociaux », ont été mises en place pour assurer **un minimum de revenus à des personnes en situation de précarité se trouvant dans l'incapacité de retirer du travail des ressources suffisantes pour subvenir à leurs besoins ou pour les personnes ne travaillant pas** (et non indemnisées par Pôle Emploi).

Près de sept millions de personnes (en comptabilisant les ayants droits tels que les conjoints, les enfants) en France sont concernées par ces aides.

■ Les différentes aides

1. Le revenu de solidarité active (RSA)

En vigueur depuis le 1er juin 2009, le RSA remplace le revenu minimum d'insertion (RMI) et l'allocation de parent isolé (API).

Le RSA concerne les plus de 25 ans et assure un **revenu minimum à ceux qui ne travaillent pas (RSA Socle)** et, **pour ceux qui travaillent, un complément de revenu (RSA Activité).** Il concerne également les moins de 25 ans qui assument la charge d'un ou plusieurs enfants nés ou à naître.

Depuis le 1er septembre 2010, le RSA est étendu aux moins de 25 ans qui ont travaillé au moins deux ans à plein temps au cours des trois dernières années.

Depuis le 1er janvier 2016, le RSA Activité et la Prime pour l'emploi sont remplacés par **la Prime d'activité**. Cette nouvelle prestation est versée mensuellement par la CAF. Le RSA Socle continue de bénéficier aux personnes sans activité professionnelle.

La Prime d'activité est une prestation qui incite à l'exercice et à la reprise d'activité professionnelle, en complétant les ressources des travailleurs modestes.

2. L'allocation de solidarité spécifique (ASS)

C'est une **allocation chômage** qui s'adresse aux chômeurs ayant épuisé leurs droits à l'assurance chômage.

3. L'allocation équivalent retraite (AER)

L'AER est une **allocation chômage** qui constitue un revenu de remplacement ou de complément au profit des demandeurs d'emploi qui totalisent 160 trimestres de cotisations à l'assurance vieillesse **avant l'âge de 60 ans**.

4. L'allocation temporaire d'attente (ATA),

D'une durée maximale d'un an, elle est versée aux personnes ayant demandé l'asile en France, aux réfugiés, aux anciens détenus libérés depuis moins de 12 mois, aux victimes d'un accident du travail ou d'une maladie professionnelle et aux victimes du proxénétisme.

5. L'allocation aux adultes handicapés (AAH)

Instituée en 1975, elle s'adresse aux personnes handicapées ne pouvant prétendre ni à un avantage vieillesse ni à une rente d'accident du travail *(voir 1. 2. A. Les personnes handicapées – Le cadre législatif)*.

6. L'allocation de solidarité aux personnes âgées (ASPA)

Elle s'adresse aux personnes âgées de plus de 65 ans (60 ans en cas d'inaptitude au travail) et leur assure un niveau de revenu égal au minimum vieillesse et à l'allocation supplémentaire vieillesse.

7. L'allocation veuvage

Cette allocation s'adresse **aux conjoints survivants d'assurés sociaux décédés**. C'est une allocation temporaire versée pendant **deux ans au maximum**. Le titulaire doit être âgé de moins de 55 ans.

Entraînement n° 1

Difficulté ✗✗✗ | Durée 4 min

QCM

Cochez la ou les bonnes réponses

1 Le revenu de solidarité active (RSA) :

a. ❍ remplace le revenu minimum d'insertion (RMI) et l'allocation pour parent isolé (API).
b. ❍ est entré en vigueur le 1er juin 2011
c. ❍ « jeunes actifs » peut être versé aux personnes de moins de 25 ans.

❷ Combien compte-t-on de travailleurs pauvres en France ?

a. ❍ 1 million **b.** ❍ 2 millions **c.** ❍ 5 millions

❸ Combien de personnes vivent sous le seuil de pauvreté en France ?

a. ❍ 9 millions de personnes
b. ❍ 7,7 millions de personnes
c. ❍ 5,2 millions de personnes

❹ Le nouveau projet stratégie Europe 2020, visant une « croissance intelligente, durable et inclusive » remplace :

a. ❍ la stratégie dite « de Berlin ».
b. ❍ la stratégie dite « de Stockholm ».
c. ❍ la stratégie dite « de Lisbonne »

Entraînement n° 2

Difficulté ✗✗✗ | Durée 20 min

Sujet

Comment peut-on expliquer l'exclusion sociale aujourd'hui ?

Corrigé n° 1

❶ **a.** et **c.**

❷ **a.**

❸ **a.** 9 millions de personnes vivant avec moins de 60 % du niveau de vie médian (1 026 euros), ce qui représente 14 % de la population française.

❹ **c.** Elle a été adoptée lors du Conseil européen de Lisbonne en 2000.

Corrigé n° 2

Nombreux exemples dans l'actualité : SDF dans la rue, les tentes installées dans certaines villes par des associations (Don Quichotte notamment), mais aussi la solitude des personnes âgées, les chômeurs de longue durée, le problème de l'emploi des jeunes...

1. L'exclusion sociale est d'abord due à des facteurs économiques

- L'individu qui perd son emploi perd aussi ses compétences et ses relations sociales : il se sent rejeté, inutile.
- La précarité a des conséquences sur l'environnement familial et social.
- La précarité et le chômage de longue durée se concentrent sur certaines catégories de la population (jeunes, plus de 55 ans, etc.), qui ne peuvent sortir de la pauvreté même en travaillant (il y a un million de « travailleurs pauvres »), d'où un cercle vicieux qui peut mener à l'exclusion : impossibilité de se loger, de consommer, surendettement...

2. L'exclusion sociale est aggravée par des facteurs sociaux

- Les personnes considérées comme exclues ont souvent une très faible qualification, voire des problèmes psychologiques, ce qui rend difficile leur intégration professionnelle, et les enfonce dans un chômage et une pauvreté durables. Les emplois très précaires et pénibles occasionnent des problèmes de santé.

- Les logements sont souvent précaires et insalubres, et compliquent encore la situation des exclus (hygiène, maladie, éducation des enfants, etc.).
- Les relations familiales et sociales se dégradent également.
- La famille protège les individus entre eux mais il faut qu'elle soit dans une situation financière et matérielle convenable. Si un individu, déjà vulnérable, n'a pas une famille pour l'aider, cela risque d'aggraver sa situation.
- Les séparations familiales favorisent la solitude et l'exclusion. Les familles monoparentales (souvent des femmes) sont souvent pauvres puisque les facteurs d'intégration sociale (emploi, éducation des enfants, logement correct) sont plus difficiles à assurer pour un parent isolé.

6. Intégration et discriminations

A. L'intégration en France

a. Le modèle français de l'intégration

Les politiques d'immigration et d'intégration

1. L'immigration économique

• Les mouvements de population les plus importants en France ont eu lieu lors de l'industrialisation du pays au XIXe siècle (arrivée massive en France des Italiens et des Polonais notamment) et au lendemain de chacune des deux guerres mondiales avec une nécessité de reconstruire au plus vite les villes détruites.

• **Cette immigration « économique »** a été stoppée à compter de 1974 (choc pétrolier), dans un contexte de crise sans précédent.

2. La politique actuelle d'immigration et d'intégration

• **La loi du 24 juillet 2006 relative à l'immigration et à l'intégration** a mis en place de nouveaux moyens permettant de « mieux réguler l'immigration, de lutter contre les détournements de procédure et promouvoir une immigration choisie ainsi qu'une intégration réussie ».

Les principales dispositions portent sur les points suivants et marquent un **renforcement de la politique d'immigration et d'intégration** :

- **Le regroupement familial** : pour être rejoint par sa famille, un ressortissant étranger devra justifier de 18 mois (au lieu de 12 mois) de séjour en situation régulière et d'un revenu au moins égal au smic (sans les allocations).
- **Les mariages mixtes** : le conjoint étranger d'un Français ne pourra obtenir une carte de résident qu'après trois ans de mariage ; la lutte contre les mariages de complaisance est renforcée.
- Les nouveaux arrivants souhaitant s'installer en France de façon durable devront signer un « **contrat d'accueil et d'intégration** » par lequel ils s'engageront notamment à suivre une formation linguistique et civique.

La carte de résident de 10 ans ne pourra d'ailleurs être accordée qu'à trois conditions : « l'engagement personnel de respecter les principes qui régissent la République française, le respect effectif de ces principes et une connaissance suffisante de la langue française ».

– **L'immigration choisie** : les étrangers dont « la personnalité et le talent constituent des atouts pour le développement et le rayonnement de la France » pourront bénéficier d'une carte de séjour de trois ans renouvelable.

– **Les étudiants étrangers** : les étudiants dont le projet aura été préalablement validé par leur pays d'origine verront l'obtention de leurs titres de séjour facilitée.

– **La sélection de la main-d'œuvre** : il sera établi des listes de secteurs professionnels où les employeurs pourront faire appel à des étrangers. Dans ces secteurs il pourra être établi une carte de séjour temporaire d'un an, renouvelable sur la durée du contrat de travail.

– **Les régularisations automatiques des sans-papiers** prévues au bout de 10 ans de présence sur le territoire français par la « loi Chevènement » de 1998 sont supprimées. Des régularisations pourront avoir lieu au cas par cas.

• **La loi du 20 novembre 2007 relative à la maîtrise de l'immigration, à l'intégration et à l'asile concerne principalement l'immigration familiale :**

– Pour les personnes qui demandent un visa de long séjour pour un regroupement familial, il est procédé, dans les pays où le visa est sollicité, à une évaluation de leur « degré de connaissance de la langue française ». Le demandeur peut être amené à suivre une formation linguistique organisée sur place.

– Le « contrat d'accueil et d'intégration familiale » oblige les parents à veiller à la bonne intégration de leurs enfants. Si cette règle n'est pas respectée, le juge des enfants peut-être saisi et le paiement des allocations familiales suspendu.

– Les seuils de ressources nécessaires pour pouvoir prétendre au regroupement familial sont désormais fixés en fonction de la taille de la famille.

– La loi du 16 juin 2011 est venue renforcer les conditions d'obtention de la « Charte des droits et de devoirs des citoyens français », nécessaire à l'obtention de la nationalité française.

• L'accueil des étrangers a été confié à un organisme de service public, **l'Agence nationale de l'accueil des étrangers et des migrations (Anaem)**. Cette agence reçoit l'ensemble des étrangers admis en France (« les primo-arrivants ») pour pouvoir s'y installer d'une façon durable, dans le cadre d'un regroupement familial, d'un mariage…
Il sera ensuite possible pour le migrant de bénéficier de mesures d'intégration.

FOCUS

La loi du 7 mars 2016 relative aux droits des étrangers en France généralise le titre de séjour pluriannuel (de deux ou quatre années) pour l'ensemble des étrangers, après un an de séjour régulier en France. La demande de titre de séjour de dix ans (« carte de résident ») pourra être effectuée ensuite directement.
Un nouveau parcours d'intégration est défini.
La carte passeport-talent, d'une durée maximale de quatre ans, est créée afin d'attirer les talents et les membres de leur famille.

La naturalisation

L'obtention de la nationalité française

• La nationalité française peut résulter :

– **soit d'une attribution par filiation (« droit du sang »)** : est français l'enfant dont l'un des parents au moins est français au moment de sa naissance ;

– **soit d'une attribution par la double naissance en France (« droit du sol »)** : est français l'enfant né en France, lorsque l'un de ses parents au moins y est lui-même né.

• L'acquisition de la nationalité française peut se faire également :

– **de plein droit (automatiquement)**, notamment à raison de **la naissance et de la résidence en France** : depuis la loi du 16 mars 1998 relative à la nationalité, qui a supprimé le régime de la manifestation de volonté qui existait depuis 1993, **tout enfant né en France de parents étrangers** acquiert la nationalité française à sa majorité si, à cette date, il a en France sa résidence et s'il a eu sa résidence habituelle en France pendant une période continue ou discontinue d'au moins cinq ans, depuis l'âge de 11 ans.

La personne pourra demander à ne pas obtenir la nationalité française dans les 6 mois avant sa majorité ou dans les 12 mois après celle-ci.

Les parents pourront réclamer la nationalité française pour leur **enfant d'au moins 13 ans** s'il a une résidence en France depuis l'âge de 8 ans. Le consentement du mineur est obligatoire.

– **par déclaration, à raison du mariage avec un(e) français(e)** : le mariage doit être valide et non dissous et la déclaration peut-être souscrite **après un délai de 4 ans à compter de la date du mariage**, avec une vie commune non interrompue. Le déclarant doit justifier d'une connaissance suffisante de la langue française ;

– **par décret de naturalisation** : elle ne peut être accordée qu'à l'étranger justifiant d'une résidence habituelle en France pendant les cinq années qui précèdent le dépôt de sa demande (sauf conditions spécifiques). Nul de peut être naturalisé s'il n'a pas en France sa résidence stable au moment de la signature du décret de naturalisation.

b. Les problèmes de société actuels

La violence dans les banlieues

1. Le contexte social

Malgré les efforts entrepris par les gouvernements successifs depuis plusieurs décennies, les problèmes dans les banlieues n'ont jamais été complètement résolus.

• **Les « banlieues dortoirs »** sont apparues durant les années 1960 pour faire face aux besoins de logements nés de l'explosion démographique et des forts besoins de main-d'œuvre immigrée.

Dès les années 1970, les pouvoirs publics se sont penchés sur le phénomène de chômage de masse, de précarité et de délinquance dans ces banlieues. L'État s'est efforcé alors d'apporter des réponses en créant des zones d'éducation prioritaires en 1981 et en développant la politique de la Ville. En 2003, le gouvernement met en place des programmes de destruction des barres HLM et de leur réhabilitation.

• Malgré ces mesures, la situation dans les banlieues ne s'est pas améliorée : le contexte social dans lequel évoluent les jeunes des cités explique une partie de ces actes.

En effet, **certains quartiers cumulent souvent de nombreux handicaps sociaux** : chômage, minima sociaux, difficulté d'insertion et d'intégration, exclusions sociales, racisme…

2. Les causes

• Les **parents peuvent démissionner de leur fonction éducative**, surtout lorsqu'ils sont eux-mêmes en situation d'exclusion (chômage, maladie, alcoolisme ou drogue).

• **Cette démission parentale ne concerne cependant qu'une petite minorité**.

Dans les banlieues comme ailleurs, la plupart des parents sont très préoccupés par l'avenir de leurs enfants. Mais ils n'ont pas tous les moyens d'agir, par manque de temps ou d'énergie. Certains parents travaillent la nuit et sont trop fatigués pour surveiller les devoirs scolaires ou les sorties de leurs enfants. Une partie des jeunes vivent aussi sans père, parti à la suite d'un divorce. La mère se retrouve alors seule avec des responsabilités trop lourdes à gérer…

• **Le système scolaire** peut être lui-même défaillant et responsable en partie des échecs scolaires.

• **Les travailleurs sociaux** (éducateurs, animateurs, dirigeants de club sportifs, responsables de centres sociaux…) sont **souvent impuissants face à ce problème, manquent de moyens.**

3. Éviter les stéréotypes

Face à ces constats, il est certain qu'il ne faut **pas faire l'amalgame entre tous les quartiers, dresser un stéréotype négatif pour l'ensemble des banlieues**. Les problèmes de violence, qui existent malgré tout, concernent une partie seulement des quartiers en France.

Les jeunes souffrent d'un manque d'identité. Ils se trouvent coincés entre leur culture d'origine (de leurs parents, grands-parents…) et celle de la France. Ils sont à la recherche d'un nouveau système de référence, de valeur, qu'ils peuvent trouver malheureusement dans la violence. **C'est à la société de les intégrer au mieux en luttant contre les discriminations, en développant la politique de la Ville…**

4. Les recherches de solutions

En 2009, un **Plan banlieues a été mis en place pour « désenclaver cinquante quartiers prioritaires qui accumulent les difficultés »**.

Début 2013, le gouvernement a annoncé que 27 mesures pour améliorer les banlieues seraient prises, portant à la fois sur l'emploi, l'éducation et la rénovation urbaine.

Début 2015, une soixantaine de mesures ont été présentées par le gouvernement afin de combattre « l'apartheid social, territorial et ethnique » en France. Il s'agit, entre autres, de procéder à une application stricte de la loi SRU (construction de logements sociaux), de diversifier l'habitat dans les quartiers prioritaires, de favoriser la mixité sociale à l'école et de soutenir les associations de quartier.

Actualité

La loi relative à l'égalité et à la citoyenneté a été promulguée le 27 janvier 2017. Elle répond à ce que le Premier ministre appelait « l'apartheid territorial, social et ethnique », au lendemain des attentats de ***Charlie Hebdo*** du 7 janvier 2015.

Cette loi, s'articule autour de :

- la mixité sociale, via les volets « logement » et « éducation » :
  – lutter contre la ségrégation sociale entre les territoires avec des moyens supplémentaires pour imposer des programmes de logements sociaux dans les communes carencées, en deçà des objectifs fixés par la loi relative à la solidarité et au renouvellement urbain (SRU),
  – lutter contre les ségrégations sociales dans les établissements scolaires (définition des secteurs communs à plusieurs collèges…) ;
- une réserve civique, qui s'adresse à tous les Français ou étrangers réguliers majeurs ou âgés de plus de 16 ans qui souhaitent servir les valeurs de la République en participant, à titre bénévole et occasionnel, à la réalisation de projets d'intérêt général, proposés par une personne publique ou un organisme non lucratif de type association.

Le port de signes religieux

1. Les affaires du « voile islamique »

La loi du 15 mars 2004 sur les signes religieux dans les écoles publiques encadre désormais, en application du principe de laïcité dans la République, le port de signes ou de tenues manifestant une appartenance religieuse dans les écoles, collèges et lycées publics.

Elle prévoit l'interdiction, après un dialogue infructueux, du port de **signes religieux ostentatoires** (signes ostensibles, c'est-à-dire ceux dont le port conduit à se faire remarquer et reconnaître immédiatement à travers son appartenance religieuse) : le hijab musulman, la kippa juive, le turban sikh ou de grandes croix chrétiennes sont interdits tandis que les symboles discrets tels que les petites croix, étoiles de David, ou mains de Fatima sont permis.

2. Le port du voile intégral

- La loi du 11 octobre 2010 sur l'interdiction de dissimulation du visage dans l'espace public a pris effet le 11 avril 2011. Cette loi interdit le port de tenues destinées à dissimuler le visage dans un lieu public (voies publiques, lieux ouverts au public ou affectés à un service public) et rend passible les personnes contrevenantes d'une amende de 150 euros maximum, à laquelle peut se substituer ou s'ajouter une obligation d'accomplir un stage de citoyenneté.
- Ce problème est marginal puisque 2 000 femmes environ en France porteraient le voile intégral (burqa ou niqab).

Les femmes qui le portent affirment que c'est un choix identitaire et que cette interdiction leur enlèverait leur liberté religieuse.

La majorité des hommes politiques et des Français estiment que la burqa est un signe d'asservissement de la femme et que son port ne résulte pas d'un choix.

B. La lutte contre les discriminations

a. Discrimination directe et indirecte

Définitions

• **La loi du 27 mai 2008** a permis de mettre la législation française en conformité avec les règles européennes en matière de lutte contre les discriminations.

Il existe désormais **deux définitions de la discrimination** :

– **Discrimination directe** (définition traditionnelle réaffirmée en 2008) : il s'agit, pour une personne, d'être traitée de manière moins favorable qu'une autre dans une situation comparable, et ce sur le fondement de son appartenance ou de sa non-appartenance, vraie ou supposée, à une ethnie ou une race, sa religion, ses convictions, son âge, son handicap, son orientation sexuelle ou son sexe.

Il s'agit là d'une **volonté délibérée de faire subir une discrimination à des individus.**

Exemples : entreprise qui rejette la candidature d'une personne issue de l'immigration ; propriétaire qui refuse de louer son appartement à un couple homosexuel…

– **Discrimination indirecte :** elle est constituée lorsqu'une disposition, un critère ou une pratique, **bien que neutre en apparence**, est susceptible d'entraîner, pour l'un des motifs discriminatoires (appartenance ou non-appartenance, vraie ou supposée, à une ethnie ou une race, la religion, les convictions, l'âge, le handicap, l'orientation sexuelle ou le sexe), un désavantage particulier pour des personnes par rapport à d'autres personnes, **sauf si cela est objectivement justifié par un but légitime** (du fait de la nature du poste, par exemple).

Exemples de discriminations indirectes : critère de taille minimum pour le recrutement des pompiers (critère qui exclut une majorité de femmes) ; harcèlement moral ou sexuel lorsqu'un comportement indésirable a pour objet ou pour effet de porter atteinte à la dignité d'une personne et de créer un environnement intimidant, hostile, dégradant, humiliant ou offensant (pousser un salarié à la démission…).

Aide aux victimes et prévention

Le Défenseur des droits est une autorité consitutionnelle indépendante (loi du 29 mars 2011).

Elle soutient et met en œuvre des actions de prévention des discriminations avec les administrations, les entreprises, les associations, les partenaires sociaux, etc.

Jacques Toubon est le Défenseur des droits.

D'autres organismes peuvent intervenir en matière de discrimination : l'inspecteur du travail, les associations de lutte contre les discriminations, un service d'accueil téléphonique (08 1000 5000)… Le Défenseur des droits est chargé de lutter contre les discriminations dans le domaine de l'emploi, du logement, de l'éducation et de l'accès aux biens et services, sur la base de 20 critères prohibés par la loi : l'âge, l'apparence physique, l'appartenance ou non à une ethnie, l'appartenance ou non à une nation, l'appartenance ou non à une race, l'appartenance ou non à une religion déterminée, l'état de santé, l'identité sexuelle, l'orientation sexuelle, la grossesse, la situation de famille, le handicap, le patronyme, le sexe, les activités syndicales, les caractéristiques génétiques, les mœurs, les opinions politiques, l'origine et le lieu de résidence.

Sitographie

› www.defenseurdesdroits.fr

La discrimination positive

• La « discrimination positive » crée des « inégalités correctrices » en faveur de certains groupes ou victimes de discriminations en accordant à certains un traitement préférentiel.

• Ce traitement préférentiel peut donc s'appliquer à **divers groupes sociaux**, définis selon :

– **l'origine ethnique, le sexe, les orientations sexuelles**. Cela suppose la mise en place de quotas pour permettre à ces minorités d'accéder aux emplois, au logement, à l'éducation supérieure… ;

– **le niveau de revenu** : cette discrimination positive consiste à orienter vers les plus démunis une part accrue des prestations sociales et des dépenses publiques, par la mise en place d'un État-providence désormais sélectif, qui choisit les ayants droit et les usagers en fonction de critères socio-économiques ;

– **le lieu** : l'idée est de donner des moyens financiers et humains supplémentaires à un territoire ou une zone en difficulté. Entrent dans cette catégorie de discrimination positive les « zones franches urbaines » (ZFU), les « zones de redynamisation urbaine » (ZRU) et les « réseaux d'éducation prioritaires » (REP).

La définition des zones se fait sur des critères tels que le niveau socio-économique moyen des habitants ou le taux d'échec scolaire.

• **Plusieurs effets pervers ont été trouvés à ce concept de discrimination positive** :

– Le principe de sélectivité selon des critères socio-économiques fait courir le risque de montrer du doigt les pauvres. Il découpe en effet la société en deux blocs, les nantis et les exclus (la France d'en haut et la France d'en bas). Certains parlent ainsi de « privilèges ».

– La discrimination positive rend également les personnes bénéficiaires de ces aides davantage conscients des différences entre les groupes et les **non-bénéficiaires de ces politiques parlent d'une politique de charité, d'assistance**.

La discrimination positive est aujourd'hui utilisée dans différents domaines : discrimination positive pour les personnes handicapées ; l'immigration choisie ; la mise en place de plages horaires pour les femmes musulmanes dans les piscines ; l'instauration des CV anonymes ; la nomination en 2004 d'un préfet musulman (promotion au mérite ou coup de pouce) ; l'objectif de 30 % de boursiers dans les grandes écoles…

b. Deux exemples marquants de discrimination en France

Les discriminations au travail et à l'embauche

Toute décision de l'employeur (embauche, promotion, sanctions, mutation, licenciement, formation, etc.) doit être prise **en fonction de critères professionnels et non sur des considérations d'ordre personnel**, fondées sur des éléments extérieurs au travail (sexe, religion, apparence physique, nationalité, vie privée…). À défaut, des sanctions civiles et pénales sont encourues.

Des exemples de discrimination à l'embauche : écarter les personnes de moins de 26 ans lors d'un recrutement, écarter des personnes sur leur physique lors d'un recrutement, réserver des emplois saisonniers aux enfants du personnel, le libellé d'une offre d'emploi ne doit pas faire référence à l'origine du candidat…

Le curriculum vitae (CV) anonyme

La loi sur l'égalité des chances du 31 mars 2006 rendait le CV anonyme obligatoire pour les entreprises de plus de 50 salariés.
Le CV anonyme est redevenu facultatif en 2015. Il s'agit pour le moment d'une possibilité pour ces entreprises de faire une première sélection de candidats selon ses expériences professionnelles et son niveau d'étude sans que le nom et la photographie du candidat n'apparaissent. Ce recrutement se fait généralement par le biais du site Internet de l'entreprise et non par courrier.
Ce CV anonyme permet une première sélection sans considération de l'origine de la personne, mais la discrimination reste possible lorsque l'employeur reçoit le candidat pour un entretien d'embauche.

Le racisme et l'antisémitisme en France

1. La législation

• En France, la condamnation des personnes morales telles que les associations, les sociétés… est spécialement prévue par le Code pénal en matière de crimes **contre l'humanité, discriminations raciales, atteinte aux droits de la personne résultant des fichiers ou des traitements informatiques, exhibition d'insignes**.

Le **délit de profanation des sépultures**, lorsqu'elle est commise pour des motifs racistes et antisémites, fait l'objet d'une répression spécifique, de même que les **délits d'apologie et de contestation de crime contre l'humanité** et la contravention de **port ou d'exhibition d'insignes illicites** (exemple du port de la croix gammée).

• La Déclaration française des droits de l'homme et du citoyen de 1789 proclame que les hommes naissent et demeurent libres et égaux en droits.
En vertu de ce **principe d'égalité**, chaque personne a vocation à être protégée contre toute forme de discrimination fondée sur l'origine, la race ou la religion, ou l'appartenance (ou non) à une nation ou une ethnie.

• **La liberté d'expression** a été réglementée pour la première fois par la loi de 1881 sur la liberté de la presse, qui vise à **sanctionner les abus de la parole ou de l'écrit propagés dans le public**.
Pendant longtemps, seule la parole ou l'écrit à caractère raciste pouvaient être sanctionnés. Il n'existait aucun texte spécifique permettant de réprimer **les agissements discriminatoires** tels que le refus de fournir un bien ou le refus d'embauche ou le licenciement motivé par des raisons raciales ou religieuses.

Enfin, la loi du 13 juillet 1990 – dite loi Gayssot – est venue créer **le délit de contestation de crime contre l'humanité**.

La loi relative à l'égalité et à la citoyenneté du 27 janvier 2017 a doublé les peines encourues pour injures racistes ou discriminatoires . Les circonstances aggravantes de racisme et d'homophobie sont généralisées à tous les crimes et délits. Le sexisme devient également une circonstance aggravante.

Enfin, la répression de la provocation, de la banalisation ou de la minoration de certains crimes historiques (contre l'humanité, de réduction en esclavage, etc.) est aussi renforcée.

FOCUS : Plan triennal 2015-2017 de lutte contre le racisme et l'antisémitisme

En janvier 2015, la lutte contre le racisme et l'antisémitisme a été érigée en « grande cause nationale ». Ce plan, présenté en avril 2015, permet d'y répondre en sanctionnant chaque acte raciste ou antisémite et à en protéger les victimes ; en formant les citoyens par l'éducation et la culture ; en protégeant les utilisateurs d'Internet de la propagation de la haine et en mobilisant la société entière.

Le gouvernement a lancé le 20 mars 2016 la campagne #TousUnisContrelaHaine (« Ça commence par des mots. Ça finit par des crachats, des coups, du sang ») avec la diffusion de six spots-choc mettant en scène des agressions racistes ou antisémites aussi choquantes que réalistes. Cette campagne vise à dénoncer les préjugés et provoquer une prise de conscience.

Quelques chiffres : 5 actes et menaces antisémites, anti-musulmans et racistes par jour en 2015 ; ces menaces ont augmenté de 22 % entre 2014 et 2015 ; les actes ont augmenté de 9,3 % en 2015 par rapport à 2014.

2. Le problème particulier du racisme dans le sport

• **De nombreuses dérives racistes** existent dans le sport et la propagation de tels actes, surtout dans le milieu du football, **qu'il soit professionnel ou amateur**, inquiète les pouvoirs publics.

Près d'une commune française sur deux constate des dérives racistes dans le sport pratiqué sur son territoire.

Le football est gangrené par ce fléau, notamment dans les tribunes. Le handball, le volley-ball, le basket-ball et le rugby professionnels sont également concernés, dans une moindre mesure.

• **Le football est le sport le plus exposé**, avec pas moins de 90 % des actes racistes constatés.

Les actes racistes recensés sont des tags, des banderoles, des insultes… et visent principalement les populations d'origine maghrébine et noire. 30 % de ces actes sont liés à l'abus d'alcool.

• Les supporters sont souvent pointés du doigt dès qu'on parle de racisme dans les stades. Il **ne faut cependant pas faire l'amalgame entre tous les supporters**. Les supporters évoquant explicitement des signes ou des propos racistes sont minoritaires. Certains groupes de supporters agissent et combattent la discrimination.

• Fondée en 1927, la LICRA (Ligue internationale contre le racisme et l'antisémitisme) est une des plus anciennes associations militant à travers le monde contre le racisme et l'antisémitisme. Elle lutte contre la dangereuse banalisation du racisme au quotidien et met au service des victimes ses compétences juridiques et son soutien. Elle a un statut consultatif à l'ONU.

L'association s'est dotée en 1998 d'une commission Sport qui mène un travail d'information, de prévention et de dénonciation face aux problèmes de racisme dans le sport.

Entraînement

Difficulté ✗✗✗ | Durée 5 min

Sujet

Pour chacun des critères suivants, donnez un exemple de discrimination.

a. L'âge
b. L'appartenance ou non à une religion déterminée
c. L'état de santé
d. Le sexe
e. L'origine

Corrigé

a. Le refus d'embaucher une personne en raison de son âge
b. Le licenciement d'un salarié ayant sollicité une autorisation d'absence pour célébrer une fête religieuse
c. Le refus de soins imposé par un dentiste à une personne atteinte du sida
d. Les inégalités de rémunération entre les hommes et les femmes
e. Le refus de louer un logement à une personne d'origine étrangère

2 | La justice des mineurs, la protection de l'enfance et les droits de l'enfant

1. La délinquance des mineurs et la protection de l'enfance

A. La délinquance des mineurs

a. Évolution législative

- **Historique**

Le code pénal de 1810 subordonne la responsabilité pénale du mineur à la question du discernement : si les juges estiment que le jeune a agi avec discernement, celui-ci doit être condamné aux peines prévues par la loi.

– **1836** : ouverture de la prison de la Petite-Roquette : cet établissement spécialisé est une prison cellulaire pour mineurs délinquants, vagabonds et enfants relevant de la **correction paternelle** (le père pouvant demander l'enfermement de son enfant pour une durée d'un mois ou de six mois).
– **1906** : âge de la **majorité pénale porté à 18 ans.**
– **1912** : promulgation d'une loi sur **les tribunaux pour enfants et adolescents**.

Les mineurs entre 13 et 18 ans sont jugés par le tribunal pour enfants.

- **L'ordonnance du 2 février 1945 : un texte fondateur**

L'ordonnance de 1945 pose des principes essentiels :

– Les mineurs sont jugés par des **juridictions spécialisées** : juges des enfants, tribunaux pour enfants et les cours d'assises pour mineurs.
– Un statut spécifique est applicable aux mineurs auteurs d'infractions pénales, ils encourent des peines divisées par deux par rapport aux majeurs : **c'est l'excuse de minorité.**
– **Les mineurs de moins de 13 ans, ne sont pas responsables pénalement**.
– **L'éducatif a la primauté sur le répressif** : le juge des enfants ne peut prononcer une peine mais seulement une mesure éducative (seuls les tribunaux pour enfants et les cours d'assises pour mineurs peuvent prononcer une peine).

b. La situation en France

> **Des chiffres conséquents**
> Chaque année, près de 380 000 mineurs sont pris en charge par la justice.

Près de 200 000 mineurs sont pris en charge au civil. Sur l'ensemble de ces mineurs, près de 220 000 sont pris en charge par les services de la Protection judiciaire de la jeunesse, dont 68 000 dans le cadre pénal.

La délinquance des mineurs est donc régie dans notre société moderne par un texte fondateur, l'ordonnance du 2 février 1945. La délinquance juvénile constitue, en France, un problème ancien qui a très tôt mobilisé l'attention des pouvoirs publics.

Depuis cette date, le phénomène a beaucoup évolué. Si la part des mineurs est relativement stable, la délinquance juvénile est désormais le fait d'une population bien plus jeune qu'auparavant.

On observe parallèlement une tendance à l'aggravation des actes commis par les mineurs délinquants.

Face à cette évolution, le législateur a oscillé entre les mesures répressives et les mesures éducatives. Les dernières réformes intervenues en la matière (notamment les deux lois Perben de 2002 et 2004) ont à la fois accentué l'aspect répressif des mesures applicables aux mineurs délinquants et mis en place des mesures qui permettent d'associer les parents à la sanction prononcée à l'encontre du mineur.

Les mineurs auteurs d'infractions pénales : une stabilisation des chiffres accompagnée d'une évolution des profils

• Entre 1996 et 2008, le nombre de mineurs mis en cause par les services de police et de gendarmerie a augmenté de 40 % (218 000 mineurs en 2008). Ils représentent 17 % des auteurs présumés d'infractions (83 % pour les majeurs).

• La population mineure délinquante présente certaines caractéristiques qui sont restées stables au cours des années :

- environ 88 % sont des garçons et seulement 12 % sont des filles ;
- 80 % des jeunes confiés à des centres éducatifs à la suite de la commission d'infractions ont un niveau scolaire faible, 30 % ne sachant ni lire, ni écrire, ni compter ;
- majorité de mineurs appartenant à des familles sans activité professionnelle et en grande difficulté économique.

• Deux phénomènes importants ont récemment été constatés :

- **Le rajeunissement de l'âge d'entrée dans la délinquance** : au cours des dernières années, la part des mineurs âgés de moins de quinze ans dans l'ensemble des mineurs mis en cause n'a cessé d'augmenter (elle atteint aujourd'hui presque 25 %) ainsi que celle des moins de douze ans.
- La question des mineurs étrangers isolés (désormais dénommés « mineurs non accompagnés ») et souvent sans domicile fixe prend, depuis plusieurs années, des proportions relativement importantes : ces mineurs vivent dans des conditions de précarité telles qu'ils sont souvent susceptibles de basculer dans la délinquance, et les services de police et de gendarmerie, tout comme l'autorité judiciaire, se montrent très démunis face à ces jeunes sans référents parentaux sur le territoire national.

■ Les infractions pénales commises par les mineurs délinquants : une aggravation des actes recensés

• On constate l'apparition de nouvelles formes d'atteinte aux biens telles que les dégradations et les destructions.

• Au cours des dernières années, le nombre de jeunes impliqués dans des délits contre des personnes (coups et blessures volontaires, atteintes sexuelles...) a fortement augmenté.

Toutefois, les mineurs restent peu impliqués dans les homicides volontaires et relativement peu impliqués dans les viols.

• Enfin, l'implication des mineurs dans les infractions contre les dépositaires de l'autorité (atteintes à l'ordre administratif et judiciaire) est également assez importante.

Les causes et les conséquences de la délinquance

1. Causes

– Chômage, marginalisation, échecs scolaires et familiaux (violences au sein des familles...) ;
– problème de l'autorité parentale, rôle du père (parents démissionnaires) ;
– problème du rapport avec les institutions (justice, police, école, santé...) ;
– dépénalisation : engorgement des tribunaux et manque de moyens (petits délits non traités) ;
– rôle des médias (fiction, violence et mise en avant des actes de délinquance (anniversaire des émeutes en banlieue...).

2. Conséquences

– Violences dans les établissements scolaires, les transports, les institutions (pompiers, etc.) ;
– aucune limite, aucune conscience du mal, des risques, des conséquences ;
– augmentation des incivilités ;
– zones de non-droit.

B. Le statut pénal des mineurs délinquants : le difficile équilibre entre éducation et répression

a. L'ordonnance du 2 février 1945

Elle a fait l'objet de nombreuses modifications législatives, qui ont notamment fortement fait évoluer les règles de procédure pénale applicables aux mineurs délinquants.

La loi du 9 septembre 2002 (loi Perben I) marque un durcissement sensible de la réponse pénale à la délinquance des mineurs.

Ce texte a notamment introduit les modifications suivantes :

– La création des **sanctions éducatives applicables pour les mineurs à compter de l'âge de dix ans**, permettant d'élargir le champ des réponses susceptibles d'être apportées à la délinquance des mineurs âgés de 10 à 13 ans.

– **La création des centres éducatifs fermés (CEF)** destinés aux mineurs de 13 à 18 ans : les CEF, gérés par les services de la Protection judiciaire de la jeunesse, constituent une nouvelle catégorie d'établissements publics dans lesquels les mineurs peuvent être placés pendant la phase d'instruction de leur dossier (c'est-à-dire dans le cadre d'un contrôle judiciaire), dans le cadre d'une condamnation avec sursis ou enfin à leur sortie de prison, dans le cadre d'une libération conditionnelle. Ces centres s'adressent aux mineurs les plus difficiles (récidivistes par exemple) et constituent pour eux une alternative à l'incarcération. La prise en charge proposée repose sur une double logique **répressive** (les centres sont fermés) et **éducative** (le mineur se voit proposer d'élaborer un projet d'insertion professionnelle et de suivre des formations au sein de centre). En cas de non-respect des obligations du placement en CEF, l'incarcération du mineur peut être prononcée.

– **Le durcissement des règles de procédure pénale applicables aux mineurs : la loi du 9 septembre 2002 autorise désormais notamment le juge à placer les mineurs en détention provisoire à compter de l'âge de treize ans.**

b. Les différentes catégories de mesures pénales définitives applicables

■ Les mesures éducatives

Elles peuvent être prononcées pour tous les mineurs « dotés de discernement », sans condition d'âge (à partir de 10 ans).

1. Mesures d'admonestation

Remontrances, rappel à la loi.

2. Mesure d'activité de jour

La loi du 5 mars 2007 relative à la prévention de la délinquance a introduit dans l'ordonnance de 1945 cette nouvelle mesure qui consiste « à faire participer le mineur à des activités d'insertion professionnelle ou scolaire soit auprès d'une personne morale (de droit public, de droit privé, association habilitée), soit au sein du service de la PJJ auquel il est confié ». Cette mesure s'adresse prioritairement aux mineurs déscolarisés ou en voie de déscolarisation.

3. Liberté surveillée

Mesure éducative pénale prononcée soit durant la phase d'instruction à titre provisoire, soit par la juridiction de jugement à l'égard d'un mineur qui a commis un délit. Elle permet de surveiller le mineur et d'engager éventuellement une action éducative dans son environnement social et familial.

4. Mesure de réparation pénale

Elle consiste à effectuer une activité au profit de la victime ou d'une collectivité (elle invite davantage le mineur à réfléchir sur le sens et la portée de l'acte qu'il a commis).

5. Mise sous protection judiciaire

Durée maximale de 5 ans. Mesure prononcée par jugement, à titre principal. Deux mesures possibles : le placement et la protection en milieu ouvert (AEMO… : mesure d'assistance éducative).

6. Placements éducatifs possibles

Maisons d'enfant à caractère social (MECS), foyers d'action éducative, centres de placement éducatif, centres éducatifs renforcés (mise en place d'un projet individuel et séjours de rupture de 3 à 6 mois), unités d'hébergement de la Protection Judiciaire de la Jeunesse…

■ Les sanctions éducatives

Elles peuvent être prononcées pour tous les mineurs âgés d'au moins dix ans (à la date des faits) :

– confiscation d'un objet ayant servi à commettre l'infraction ou qui en est le produit ;

- interdiction de paraître dans certains lieux ;
- interdiction de rencontrer la victime ;
- interdiction de rencontrer les coauteurs de l'infraction ;
- mesure de réparation ou obligation de suivre un stage de formation civique (maximum 1 mois).

Les mesures de probation (faire ses preuves) et les peines

Elles peuvent être prononcées pour tous les mineurs âgés d'au moins treize ans, dans le respect d'un principe général d'atténuation de responsabilité dont bénéficient les mineurs en fonction de leur âge.

- le **contrôle judiciaire** (dans le cadre de l'instruction, avant le jugement, cumulable avec les sanctions éducatives) ;
- le **sursis avec mise à l'épreuve** ;
- le **travail d'intérêt général** (TIG : entre 16 et 18 ans) ;
- le **suivi socio-éducatif** (pour auteur d'infractions sexuelles, avec interdiction de voir la victime, obligation de soins, etc.) ;
- les **amendes, peines privatives de liberté (prison, CEF)**.

Les mesures alternatives aux poursuites et à l'emprisonnement

- Le bracelet électronique (loi du 9 mars 2004 sur l'adaptation de la justice aux nouvelles formes de criminalité) pour les mineurs à partir de l'âge de 16 ans.
- Le stage de citoyenneté.

Les sanctions fondées sur une coopération avec la famille du mineur

En droit pénal français, la responsabilité des parents des enfants mineurs ne peut en aucun cas être engagée lorsque ceux-ci ont commis une infraction pénale, le principe applicable étant celui de la responsabilité personnelle.

Plusieurs textes de loi imposent cependant aux parents de s'investir dans l'éducation de leurs enfants.

- **L'article 371-1 du Code civil** dispose que « l'autorité parentale est un ensemble de droits et de devoirs ayant pour finalité l'intérêt de l'enfant. Elle appartient aux père et mère jusqu'à la majorité ou l'émancipation de l'enfant pour le protéger dans sa sécurité, sa santé et sa moralité, pour assurer son éducation et permettre son développement, dans le respect dû à sa personne ».
- D'autres textes concernent des obligations plus précises : le refus des parents d'inscrire leurs enfants dans un établissement d'enseignement scolaire peut être sanctionné, par exemple.

Lorsque des manquements à ces dispositions sont constatés, l'autorité judiciaire peut prendre plusieurs mesures à l'égard des parents défaillants (condamnation à une amende, rappel à la loi…) mais aussi :

- **Le stage de parentalité** : un tel stage comprend notamment une séance collective d'information sur les droits et devoirs des parents (rappel des obligations liées à l'exercice de l'autorité parentale, du principe de l'assiduité scolaire…) et permet à ceux-ci de bénéficier d'un suivi individualisé des parents par un éducateur spécialisé pendant une durée maximale de trois mois.
- **Le contrat de responsabilité parentale** : il rappelle les obligations des titulaires de l'autorité parentale et comporte des mesures d'aide et d'action sociale.

c. La justice des mineurs

La Protection judiciaire de la jeunesse (PJJ)

La PJJ, qui constitue une des directions du ministère de la Justice, est chargée de la prise en charge éducative des décisions rendues par les juridictions pour mineurs.

Ainsi, **la protection judiciaire de la jeunesse :**

– **accueille dans ses établissements** (centres éducatifs fermés par exemple) des mineurs qui lui sont confiés dans le cadre d'une mesure de placement prononcée par une juridiction pour mineurs ;

– **assure le suivi des mesures éducatives et des sanctions pénales** prononcées par ces juridictions (ce sont donc les services de la PJJ qui, après avoir reçu le mineur, mettent en place les mesures de réparation pénale ou les stages de citoyenneté) ;

– **habilite certaines structures** (collectivités publiques, associations) à recevoir des mineurs : il en va ainsi des structures qui souhaitent recevoir des mineurs condamnés à une peine de travail d'intérêt général par exemple.

Les juridictions pour mineurs

Les mineurs auxquels est imputée une infraction grave qualifiée de crime ou de délit ne peuvent pas être déférés devant les juridictions pénales ordinaires mais peuvent devoir répondre de leurs actes devant les tribunaux pour enfants, les tribunaux correctionnels pour mineurs ou les cours d'assises des mineurs.

Tribunal pour enfants	Tribunal correctionnel pour mineurs	Cour d'assises des mineurs
Infractions jugées	**Infractions jugées**	**Infractions jugées**
Le tribunal pour enfants juge les infractions les plus graves commis par les mineurs de moins de 16 ans (vol, tentative ou complicité de vol, recel d'objets volés, dégradations, menaces, racket, agressions sexuelles autres que le viol…). **Le tribunal pour enfants juge également certains des délits les plus graves commis par les mineurs âgés de 16 ou 17 ans.**	**Le tribunal correctionnel pour mineurs juge les délits :** **– commis par des mineurs âgés de 16 ou 17 ans** en état de récidive, et pour lesquels la peine encourue par un adulte est d'au moins trois ans.	La cour d'assises des mineurs ne juge que les mineurs âgés de 16 à 18 ans au moment des faits et accusés d'avoir commis un crime. (viol, homicide volontaire, tentative ou complicité de meurtre, trafic, production et fabrication de drogue, vol à main armée…).
Fonctionnement du tribunal	**Fonctionnement du tribunal**	**Fonctionnement du tribunal**
Le tribunal est présidé par le juge des enfants, assisté de deux autres juges, non professionnels, issus de la société civile et à égalité dans la prise de décision avec le juge des enfants. Le tribunal présente plusieurs particularités : – les débats ne sont pas publics ;	**Le tribunal est présidé par un juge des enfants, assisté de deux autres juges,** sauf lorsqu'il juge dans sa formation citoyenne, dans laquelle deux citoyens assesseurs viennent en complément.	Le fonctionnement est le même qu'une **cour d'assises** ordinaire, à la différence près que les professionnels de justice qui interviennent sont spécialisés dans les affaires impliquant des mineurs. Les juges sont recrutés parmi les juges des enfants.
– leur compte-rendu dans la presse est interdit ; – Les éducateurs qui ont suivi l'enfant sont entendus. **La présence d'un avocat auprès du mineur est obligatoire.**		L'avocat général est celui chargé des affaires des mineurs.

> L'excuse de minorité : les sanctions prononcées doivent prendrent en compte l'atténuation de la responsabilité du fait d'être mineur au moment des faits. L'excuse de minorité peut être écartée par une décision spécialement motivée.

2. La protection judiciaire et administrative de l'enfant

La justice des mineurs remplit **deux missions** : **elle juge les mineurs délinquants et elle protège les jeunes en danger.**

290 000 mineurs étaient pris en charge au titre de la protection de l'enfance en 2017 et 21 500 jeunes majeurs.

Toute personne qui connaît un mineur en danger ou en difficulté doit prévenir les autorités administratives ou judiciaires. En effet, en France, le système de protection de l'enfance est organisé en deux secteurs : **la protection administrative et la protection judiciaire.**

A. La protection administrative et l'aide sociale à l'enfance (ASE)

Le service de l'aide sociale à l'enfance (ASE) assume la responsabilité de la mise en œuvre **d'une protection administrative de l'enfance**. C'est un service du département, placé sous **l'autorité du président du conseil départemental** et dont la mission essentielle est de **venir en aide aux enfants et à leur famille par des actions de prévention individuelle ou collective, de protection et de lutte contre la maltraitance.**

Cette protection comporte un ensemble d'interventions en faveur :
- des enfants mineurs et de leurs parents,
- des majeurs de moins de 21 ans qui connaissent des difficultés susceptibles de compromettre gravement leur équilibre.

a. Les actions de prévention

La protection administrative intervient dès qu'il existe un risque de danger pour l'enfant. Cette protection a pour mission de soutenir et d'assister le mineur et sa famille par la mise en place de mesures de protection : suivi par un éducateur, suivi social…

Les personnes en bénéficiant doivent exprimer **leur accord.**

b. La cellule départementale de recueil des informations préoccupantes (CRIP)

La loi du 5 mars 2007 réformant la protection de l'enfance fixe l'obligation de transmission sans délai à l'autorité judiciaire des signalements des situations de mineurs en danger ou en risque de l'être.

La loi du 14 mars 2016 réformant la protection de l'enfant dispose que « Des protocoles sont établis […] entre le président du conseil départemental, le représentant de l'État dans le département, les partenaires institutionnels concernés et l'autorité judiciaire en vue de centraliser le recueil des informations préoccupantes au sein d'une cellule de recueil, de traitement et d'évaluation de ces informations. »

La CRIP fait le lien avec la protection maternelle et infantile, les services départementaux d'action sociale et l'aide sociale à l'enfance avec les juridictions, et principalement le parquet. Elle travaille aussi avec l'ensemble des professionnels (Éducation nationale, services sociaux, hôpitaux, médecins, associations, services de police et de gendarmerie, maires, etc.).

Elle doit être aussi en liaison avec le Service national d'accueil téléphonique de l'enfance en danger (le 119). Ce dernier informe chaque département des appels reçus concernant des mineurs en danger ou susceptibles de l'être en transmettant à la cellule départementale toute information préoccupante.

c. Participer à la protection des enfants

Dans le cadre de la protection à l'enfance, le conseil départemental collabore étroitement avec les services extérieurs de l'État, et peut faire appel à des organismes publics ou institutions privées spécialisées (associations) ainsi qu'à des personnes physiques. L'aide sociale à l'enfance travaille en collaboration avec le service de la protection maternelle infantile et les services sociaux du département.

Le service de l'aide sociale à l'enfance propose ainsi des interventions adaptées à chaque situation. Le soutien apporté peut prendre la forme d'aide financière (allocation mensuelle), d'intervention à domicile de travailleur(se) familial(e) et/ou de service d'action éducative.

B. La protection judiciaire

a. Définition de l'assistance éducative

La protection judiciaire est déclenchée lorsqu'un état de danger est constaté ou lorsque les conditions d'éducation d'un mineur sont gravement compromises : **c'est l'assistance éducative**. La justice intervient le plus souvent lorsque le système de prévention ne suffit plus à protéger le mineur ou lorsque l'intervention de l'aide sociale à l'enfance échoue. Le juge des enfants doit essayer d'obtenir l'adhésion de la famille quand il prend une décision à l'égard du mineur.

b. Fonctionnement de la protection judiciaire

L'urgence de la situation oblige parfois à prendre des mesures autoritaires, soit parce que l'enfant encourt un grave danger, soit parce que les parents refusent de coopérer par une mesure de protection administrative.

Saisine[1] du juge des enfants

Le rôle du Juge des enfants n'est pas de trancher un conflit ou d'établir des fautes mais de prendre, si nécessaire, toutes mesures adaptées pour que le mineur puisse vivre dans un environnement satisfaisant. Le juge des enfants sera le plus souvent saisi par le Parquet mais il pourra l'être également par les parents du mineur ou l'un d'eux, le mineur lui-même, le service à qui le mineur s'est confié.

1. Saisine : action de saisir le juge, de lui demander d'intervenir par le biais d'un signalement.

1. Le signalement

Le signalement peut être directement adressé aux services judiciaires :
- la brigade des mineurs ;
- les services de police et de gendarmerie ;
- le procureur de la République au tribunal de grande instance ;
- le juge des enfants.

Ce signalement peut être fait par :
- l'enfant ;
- le père, la mère, son représentant légal ou le service à qui l'enfant s'est confié ;
- le président du conseil départemental par l'intermédiaire de ses services ;
- toute personne ayant constaté un danger.

Le signalement peut être fait sous la forme d'un courrier, par téléphone ou visite suivi d'une confirmation écrite, par déposition auprès des services judiciaires.

2. La convocation

Le juge compétent est celui du lieu où demeure, selon le cas, le père, la mère, le tuteur, la personne ou le service à qui a été confié l'enfant.

Une fois saisi, le juge des enfants convoque le mineur et ses parents dans son cabinet.

Il peut décider de ne pas entendre le mineur si son âge, sa santé ou ses facultés intellectuelles ne le permettent pas ou si l'audition peut lui être dommageable.

Mesures prises par le juge

Le juge des enfants peut prononcer des mesures provisoires telles que le placement en centre d'accueil, chez un membre de la famille...

Lors du jugement le juge peut prononcer des mesures éducatives :

- Il peut maintenir l'enfant dans sa famille et désigner une personne ou un service chargé d'aider ou de conseiller le mineur ou sa famille : **c'est une mesure d'assistance éducative.**
- Le juge peut également, si la situation le justifie, **placer l'enfant** soit :
  - chez l'autre parent (si les parents sont divorcés ou séparés),
  - chez un autre membre de la famille ou une tierce personne digne de confiance,
  - **dans un service départemental de l'aide sociale à l'enfance**,
  - dans un **établissement habilité pour l'accueil** à la journée notamment,
  - dans un établissement sanitaire ou d'éducation, ordinaire ou spécialisé (par exemple un foyer).

La décision sur le fonds doit intervenir dans un délai de six mois à compter de la décision ordonnant les mesures provisoires. Le juge fixe la durée de la mesure dans sa décision : lorsque l'enfant est placé, elle ne peut excéder **deux ans** (elle peut être renouvelée par une décision motivée).

- Le juge des enfants peut désigner un administrateur ad hoc, indépendant du service de l'aide sociale à l'enfance (ASE), chargé de représenter les intérêts du mineur dans la procédure d'assistance éducative, lorsque ces derniers sont en opposition avec ceux des titulaires de l'autorité parentale.

La place de l'enfant

1. Notion de l'intérêt de l'enfant

L'intérêt de l'enfant est défini par la prise en compte de ses besoins fondamentaux, physiques, intellectuels, sociaux et affectifs ainsi que le respect de ses droits. L'intérêt de l'enfant doit guider toute décision le concernant.

2. L'audition de l'enfant

L'enfant dispose d'un droit à être entendu dans les procédures qui le concernent (**la loi 93-22 du 8 janvier 1993 et Convention internationale des droits de l'Enfant**).

Le droit à la parole en justice, c'est entre autres la possibilité de donner son avis avant que le juge ne prenne sa décision.

Dès lors que l'enfant demande à être entendu, le juge ne pourra écarter son audition que par décision spécialement motivée. L'appréciation du discernement relève de l'appréciation souveraine du juge qui pourra prendre en compte son âge, sa maturité, son degré de compréhension.

ATTENTION Dans toutes procédures qui le concernent, l'enfant peut demander d'être entendu et assisté d'un conseil (avocat) ou de la personne de son choix. L'avocat sera là pour assister la parole de l'enfant. Il le représente et a d'abord comme mission de l'aider à exprimer ses sentiments en l'assistant moralement, de lui expliquer la justice et de l'informer sur ses droits (les frais d'avocat sont pris en charge par l'État).

Schéma simplifié de la procédure de signalement

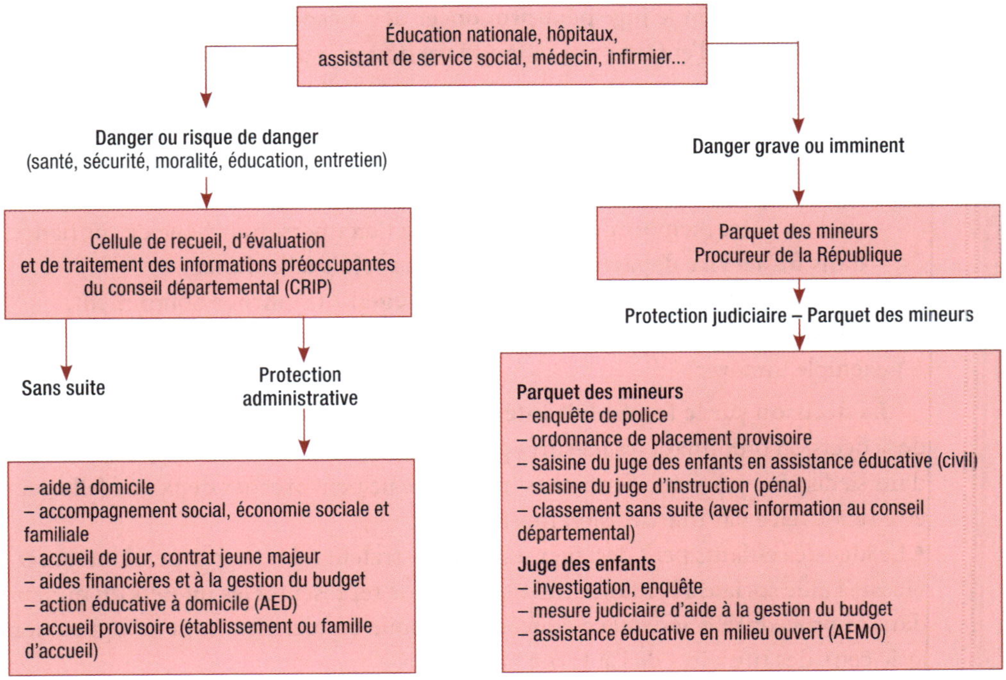

Signalement et assistance

- Le signalement d'enfant en danger est une obligation légale.
- Tout citoyen a l'obligation de dénoncer les crimes et les mauvais traitements perpétrés sur des enfants. Une peine de trois ans de prison (et une amende) peut être prononcée en cas d'abstention de signalement. (article 434-1 et 434-3 du Code pénal).
- Par ailleurs, une personne peut être poursuivie **pour non-assistance à personne en danger** et encourt une peine de cinq ans de prison si elle s'abstient de porter secours à une personne en situation de péril ou victime d'une infraction pénale (art. 223-6 du Code pénal).

D. Autres dispositions en faveur de la protection de l'enfance

a. Service de protection maternelle et infantile

Présentation et missions du service de la PMI

La PMI, Protection maternelle et infantile est un service du département. Ce service est dirigé par un médecin et comprend des personnels qualifiés notamment dans les domaines médical, paramédical, social et psychologique.

Le service de la PMI est chargé d'assurer la protection sanitaire de la famille et de l'enfant.

Il organise notamment des consultations et des actions de prévention médico-sociale en faveur des femmes enceintes et des enfants de moins de 6 ans.

- **Actions d'accompagnement de la future mère**

  – Suivi prénatal
  – Suivi postnatal

La PMI doit organiser des actions médico-sociales préventives et de suivi. Elles sont réalisées à la demande ou avec l'accord des parents et en liaison avec le médecin traitant ou les services hospitaliers, pour les parents en période postnatale, à la maternité, à domicile (notamment dans les jours qui suivent le retour à domicile ou lors de consultations).

La visite, assurée par une puéricultrice du service de PMI, a pour objet de conseiller, d'orienter les parents en fonction de leurs besoins (soins de puériculture, allaitement, sécurité domestique).

- **Actions en faveur de l'enfant**

• La PMI a également pour mission **d'organiser des consultations et des actions de prévention médico-sociale en faveur des enfants de moins de 6 ans et l'établissement d'un bilan de santé pour les enfants âgés de 3 à 4 ans**, notamment en école maternelle, des actions médico-sociales préventives pour les enfants de moins de 6 ans requérant une attention particulière, qui sont assurées, à la demande ou avec l'accord des parents, en liaison avec le médecin traitant et les services hospitaliers concernés.

• **Le service participe aux actions de prévention et de prise en charge des mineurs en danger** ou qui risquent de l'être. Elle contribue, dans le cadre des actions de prévention médico-sociale en faveur des enfants de moins de 6 ans, aux actions de prévention et de dépistage des troubles d'ordre physique, psychologique, sensoriel et de l'apprentissage. Elle oriente, le cas échéant, l'enfant vers les professionnels de santé et les structures spécialisées.

• **Modes de garde**

Le service de la PMI est responsable, en général, de l'organisation de l'agrément des assistants maternels et familiaux et de leurs formations. Il a également pour mission de contrôler les établissements de la petite enfance.

Les maisons départementales de la solidarité (MDS)

Les MDS permettent de trouver, dans un même lieu, des réponses, des conseils, une aide sur des sujets aussi divers que les problèmes de logement, d'insertion, de santé, financiers, d'enfance en danger, de dépendance… Tout usager pourra être reçu rapidement en cas d'urgence et être bien orienté par la prise d'un rendez-vous avec un assistant social dans les meilleurs délais. On y trouve, entre autres, les services de la PMI.

b. La santé scolaire

Le principe

L'Éducation nationale a une mission dans l'éducation et la promotion de la santé des élèves, mais également à destination de publics spécifiques. La mission du service de promotion de la santé en faveur des élèves a pour objectif de veiller au bien-être des élèves, de contribuer à leur réussite et de les accompagner dans la construction de leur personnalité individuelle et collective.

Les bilans de santé

Le médecin de santé scolaire réalise des bilans de santé, il est chargé :

– d'organiser **la détection précoce** des difficultés lors de la visite médicale obligatoire entre 5 et 6 ans ;

– de réaliser **un bilan de santé** des élèves du cycle 3 ;

– de réaliser un bilan de santé des élèves en classe de 3ᵉ au collège ;

– **d'informer les élèves**, en collaboration avec les enseignants, les infirmières et les partenaires concernés sur, notamment, la sexualité, la prévention du surpoids et de l'obésité, la maltraitance ;

– de mettre en place des actions permettant **d'améliorer la qualité de vie des élèves**, notamment en matière d'hygiène et de sécurité.

Le médecin scolaire agit en appui des équipes éducatives pour les aider à gérer les situations individuelles, mais également pour réfléchir aux actions de prévention.

3. Les droits de l'enfant

A. La maltraitance des enfants

a. Données

En France, la maltraitance des enfants a pour conséquence **20 000 victimes par an** (2008) et douze morts par semaine environ. On compte 100 000 enfants en danger. Ces chiffres alarmants sont aujourd'hui combattus par l'État avec une série de mesures visant à renforcer la lutte contre les maltraitances. C'est aussi le rôle des associations (Allô enfance maltraitée, La voix de l'enfant, Enfance et Partage...) et du Défenseur des droits.

Pour aller plus loin

Le Défenseur des droits est chargé de veiller à la protection des droits et des libertés et de promouvoir l'égalité (loi du 29 mars 2011). Il regroupe les missions du Médiateur de la République, du **Défenseur des enfants**, de la Haute Autorité de lutte contre les discriminations et pour l'égalité (HALDE) et de la Commission nationale de déontologie de la sécurité (CNDS).

b. Définition

Le terme de maltraitance est vague, l'**ODAS** (Observatoire chargé de l'action sociale décentralisée) donne une **définition :** « L'enfant maltraité est celui qui est victime de violences physiques, cruauté mentale, sévices sexuels, négligence lourdes, ayant des conséquences graves sur son développement physique et psychique. »

Les différentes formes de violence :

1. La maltraitance physique (coups, châtiments corporels : brûlures, fractures, etc.) : certains pays ont interdit la fessée. La France y réfléchit. En effet, celle-ci peut blesser l'enfant, elle a un caractère humiliant (fessée « déculottée »). Les professionnels (professeurs des écoles, éducateurs, auxiliaires de puériculture, etc.) ont l'interdiction d'y avoir recours.

2. La maltraitance psychologique : la cruauté mentale est définie comme « l'exposition répétée d'un enfant à des situations dont l'impact émotionnel dépasse ses capacités d'intégration psychologiques ».

3. Les violences sexuelles : les sévices sexuels se définissent comme toute participation d'un enfant ou d'un adolescent à des activités sexuelles qu'il n'est pas en mesure de comprendre, qui sont inappropriées à son âge et à son développement, qu'il subit sous la contrainte, séduction ou surprise (actes de pornographie, pédophilie, inceste, etc.).

c. La prévention

- **Expliquer la maltraitance aux enfants**

L'enfant averti sera plus en mesure de se protéger ou de faire appel aux adultes, il est important de lui parler de son corps et des droits qu'il a sur lui, (son corps lui appartient, il le droit de dire non), l'enfant doit savoir qu'il peut refuser une proposition d'un adulte, même proche.

Il faut lui expliquer les mesures de sécurité (ne pas « chatter » sur Internet avec n'importe qui, ne pas y laisser de coordonnées personnelles, se méfier…).

Les livres peuvent aider à aborder ce sujet, par exemple : Jérémy est maltraité, collection Max et Lili (Ainsi va la vie/D. de Saint Mars et S. Bloch), pour expliquer la maltraitance aux enfants.

Le 119

Le service national d'accueil téléphonique de l'enfance en danger (SNATED), 119 Allô enfance maltraitée, a été créé par la **loi du 10 juillet 1989**. Il constitue le service de téléphonie sociale le plus connu du public.

L'affichage de ce numéro est obligatoire dans tous les lieux recevant des mineurs.

• **Missions :**

– **Accueillir les appels d'enfants** victimes de mauvais traitements et de toute personne confrontée à des situations de maltraitance pour aider au dépistage des situations de maltraitance à enfant et faciliter la protection de mineurs en danger.

– **Transmettre les informations** concernant des enfants maltraités ou présumés l'être aux services des conseils départementaux compétents en la matière et avertir directement le parquet lorsque l'information recueillie le justifie.

– **Conduire une étude épidémiologique** sur l'évolution de ce phénomène.

– **Agir au titre de la prévention** des mauvais traitements à enfant : des campagnes de prévention (affichage) et de sensibilisation des professionnels sont mises en place

– **Traiter les informations** relatives à des sévices en institution, grâce à une cellule spécialisée.

Chaque jour, près **de 5 000 appels sont accueillis par le 119**. Des professionnels qualifiés sont à l'écoute 24 heures sur 24, tous les jours de l'année.

Site : www.allo119.gouv.fr

La lutte contre les infractions sexuelles

1. La loi du 17 juin 1998

Loi relative à la prévention et à la répression des infractions sexuelles ainsi qu'à la protection des mineurs.

Elle a notamment pour objectif de protéger le mineur victime d'infraction sexuelle ou d'atteinte à la dignité de la personne. En cas d'agression sexuelle, le fait que la victime n'ait pas atteint l'âge de 15 ans constitue une circonstance aggravante.

Dispositions principales :

– la répression des faits et des réseaux nationaux ou internationaux de pédophilie ;
– les violences en milieu scolaire (le délit de bizutage) ;
– les définitions précises des maltraitances à mineur ;
– le statut du mineur victime ;
– l'audition du mineur victime d'une infraction sexuelle ;
– la prescription (dont le délai ne court qu'à partir de la majorité du mineur victime) et le classement sans suite de crimes et délits sur mineurs.

2. La loi dite « Perben II »

En 2004, elle a considérablement allongé le délai de prescription concernant les infractions sexuelles, tant crimes que délits, commises contre les mineurs.

3. La loi du 10 août 2007

Loi relative à la récidive, elle impose une suivi thérapeutique et judiciaire notamment dans le cas d'infractions sexuelles.

La loi renforçant la lutte contre les violences sexuelles et sexistes du 3 août 2018 prévoit un allongement du délai de prescription pour les crimes sexuels commis sur mineurs de vingt à trente ans après leur majorité, en raison de « l'amnésie traumatique » souvent occasionnée par ces faits. Les victimes, mineures au moment des faits, auront désormais jusqu'à leurs 48 ans pour porter plainte.

L'alerte enlèvement

1. Les critères de déclenchement

– un enlèvement avéré et non une simple disparition ;
– l'intégrité physique ou la vie de la victime est en danger ;
– des éléments d'informations permettent de localiser l'enfant ou le suspect ;
– la victime est mineure ;
– les parents de la victime ont donné leur accord au déclenchement de l'alerte.

2. Le déclenchement

Le procureur de la République déclenche l'alerte :
– en concertation avec les enquêteurs ;
– après information du procureur général près la cour d'appel et de la direction des affaires criminelles et des grâces (DACG) du ministère de la Justice.

Le message d'alerte doit être simple, précis, solennel, validé par le magistrat ayant ordonné son déclenchement.

Un enfant est enlevé
⇩
Le témoin contacte la police ou la gendarmerie
⇩
Le procureur de la République est immédiatement avisé
⇙ ⇘
Il réunit une cellule de crise | **Il rend compte au ministère**

3. Le plan de prévention et de lutte contre le harcèlement à l'école

Ce plan a pour objectifs de prévenir et stopper des situations de violences quotidiennes entre élèves. Le harcèlement doit être connu et combattu par tous, sous toutes ses formes.

Définition : le harcèlement se définit comme une violence répétée qui peut être verbale, physique ou psychologique, commise avec l'intention de nuire. Cette violence se retrouve aussi au sein de l'école. Elle est le fait d'un ou de plusieurs élèves à l'encontre d'une victime qui ne peut se défendre.

Chiffres clés

– 10 % des collégiens rencontrent des problèmes de harcèlement et 6 % des collégiens subissent un harcèlement qu'on peut qualifier de sévère à très sévère

– 14,5 % des élèves français sont victimes de harcèlement verbal ou symbolique
– 11,7 % des élèves subissent un harcèlement physique ou moral

Source : www.agircontreleharcelementalecole.gouv.fr.

Avec le développement des nouvelles technologies et des réseaux sociaux, les harceleurs peuvent poursuivre leurs victimes hors des murs de l'école. On parle alors de « cyber-harcèlement ».
Il se pratique via les SMS, sessions de chat, commentaires et vidéos postés sur les réseaux sociaux, les photos prises avec les téléphones portables, etc., et place la victime dans un état d'insécurité permanent.

Conséquences : troubles du sommeil, irritabilité, agitation, susceptibilité, maux de ventre, baisse des performances scolaires, troubles du comportement, attitude provocante ou repli sur soi.

Sanctions : toute violence, même légère, est punie très sévèrement par la loi dès lors qu'elle est commise sur un mineur de moins de 15 ans, une personne vulnérable ou une personne chargée d'une mission de service public, comme un enseignant.

Le fait d'enregistrer et de diffuser des images de violence est également passible de poursuites.

Depuis 2015, le premier jeudi du mois de novembre est consacré à la Journée nationale de lutte contre le harcèlement. Le 3020 est le numéro d'écoute et de prise en charge au service des familles et des victimes. Le 0800 200 000 est le numéro de Net Écoute, pour agir contre le cyberharcèlement et les cyberviolences.

Une plaquette sur la protection des enfants sur Internet a été éditée par le gouvernement.

B. Le travail des enfants dans le monde

« Les enfants ne doivent être astreints à aucun travail comportant des risques ou susceptible de compromettre leur éducation ou de nuire à leur développement » (article 32 de la Convention internationale de droits de l'enfant), pourtant le Bureau international de travail (BIT) compte environ **250 millions d'enfant au travail** dans le monde.

Selon l'ONU (organisation des Nations unies), près de 300 000 enfants de moins de 18 ans ont participé ou participent aux **conflits armés** régionaux ; l'engagement de ces enfants dans les conflits armés est une forme d'esclavage ; l'Unicef milite en faveur du classement de l'enrôlement forcé comme crime de guerre.

a. Il faut distinguer le travail acceptable apportant une formation et un statut à l'enfant et le travail intolérable

La plupart des enfants européens qui travaillent vont aussi à l'école. Ils occupent un petit emploi pour se faire de l'argent de poche. C'est ainsi qu'ils se retrouvent à faire un travail à domicile ou dans la rue. Cela est assez fréquent en **Grande-Bretagne**.

Les enfants eux-mêmes ne s'en plaignent pas, heureux d'avoir de l'argent de poche pour leurs loisirs. Mais la fatigue accumulée et le train de vie qu'ils mènent, nuisent fortement à leur scolarité et à leur équilibre.

Par ailleurs, n'étant pas payés comme les adultes, ces enfants sont exploités.

En France, le travail des enfants est très réglementé (interdiction de travailler en dessous de 16 ans sauf cas particuliers comme le spectacle…).

Mais, en **Europe de l'Est, les enfants travaillent pour nourrir leur famille** car la pauvreté est importante. C'est le cas en Albanie, par exemple, où certaines petites filles sont vendues à des trafiquants.

Au lieu d'aller à l'école, un grand nombre d'enfants restent toute la journée avec leurs parents pour **travailler aux champs** ou chez eux (les fillettes remplacent leur mère au foyer pendant que celle-ci travaille). Certains, dont les parents sont privés d'emploi, se retrouvent abandonnés dans la rue.

Des petites filles qui n'ont parfois que 5 ans sont placées dans des familles loin de chez elles pour devenir des esclaves domestiques devenant, vers l'âge de 10 ans, des **esclaves sexuelles.**

Au Pakistan, en Inde ou au Népal, des parents qui ne peuvent subvenir à leurs besoins, vendent leurs enfants à des **fabricants de tapis.**
Beaucoup d'enfants s'échappent donc de ce milieu et se retrouvent dans la rue. Ils **mendient** pour vivre mais le **tourisme sexuel le**s met en danger.

Afin de rembourser leurs dettes, les familles (ou seulement les enfants) deviennent la propriété des usuriers (ceux qui prêtent l'argent), on appelle ce système la **servitude pour dettes** (c'est une véritable forme d'esclavage).

La Nouvelle-Zélande a émis beaucoup de réserve sur la Convention internationale des droits de l'enfant notamment au sujet de l'âge minimum d'accès à l'emploi. De fait, de nombreux jeunes enfants travaillent dans ce pays.

Dans les îles du Pacifique, en Nouvelle-Zélande comme en Australie, des enfants âgés de 14 ans sont envoyés dans des maisons de **prostitution et de pornographie.**

En Amérique latine, la misère est très importante au point que beaucoup d'enfants sont contraints de travailler pour survivre. Ils effectuent des **travaux très pénibles et dangereux** (récolte de la canne à sucre, etc.).

b. Les causes du travail des enfants

La pauvreté

Près de 1,5 milliard de personnes dans le monde vivent dans la pauvreté la plus totale. Dans les pays en développement, le salaire gagné par un enfant permet aux familles de survivre même si les salaires gagnés par les enfants sont très en dessous de ceux gagnés par les adultes (véritable exploitation des enfants).

L'insuffisance de formation et un accès à l'école limité

Le nombre d'enfants non scolarisés dans le monde est proche de 400 millions ; dans les pays en développement l'école a un coût non négligeable pour les familles et présente un manque à gagner (un enfant à l'école n'est pas au travail). La scolarisation progresse toutefois mais demeure encore largement insuffisante.

Les discriminations

Dans de nombreux pays, il existe des discriminations à l'égard de certaines catégories de la population « inférieure » (basses castes en Inde, paysans…), les filles subissent des discriminations (en Chine, en Inde, les filles sont encore vouées à se marier et à effectuer les tâches ménagères).

C. La protection internationale des enfants

a. La lutte contre le travail des enfants

La Convention internationale des droits de l'enfant (1989) et la convention 138 de l'OIT (Organisation internationale du travail) datant de 1973 réglementent le travail des enfants : l'âge minimum est de 15 ans, aucun enfant ne peut être occupé à des tâches dangereuses.

Les organisation non gouvernementales, les États cherchent à sensibiliser l'opinion publique (labels, codes de bonne conduite décernés aux entreprises…).

En France, la législation relative au travail des enfants est stricte (âge légal à 16 ans, réglementation du monde du spectacle, limitation de la durée du travail, le smic s'applique aux mineurs…)

b. La convention internationale des droits de l'enfant

- Adopté **en 1989** à l'ONU, le Convention des droits de l'enfant succède à la déclaration des droits de l'enfant de 1959.
- La convention a été signée à l'unanimité par les pays membres mais deux ne l'ont pas ratifié : les États-Unis et la Somalie.
- Elle constitue **un repère moral** plus qu'un cadre légal mais les pays doivent ajuster leurs lois pour se mettre en conformité avec elle.
- Les premiers droits reconnus à l'enfant sont ceux impliquant **le devoir de protection de la part de l'adulte**.
- Des engagements très concrets ont été pris par les différents pays signataires, tous n'ont pas été tenus. Des progrès dans les domaines de la santé, l'éducation, la protection physique des enfants, la lutte contre les atteintes sexuelles sont réalisés.

Actualité : La radicalisation des mineurs

Radicalisation : « C'est l'action de rendre plus intransigeant le discours ou l'action. La radicalisation peut s'exprimer par la contestation violente de l'ordre public et de la société, ainsi que par la marginalisation vis-à-vis de celle-ci. [...]

La radicalisation relève d'un processus d'emprise mentale [...], le plus souvent aujourd'hui par le biais de l'exposition à des contenus extrémistes diffusés sur Internet… »

Cette définition est issue du livret édité par le gouvernement à l'attention des professionnels de l'Éducation nationale afin de prévenir la radicalisation des jeunes.

Près de 600 Français se trouvent aujourd'hui en Syrie ou en Irak. Ce sont majoritairement des jeunes, parfois mineurs. Ils sont amenés à participer à des opérations criminelles et peuvent aussi être séquestrés, et souvent maltraités. Des jeunes femmes sont victimes de violences.

Les jeunes sont endoctrinés, notamment via Internet ; les recruteurs utilisent de véritables techniques de manipulation mentale pour les amener à rejeter leur environnement.

– Le gouvernement a créé un site Internet (http://www.stop-djihadisme.gouv.fr/) qui permet d'expliquer la réalité de ce phénomène.

– La loi du 13 novembre 2014 prévoit la possibilité de fermeture administrative de ces sites Internet par l'État.

– Un numéro Vert a été mis en place 0800 005 696.

– Le Centre de prévention contre les dérives sectaires liées à l'islam (CPDSI) lutte contre la radicalisation.

– La Protection judiciaire de la jeunesse a lancé en 2015 son « dispositif national de prévention de la radicalisation ». Une cellule de veille a été installée au sein de la Protection judiciaire de la jeunesse (PJJ) afin de mieux cerner les dérives radicales chez les mineurs délinquants pour aider les éducateurs chargés de ces jeunes à mieux déceler et prendre en charge le phénomène de radicalisation.

Entraînement

Difficulté ✗✗✗ | Durée 30 min

Sujet

Il existe un problème récurrent dans les prisons françaises : elles sont surpeuplées et la violence y est fréquente. L'Observatoire international des prisons en dénonce les dérives. Selon vous, quel devrait être le rôle de la prison dans notre société d'aujourd'hui ?

Corrigé

Introduction

Depuis quelques années, la question du surpeuplement et de la violence dans les prisons est au cœur des débats dans notre société. En effet, certains, comme l'Observatoire international des prisons mais aussi des sociologues, les médias... dénoncent les dérives notamment en ce qui concerne les conditions de détention. On peut se demander alors quel doit être le rôle des prisons aujourd'hui en France ?

Nous verrons que la prison a tout d'abord pour rôle de sanctionner mais aussi d'éduquer les détenus (1.) Ensuite, nous montrerons qu'elle doit aussi les encadrer mais également les respecter (2.)

Développement

Les prisons ont donc pour rôle de sanctionner

1) Toutes fautes commises quelle que soit l'ampleur de celles-ci doivent être suivies d'une sanction. Cette dernière doit cependant être équitable et non discriminatoire. En outre, la sanction devrait être utile, en faisant en sorte que le détenu répare la faute commise.

2) Une question se pose alors : l'enfermement doit-il être systématique ? Ne faudrait-il pas étendre les aménagements de peine (bracelet électronique, TIG, liberté surveillée...), en sachant qu'une grosse majorité des détenus ne le sont que pour une durée inférieure à un an ? Une activité à l'extérieur permet d'occuper les esprits, de donner un statut et un salaire aux détenus.
Transition : Par conséquent, la prison doit sanctionner mais ne doit pas avoir seulement un rôle répressif, elle doit aussi éduquer.

3) Augmenter les accompagnements éducatifs en prison
Ce serait un moyen de réduire la violence omniprésente, en privilégiant les pratiques sportives, en encadrant des activités rythmant leur vie quotidienne (entretien des locaux, de l'extérieur, travail rémunéré, formation professionnelle, enseignement...). Il faut encourager les détenus (avec les moyens financiers nécessaires pour y parvenir) à participer à ces activités afin de réduire l'ennui, d'éviter les temps libres, propices aux violences. Si la violence règne en prison, comment peut-on espérer que le détenu, à sa sortie, ne soit pas lui-même violent ?

1) Dans un deuxième temps, la prison doit avoir pour rôle d'encadrer les détenus.

Pendant son incarcération, le détenu devrait être systématiquement et régulièrement suivi par un psychologue, un médecin, rencontrer un éducateur des services de probation et d'insertion (SPIP)... durant tout le temps de son incarcération, afin qu'il puisse s'exprimer, comprendre le sens de sa peine... Cela permettrait de donner plus la parole aux détenus, de diminuer le nombre de suicides, réduire les violences et éviter certaines récidives. De plus, le détenu devrait avoir un droit de visite renforcé et réalisé dans de meilleures conditions qu'actuellement, pour qu'il garde un contact avec l'extérieur, avec sa famille et son entourage, conditions nécessaires à une bonne réinsertion. Quelques réalisa tions dans ce sens sont encore trop timides pour parler d'une avancée notable pour le droit des détenus.

2) Pour finir, la prison doit faire preuve de respect vis-à-vis des détenus. Pour que ceux-ci respectent les règles en prison, il faudrait d'abord que celle-ci les respecte. Depuis quelques années, face à une société de plus en plus répressive, les cellules sont surpeuplées (non-respect du principe de l'encellulement individuel). On peut évoquer des normes d'hygiène déplorables, des structures insalubres, le non-respect de l'intimité des personnes... Certains produits de première nécessité sont souvent vendus à des prix excessifs, entraînant parfois des trafics, des violences entre les codétenus. Les prisons ont également le devoir de respecter les individus quelle que soit leur identité, leur conviction religieuse (liberté de culte), leur orientation sexuelle. Ces discriminations existent même si elles ne sont pas ouvertement déclarées à l'opinion publique. Des efforts restent à faire.

Conclusion

Nous pouvons dire qu'il existe quatre grands rôles essentiels que les prisons devraient tenir : sanctionner, éduquer, encadrer et respecter. Même si ces quatre rôles sont partiellement respectés, il reste du chemin avant de les accomplir entièrement. Cela passe-t-il par une augmentation des moyens en personnel, des moyens financiers supplémentaires, c'est-à-dire par une véritable volonté politique ? La société est-elle prête à accepter que les détenus soient mieux lotis alors qu'ils sont emprisonnés avant tout pour répondre d'une faute vis-à-vis de la société ?

Pour aller plus loin

La radicalisation en prison

Le gouvernement a annoncé un plan pour lutter contre la radicalisation en prison dont les principales mesures sont :

– la création d'unités de prévention de la radicalisation (UPRA) au sein des prisons françaises pour les accueillir comme à Fleury-Mérogis ou Fresnes ;

– 26 établissements en France ont été désignés pour accueillir des détenus radicalisés ;

– le personnel sera renforcé : surveillants de prison, éducateurs et psychologues, officiers de renseignements, aumôniers ;

– 1 million d'euros sera dédié aux programmes de déradicalisation.

L'état d'urgence

L'état d'urgence est prévu par la loi du 3 avril 1955 ; c'est une mesure exceptionnelle pouvant être décidée par le Conseil des ministres, soit en cas de péril imminent résultant d'atteintes graves à l'ordre public, soit en cas de catastrophe naturelle d'une ampleur exceptionnelle. Il permet de renforcer les pouvoirs des autorités civiles et de restreindre certaines libertés publiques ou individuelles pour des personnes soupçonnées d'être une menace pour la sécurité publique.

L'état d'urgence a été décrété par le président de la République par deux décisions prises en Conseil des ministres dans la nuit du vendredi 13 au samedi 14 novembre 2015 suite aux attentats de Paris. Il a pris fin le 1er novembre 2017. Certaines dispositions spéciales permises par ce régime d'exception resteront pourtant en vigueur ; elles ont été transposées dans le droit commun par la loi du 30 octobre 2017 « renforçant la sécurité intérieure et la lutte contre le terrorisme ». Quatre mesures sont concernées : les assignations à domicile, les perquisitions administratives, les zones de sécurité et la fermeture de certains lieux de culte.

3 | Les modes de vie

1. Les médias dans notre société contemporaine

A. Les pratiques culturelles des Français

Depuis les années 1980, les pratiques culturelles se sont développées en tenant compte du développement des nouvelles technologies, tout particulièrement d'Internet.

a. Le développement des nouveaux secteurs de l'audiovisuel

Nous remarquons de grandes disparités dans les dépenses de biens et de services culturels et de loisirs, avec des évolutions différentes sur presque vingt ans.

- **Dans les foyers**

À partir des années 1980, **les Français s'équipent massivement en biens multimédia** tels que le magnétoscope, la platine laser, la télévision et la télécommande, puis le lecteur DVD.

L'ordinateur s'imposera réellement en France dans les années 2000.

La télévision et la radio occupent une place centrale au sein des ménages, même si certaines générations, notamment les plus jeunes, les délaissent au profit de leur ordinateur, consoles de jeux ou téléphones multimédia.

Les chaines de télévision classiques (TF1, France Télévision…) connaissent une baisse de leur audience, malgré quelques tentatives pour amener les jeunes à s'intéresser à leur programme (jeux, émissions de télé-réalité…).

Cette baisse de fréquentation est due en partie à la **multiplication des offres télévisuelles et des équipements** tels que les chaînes payantes (qui peuvent être plus attractives en termes de programmation), le câble, le satellite, la télé via l'ADSL (haut débit Internet), la TNT (télévision numérique terrestre), la vidéo à la demande (VOD), le catch-up TV (télévision de rattrapage permettant de voir en différé, via Internet, une émission), la télévision sur mobile, le home-cinéma…

• **La catégorie socioprofessionnelle des ménages** joue un rôle important dans l'équipement en biens multimédia au sein de leur foyer.

Concernant le téléviseur et le téléphone fixe, il n'y a aucune variation selon que le détenteur est un agriculteur, un cadre ou un retraité. Chaque catégorie détient à plus de 90 % un téléviseur couleur et à plus de 80 % un téléphone fixe.

Les variations existent cependant pour les nouveaux produits tels que les lecteurs DVD, les micro-ordinateurs et les accès à Internet.

Les retraités et les ouvriers disposent en général d'un taux d'équipement moins important que les artisans, commerçants ou bien les cadres, à cause d'un désintéressement vis-à-vis des nouvelles technologies et d'un pouvoir d'achat moins important.

■ **La situation du cinéma à l'ère numérique**

• Malgré **l'apparition des « nouveaux écrans »** (hors télévision) dans la vie quotidienne des Français (ordinateur, téléphone portable…), **la fréquentation des cinémas n'a pas été entamée**, contrairement à certains loisirs comme la télévision ou la lecture (livres ou presse imprimée).
Le cinéma a su attirer l'ensemble des générations dans ses **nouveaux complexes cinématographiques** (développement des multiplexes), au détriment des petits cinémas de quartier, et a su convaincre grâce au **développement du cinéma « numérique » et en 3D**, et au **succès populaire de certains films** (*Bienvenue chez les Ch'tis* par exemple, *Chocolat*, *Intouchables*…).

b. Les loisirs

■ **La musique et les sorties à caractère culturel**

• L'intérêt pour **la musique n'a pas cessé de croître**, grâce à la multiplication des supports d'écoute (lecteur MP3, ordinateur, téléphone portable…) et des possibilités de stockage.
• **L'accroissement des équipements multimédia n'a pas nuit à la fréquentation des sites culturels.** Celle-ci est restée relativement stable au cours des dernières années.

Même si un quart des Français ne fréquentent que très rarement un équipement culturel, il apparaît que les trois quarts restants ont assisté au moins une fois dans l'année à un spectacle, participé à la visite d'un monument ou d'une exposition.

La fête de la Musique, les Journées du Patrimoine, etc. sont des évènements largement médiatisés.

• **Les contraintes financières constituent le principal obstacle en matière d'accès aux offres culturelles.** Il existe cependant d'autres explications.
– Les individus qui ne fréquentent que très rarement les sites culturels sont souvent des familles, des personnes avec peu de diplômes ou sans diplôme.
– **Les jeunes de moins de 30 ans** sortent beaucoup mais la fréquentation des cinémas, concerts, discothèques, clubs de sport… a tendance à baisser au moment de l'installation dans une vie de couple et de l'arrivée d'un enfant.
– Pour que le budget des jeunes ne soit pas un obstacle à la culture, **un dispositif d'accès gratuit aux musées et aux monuments nationaux** a été mis en place, à compter du 4 avril 2009, pour les jeunes de **moins de 26 ans** de la Communauté européenne (ainsi que les professeurs).
– Enfin, les éloignements géographiques, le problème des transports, la taille des communes jouent un rôle important dans l'accès aux offres culturelles et peuvent devenir des facteurs discriminants dans l'accès à la culture, voire contribuer à la **fracture numérique** dans le cadre de l'accès à Internet haut débit.

La loi Hadopi

■ L'objectif de la loi Hadopi ou loi « Création et Internet » du 15 septembre 2009 (2e version) favorisant la diffusion et la protection de la création sur Internet est de dissuader les internautes de télécharger illégalement des œuvres (musicales ou filmiques) afin de riposter aux nombreuses possibilités de fraude (sans régler un droit d'accès aux œuvres).

■ Une « Haute Autorité pour la diffusion des œuvres et la protection des droits sur l'Internet » (Hadopi) est chargée de « veiller à la prévention et à la sanction du piratage des œuvres ».

■ Le recul de la lecture de presse et de livres

• En matière de **lecture de presse**, la lecture de quotidiens payants continue à diminuer.

L'arrivée de la lecture des informations sur écran (chaque quotidien met en ligne ses informations), de la presse gratuite dans les grandes agglomérations (Métro, 20 minutes…) et l'accroissement du nombre de magasines hebdomadaires peuvent expliquer en partie ce désintéressement pour cette presse quotidienne.

• En ce qui concerne **les livres**, les Français se sont désintéressés progressivement de la **lecture librement choisie**, avant même l'arrivée d'Internet dans les foyers, au profit d'une **lecture utilitaire** (santé, cuisine, jardinage…) ou liée à une **contrainte scolaire ou professionnelle**.

B. La télévision et Internet

a. Les critiques relatives à la TV

■ Les programmes

• La télévision est **le média dominant en matière d'information.**

– L'information va vite et privilégie souvent le sensationnel, les faits divers, sans se soucier de la vérité. Les médias réduisent ainsi le temps de la réflexion. Nous n'avons sur l'instant aucun recul possible. Malgré l'intérêt porté aux informations, les Français n'ont pas une entière confiance dans celles-ci, pensant en grande majorité que les éléments présentés peuvent être loin de la réalité.

– **La course à l'Audimat** est un des éléments moteurs de cette présentation souvent rapide d'une nouvelle information, sans que celle-ci soit systématiquement vérifiée. Qu'est-ce qui est vrai et qu'est-ce qui est faux ?

• **Quant aux divertissements**, le succès populaire est le principal critère de sélection, même si ceux-ci sont souvent pauvres et dévoilent des aspects peu flatteurs, les **émissions de téléréalité** qui excitent le voyeurisme des téléspectateurs, les émissions violentes… Néanmoins, certains programmes, séries, documentaires... ont un succès mérité en raison de la richesse de leur contenu.

• Les programmes télévisés sont régis par les lois « démocratiques » du marché, c'est-à-dire que c'est **la loi du plus grand nombre qui prévaut, calculé grâce à l'Audimat**. Si la majorité des Français souhaitaient regarder des émissions plus culturelles, ils boycotteraient les émissions « médiocres ».

■ L'influence de la télévision sur les enfants et les adolescents

• **La télévision est l'un des médias ayant le plus d'influence dans la vie des enfants.** Ils la regardent en moyenne près de **15 heures par semaine**.

La présence devant la télévision diminue généralement à l'adolescence lorsque les jeunes passent plus de temps à se socialiser (rapport à l'autre), à se consacrer à leurs études et à utiliser d'autres médias comme la musique, les jeux vidéos, les ordinateurs et Internet.

• **L'influence de la TV dépend de plusieurs facteurs** : le nombre d'heures passées devant le petit écran, l'âge, la personnalité de l'enfant, le fait de regarder la TV seul ou avec des adultes et enfin les discussions que les enfants auront avec leurs parents sur le contenu visionné.

• **Les conséquences que la télévision peut avoir sur les enfants** :

– **La violence** : **certains enfants sont plus réceptifs que d'autres** aux images et aux messages violents. Cela peut les rendre **plus craintifs ou au contraire accroitre leur comportement agressif**.

Les parents doivent parler avec leurs enfants des émissions qu'ils regardent, afin d'aborder des questions liées au sexisme dans les émissions, au sida, à la sexualité, aux cigarettes, à l'alcool et à la drogue… et à les inviter à analyser ce qu'ils voient.

– Les effets sur le développement de l'enfant :

La télévision peut être instructive et ludique mais c'est l'usage qui en est fait qui est déterminant pour l'enfant.

Pour les moins de 4 ans, les pédopsychiatres affirment qu'il faut éviter de prolonger l'écoute au-delà de 30 minutes par jour, ce qui rendrait l'enfant surstimulé et donc fatigué, irritable, avec des problèmes d'insomnie ou d'endormissement.

Entre 4 et 6 ans, pas plus d'une heure de télévision par jour.

Entre 6 et 11 ans, il faut contrôler l'utilisation de la télévision afin d'éviter que celle-ci empiète sur le temps consacré à la lecture et aux devoirs, et qu'il y ait des effets négatifs sur les résultats scolaires.

La télévision peut nuire à **l'apprentissage, à la concentration et à la performance scolaire** si elle empiète sur les activités essentielles au développement physique et mental de l'enfant. Les temps libres, particulièrement pour les enfants en bas âge, devraient être majoritairement consacrés à jouer, pratiquer du sport… La télévision ne doit pas être **un moyen d'occuper son enfant** aux dépends d'autres activités ou **lorsque les parents sont occupés**.

– **La télévision est une activité passive** et un facteur déterminant dans le **problème de l'obésité** chez l'enfant. Ce problème est relayé par la majorité des publicités vantant les produits alimentaires sucrés ou salés (malgré le message informant qu'une alimentation trop sucrée ou trop salée peut nuire à la santé des enfants).

– La télévision, l'ordinateur, les jeux vidéo sur console ou sur ordinateur, l'utilisation d'Internet et du téléphone mobile sont associés à des éveils et à un sommeil de médiocre qualité. Ces activités prennent beaucoup de temps et favorisent la sédentarité, elle-même connue pour déstructurer le sommeil.

L'exposition à la lumière d'écran, juste avant le sommeil, affecte le rythme veille/sommeil en modifiant la sécrétion de mélatonine (régulateur des rythmes de sommeil, il facilite l'endormissement). Enfin, le contenu des programmes de télévision ou de certains jeux excessivement violents, donc stimulants, peut entraîner des tensions et augmenter l'anxiété, qui génère à son tour des difficultés d'endormissement.

– Selon une étude, le nombre de myopes devrait être multiplié par sept entre 2000 et 2050. L'Institut national du sommeil et de la vigilance (INSV) a indiqué dans une étude de mars 2018 que les jeunes manquent de sommeil, surtout ceux qui se connectent aux réseaux sociaux avant de dormir et décalent fortement leurs horaires entre semaine et week-end. Ce décalage d'heures est néfaste pour les résultats scolaires.

b. Internet et la révolution numérique

L'accès à Internet en France

• Internet a été ouvert au grand public à partir des années 1990 après avoir eu des applications militaires dès les années 1970. Grâce aux progrès accomplis, **les internautes peuvent échanger, trouver, consulter des données** (images, textes, sons, vidéos) qui circulent de manière ultrarapide, à partir de n'importe quel endroit sur la planète, et avec des moyens technologiques toujours plus performants (ordinateur, téléphone portable, téléviseur...).

• La diffusion d'Internet a été rapide, surtout chez les moins de 45 ans. Plus de la moitié des Français l'utilisent dans le cadre du temps libre et les deux tiers se connectent tous les jours en dehors de toute obligation professionnelle, pour une **durée moyenne de douze heures par semaine**.

Les jeunes et les milieux favorisés sont les principaux utilisateurs d'Internet et des nouveaux écrans (téléphone portable, Ipod...), à la différence de la télévision dont le temps d'écoute est plutôt le fait des personnes âgées et peu diplômés.

La crise n'a pas changé les comportements en matière de nouvelles technologies.

• **L'accès à Internet est cependant lié à l'achat d'un ordinateur pour une connexion à domicile**, les connexions sur appareils nomades (téléphone portable, ordinateur portable) restant à ce jour limitées. En 2014, 83 % des ménages en France étaient connectés à Internet (contre 76 % en 2010).

La « fracture numérique » correspond à une absence de couverture de l'ensemble du territoire français d'un accès au haut débit (ADSL), nécessaire à l'utilisation efficace des possibilités offertes par Internet (téléchargement, envoi de vidéos et de photos, téléphoner...).

Les apports d'Internet et ses dangers

1. Les apports

• Internet est un outil permettant aux internautes de s'informer mais également de communiquer dans le monde entier. **La facilité et la rapidité de navigation** permettent de ressentir une liberté sans précédent en matière de communication et d'information.

• Les internautes (dont une majorité d'adolescents) utilisent les **sites de dialogues** pour communiquer en temps réel avec leurs amis, s'inscrivent sur **les réseaux sociaux** tels que MySpace, Facebook, Twitter..., **visionnent les vidéos amateurs** sur You Tube, Dailymotion..., **recherchent des informations** sur les sites dédiés à la culture, à la jeunesse, aux jeux vidéos...

• Les jeunes sont en avance sur l'utilisation des nouveaux médias par rapport aux générations précédentes.

Près de 70 % des jeunes de 12 à 17 ans sont utilisateurs de la messagerie instantanée et un jeune sur trois aurait créé un blog (sorte de journal numérique ou petit forum personnel accessible à tous) (données Sénat 2008).

2. Les bienfaits pour la jeunesse

Les nouveaux médias permettent en premier lieu de **libérer la parole de nombreux adolescents** qui ont des difficultés à s'exprimer et à s'intégrer dans la vie réelle.

Ils sont un **facteur de socialisation** (grâce aux réseaux sociaux).

Ils ont enfin un **intérêt pédagogique** (valorisation des compétences des élèves, recherche d'informations…).

3. Les dangers

Les jeunes ne se rendent pas compte de la publicité donnée aux informations qu'ils diffusent sur leurs blogs, les réseaux sociaux ou encore les messageries instantanées. **L'anonymat n'existe pas**.

L'impact réel d'Internet est difficilement mesurable :
- **menaces sur la santé** (épilepsie, dangers de la cyberdépendance et de l'addiction aux jeux vidéos, ondes liées au téléphone portable…) ;
- **comportements** liés aux publicités intempestives ;
- **diffusion de contenus violents :** jeux vidéos sanglants, images brutales et pornographiques, publicités à caractère pornographique (sexting [recevoir des photos de charme sur son téléphone portable]…).

4. La protection des jeunes

La protection des mineurs dans les médias traditionnels existe réellement par l'intermédiaire de commissions de contrôle de la presse, des supports vidéos, du cinéma et du Conseil supérieur de l'audiovisuel pour la télévision, alors **qu'aucune protection n'existe pour Internet**.

Il est possible cependant d'installer des **logiciels de contrôle parental**, de plus en plus efficaces, qui contiennent soit des listes blanches réunissant des sites autorisés, soit des listes noires interdisant l'accès à un certain nombre de sites interdits.

Il faudrait préparer davantage les enfants à une **éducation aux nouveaux médias** afin de leur apprendre à tenir certaines distances critiques vis-à-vis des informations délivrées par les médias. C'est aux parents et aux professionnels de faire en sorte que les enfants parlent des images qui leur ont fait violence pour les mettre plus à l'aise, pour qu'ils prennent plus de distance par rapport à l'évènement, pour communiquer.

La cybercriminalité liée aux nouvelles technologies

■ Les auteurs des nouvelles formes de violences utilisent les nouvelles technologies (Internet, téléphone portable…) pour exercer une cyberviolence.
– Le caractère anonyme d'Internet peut pousser certains jeunes à mettre en ligne des informations qu'ils ne diraient à personne parce qu'ils peuvent se sentir loin de leur victime.
La cyberintimidation est par exemple le fait d'envoyer des insultes ou des menaces, des images truquées mettant en scène les victimes dans des situations embarrassantes ou dégradantes par l'envoi de mails, de SMS (Short Message Service) ou à travers les blogs.

– Une autre pratique violente est le *happy slapping* (« joyeuses baffes » ou « vidéo baffes » en français) qui consiste à filmer une agression physique organisée d'une victime à l'aide d'un téléphone portable et de la diffuser sur Internet. Cette pratique s'est répandue en France à partir de 2006 et peut se révéler plus violente qu'une simple gifle. Il peut s'agir de coups, d'attaques sexuelles, de viols et de vol.

– Des adultes utilisent également ces nouvelles technologies pour commettre des infractions : mise en ligne de photos à caractère pédophile, envoi de photos à caractère pornographique sur les téléphones portables *via* les SMS (sexting), prise de contact sur les forums (sites d'échange, de discussion) sous une fausse identité et en cachant son âge pour rencontrer un mineur (pédophilie)...

■ Que dit la loi par rapport à l'utilisation des nouvelles technologies ?

– La loi du 21 juin 2004 a encadré l'utilisation du blog qui est un site Internet personnel, composé de pages d'actualités, de commentaires, de photos et de vidéos.

Les parents peuvent être responsables pénalement si le contenu du blog de leur enfant mineur cause un dommage à d'autres personnes tel que des propos injurieux ou diffamatoires, et peuvent être responsables civilement en cas d'atteinte au droit à l'image ou à la vie privée (article 9 du Code civil). D'après cet article, il n'est pas possible de diffuser des photos ou des vidéos sans obtenir l'autorisation préalable de l'intéressé et celle de ses parents (si les enfants sont mineurs).

– Depuis la loi du 5 mars 2007 sur la prévention de la délinquance, le *happy slapping* et la diffusion des vidéos sont passibles de sanctions pénales. Elles concernent l'auteur ou les auteurs de l'agression mais aussi la personne qui filme la scène (complice).

■ D'autres atteintes résultent de la cybercriminalité : fraude à la carte bleue sur Internet, escroquerie lors d'une vente/achat sur Internet, piratage d'un ordinateur, gravure pour soi ou pour autrui de musiques, films ou logiciels...

Le ministère en charge de la Famille a lancé une campagne (plaquette informative, vidéo, signalétique au cinéma et à la télévision, etc.) pour protéger les enfants et les adolescents lors de leur navigation sur le Net via un ordinateur ou un mobile.

Sitographie

› www.droitsenfant.com/danger.htm
› www.danger-sante.org/trop-de-television
› www.social-sante.gouv.fr

Entraînement

Difficulté XXX | Durée 30 min

Sujet

La responsabilité des adultes est souvent mise en cause face à l'environnement visuel de leurs enfants. Qu'en pensez-vous ?

Corrigé

Introduction

L'enfant est confronté aux éléments qui rythmeront sa vie future tels que le respect d'autrui, la protection de l'environnement... mais également la violence. Que faire par rapport à la montée en puissance de celle-ci, visible dans la rue, chez soi et dans tous les types de médias (TV, jeux vidéos, Internet...) ?

N'est-il pas du devoir des adultes et notamment des parents de protéger les enfants face à cela ?

Développement

1. L'enfant a besoin d'être protégé face aux images violentes.

• Face aux images choquantes de certains **programmes télévisuels** (exemple : journal TV), l'enfant assiste sans comprendre aux excès de violence, souvent répétitifs (images en boucle des attentats du 11 septembre à New York...).

Cette violence reste malgré tout « extérieure » à la vie de l'enfant même s'il la voit et en a peur.

• Ce qui est peut-être plus inquiétant est la violence de certains programmes destinés à la jeunesse tels que les **dessins animés**. Ces programmes sont censés divertir, amuser les plus jeunes mais agissent aussi de façon indirecte sur eux, qui **reproduiront ensuite en récréation les bagarres visionnées sur le petit écran**. Ainsi, les scènes des **émissions parodiques de catch** seront rejouées entre camarades sans se douter que certaines scènes sont feintes et non réelles. Des drames ont d'ailleurs eu lieu suite à ce type de jeux (paralysie...).

• À la **préadolescence**, l'enfant se consacre aux jeux vidéos sur console ou sur Internet dans lesquels la violence est omniprésente et réaliste (guerre, tuerie...).

Les parents doivent **contrôler à quels jeux jouent leur enfant et à quelle fréquence**, car le fait d'y jouer de temps en temps n'a pas plus d'influence que la télévision.

• De plus, **l'enfant ne doit pas s'enfermer dans son monde virtuel au détriment de toute vie sociale** (rejet des amis, perte de confiance, absence de réussite scolaire...). Il doit réussir à faire la part des choses entre un jeu et la réalité. La responsabilité des parents est ici très importante.

• Les **adolescents** adorent regarder des films violents (films d'horreur) et sont souvent marqués par le premier qu'ils ont vu.

L'influence de ce type de programme peut même aller jusqu'à la reproduction de scènes de crimes dans la réalité (exemple de meurtres aux États-Unis liés au film Scream), l'enfant ne faisant pas la part des choses entre la fiction et la réalité.

Même si ces cas sont rares, le rôle des parents ne doit pas être négligé dans la surveillance des films visionnés, même s'il est clair que les parents ne peuvent tout surveiller.

2. Ne pas surprotéger les enfants.

• Il ne faut **pas les enfermer dans un cocon**. Ils seront effrayés à la moindre violence et seront dans l'impossibilité de s'engager dans leur vie d'adulte.

• La violence n'est pas seulement dans les médias, les jeux... elle est également **dans la vie de tous les jours** : dans la rue (incivilités, bagarres...), au domicile (violence entre les parents), à l'école (bagarres, jeux dangereux...). On ne peut pas les empêcher de tout voir.

L'enfant doit savoir que ces violences existent afin de lui permettre de se développer de manière équilibrée et de pouvoir réagir face à de telles situations.

• Les adultes doivent alors lui expliquer les choses telles qu'elles sont plutôt qu'il les découvre seul et en soit traumatisé. Un juste milieu doit être trouvé entre ce qu'il peut voir ou ne pas voir.

Les parents doivent faire un tri, le surveiller afin de le protéger mais ne pas le surprotéger. Il ne faut pas non plus à l'inverse lui montrer toutes les violences dans l'espoir qu'il se forge un caractère fort pour l'avenir.

Conclusion

La prévention est certainement un des meilleurs remèdes pour lutter contre les déséquilibres des enfants face aux violences visuelles. Celle-ci doit être le fait en premier lieu des adultes et notamment des parents et des professionnels de l'enfance, mais doit également intervenir au niveau des pouvoirs publics afin de réguler la diffusion des images violentes dans tous les types de médias.

2. Les conduites à risque

A. Les pratiques dangereuses

a. Une multiplication inquiétante des pratiques dangereuses

Chez les enfants et les préadolescents

Il faut distinguer **deux types de jeux dangereux** :

1. Les jeux par agression

• Ce sont des violences gratuites perpétrées par un groupe sur une victime. Cette dernière, souvent un enfant, se trouve au milieu du « jeu » **sans en être à l'origine** (ex. : jeu de la ronde ; mort subite ; le happy slapping [agression filmée – voir ci-dessus]…).

• Dans certains cas, l'enfant participe à un jeu **dont il connait les risques** (ex. : le cercle infernal ; le jeu de cartes du pouilleux massacreur ou le pont massacreur…).

Les victimes de ces jeux sont souvent des enfants plus faibles, timides et anxieux ou bien au contraire un jeune qui attise la jalousie (bonnes notes en classe…).

2. Les jeux par asphyxie

• Ces jeux consistent à **ralentir l'irrigation du cerveau** avec **le pouce, un foulard ou par compression du sternum ou à inhaler le gaz d'une bombe aérosol** afin d'obtenir des hallucinations, des étourdissements et de pouvoir raconter ce qu'on a vu à son réveil.

• Cette pratique est dangereuse et est à l'origine de plusieurs décès chaque année. Les victimes ont souvent entre 11 et 15 ans.

Chez les adolescents

• Les risques chez les adolescents prennent des **formes variées et plus ou moins graves** : les tentatives de suicide, les polytoxicomanies, les sports de l'extrême (la glisse, la vitesse…), la fugue, la délinquance, les violences mais aussi l'anorexie, la boulimie et l'atteinte au corps comme les automutilations.

• De **nouveaux « jeux » inquiétants** apparaissent : la traversée à pied d'une autoroute, pratiquer le roller accroché à un scooter, une voiture ou un camion…

b. Les explications et la prévention

Les explications sur ces pratiques

• Les pratiques dangereuses sont dans la majorité des cas le fait des préadolescents et des adolescents. Les enfants et les adultes sont amenés à prendre des risques, mais de manière « irresponsables » pour les premiers et « responsables » pour les seconds.

• Les jeunes **testent les limites** et adoptent des conduites à risque car elles leur permettent de rechercher des sensations (corps en pleine mutation), de connaître ses propres limites, de prouver que l'on existe et que l'on n'est plus immortel, de se faire accepter dans un groupe et de défier l'autorité pour marquer son indépendance.

• Certaines de ces conduites sont liées à **la crise d'adolescence**, à de **l'immaturité ou à une mauvaise évaluation du danger** (inexpérience), mais d'autres témoignent **d'une gêne, d'un malaise**. Le jeune se met alors **en danger de manière répétée pour alerter un adulte** et lui lancer un appel au secours.

La prévention

• Face à ces conduites à risque, il faut **responsabiliser l'enfant, dialoguer avec lui** sur les conséquences d'un acte causé sur lui-même ou envers les autres.

• Il faut lui apprendre à **savoir dire « non »**, comme pour le cas des rites initiatiques afin d'intégrer un groupe ou pour les jeux dangereux.

• **Les parents et les professionnels** ne doivent pas sous-évaluer la valeur d'un acte dangereux mais au contraire le reconnaître et **trouver un juste milieu entre une dramatisation excessive et une indifférence** qui pourrait être vécue comme un abandon par le jeune.

La parole est primordiale dans cette relation afin de permettre aux jeunes de donner du sens à leurs actes et de prendre de la distance par rapport à leurs difficultés.

De nombreuses campagnes nationales sont menées chaque année pour sensibiliser les jeunes sur les pratiques dangereuses.

B. Les addictions chez les enfants, les adolescents et les adultes

a. Définition

• L'addiction se caractérise par **l'impossibilité répétée de contrôler un comportement et la poursuite de ce comportement en dépit de la connaissance des conséquences négatives**.

• La notion de conduite addictive comprend à la fois les **addictions aux substances psycho-actives** (drogues licites : alcool, tabac, et drogues illicites : cannabis, ecstasy…) mais également les **addictions comportementales, sans substances psycho-actives**. Certaines addictions peuvent se cumuler.

b. Les addictions comportementales

L'absence de drogue

• Les individus peuvent être **accros sans drogue**, aux choses qui leur font plaisir : dépendance à l'ordinateur et aux jeux vidéos (cyberdépendance), les jeux, au téléphone portable, aux achats compulsifs, au travail, au sport, à l'amour, à être enceinte (le fait de répéter les grossesses qui procurent un bien-être)…

• Lorsque ces comportements ont un effet positif, agréable sur le cerveau, celui-ci va chercher à les reproduire, à les revivre.

• Ces addictions comportementales sont moins visibles car elles sont **moins toxiques, moins déséquilibrantes que des addictions à un produit**. Mais nous pouvons retrouver les mêmes symptômes de dépendance : des pensées qui monopolisent l'esprit 24 heures sur 24 ou presque, un état de manque, une satisfaction du besoin qui passe avant tout…

■ **Les jeux de hasard et d'argent**

• Il y aurait 600 000 personnes qui souffriraient d'addiction au jeu en France (jeux sur Internet, casinos, jeux de grattage, etc.) et qui vivent des **situations tragiques au plan individuel** (surendettement par exemple)**, familial** (séparation, divorce, etc.) **et socioprofessionnel** (rejet du travail, licenciement…).
• Le gouvernement a ouvert à la concurrence le **marché des jeux en ligne, sur Internet,** en juin 2010, alors que le monopole était détenu par une société française (et donc contrôlée), la Française des jeux.

Cela peut avoir des conséquences en matière d'ordre public, social et de santé publique, et notamment vis-à-vis de la protection des mineurs et de la lutte contre les addictions aux jeux.
• **La prévention a été renforcée** par le biais de mesures d'information des joueurs (message de prévention), de formation des personnels en contact avec eux, de réglementation stricte en matière d'accès aux casinos (contrôles systématiques aux entrées) et aux jeux en ligne pour les mineurs (interdiction déjà mise en place par la Française des jeux).

Le patient atteint par cette addiction aux jeux peut suivre **une thérapie mettant en place un ensemble de prestations, intégrant les proches et la famille ainsi qu'un volet d'insertion sociale.**

c. Les addictions aux produits

La consommation de ces produits psycho-actifs est responsable chaque année en France de plus de 130 000 décès évitables par accidents et par maladies, dont près de 40 000 par cancers. Les conduites addictives interviennent ainsi dans environ 30 % de la mortalité prématurée (soit avant 65 ans).

Le rajeunissement de l'âge moyen du recours aux substances psychoactives (11 ans pour **l'alcool**, 12 ans pour le **tabac**, 14-15 ans pour le **canabis**) est l'une des tendances actuelles les plus préoccupantes.

■ **Le tabac**

• **Certains facteurs** influencent la consommation des adolescents : le phénomène de groupe (faire comme les autres) et l'attitude de leurs parents vis-à-vis du tabac.
• La tendance à la baisse de la consommation de tabac se poursuit grâce à l'interdiction de fumer dans les lieux publics depuis le 1er janvier 2008 et à l'augmentation régulière du prix du paquet de cigarettes.

■ **L'alcool**

• **Les effets recherchés de l'alcool sont variables :** détente, recherche de convivialité, désinhibition (moins de timidité pour prendre la parole dans un groupe) et ivresse.
• **La pression sociale** (des amis, des collègues de travail…) peut rendre des plus difficiles le refus de consommer.
• L'inquiétude porte sur l'augmentation des ivresses répétées chez les jeunes. C'est le phénomène du *binge drinking*, qui se développe tout particulièrement dans les

soirées étudiantes. Un nouveau phénomène fait son apparition: le « Purple Drank », un cocktail de médicaments (sirop contre la toux à la codéine, antihistaminiques) qui ont un effet désinhibant associés à des sodas voir de l'alcool. Venu des États-Unis, ce nouveau phénomène inquiète les autorités sanitaires.

Les jeunes adultes paraissent plus raisonnables, puisque la consommation régulière d'alcool baisse chez les 18-25 ans.

- En dehors du risque d'addiction à l'alcool (dépendance), les **conséquences peuvent être diverses** : troubles du comportement, du caractère, de l'humeur, ainsi que des accidents de la circulation, des cirrhoses du foie, des cancers, un impact sur la scolarité…

Les drogues illicites

- La **consommation du cannabis** chez les adolescents se fait par l'expérimentation ou par la consommation répétée.

Les conséquences d'une consommation excessive varient selon l'âge du consommateur : défaillance des systèmes d'information (destruction des neurones, problème de socialisation, problème d'assiduité scolaire…), développement de maladies mentales (paranoïa, schyzophrénie…) et une disposition plus élevée à la transgression. Les plus jeunes sont plus touchés par ces risques que les adultes.

- Une **drogue illicite** (colle, cocaïne, héroïne, LSD, ecstasy, speed) **autre que le cannabis** apparaît dans 10 % des cas de consommation.

d. La politique de santé publique en matière d'addictions aux produits

La consommation d'alcool, de tabac et de drogues illicites est un phénomène qui touche l'ensemble de la population française et qui en fait un problème majeur de santé publique et de sécurité : mortalité prématurée, maladies, accidents, violences, délinquance, licenciement…

La prévention et la prise en charge des addictions

1. La coordination du dispositif

La prévention permet à la personne atteinte d'une addiction d'en prendre conscience. Elle passe donc par une grande **campagne de communication** (spots publicitaires, affiches sur les risques liés à l'alcool au volant, sensibilisation sur les conséquences sanitaires du cancer, sur la consommation de cannabis…). Le volet « prévention » du nouveau plan santé, dévoilé le 26 mars 2018, prévoit de financer des « consultations jeunes consommateurs de tabac, alcool et cannabis » pour les moins de 25 ans.

2. Le dispositif hospitalier et spécialisé médico-social

- Les consultations de tabaccologie, d'alcoologie, de toxicomanie et d'addictions sans substance psycho-active (jeu…) sont regroupées dans un même lieu (dans tous **les hôpitaux** ayant un service d'urgence) pour permettre un suivi spécialisé notamment des jeunes ayant une dépendance à un ou plusieurs produits (alcool, cannabis, médicaments…).
- Les **centres de soins, d'accompagnement et de prévention en addictologie** (CSAPA) sont des structures ouvertes à **toutes les addictions** (avec ou sans hébergement).

Ils regroupent depuis fin 2008 les centres de soins spécialisés aux toxicomanes (CSST) et les centres de cure ambulatoire en alcoologie (CCAA). Ils sont composés de médecins, d'infirmiers, de psychologues, d'éducateurs et d'assistants de services sociaux.

Le dispositif législatif

1. La lutte contre l'alcoolisme

L'alcool est un produit légal mais sa production, sa vente et son usage sont réglementés.

a. La loi de 10 janvier 1991 (dite loi Évin)

Celle loi appelée **loi Évin** interdit :

- **la publicité pour les boissons alcoolisées** dans la presse pour la jeunesse et la diffusion de messages publicitaires à la radio le mercredi, et les autres jours entre 17 heures et 24 heures. Toute publicité à la télévision et au cinéma est interdite ;
- **la distribution aux mineurs de documents ou d'objets publicitaires** vantant les mérites d'une boisson alcoolisée ;
- **dans le cadre de la sécurité routière**, des contrôles d'alcoolémie sont possibles. Ce contrôle peut être **étendu désormais à la prise de stupéfiants**.

Le taux légal d'alcoolémie maximale est actuellement fixé à 0,5 gramme d'alcool par litre de sang et à 0,2 g/l pour les permis probatoires (jeunes conducteurs).

b. La loi du 21 juillet 2009 (loi Bachelot)

• Il est **interdit de vendre ou d'offrir à des mineurs de moins de 18 ans** (cette interdiction portait sur les moins de 16 ans depuis la loi Évin de 1991) des boissons alcoolisées dans les débits de boissons, les commerces et les lieux publics.

• La **publicité sur l'alcool sur Internet** est possible sauf sur les sites dédiés à la jeunesse et au sport et pour les publicités intrusives.

• Les ***opens bars*** sont interdits, ce qui signifie qu'on ne peut offrir gratuitement et à volonté des boissons alcooliques dans un but commercial ou de les vendre à titre principal contre une somme forfaitaire (dans certaines soirées étudiantes par exemple).

Cette interdiction ne s'applique pas aux open bars organisés dans le cadre d'opérations de dégustation, de fêtes et foires traditionnelles déclarées, de fêtes et de foires nouvelles.

• La vente de boissons alcoolisées à emporter **dans les stations-service** est interdite entre 18 heures et 8 heures pour toute boisson alcoolique et quelle que soit l'heure pour les boissons alcooliques réfrigérées (bières...).

c. La loi santé de 2016

La loi santé sanctionne désormais plus sévèrement l'incitation à la consommation excessive et interdit la vente aux mineurs de tout objet vantant l'ivresse.

Le programme national contre la consommation d'alcool pendant la grossesse

- Depuis la loi Handicap du 11 février 2005, le Code de la santé publique rend obligatoire, sur toutes les bouteilles d'alcool, un « message à caractère sanitaire préconisant l'absence de consommation d'alcool par les femmes enceintes » ou bien un pictogramme représentant une femme enceinte s'alcoolisant barrée.
- L'alcool est la première cause de handicap non génétique (d'où cette mesure liée à la loi de 2005 sur le handicap) chez l'enfant.

Ce syndrome d'alcoolisation fœtale (SAF) dû à l'exposition du fœtus à des concentrations d'alcool pendant la grossesse, concerne entre 3 000 et 5 000 naissances par an. Conséquences pour le fœtus ou l'enfant : effet destructeur sur le cerveau du fœtus et sur son système nerveux, augmentation de la mortalité des grossesses gémellaires, apparition de malformations du visage, troubles de la vision, retard dans la croissance…

Le nouveau plan santé du 26 mars 2018 propose d'agrandir le pictogramme « interdit aux femmes enceintes » sur les bouteilles d'alcool en 2019.

Le baclofène, décontractant musculaire, est depuis plusieurs années largement utilisé par les médecins dans le traitement de l'alcoolisme. L'Agence nationale de sécurité du médicament (ANSM) a autorisé le 23 octobre 2018 la mise sur le marché du baclofène dans le traitement de l'alcoolodépendance. Ce médicament sera autorisé « en complément d'un suivi psychosocial, après échec des autres traitements ». En attendant, la commercialisation effective, la recommandation temporaire d'utilisation (RTU) est maintenue.

2. La lutte contre le tabagisme.

Le tabac est une drogue légale dont la production et la distribution sont réglementées.

a. Une priorité de santé publique

- La lutte contre le tabagisme est une **priorité de santé publique** puisqu'**un fumeur régulier sur deux meurt du tabac** et 3 000 personnes sont victimes chaque année du **tabagisme passif** (non-fumeurs victimes de la fumée de cigarettes) en France.
- Les impératifs de santé publique et la lutte contre le tabagisme n'ont été pris en compte qu'en 1976, avec la première loi contre le tabac (**loi du 9 juillet 1976 ou loi « Veil »**), qui limitait la publicité en faveur du tabac à la seule presse écrite.

b. La loi du 10 janvier 1991 (loi Évin)

Cette loi apporte les éléments suivants et fera l'objet de quelques modifications :

– **Interdiction totale de la publicité en faveur du tabac** sauf lors de la retransmission télévisée des compétitions de sport mécanique **se déroulant à l'étranger** où la publicité pour le tabac est autorisée (loi de janvier 1993).

– Affichage d'un **message sanitaire sur tous les paquets de cigarettes** (« Nuit gravement à la santé » ou « Fumer tue ») et une photographie choquante sur les effets du tabac.

– Interdiction de fumer dans les lieux à usage collectif **sauf dans les lieux où cela est explicitement autorisé** (« zones fumeurs » dans les restaurants, les transports en commun, les établissements publics…).

– Diminution de la teneur maximale en goudron, nicotine et monoxyde de carbone des cigarettes.
– Le tabac n'est plus pris en compte dans l'indice des prix, ce qui a permis une **augmentation régulière de son prix** et entraîné une réduction de la consommation.

c. L'évolution législative

• **La loi du 24 juillet 2003 interdit :**
– **la vente de tabac aux mineurs de moins de 16 ans** ;
– **la vente de paquets de moins de 20 cigarettes** qui étaient plus facilement achetés par les mineurs, car moins onéreux.
Une sensibilisation au risque tabagique est rendue obligatoire dans les classes du primaire et du secondaire.
• **Le décret du 15 novembre 2006** a mis en place une **interdiction progressive de fumer dans les lieux affectés à un usage collectif** afin de protéger les fumeurs comme les non-fumeurs (tabagisme passif).
• **La loi du 21 juillet 2009** (loi Bachelot) étend **l'interdiction de la vente aux 16-18 ans et interdit la vente de cigarettes aromatisées.**
• **La cigarette électronique**
La loi sur la consommation de 2013 interdit la vente de cigarettes électroniques aux mineurs.
• **La loi santé du 26 janvier 2016** poursuit la lutte contre le tabagisme avec plusieurs mesures importantes : instauration des paquets neutres de cigarettes, interdiction de fumer en voiture en présence d'enfant, interdiction de fumer dans les espaces publics de jeux, meilleur remboursement du sevrage tabagique.
• Le plan santé du 26 mars 2018 permet désormais de rembourser progressivement les traitements antitabac comme n'importe quel médicament, à la place du forfait de 150 euros par an, qui couvrait les substituts nicotiniques (patchs, gommes, pastilles, inhalateurs…) prescrits sur ordonnance.

3. La politique de lutte contre les drogues

a. La réglementation française

• La réglementation française, conformément aux normes internationales, émise par **l'Organisation mondiale de la santé et l'ONU**, a classifié les produits dangereux en plusieurs catégories dont :
– les substances stupéfiantes (ex. : héroïne, cocaïne, ecstasy, cannabis…) ;
– les substances psychotropes (antidépresseurs, tranquillisants, hypnotiques…).
La production, la distribution et l'usage de ces substances sont soit sévèrement réglementés (substances psychotropes), soit totalement interdits (substances stupéfiantes).

b. La loi du 31 décembre 1970 a fixé les bases de la législation sur l'usage des produits stupéfiants :
• L'usage de produits stupéfiants est interdit et le Code de la santé publique prévoit une peine maximale d'un an d'emprisonnement et une amende, **quel que soit le produit**.
– La loi de programmation 2018-2022 de réforme pour la justice prévoit que le délit d'usage de stupéfiants peut désormais faire l'objet d'une amende forfaitaire délictuelle de 200 euros pour les usagers de cannabis, avec un paiement immédiat ou dans les 45 jours suivant la constatation de l'infraction, permettant théo-

riquement au contrevenant d'éteindre toute poursuite. L'objectif est d'alléger le travail de la police et de la justice. Pour rappel, les usagers de cannabis (estimés à 1,4 million de fumeurs réguliers et 700 000 fumeurs quotidiens) encourent aujourd'hui un an de prison et 3 750 euros d'amende. Sur quelque 140 000 interpellations chaque année pour consommation, à peine plus de 3 000 peines de prison ont été prononcées en 2015, soit 2,1 %.

• La détention de stupéfiants est punie de dix ans d'emprisonnement. En pratique, les tribunaux **tiennent compte de la quantité détenue et des circonstances de la détention** (détenir une très petite quantité pour l'usage personnel est généralement assimilé à l'usage simple).

• Le vendeur ou « dealer » qui vend ou qui offre un produit stupéfiant à une personne pour sa consommation personnelle (même en petite quantité et même à titre gratuit) encourt jusqu'à cinq ans d'emprisonnement et 75 000 euros d'amende.

La peine d'emprisonnement est doublée lorsque des stupéfiants sont vendus ou donnés à des mineurs ou dans l'enceinte des établissements d'enseignement ou d'éducation.

• Le trafic de stupéfiants d'une plus grande envergure est passible de très lourdes peines.

Celui qui s'enrichit illégalement grâce au trafic et ne peut justifier de ressources correspondant à son train de vie (voitures, voyages, sorties, etc.) risque une peine maximale de cinq ans d'emprisonnement et 750 000 euros d'amende, sauf à justifier de la légalité de ses ressources.

c. Les salles de consommation à moindre risque et la prévention

La loi Santé autorise à titre expérimental les salles de consommation à moindre risque. L'usager de drogues est alors considéré comme une personne qui doit être prise en charge et pas simplement comme un délinquant. Certaines personnes opposée à cette initiative estiment qu'elle entre en contradiction avec la loi de 1970 qui interdit l'usage de stupéfiants.

La première salle de consommation à moindre risque, parfois surnommée « salle de shoot », en France a été inaugurée en octobre 2016 à Paris, dans un bâtiment de l'hôpital Lariboisière. Celle de Strasbourg a ouvert ses portes en novembre 2016.

De plus, pour lutter contre le sida, les hépatites et d'autres maladies, des programmes d'échanges de seringues, des traitements de substitution (Subutex, méthadone) et des structures d'accueil ont été mises en place.

d. Le dopage

• En France, l'utilisation des substances et les pratiques dopantes ont été interdites par **la loi du 5 avril 2006** (Code du sport) :

– Cette interdiction est mise en place pour tout sportif qui participe à une compétition ou à une manifestation sportive en utilisant des substances et des procédés de nature à modifier ses capacités.

La détention de telles substances sans raison médicale est également prohibée.

– Cette interdiction s'étend également à toute personne qui prescrit, cède ou offre des produits à un sportif.

– **L'Agence française de lutte contre le dopage** (AFLD) organise les contrôles antidopage. Elle procède aussi à l'analyse des échantillons prélevés et elle peut infliger des suspensions ou des interdictions de participer à une compétition. Les contrôles nocturnes sont désormais possibles. Ils sont strictement encadrés (en cas de soupçons graves, de manquements avérés, s'il y a risque de disparition de preuves…).

Sanctions pénales :

– Le trafic de produits dopants est puni d'une peine maximale de cinq ans d'emprisonnement et de 75 000 euros d'amende.

– Tout usage de produit classé stupéfiant par un sportif est assimilé au dopage et expose le fournisseur à des poursuites pour trafic de stupéfiants.

– Le ministère chargé des Sports a élaboré un plan national de prévention du dopage et des conduites dopantes pour la période 2018-2024. Il a pour objectifs de disposer d'une meilleure connaissance du phénomène du dopage et de mieux cibler les publics (les jeunes, les sportifs dits de loisir et les sportifs de haut-niveau). À titre d'exemple, une vidéo a été réalisée en 2015 avec l'équipe de France de triathlon (« Le triathlon dit non au dopage ! »), les jeunes en milieu scolaire, les sportifs de loisirs seront davantage sensibilisés, le plan prévoit une meilleure collaboration avec les industriels pharmaceutiques…

QCM

Entraînement

Difficulté ✗✗✗ | Durée 7 min

Cochez la ou les bonne(s) réponse(s).

1 Quelles sont les conséquences de l'alcoolisme d'une femme enceinte sur son bébé ?

a. ❍ risque de handicap physique
b. ❍ retard de croissance du bébé avant et après la naissance
c. ❍ risque de naissance prématurée

2 Quel est le taux d'alcoolémie qu'il ne faut pas dépasser lorsque l'on conduit ?

a. ❍ 0,2 g **b.** ❍ 0,5 g **c.** ❍ 0,7 g

3 Quelles sont les drogues licites parmi les suivantes ?

a. ❍ l'alcool **b.** ❍ le cannabis
c. ❍ le tabac **d.** ❍ les amphétamines

4 De quand date la loi qui réprime l'usage et le trafic de stupéfiants, en France ?

a. ❍ 1970 **b.** ❍ 1975 **c.** ❍ 1981

5 À quoi sont soumises les personnes qui ne fument pas et qui respirent la fumée de cigarette ?

a. ❍ au tabagisme actif **b.** ❍ au tabagisme passif

6 Comment s'appelle la loi qui lutte contre le tabac et l'alcool ?

a. ❍ la loi Fillon **b.** ❍ la loi Aubry **c.** ❍ la loi Évin

7 De quand date la première loi qui lutte contre le tabac et l'alcool ?

a. ❍ de 1975 **b.** ❍ de 1991 **c.** ❍ de 1995

Corrigé

❶ **a.**, **b.** et **c.** ❷ **a.** et **b.** ❸ **a.** et **c.** ❹ **a.** ❺ **b.** ❻ **c.** ❼ **b.**

3. Les accidents de la vie courante et les accidents de la route

A. Les accidents de la vie courante

Les chiffres

Les accidents domestiques provoquent 20 000 décès par an en France. C'est deux fois plus que ceux de la route or nous ne prenons toujours pas les mesures qui permettraient de les éviter.

a. Les victimes

- **Les personnes âgées**

Pour une personne âgée, autonomie est souvent synonyme de qualité de vie et de vie à domicile. Or, comme les statistiques le montrent, il peut suffire d'une chute pour passer de **la condition d'autonomie à celle de dépendance**.

Les chutes représentent l'accident le plus courant pour cette catégorie d'âge (plus du 70 %). **Dans plus de 90 % des cas, les victimes d'une chute sont des personnes âgées de 65 ans et plus.**

Les conséquences des chutes (contusions, hématomes, plaies, douleurs, fractures et hospitalisation) peuvent devenir particulièrement graves avec l'âge, cela à cause d'une fragilité croissante du corps et une détérioration de la solidité des os, **l'ostéoporose.**

Les causes sont multiples :

– **Facteurs individuels** : une détérioration générale liée à l'âge (mauvais contrôle de la posture, réduction de la vitesse de marche, affaiblissement des jambes, ralentissement du temps de réaction, etc.), des problèmes d'équilibre, de mobilité, des maladies telles que l'arthrose, la maladie de Parkinson ou autres maladies neurologiques, une détérioration de la vue (cataracte, glaucome, dégénérescence de la rétine, etc.), la démence et la dépression, et des antécédents de chute.

– **Facteurs comportementaux** : une mauvaise nutrition, la consommation de sédatifs, la consommation de tabac et d'alcool, et, bien sûr, des activités plus à risque (descendre des escaliers, monter sur un tabouret, etc.).

– **Facteurs environnementaux** : des dangers de l'environnement intérieur comme un mauvais éclairage, des escaliers trop raides ou pas équipés d'une main courante, des surfaces glissantes, des tapis non fixés au sol, des animaux domestiques, les dangers de l'environnement extérieur comme des surfaces de trottoirs irrégulières, un manque d'équipements de sécurité, des conditions atmosphériques particulières (neige et glace), le trafic et les transports publics.

Au-delà des conséquences physiques (fractures, contusions, etc.), les accidents domestiques impliquent des conséquences sociales chez les personnes âgées.

Elles peuvent avoir peur de sortir de chez elles et ainsi **s'isoler,** la perte d'autonomie et une diminution de la mobilité peuvent en effet rendre difficile leur maintien à domicile. Ainsi, une situation d'isolement peut affecter le moral de la personne et avoir des répercussions psychologique.

On parle souvent du « syndrome de l'après-chute ».

■ **Les enfants**

Les plus jeunes sont aussi les plus exposés. **Plus de la moitié des accidents de la vie courante concerne des enfants de 0 à 14 ans. C'est la 1re cause de décès chez les enfants de 1 à 14 ans** : produits ménagers ou médicaments accessibles, chaise haute non sanglée, table à langer instable. En quelques minutes, la vie peut tourner au drame. Il faut savoir que chez les tout-petits, c'est à **l'intérieur de la maison que se situe le danger (plus de 80 % des accidents).** Les enfants de moins de 6 ans représentent 15 % des décès par noyade accidentelle chaque année.

Il faut veiller à sécuriser particulièrement la chambre, évitez aussi de laisser l'enfant sans surveillance dans la cuisine ou encore dans la salle de bains. En grandissant, le champ d'exploration se fait plus large : jardin, terrain de jeux. Les risques se déplacent de l'intérieur vers l'extérieur de la maison.

■ **Les adultes**

Dès 10 ans et jusqu'à 25 ans environ, les aires de sports et de loisirs vont devenir le principal lieu à risque. Pour les hommes, ce phénomène se poursuit jusqu'à 35 ans : 53 % des accidents de la vie courante se produiront lors d'activités de jeux ou de loisirs, ou de sport.

Les accidents de bricolage ou de ménage provoquent également des accidents plus ou moins graves.

b. La prévention

Malgré une baisse d'environ **4 000 décès en quinze ans**, les accidents de la vie courante restent un véritable problème de santé publique. Et si l'on peut se féliciter de ces progrès, il faut garder à l'esprit qu'avec le vieillissement de la population les accidents domestiques sont amenés à se multiplier.

• **Agir auprès des personnes âgées :**

Pour être efficace, la prévention devra ainsi intervenir sur l'ensemble des facteurs de risque améliorables et plus précisément sur les quatre domaines suivants :

– le maintien d'une activité physique,
– l'adoption d'une alimentation saine et équilibrée,
– une consommation de médicaments modérée.

• **Il faut également aménager l'habitat** : les différentes pièces d'un appartement présentent souvent des risques qui leur sont spécifiques, ainsi la salle de bains pourra être aménagée pour éviter les glissades (barres d'appui, tapis anti-dérapant, douche accessible…), il faut également prévenir les accidents chez les plus jeunes : ne pas laisser un enfant sans surveillance dans le bain, sur une table à langer, ne pas faire dépasser les queues des casseroles. Autant de gestes évidents peuvent sauver des vies.

- **Les réglementations ou l'Agence française de normalisation (AFNOR)**

Des normes de sécurité, comme la certification CE sont apposées afin de garantir la sécurité d'un objet.

- **Les campagnes d'information et d'éducation**

Plus nombreuses ces dernières années, elles sont encore insuffisantes (nous sommes encore loin de celles de la prévention routière), certaines initiatives sont à encourager : une maison a ainsi été reproduite à grande échelle pour que les adultes se mettent dans « la peau » de leurs enfants et prennent conscience des dangers.

FOCUS

Chaque année, 10 000 vies pourraient être épargnées si une personne sur 5 connaissait les gestes d'urgence. Malheureusement, moins de 7 % des Français se forment chaque année aux premiers secours.

Sitographie/bibliographie

– Institut prévention accidents domestiques (IPAD)

› Site web : www.ipad.asso.fr

– *Accidents domestiques* (Poche) de Michel Cymes et Rosine Depoix

› www.lesexpertsdelaprudence.fr/accidents-domestiques.php : site proposant des jeux, comptines pour prévenir les accidents domestiques

› www.accidents-domestiques.com : des conseils sous forme de jeux

B. Les accidents de la route

Sur l'ensemble de l'année 2018, le nombre de tués sur les routes de France a baissé par rapport à l'année 2017.

a. Les chiffres

3 259 personnes ont trouvé la mort dans un accident de la route en 2018, soit 189 de moins qu'en 2017 (- 5,5 %), selon les chiffres de l'Observatoire national interministériel de sécurité routière. Le nombre de blessés baisse de 3 % en 2018 par rapport à 2017.

b. Les victimes

Les enfants et les jeunes

Les enfants constituent 2 % des tués et de la route. C'est en tant que passagers de voiture que les enfants de moins de 15 ans ont les accidents les plus graves puisque la voiture totalise 51 % des tués.

En 2017, 208 enfants de 0 à 17 ans sont morts dans un accident de la circulation.

Au fur à mesure de leur prise d'autonomie, les jeunes vont cumuler des facteurs de risque liés à leurs modes de déplacement, notamment lorsqu'ils vont accéder aux engins motorisés (scooter puis voiture).

À compter du 1er janvier 2011 une formation de 7 h est obligatoire pour tous les titulaires du permis B qui souhaitent commencer à conduire un deux-roues motorisé de 50 à 125 cm^3 ou un « scooter à trois roues » de plus de 50 cm^3.

– **De 15 à 17 ans**, l'accès à la conduite (scooter, mobylette, moto) augmente considérablement le nombre d'accidents.

– **Les jeunes de 18-24** ans forment une catégorie à risque pour les accidents de la route : 571 jeunes ont perdu la vie sur les routes en 2017 (– 4 % par rapport à 2016).

Plus de la moitié des décès de jeunes dans un accident de la route se produit durant les week-ends et jours fériés, souvent lors de sorties nocturnes (discothèques), l'alcool et la fatigue associés aux excès de vitesse ont parfois des conséquences dramatiques.

Les personnes âgées

En 2017, 865 personnes de plus de 65 ans sont décédées dans un accident routier.

Les seniors sont moins souvent victimes d'un accident de la circulation que les autres catégories d'âge, mais les conséquences de ces accidents sont plus souvent mortelles. C'est la conséquence logique de leur vulnérabilité aux chocs et aux blessures.

Les déplacements à pieds représentent un risque important puisqu'ils totalisent près d'un tiers des tués.

Les conducteurs âgés ne provoquent pas plus d'accidents que la moyenne des automobilistes. En effet, bien souvent ils compensent la baisse de leurs capacités en roulant moins vite et en évitant de conduire dans des conditions difficiles. Au-delà de 70-80 ans, on observe néanmoins une hausse du risque par kilomètre parcouru.

c. La lutte contre l'insécurité routière

Les accidents de la route sont souvent associés à une conduite à risque : excès de vitesse, de fatigue…

40 % des accidents mortels chez l'enfant passager se produisent sur des trajets inférieurs à 3 km.

La prévention

1. Conseils de sécurité

a. Les enfants

• **Depuis 1992, tous les enfants de 0 à 10 ans** doivent obligatoirement voyager dans des dispositifs de retenue adaptés à leur âge et à leur morphologie. Malgré cela, 70 % des 5-10 ans sont encore mal attachés ou dans un dispositif inadapté.

• **Jusqu'à 10 ans, l'enfant doit être placé à l'arrière**. À cette place, l'enfant est protégé des chocs latéraux et frontaux.

• **Les bébés peuvent toutefois être placés « dos à la route »** sur le siège du passager avant (dans un dispositif adapté !) La désactivation de l'airbag passager est alors obligatoire, car son déclenchement brutal pourrait grièvement blesser le bébé.

• **Toute femme enceinte** doit absolument porter sa ceinture de sécurité. La ceinture est une protection à condition, toutefois, de l'attacher de sorte que celle-ci ne provoque pas de choc sur l'abdomen : ce qui risquerait d'occasionner un traumatisme interne dont le fœtus subirait les conséquences. La sangle horizontale doit donc être placée sous le ventre, aussi bas que possible.

- **Une place = une ceinture = une personne.** C'est la règle depuis le 1er janvier 2008, fini donc celle des demi-places jusqu'alors en vigueur. Chaque enfant doit occuper une seule place et être obligatoirement installé dans son siège.

b. La fatigue

- Une **vraie pause au minimum toutes les deux heures** est essentielle pour permettre de se détendre et de se dépenser (certains créneaux horaires sont particulièrement propices à la somnolence : la nuit entre 2 h et 5 h et, dans la journée, entre 13 h et 15 h, à l'heure de la sieste).
- Plusieurs facteurs aggravent la fatigue : le manque ou une mauvaise qualité de sommeil, un repas trop lourd, etc.

c. L'alcool et les médicaments

- La limite du taux d'alcoolémie autorisé est de 0,5 g/l dans le sang.
- L'absorption de cannabis est un facteur de risque à ne pas négliger.

d. La maladie

- Il faut s'assurer régulièrement de ses capacités physiques à conduire : contrôle de la vue ; la fièvre, toux, maux de gorge peuvent altérer la vigilance et les sens ; certains traitements ont également une incidence directe sur la conduite.
- Certaines maladies ou handicaps sont incompatibles avec le permis (syncope récurrente, déficience auditive sévère, acuité visuelle des deux yeux inférieure à 5/10e…). D'autres autorisent le droit de conduire temporairement ou nécessitent des aménagements obligatoires du véhicule.

2. Les campagnes de prévention

- Des mesures de sécurité sont renforcées : le kit de sécurité (gilet jaune et triangle rouge) est rendu obligatoires depuis le 1er octobre 2008.

La sécurité routière édite de nombreuses brochures d'information et de prévention, en voici quelques exemples :

- Des spots publicitaires prennent le relais (« Boire ou conduire, il faut choisir », campagnes publicitaires « choc »).
- Des campagnes sont principalement destinées à protéger le jeune public : « Sam, le capitaine de soirée » : à chaque sortie un conducteur désigné s'engage à ne pas boire pour ramener tout le monde (des éthylotests sont disponibles en grande surface, pharmacie et parfois distribués en discothèques).

Le permis à points

Le permis à points repose sur un principe simple : amener les contrevenants sanctionnés par des retraits de points à adopter une conduite responsable et respectueuse du Code de la route.

Le capital maximal de points du permis de conduire (12) est automatiquement reconstitué si, pendant trois ans, aucun retrait de points consécutif à une infraction n'est intervenu.

La participation à **un stage de sensibilisation à la sécurité routière** (volontaire et payant) permet de récupérer jusqu'à 4 points.

Nouvelles mesures : Depuis le 1er juillet 2015, les sanctions se renforcent pour lutter contre l'usage du téléphone au volant et l'alcoolémie des jeunes conducteurs.

Conduire avec une oreillette ou un casque audio, même à vélo, est sanctionné d'une amende de 135 € et d'un retrait de 3 points. C'est déjà la sanction en vigueur pour l'usage, par le conducteur, du téléphone tenu en main.

Autre nouveauté : la baisse à 0,2 g/l du seuil d'alcoolémie pour les conducteurs novices, c'est-à-dire pendant trois ans après l'obtention du permis probatoire, y compris à la suite de la perte de tous les points de son permis, ou encore pendant deux ans pour les candidats en conduite accompagnée. Tout manquement entraînera une amende de 135 €, le retrait de 6 points et l'immobilisation du véhicule.

L'abaissement de la vitesse à 80 km/heure au lieu de 90 sur les routes départementales est effectif depuis le 1er juillet 2018.

Sitographie

› www.preventionroutiere.asso.fr
› www.rentrerenvie.fr (capitaine de soirée)

Entraînement n° 1

Difficulté ✗✗✗ | Durée 10 min

Sujet

Les ACVC : pour chacun des risques suivants, donnez des solutions de prévention.

a. Le risque de chute
b. Le risque d'incendie
c. Le risque d'intoxication
d. Le risque électrique
e. Le risque de brûlure
f. Le risque de coupure
g. Le risque de noyade

Entraînement n° 2

Difficulté ✗✗✗ | Durée 20 min

Sujet

Quelles sont les mesures prises en France pour lutter contre les accidents de la route ?

Corrigé n° 1

a. Le risque de chute : fixer les tapis au sol ; choisir un sol antidérapant et équiper la baignoire ou la douche de tapis, adhésifs, barres de maintien, siège de douche... ; ouvrir les fenêtres en dehors de la présence des enfants ; ne pas mettre de mobilier sous une fenêtre...

b. Le risque d'incendie : faire ramoner la cheminée et l'équiper d'un pare-feu ; installer un détecteur de fumée près des chambres...

c. Le risque d'intoxication : ranger hors de portée les bouteilles d'alcool et les produits ménagers ; faire vérifier ses appareils de chauffage...

d. Le risque électrique : ne pas surcharger les prises électriques ; ne pas utiliser d'appareils électriques près des points d'eau...

e. Le risque de brûlure : ne pas boire de liquide chaud avec un enfant dans les bras ; mettre hors de portée les allumettes et les briquets ; ne pas faire dépasser les queues des casseroles ; faire attention aux barbecues, au soleil dans le jardin.

f. Le risque de coupure : ranger tout ce qui coupe après usage (couteaux, ciseaux, ouvre-boîte, boîte de conserve ouverte...) ; débrancher et ranger les appareils électroménagers ; utiliser avec prudence les outils de jardin et avoir un équipement adapté.

g. Le risque de noyade : installer une alarme et/ou une barrière près des piscines ; ne jamais laisser un jeune enfant seul dans son bain...

Corrigé n° 2

Introduction

En France, les accidents de la route ont fait en moyenne 3 259 morts en 2018 (soit en moyenne presque 10 par jour). Face à ces chiffres, les gouvernements successifs ont pris des séries de mesures pour limiter le nombre de victimes. Des actions visent tout d'abord à prévenir les dangers, d'autres ont un caractère répressif.

Développement

1. La prévention routière

Les associations de victimes d'accidents de la route se mobilisent pour prévenir les dangers : campagnes de publicité choc, brochures sur les comportements à adopter au volant (protection des enfants, surveillance de la vue, pas d'alcool au volant : le taux d'alcoolémie toléré est de 0,5 g/l de sang pour les automobilistes et baisse à 0,2 g/l pour les conducteurs novices).

Des campagnes visent plus particulièrement les jeunes, premières victimes de la route : alcootests, « Sam le capitaine de soirée ».

2. La répression

La prévention n'étant pas toujours suffisante, la peur des sanctions peut limiter les excès de vitesse : multiplication des radars, radars automatiques, limitation de la vitesse en ville (50 km/h).

Le permis à points a été instauré en 1992, avant le renforcement des peines en cas d'infraction au Code de la route.

La vitesse sur les routes départementales est limitée, depuis le 1er juillet 2018, à 80 km/heure au lieu de 90.

La ceinture de sécurité est obligatoire, les enfants sont placés à l'arrière et le port du casque en vélo est fortement conseillé et conduire avec une oreillette ou un casque audio, même à vélo, est sanctionné, au même titre que l'usage du téléphone en voiture.

Conclusion

Associés à une sécurisation des véhicules (contrôles techniques tous les deux ans, airbags...), à une route plus sûre (éclairages, feux, ronds-points...), la lutte contre l'insécurité routière appartient aussi à chacun d'entre nous.

4 | Le système de santé en France

1. L'organisation du système de santé

A. L'administration de la santé

a. La compétence de l'État

• **La loi HPST du 21 juillet 2009 portant réforme de l'hôpital et relative aux patients, à la santé et aux territoires** a créé **les agences régionales de santé (ARS)**, réformant ainsi en profondeur le système de santé.

Elles ont vocation à mettre en œuvre la politique de santé dans les régions et à contribuer à la maîtrise des dépenses de l'assurance-maladie.

Les ARS ont plusieurs missions liées au pilotage de la santé publique et à la régulation de l'offre de santé, dans les secteurs ambulatoire, hospitalier et médico-social.

Elles sont donc chargées de :

– **prendre en charge les problèmes généraux de santé publique** : prévention collective, veille sanitaire (exemple pour l'épidémie de grippe H1N1, le Médiator), lutte contre les grandes maladies et fléaux (toxicomanie, alcoolisme)… ;

– **assurer la formation des personnels de santé ;**

– **veiller aux normes de qualité** des établissements de soins et de la production pharmaceutique ;

– **définir et de mettre en œuvre**, dans le respect des orientations nationales, la politique régionale d'offre de soins hospitaliers, d'analyser et de coordonner l'activité des établissements de santé publics et privés et de déterminer leurs ressources.

• Au plan national, c'est le **ministère chargé des Affaires sociales et de la Santé** qui intervient au nom de l'État sur le système de santé.

b. Les organismes de santé publique

L'État a créé plusieurs établissements publics ayant compétence dans un domaine spécifique :

• **La Haute autorité de santé** (HAS) : c'est une autorité publique indépendante à caractère scientifique, créée par la loi du 13 août 2004 relative à l'assurance maladie. Elle agit pour améliorer la qualité du système de santé afin d'assurer à tous un accès durable et équitable à des soins efficaces.
La HAS participe également à l'information du grand public et à améliorer la qualité de l'information médicale.

• **Le Comité consultatif national d'éthique pour les sciences de la vie et de la santé :** il donne son avis sur les problèmes moraux soulevés par la recherche dans les domaines de la biologie et de la médecine.
• **L'Agence française de sécurité sanitaire de l'alimentation, de l'environnement et du travail :** elle est chargée d'évaluer les risques sanitaires et nutritionnels que peuvent présenter les aliments destinés à l'homme et aux animaux. C'est elle qui avait notamment alerté les autorités lors de l'affaire de la « vache folle » liée à la consommation de bœuf.
• **L'Agence nationale de sécurité du médicament et des produits de santé** : elle garantie l'indépendance, la compétence scientifique et l'efficacité administrative des études et des contrôles relatifs à la fabrication, aux essais, aux propriétés thérapeutiques et à l'usage des médicaments et des produits de santé. Elle délivre les autorisations de mise sur le marché des médicaments.

De nombreux scandales sanitaires liés aux médicaments ont entraîné la méfiance des consommateurs. Des actions en justice sont en cours, comme par exemple dans l'affaire du Dépakine. Des enfants ayant pris cet anti-épileptique ont été atteints de graves effets secondaires.
• **L'Établissement français du sang :** il veille à garantir une sécurité maximale dans le fonctionnement du système français de transfusion sanguine et à favoriser l'adaptation de l'activité transfusionnelle aux évolutions médicales et scientifiques.
• **L'Établissement français des greffes :** il coordonne les activités de prélèvement et de greffe ainsi que les échanges internationaux de greffons.
• **L'Institut national de cancérologie :** il élabore une politique de lutte contre le cancer, tant en matière de prévention que de dépistage, que pour les soins et la recherche.
• **Agence nationale de santé publique (ANSP)** : la loi Santé du 26 janvier 2016 renforce la prévention sanitaire en créant cette agence, issue de la fusion de l'INPES (Institut national de prévention et d'éducation pour la santé), de l'InVS (Institut de veille sanitaire) et de l'EPRUS (Établissement de préparation et de réponse aux urgences sanitaires).

Elle a en charge l'observation épidémiologique et la surveillance de l'état de santé des populations, la veille sur les risques sanitaires menaçant les populations, la promotion de la santé et la réduction des risques pour la santé, le développement de la prévention et de l'éducation pour la santé et enfin la préparation et la réponse aux menaces, alertes et crises sanitaires.

B. Les établissements et les professions de santé

a. Les établissements hospitaliers

Leur fonctionnement

Le fonctionnement des établissements est réglementé par le Code de la santé publique.

La loi du 21 juillet 2009 sur « l'hôpital, les patients, santé et territoires » (loi HPST) répond à un objectif : offrir à tous les Français, sur tout le territoire, un égal accès à des soins de qualité.

1. Les établissements publics et privés

- Les soins avec hébergement sont dispensés dans des établissements publics ou privés.
  - Les deux secteurs, public et privé, se différencient sur certains points : étendue des missions, modalités de fonctionnement, équipements, type de clientèle, mode de rémunération.
  - L'enseignement et la recherche font partie des fonctions des hôpitaux publics qui ont, par ailleurs, l'obligation d'accueillir tous les malades, en organisant le service des urgences.

2. La planification hospitalière

La planification hospitalière est définie à l'échelon régional. Les deux principaux instruments en sont :

- La carte sanitaire (instituée en 1970 et maintenue par la loi hospitalière de 1991) : elle détermine les limites des secteurs sanitaires et la nature des équipements à mettre en place pour répondre aux besoins de la population.
  Elle fixe des indices de besoins pour certaines disciplines (chirurgie, maternité...) et certains équipements matériels lourds (scanner...).
- Le schéma régional d'organisation des soins (SROS) qui organise à l'intérieur de chaque région la répartition géographique des installations (lits, places et équipements matériels lourds) ou des activités de soins.

La carte sanitaire et le schéma d'organisation sanitaire peuvent être révisés à tout moment. Ils le sont obligatoirement tous les cinq ans.

Les différents établissements de santé

1. Les établissements publics de santé

- Ces établissements sont des personnes morales de droit public dotées de l'autonomie administrative et financière. Ils sont placés sous la tutelle des agences régionales de santé (ARS).
  - Ils peuvent être à vocation générale : on distingue les centres hospitaliers régionaux, qui assument, parallèlement à leurs activités de soins, une mission de recherche et d'enseignement (CHRU), les centres hospitaliers et les établissements locaux.
  - Ils peuvent être spécialisés : les centres hospitaliers spécialisés assurent les soins relatifs à des disciplines particulières : principalement psychiatrie et cancérologie.

2. Les établissements privés à but non lucratif

- Ces établissements assurent les soins de moyen et de long séjour.
- Ils ont les mêmes obligations que les établissements de santé publics et connaissent les mêmes règles de fonctionnement et de financement sauf en ce qui concerne le statut des personnels, notamment médicaux, qui relèvent de conventions collectives.

3. Les établissements privés à but lucratif

- Le secteur privé lucratif a, pour des raisons économiques, orienté majoritairement son activité vers les soins « aigus » et plus particulièrement vers la chirurgie.
- Il est caractérisé par l'existence de nombreux petits établissements mais on assiste à un mouvement de concentration des cliniques pour créer des établissements de taille importante dotés de plateaux techniques sophistiqués.

4. Refondation du service public hospitalier

La loi Santé, du 26 janvier 2016, **réaffirme solennellement l'existence du service public hospitalier** autour d'un bloc d'obligations comme l'absence de dépassement d'honoraire, la permanence de l'accueil et l'égalité d'accès aux soins. Il rend obligatoires les groupements hospitaliers de territoires.

b. Les dispensaires et centres de soins

Le dispositif

• Les dispensaires et centres de soins s'adressent principalement aux malades ambulatoires. Ils dépendent des municipalités, des mutuelles ou des associations. Il en existe environ un millier dont 90 % sont de statut public.

• Les professionnels y travaillent souvent comme salariés. Les interventions qu'ils proposent peuvent être générales ou spécialisées.

Les prises en charge

• Il existe des dispensaires antituberculeux, des centres de consultations avancées contre le cancer, des centres de médecine sportive, des centres d'hygiène alimentaire et d'alcoologie.

• Par ailleurs, dans une optique de santé publique, les Français bénéficient d'examens systématiques dans le cadre de leur scolarité (médecine scolaire) ou de leur activité professionnelle (médecine du travail). Les caisses d'assurance maladie proposent également des examens de santé gratuits.

• Des services de protection maternelle et infantile (PPSMI) sont à la disposition des femmes enceintes et des jeunes enfants, pour assurer leur surveillance (voir thème 2 sur la justice des mineurs).

c. Les professions de santé

Pour certaines professions (médecins, sages femmes, dentistes, pharmaciens), il existe un ordre qui veille au respect de l'éthique professionnelle et accorde ou limite l'autorisation d'exercer.

Les membres des professions de santé, médicaux et paramédicaux constituent un peu plus de la moitié des effectifs employés dans le secteur de la santé.

La loi Santé du 26 janvier 2016 reconnaît de nouveaux métiers (métier d'infirmier clinicien) et repense le rôle et la place de certains (évolution du rôle et de la place des sages-femmes, autorisation donnée aux pharmaciens de vacciner...).

Les médecins

• Au 1er janvier 2017, le nombre de médecins en France s'élevait à 216 000, dont 60 000 médecins généralistes.

• Il existe un *numerus clausus* à l'entrée dans les études médicales.

• Les praticiens libéraux jouissent de la liberté d'installation. La variabilité des densités médicales est assez forte selon les régions surtout pour les spécialistes. L'Île-de-France, le Sud, sont les régions les mieux dotées. Les spécialistes se concentrent sur les grandes villes.

La rémunération des médecins libéraux s'effectue à l'acte. Ils peuvent associer à leur activité libérale une activité salariée.

Les autres professions du secteur de la santé

1. Les dentistes

Ils sont environ 43 000. Ils exercent en grande majorité en secteur libéral (84 %).

2. Les pharmaciens

Au 1er janvier 2016, les pharmaciens sont au nombre de 74 754 (42 % d'entre eux sont titulaires d'une officine, 36 % sont des pharmaciens adjoints, 7,5 % travaillent en établissement de santé).

3. Les sages-femmes

Elles sont formées dans des écoles rattachées aux hôpitaux publics. Elles sont au nombre de 28 932 au 1er janvier 2017. Seulement 17 % d'entre elles exercent en pratique libérale. La loi Hôpital, patients, territoires du 21 juillet 2009 a renforcé leur rôle auprès des femmes. Elles peuvent désormais effectuer des consultations de suivi gynécologique, de prévention et de contraception auprès de toutes les femmes en bonne santé, tâches jusqu'alors dévolues aux gynécologues et aux médecins généralistes.

4. Les auxiliaires médicaux

Ils peuvent pratiquer en établissements de soins (aides-soignants, auxiliaires de puériculture, agents des services hospitaliers).

5. Les infirmiers

Il y a actuellement environ 680 000 infirmiers dont près de 110 000 travaillent en libéral. Ils sont formés soit dans un cadre hospitalier, soit dans des écoles privées généralement gérées par des associations privées à but non lucratif comme la Croix-Rouge.

6. Les masseurs-kinésithérapeutes

Ils sont formés dans des écoles relevant de l'enseignement supérieur. 79,5 % d'entre eux exercent en secteur libéral ; les autres sont salariés d'un établissement hospitalier ou d'un centre de soins. En 2016, leurs effectifs étaient évalués à près de 86 000.

2. La prise en charge des patients

A. L'assurance maladie

a. La Sécurité sociale : historique

Le système français de Sécurité sociale se caractérise aujourd'hui par une protection contre les risques sociaux généralisée à l'ensemble de la population.

- **Ordonnance du 4 octobre 1945 :** création d'un réseau coordonné de caisses.
- **Ordonnance du 19 octobre 1945 :** création des branches maladie, maternité, invalidité, vieillesse et décès de la Sécurité sociale.
- **Loi du 22 août 1946 :** étend les allocations familiales à pratiquement toute la population.

- **Loi du 30 octobre 1946 :** intègre la réparation des accidents du travail à la Sécurité sociale.
- **Loi du 9 avril 1947 :** étend la Sécurité sociale aux fonctionnaires.
- **1991 :** Création de la contribution sociale généralisée (CSG) pour financer l'assurance maladie. Elle est perçue sur les revenus d'activité et du patrimoine ainsi que sur les pensions de retraite (sous certaines conditions).
- **1996 :** Création de la **contribution au remboursement de la dette sociale** (CRDS)
- **Loi du 28 juillet 1999 :** institution d'une **couverture maladie universelle** *(voir ci-dessous)*
- **2000 :** Début de la diffusion de la **carte Vitale personnelle** pour les ayants droit de 16 ans et plus. 70 % des remboursements (tout système confondu) se font aujourd'hui par voie électronique.

b. Le régime d'assurance maladie obligatoire

La branche maladie de la Sécurité sociale

L'assurance maladie est le principal assureur obligatoire de la santé des Français : 99 % soit la quasi-totalité des Français bénéficient de l'assurance maladie.

- La protection sociale contre les risques financiers liés à la maladie est assurée principalement par **l'assurance maladie, une des quatre branches de la Sécurité sociale** (les trois autres branches sont la famille, les accidents du travail/maladie professionnelle et la vieillesse).
- Différents régimes gèrent l'assurance maladie :
  - Le **régime général de la Sécurité sociale**

    Il assure les salariés du commerce et de l'industrie ainsi que leurs familles, soit environ 80 % de la population.

    Il est géré au plan national par la Caisse nationale de l'assurance maladie des travailleurs salariés (CNAMTS) et, au plan local, par des caisses régionales (CRAM) et des caisses primaires d'assurance maladie (CPAM).
  - **La Mutualité sociale agricole** (MSA)

    Elle couvre les exploitants et les salariés agricoles, ainsi que leurs familles, soit au total environ 9 % de la population.
  - **La Caisse nationale d'assurance maladie des professions indépendantes** (CANAM)

    Elle couvre les artisans, les commerçants et les membres des professions libérales, soit 6 % de la population.
  - **D'autres régimes** numériquement moins importants couvrent sur une base professionnelle certaines catégories professionnelles (mines, SNCF, marins…).

La couverture maladie universelle

- **La couverture maladie universelle** (CMU), créée en 1999, permet aux plus démunis de bénéficier d'une prise en charge financière de leurs soins.

  Elle garantit à toute personne, quelle que soit sa situation, résidant en France de façon stable et régulière, une protection contre le risque maladie par son rattachement à un **régime obligatoire d'assurance maladie (CMU de base)**.

Les personnes dont les revenus sont les plus faibles ont droit à une **couverture complémentaire gratuite** et sont dispensées de l'avance des frais **(CMU complémentaire)**.

Une aide à la complémentaire santé (ACS) est instaurée afin de faciliter l'accès à une assurance maladie complémentaire.

• **La protection universelle maladie** (PUMa) est entrée en application le 1er janvier 2016. Elle complète le dispositif de la CMU de base en garantissant à toute personne qui travaille ou réside en France de manière stable et régulière, un droit à la prise en charge de ses frais de santé à titre personnel et de manière continue tout au long de la vie.

Les salariés n'ont plus à justifier d'une activité minimale, seul l'exercice d'une activité professionnelle est pris en compte.

Quant aux personnes sans activité professionnelle, elles bénéficient de la prise en charge de leurs frais de santé au seul titre de leur résidence stable et régulière en France.

c. L'assurance complémentaire

• Trois types d'organismes de protection complémentaire coexistent : **les mutuelles, les compagnies d'assurance privées et les institutions de prévoyance**.

• Cette couverture complémentaire santé assure :

– le remboursement de tout ou partie de la **part des soins non remboursée** par le régime obligatoire d'assurance maladie (ticket modérateur, forfait journalier à l'hôpital) ;

– la prise en charge de tout ou partie des **dépassements des médecins à honoraires libres, des frais d'optique, de prothèses dentaires**...

B. Le fonctionnement du système de santé

a. L'amélioration de l'offre de soins

La situation financière de l'assurance maladie est extrêmement préoccupante. Les réformes engagées depuis plusieurs années visent à sauvegarder le régime d'assurance maladie, en préservant ses principes fondamentaux :

– **l'égalité d'accès aux soins** : elle doit être garantie à tous les citoyens, quel que soit leur lieu de résidence sur le territoire national et quels que soient leurs revenus. Elle suppose l'existence d'un système d'assurance maladie public et universel ;

– **la qualité des soins** : les soins délivrés par les professionnels sont de très bon niveau mais la culture de la qualité doit être résolument développée dans le domaine de la santé ;

– **la solidarité** : chacun doit contribuer à l'assurance maladie selon ses moyens et recevoir en fonction de ses besoins.

■ **Le dossier médical personnel (DMP)**

• Le dossier médical personnel est un **dossier unique et informatisé**.

– Il permet de suivre le cheminement du malade dans le système de soins **(suivi de son parcours médical)**.
– Il permet au médecin de **prendre connaissance des éléments diagnostiques et thérapeutiques** reportés par ses confrères en ville et à l'hôpital (cela permet, par exemple, de **réduire les interactions médicamenteuses** qui occasionnent chaque année plusieurs milliers d'hospitalisations et de décès).

• **La nouvelle carte Vitale**, comportant une photo, permet au médecin traitant, en présence du patient et avec son accord, d'avoir accès au dossier de ce dernier.

Le patient **sera le seul à avoir un accès automatique à son dossier.** Il détermine qui pourra y accéder (en principe son médecin traitant et les autres praticiens de son choix : médecins hospitaliers, services d'urgence, médecins spécialisés...).

Le médecin traitant

• Le médecin traitant, choisi librement par le patient, a un rôle central dans l'orientation et son suivi tout au long de son **parcours de soins coordonnés :** il coordonne le dossier médical et adresse le patient, avec son accord, vers le professionnel de santé le plus apte à traiter sa situation spécifique.
• Le médecin traitant est celui qui connaît le mieux le patient, celui qui appréhendera globalement l'individu dans toutes ses dimensions (physiques, psychiques, sociales...). **Cette relation de confiance** permet au médecin traitant d'orienter le patient au mieux de ses besoins.
• Le patient est libre de choisir ou non un médecin traitant **(principe de libre accès aux soins)**, mais aussi d'accéder à un médecin spécialiste en dehors de l'orientation par son médecin traitant. Néanmoins, les patients qui ne souhaitent pas s'inscrire dans ce dispositif se voient appliquer une **majoration de la part restant à leur charge**.

Les patients qui choisissent de consulter leur médecin référent avant tout recours aux soins secondaires sont au contraire **dispensés de l'avance de frais**.

• Toutefois, **l'accès à certains spécialistes ne nécessite pas de prescription du médecin traitant**. Ils sont « d'accès direct spécifique ». Il s'agit des gynécologues, pédiatres, psychiatres et neuropsychiatres. Les patients en affections de longue durée (ALD) peuvent également accéder directement à leurs spécialistes sans prescription médicale préalable lorsqu'ils s'inscrivent dans le cadre de leur protocole de soins. Enfin, certaines situations dispensent d'une consultation du médecin traitant : l'urgence médicale ou le déplacement hors du lieu de résidence (vacances par exemple).

Le règlement des soins

• En principe, le malade paie le plus souvent directement au prestataire de soins la totalité du coût des soins reçus et obtient ensuite un remboursement, généralement partiel, du régime d'assurance maladie auquel il est affilié.

En fait, il existe **de nombreux cas où ce régime prend en charge directement les frais engagés à hauteur du remboursement correspondant (tiers-payant chez le médecin, le pharmacien...)**. Cette pratique est également courante en cas d'hospitalisation.

• Les sommes remboursées aux malades sont calculées en fonction des tarifs et d'un pourcentage, **le ticket modérateur**.

• Les personnes admises dans des établissements hospitaliers doivent payer un **forfait journalier**, sauf dans le cas des enfants et des personnes handicapées hébergées en établissements d'éducation spéciale ou professionnelle, des victimes d'accidents du travail ou de maladies professionnelles, des bénéficiaires de l'assurance maternité et des bénéficiaires de pensions militaires d'invalidité.

La charte du patient hospitalisé

La charte du patient hospitalisé est une annexe à la circulaire du 2 mars 2006 relative aux droits des personnes hospitalisées. Elle précise que :

– **Toute personne est libre de choisir l'établissement de santé** qui la prendra en charge, dans la limite des possibilités de chaque établissement.

– Les établissements de santé garantissent la **qualité de l'accueil, des traitements et des soins**. Ils sont attentifs au soulagement de la douleur et mettent tout en œuvre pour assurer à chacun une vie digne, avec une attention particulière à la fin de vie.

– **L'information donnée au patient doit être accessible et loyale**. La personne hospitalisée participe aux choix thérapeutiques qui la concernent. Elle peut se faire assister par une personne de confiance qu'elle choisit librement.

– Un acte médical ne peut être pratiqué qu'avec le **consentement libre et éclairé du patient**. Celui-ci a le droit de refuser tout traitement.

– La personne hospitalisée peut, sauf exceptions prévues par la loi (ces droits ne peuvent pas s'appliquer aux patients hospitalisés sous le régime de la contrainte tels que : soins psychiatriques à la demande d'un tiers – SPDT – ou soins psychiatriques à la demande d'un représentant de l'État – SPDRE.

– La personne hospitalisée est traitée avec égards. **Ses croyances sont respectées. Son intimité est préservée ainsi que sa tranquillité.**

– Le respect de la vie privée est garanti à toute personne ainsi que la **confidentialité des informations** personnelles, administratives, médicales et sociales qui la concernent.

– La personne hospitalisée (ou ses représentants légaux) bénéficie d'un **accès direct aux informations de santé la concernant**. Sous certaines conditions, ses ayants droit en cas de décès bénéficient de ce même droit.

b. La maîtrise médicalisée des dépenses de santé

La responsabilisation du patient

1. La contribution forfaitaire

• **La loi du 13 août 2004** (article 20) a instauré une **contribution forfaitaire sur les actes médicaux et les actes de biologie qui est fixée à 1 euro dans la limite d'un plafond annuel de 50 euros** afin de responsabiliser les patients dans leur recours au système de soins, en leur faisant supporter directement une part minime des frais.

• Seuls les enfants, les bénéficiaires de la CMU et les femmes enceintes sont exonérés de cette contribution. Les actes réalisés en hospitalisation sont également exclus.

• La contribution sera imputée sur les remboursements.

• La responsabilisation du patient implique que **cette contribution ne soit pas prise en charge par les organismes complémentaires**.

2. Le médicament générique

• La France était en retard en ce qui concerne les médicaments génériques. Seules 13 % des boîtes vendues étaient des génériques.

Pour rattraper ce retard, le gouvernement a souhaité dès 1996 qu'ils soient :
- mis plus rapidement sur le marché,
- rendus plus attractifs par des baisses de prix.

• Le développement du générique permet de **maîtriser l'évolution des dépenses de médicaments à qualité médicale inchangée**. Le générique soigne aussi bien que le médicament initialement vendu.

Le dispositif « tiers payant contre génériques » consiste à réserver le tiers payant aux assurés qui acceptent la délivrance de médicaments génériques lorsqu'ils existent.

3. Le déremboursement des médicaments

• La Haute Autorité de santé, non pas dans une logique de déremboursement mais selon une **logique d'amélioration médicale dans l'organisation des soins**, a été chargée d'évaluer et de réévaluer les médicaments sur des bases scientifiques, afin de permettre le choix le plus efficace et le moins coûteux pour l'assurance maladie.

• Une vague de **diminution du remboursement de certains médicaments** a eu lieu à partir de 2010, avec un taux de remboursement qui est passé de 35 % à 15 %. Ce nouveau taux de remboursement (vignette orange) s'ajoute ainsi aux trois taux déjà existants (100 %, 65 %, 35 %) fixés en fonction de l'intérêt thérapeutique de leurs molécules.

Un renforcement des contrôles et de la lutte contre les fraudes

L'année dernière, l'assurance maladie a versé plusieurs milliards d'euros d'indemnités journalières pour arrêt de travail, et un quart des Français se sont arrêtés au moins une fois pour cause de maladie. Les arrêts maladie ont augmenté de 46 % en cinq ans.

Les comportements abusifs se font au détriment de tous. Un contrôle mieux organisé et plus efficace des pratiques a été mis en place.

1. Les obligations du salarié en cas d'arrêt de travail

• Les obligations de l'assuré social ont été renforcées en 2004, notamment sur le **respect des horaires de sortie et sur l'envoi des avis d'arrêt de travail qui ne doit pas être tardif**.

• En cas de **prolongation d'un arrêt de travail**, l'indemnisation n'est maintenue que si la prolongation est prescrite par le médecin prescripteur initial ou le médecin traitant.

Des dérogations à ce principe sont prévues : médecin remplaçant du médecin prescripteur initial, arrêt de travail initial prescrit à l'issue d'une hospitalisation.

• Les **coordonnées téléphoniques** de la personne doivent figurer sur l'avis d'arrêt de travail afin de faciliter l'accès des agents enquêteurs au domicile de l'assuré.

2. Le contrôle des médecins

• La maîtrise du versement des indemnités journalières ne doit pas uniquement porter sur le patient. La loi prévoit donc un **contrôle accru des médecins grands prescripteurs d'arrêt de travail**.

• En cas d'utilisation abusive des prescriptions d'arrêt de travail, un dispositif de **sanctions modulables et proportionnées est mis en place pour les praticiens** : procédure d'entente préalable en cas de dérapage dans les prescriptions d'arrêts de travail, pénalité financière à l'encontre du médecin.

L'activité du médecin pourra être mise sous contrôle.

Actualité

La loi Santé du 26 janvier 2016 modernise le système de santé et prévoit progressivement de :
– **désigner un médecin traitant pour les enfants.** Cette mesure vise à affirmer le rôle pivot du médecin traitant dans le suivi du parcours de soins des 0-16 ans. Cela permettra notamment de mieux prévenir l'obésité, les troubles de l'apprentissage ou encore l'usage des drogues ;
– créer un numéro d'appel unique pour joindre un médecin de garde ;
– mettre en place un **service public d'information en santé** garantira une meilleure orientation de chacun dans le système de soins ;
– le Pacte territoire santé permet de lutter contre la désertification médicale en permettant à tous les Français d'accéder à des soins de qualité sur tout le territoire français. Actuellement, 2 millions de personnes sont touchées par la désertification médicale et les inégalités territoriales.

Entraînement

Difficulté ✗✗✗ | Durée 7 min

QCM Cochez la ou les bonne(s) réponse(s).

1 Que signifie le sigle CMU ?

a. ❍ cotisation de maladie unique
b. ❍ couverture maladie universelle
c. ❍ cotisation maladie universelle
d. ❍ centre médical d'urgence

2 Les bénéficiaires de la CMU ont-ils droit au tiers-payant ?

a. ❍ oui **b.** ❍ non

3 Comment appelle-t-on l'ensemble des devoirs et des règles qui régissent une profession, la conduite de ceux qui l'exercent, les rapports entre ceux-ci et leurs clients ?

a. ❍ l'éthique
b. ❍ la conscience professionnelle
c. ❍ la déontologie
d. ❍ le secret professionnel

❹ Parmi ces structures de santé publique, quelle est celle dont le rôle est d'avertir de toute urgence les pouvoirs publics quand une situation sanitaire critique se déclare ?

a. ❍ la Haute autorité de santé
b. ❍ l'Agence française de sécurité sanitaire des aliments
c. ❍ l'Agence nationale de sécurité du médicament et des produits de santé
d. ❍ l'Agence nationale de santé publique

❺ Quand a été créée la Sécurité sociale ?

a. ❍ 1930 **b.** ❍ 1932 **c.** ❍ 1941 **d.** ❍ 1945

❻ Depuis 2004, quel est le montant de la participation forfaitaire des assurés en cas de consultation médicale ?

a. ❍ 1 euro **b.** ❍ 2 euros **c.** ❍ 10 euros

❼ Quel organisme vient compléter la part non remboursée par la Sécurité sociale ?

a. ❍ le Pôle Emploi **b.** ❍ la mutuelle **c.** ❍ l'assurance maladie

Corrigé

❶ **b.** ❷ **a.** ❸ **c.** ❹ **d.** ❺ **d.** ❻ **a.** ❼ **b.**

5 | La santé

Définition de la santé selon l'OMS : « La santé est un état de complet bien-être physique, mental et social, et ne consiste pas seulement en une absence de maladie ou d'infirmité ».

La France jouit d'une position plutôt enviable au sein de l'Union européenne :

– elle a le taux le plus faible de mortalité cardiovasculaire ;

– la mortalité en dessous de 15 ans est très faible ;

– la mortalité infantile a été diminuée de moitié au cours des sept dernières années ;

– déclin de la mortalité due aux maladies cardiovasculaires, au sida, aux chutes des personnes âgées, à la mort subite du nourrisson, etc.

Cependant, le nombre de décès prématurés évitables (avant 65 ans) est élevé (dus notamment à la consommation de tabac et d'alcool), les inégalités d'accès aux soins sont encore trop importantes, les inégalités de santé au sein de la population sont encore présente entre sexes (espérance de vie des femmes plus élevée), régions(espérance de vie plus importante dans le sud de la France que dans le nord), socio-économiques (selon la profession, l'espérance de vie varie).

FOCUS Les maladies à incidence sociale

Ces maladies posent des problèmes de santé publique car :

– elles touchent beaucoup de personnes ;

– elles causent un nombre importants de décès ou d'invalidités.

Le cancer, le sida sont considérées comme des MIS.

1. La santé publique

La santé publique est selon l'OMS « la science et l'art de prévenir les maladies, de prolonger la vie et d'améliorer la santé et la vitalité mentale et physique des individus, par le moyen d'une action collective concertée… ».

Elle s'occupe de l'état sanitaire d'une collectivité, de la santé globale des populations sous tous ses aspects : curatif, préventif, éducatif et social.

A. La nutrition

a. Le programme national nutrition santé (PNNS)

Lancé en janvier 2001, le programme national nutrition santé (PNNS) avait pour objectif général l'amélioration de l'état de santé de l'ensemble de la population en agissant sur l'un de ses déterminants majeurs : la nutrition.

Le futur Programme national nutrition santé 2017-2021 a pour objectifs d'identifier les combinaisons d'aliments permettant de couvrir les besoins nutritionnels, de prévenir le risque de maladies chroniques non transmissibles (cancer, diabète, obésité, maladies cardiovasculaires…) et de limiter le risque lié à l'exposition aux contaminants présents dans les produits alimentaires (plomb...).

Les objectifs nutritionnels de santé publique structurent les orientations stratégiques du programme national nutrition santé (PNNS) et du plan obésité (PO).

Dans le domaine de la nutrition, ces objectifs quantifiés ont été regroupés selon quatre axes :

1. réduire l'obésité et le surpoids dans la population ;
2. augmenter l'activité physique et diminuer la sédentarité à tous les âges ;
3. améliorer les pratiques alimentaires et les apports nutritionnels, notamment chez les populations à risque ;
4. réduire la prévalence des pathologies nutritionnelles (dénutrition, troubles du comportement alimentaire).

b. Le rôle des fruits et légumes

Actuellement, l'un des principaux points d'accord à propos de la relation entre alimentation et santé porte sur l'effet **protecteur des fruits et légumes** sur la plupart des cancers, en particulier ceux des voies aérodigestives supérieures (œsophage, cavité buccale, larynx, pharynx), de l'estomac, du poumon, du côlon et rectum.

Les sujets dont les apports en fruits et légumes sont les plus faibles ont un risque de cancer de 1,5 à 2 fois plus élevé que les sujets ayant les niveaux d'apports les plus élevés.

Les études ont également montré le **rôle protecteur** des fruits et légumes vis-à-vis des **maladies cardio et cérébro-vasculaires**. D'ailleurs, l'alimentation méditerranéenne, qui est associée à un moindre risque de pathologie cardiovasculaire, est caractérisée, entre autres, par une forte consommation de fruits et légumes.

La consommation de fruits et légumes aurait également un effet protecteur vis-à-vis de l'**hypertension artérielle**.

Pour le **diabète**, les arguments en faveur d'un effet protecteur des fruits et légumes sont également forts.

Le rôle des fruits et des légumes dans la lutte contre la **surcharge pondérale** est dû à leur faible apport énergétique. Dans la prévention de l'**ostéoporose**, la consommation des fruits et légumes agirait également. De plus, certains légumes à feuilles vertes constituent des sources non négligeables de calcium.

B. Nutrition et obésité

Lutter contre l'obésité constitue un réel enjeu de santé publique. En plus de ses répercussions psychosociales, elle donne en effet lieu à des complications sanitaires très graves.

Les chiffres

– Selon l'OMS, en 2014, plus de 1,9 milliard d'adultes étaient en surpoids. Sur ce total, plus de 600 millions étaient obèses.
– 39 % des adultes âgés de 20 ans et plus étaient en surpoids et 13 % étaient obèses en 2014.
– Le surpoids et l'obésité concernent près de 42 millions d'enfants de moins de 5 ans en 2013.
– En France, 6,5 millions de personnes sont considérées comme obèses, soit 14,5 % de la population adulte.
– Si les taux d'obésité en France sont parmi les plus bas des pays de l'OCDE (Organisation de coopération et de développement économique), ils augmentent de façon régulière.
– L'obésité concerne 3,5 % des enfants et le surpoids, 4,5 % des enfants en France.

a. Les populations touchées

Les femmes sont plus touchées que les hommes, l'obésité des enfants se stabilise en France, les jeunes de 18-24 ans sont de plus en plus touchés par l'obésité.

Ainsi, 61 % des jeunes disent manger au moins une fois sur deux devant un écran ; ils sautent souvent des repas et les compensent en grignotant. Plus d'un jeune sur trois déclare ne pas faire de sport (38 %), un sur quatre boit « souvent » des sodas lors des repas, contre seulement un sur six qui dit boire « très souvent » de l'eau.

– Le facteur social est de plus en plus marqué.

La prévalence du surpoids et de l'obésité est plus importante chez les **catégories socio-économiques les moins favorisées**, moins exposées aux messages nutritionnels que les autres. Par ailleurs, pour des raisons culturelles et économiques, elles ont moins facilement accès à une alimentation équilibrée (riche en fruits, en légumes, en viande, poisson et en céréales complètes) et privilégient une alimentation de forte densité énergique mais de faible densité nutritionnelle.

FOCUS

Le nombre de nourrissons et de jeunes enfants en surpoids ou obèses dans le monde est passé de 32 millions en 1990 à 42 millions en 2013. L'OMS recommande un allaitement exclusif au sein jusqu'à l'âge de 6 mois pour lutter contre l'obésité des nourrissons.

b. Les raisons du fléau

Une importante mutation de l'environnement culturel, physique et socioéconomique a été observée depuis les années 1980-1990. Elle résulte d'un déséquilibre entre l'apport alimentaire et la dépense énergétique.

Ce déséquilibre s'est installé à cause du **recul spectaculaire de l'activité physique** et de la **modification des habitudes alimentaires** avec une absorption accrue de **boissons sucrées et d'aliments à haute densité énergétique** et pauvres en nutriments, associée à une consommation insuffisante de fruits et de légumes.

c. Les conséquences

– Conséquences sur la **santé** : maladies cardio-vasculaires, problèmes articulaires, diabète ;
– conséquences **sociales et psychologiques** : difficulté d'affronter le regard des autres, problème d'insertion professionnelle ; l'obésité peut s'avérer être un véritable handicap : des compagnies d'aviation ont émis la possibilité de demander aux personnes obèses de payer un tarif double car leur surpoids les oblige à occuper deux places.

d. Prévenir le surpoids et l'obésité

• **Il est nécessaire de prévoir un dépistage précoce.** Il passe par la surveillance de la croissance des nourrissons et des enfants et le suivi du poids et l'évaluation diététique chez les adultes, surtout chez les populations défavorisées, qui comptent le plus de sujets obèses.

• **Sensibiliser à la nutrition :**

Les Programmes nutrition santé agissent au niveau des familles, des écoles, de la cantine et des entreprises, principalement pour lutter contre l'obésité. La lutte contre les inégalités sociales de santé est un objectif prioritaire du Programme national nutrition santé 2017-2021.

Il faut également les sensibiliser au respect des rythmes alimentaires : petit déjeuner suffisant, déjeuner équilibré, dîner pas trop abondant. Il est important d'inciter les enfants à éviter les prises alimentaires hors des trois repas et du goûter et **d'éviter le « grignotage ».**

Les mesures mises en place dans les écoles

- À compter de mars 2019, les écoles volontaires (mesure ni obligatoire ni systématique) peuvent proposer des petits déjeuners dès l'arrivée à l'école afin de tenir compte des conditions de vie des enfants et des familles.
- Suppression des distributeurs de boissons sucrées et de friandises (remplacés parfois par des fontaines à eau, des distributeurs de fruits voire des fontaines à lait).
- Distributions de repas bio (encore peu répandues).
- Semaine du goût, prévention par des professionnels de la santé…

• **Promouvoir l'activité physique** : les études montrent une association entre les activités sédentaires (télévision, jeux vidéos, etc.) et le risque d'obésité. D'où l'importance de pratiquer une activité physique régulière : au moins 30 minutes chaque jour pour les adultes et 60 minutes pour les enfants. Un décret du 30 décembre 2016 permet au médecin généraliste de prescrire du sport sur ordonnance, cela concernerait dix millions de Français atteints d'une affection de longue durée (ALD). Ces activités physiques adaptées prescrites seront dispensées par des organismes labellisés, sous la d'éducateurs sportifs qualifiés.

C. Les cancers

Avec chaque année environ **920 000 personnes traitées, 382 000 nouvellement touchées**, le cancer représente la **première cause de mortalité en France** (devant les pathologies cardiovasculaires).

> **Chiffres**
>
> • Un tiers des décès masculin et un quart des décès féminins sont dus aux cancers.
>
> • Les personnes âgées sont les plus touchées (+ de 75 ans).
>
> • Le cancer représente la deuxième cause de mortalité chez les enfants (20 % des décès), même s'il reste rare. En 2018, le nombre de nouveaux cas de cancers en France est estimé à 382 000 (204 600 chez les hommes et 177 400 chez les femmes) et le nombre de décès par cancer à 157 400 (89 600 chez les hommes et 67 800 chez les femmes).
>
> • Le cancer du sein est le 1er cancer féminin (89 cas pour 100 000) et la 1re cause de mortalité chez les femmes (110 000 femmes traitées chaque année).
>
> • Le cancer de la prostate domine chez l'homme (75 cas pour 100 000) et 89 000 patients hospitalisés chaque année.
>
> • Le cancer du poumon touche 52 hommes et 9 femmes pour 100 000. On observe une tendance à la baisse du nombre de cancers chez les hommes et une augmentation chez les femmes.
>
> • Il existe également des cancers de la bouche, pharynx, vessie, rein, estomac, col de l'utérus, testicules, système nerveux, peau…
>
> Source : Inserm

Les principaux facteurs de risques connus sont liés à notre **environnement ou à notre comportement** : tabac, alcool, sédentarité, surpoids, déséquilibre nutritionnel, exposition précoce au soleil, à des substances cancérogènes.

Cependant les travaux de **génétique** montrent que nous sommes inégaux face aux cancers.

Le cancer est un enjeu de santé publique fort (enjeu humain, sociétal et économique).

Nous traiterons ici quelques exemples de lutte contre les cancers les plus représentatifs.

a. Le cancer du sein

■ Données

C'est, rappelons-le, le cancer le **plus fréquent chez la femme**.

– L'augmentation du nombre de cas touche surtout les femmes ménopausées, mais aussi, et de plus en plus fréquemment, les femmes plus jeunes, c'est-à-dire âgée de 40 à 45 ans.

– 54 062 nouveaux cas en 2015 en France métropolitaine.

– Il est la principale cause de mortalité chez la femme entre 35 et 65 ans. Pour mémoire, l'âge médian de décès est estimé en 2013 à 73 ans.

– Chaque année dans le monde, 1 million de cancers du sein sont découverts et 400 000 femmes en meurent.

Le taux de survie relative à cinq ans après ce cancer est élevé : 86 %.

Il est important de le détecter tôt, afin de mieux le soigner avec des traitements moins lourds, avec moins de séquelles.

Les dispositifs de lutte

De nombreux traitements comme la chimiothérapie, l'immunothérapie et l'hormonothérapie existent déjà.

Un programme national de dépistage a été organisé par les pouvoirs publics (généralisé en 2004).

Les femmes de 50 à 74 ans sont invitées à faire pratiquer une mammographie (et un examen clinique des seins) tous les deux ans. Les frais sont pris en charge à 100 %.

À partir de 2011, un dispositif d'information a été mis en place par l'Institut national du cancer à destination du public et des professionnels : affichettes, exposition itinérante, outils de communication (mugs...).

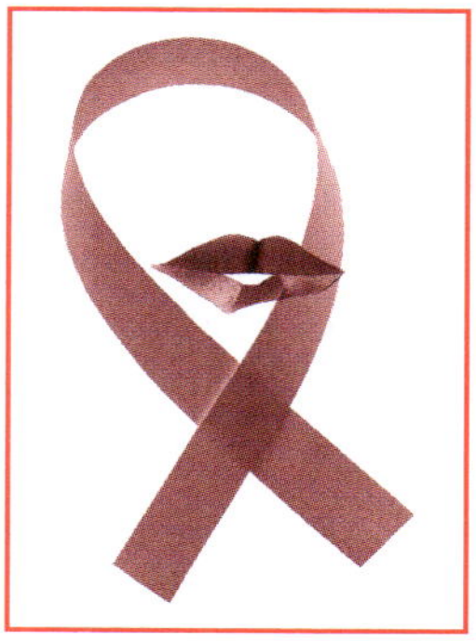

Source : INCa

Depuis 2014, la Tour Eiffel s'illumine de rose pour lancer de manière forte et symbolique la campagne d'Octobre Rose. Le but est de convaincre les femmes du rôle primordial du dépistage précoce et de faire progresser la recherche. Cette campagne est à l'initiative de l'association « Le cancer du sein, parlons-en » qui existe depuis 1994.

b. Le cancer colorectal

Le mois de mobilisation pour lutter contre le cancer colorectal est le mois de mars, la campagne s'intitule « Mars bleu ».

Données

– Chaque année, le cancer colorectal est à l'origine de plus de 17 500 décès en France.
– Le cancer colorectal touche près de 24 000 personnes en France chaque année.
– Près de la moitié des tumeurs sont diagnostiquées entre 50 et 74 ans.
– Face à ce cancer, le dépistage constitue l'un des moyens d'agir les plus efficaces.
– Ce dispositif peut permettre de diminuer la mortalité par cancer colorectal de 15 à 20 %, mais aussi de préserver au mieux la qualité de vie des patients.

Dispositifs de lutte

Le dépistage de ce cancer est désormais proposé aux personnes âgées de **50 à 74 ans** tous les deux ans. Cela concerne 16 millions de personnes. Un programme d'information est mené afin d'inciter la population à participer activement.

Diagnostiqué tôt, le cancer colorectal peut être guéri dans plus de neuf cas sur dix.

La participation nationale est estimée à 32 % ; elle est plus élevée chez les femmes (34 %) que chez les hommes (30 %), quelle que soit la tranche d'âge observée.

Le test est gratuit, simple et à faire chez soi (prélèvement de selles). Si le test est positif, du sang a été détecté dans les selles, le médecin prescrira alors une coloscopie afin d'en déterminer l'origine.

Après le cancer du poumon, le cancer colorectal reste le deuxième cancer le plus meurtrier en France. Troisième cancer le plus fréquent chez l'homme (23 535 cas en 2015), après celui de la prostate et du poumon et deuxième chez la femme (19 553 cas en 2015) après celui du sein, le cancer colorectal fait depui 2009 l'objet d'un programme de dépistage organisé qui vise à en réduire la mortalité. 17 millions de Français entre 50 et 74 ans sont concernés.

c. Le cancer du col de l'utérus

■ Données

Il provoque plus de **1 000 décès par an en France**. Pourtant, il est possible de détecter les lésions précancéreuses et cancéreuses du col afin de pouvoir mieux prévenir et soigner.

Le cancer du col de l'utérus représente 3 000 nouveaux cas par an.

■ Dispositifs de lutte

Le dépistage de ce cancer est individuel, il repose sur l'initiative du médecin ou gynécologue. Il est recommandé aux femmes âgées de 25 à 65 ans tous les trois ans.

Il existe par ailleurs une **vaccination** luttant contre l'infection par certains types de virus HPV *(Human Papillomavirus)*, à l'origine des lésions précancéreuses et cancéreuse du col de l'utérus.

Elle permet une protection contre 70 % des cancers du col, elle est donc complémentaire du dépistage. Elle s'adresse aux jeunes filles de 14 ans.

Le nouveau plan santé du 26 mars 2018 prévoit d'introduire un troisième programme national de dépistage organisé, celui du cancer du col de l'utérus, après le cancer du sein et le cancer colorectal.

Concrètement, toutes les femmes n'ayant pas réalisé de frottis dans les trois dernières années seront invitées à le faire, avec une prise en charge à 100 %.

d. Les cancers de la peau

■ Données

La surexposition aux rayonnements ultraviolets (UV), naturels et artificiels (cabines de bronzage) est un facteur de risque majeur dans le développement de ces cancers.

Les deux tiers des mélanomes sont dus à une exposition excessive au soleil.

■ Dispositifs de lutte

Les principales recommandations sont d'éviter une exposition trop importante au soleil que ce soit à la plage ou à la campagne, à la montagne, sur son lieu de travail :

- éviter de s'exposer au soleil pendant le milieu de la journée ;
- se couvrir avec des vêtements, un chapeau à larges bords et des lunettes de soleil ;
- utiliser de la crème solaire haute protection et renouveler régulièrement l'application ;
- chercher l'ombre le plus possible ;
- protéger particulièrement les enfants et adolescents qui sont les plus fragiles ;
- éviter les cabines de bronzage.

FOCUS

Tous les ans, une journée nationale de dépistage gratuit des cancers de la peau est organisée en mai/juin.
La France a interdit toute publicité pour les cabines de bronzage ainsi que leur accès aux mineurs. Seuls les professionnels pourront acquérir ces appareils de bronzage, et ils devront être formés aux risques des rayonnements UV.

e. Les cancers liés à la consommation de tabac et d'alcool

Données

L'alcool et le tabac sont cancérogènes pour l'homme et la femme. Depuis plusieurs décennies, les études épidémiologiques ont montré clairement que la consommation de boissons alcoolisées augmente le risque de cancers.

Environ 15 000 décès par cancer, chaque année, sont attribuables à la consommation d'alcool, selon la dernière étude datant de 2009, soit près de 10 % des décès par cancer en France.

Le tabac reste la principale cause de mortalité liée au cancer avec 47 000 décès chaque année en France, soit 30 % de l'ensemble des décès par cancer.

La consommation de boissons alcoolisées et du tabac augmente fortement le risque des **cancers des voies aérodigestives supérieures** : bouche, pharynx, larynx et œsophage et du poumon (tabac).

Dans le cas du cancer de l'œsophage, les études réalisées en France ont montré que l'effet propre de l'alcool est important et que les sujets qui boivent et fument beaucoup ont un risque très élevé.

La consommation de boissons alcoolisées augmente le risque de cancer du foie, du **cancer colorectal** dans les deux sexes et le risque de **cancer du sein chez la femme**.

Nutrition et cancers

Il est aujourd'hui admis qu'une alimentation équilibrée et diversifiée, limitant la consommation d'alcool et associée à une pratique régulière de sport peut réduire de 30 % environ le nombre de nouveaux cas de cancers, ce qui représente une diminution de **100 000** nouveaux cas par an en France.

f. Environnement et cancers

Les liens entre certains cancers et des substances ou des situations à risque présentes dans notre environnement font de plus en plus l'objet d'études et de questionnements (exposition à des substances chimiques, aux radiations, etc.)

Les risques professionnels

Selon l'INVS (Institut national de veille sanitaire), 5 à 10 % des cancers seraient liés à des **facteurs environnementaux** :

- exposition au radon, à l'amiante (augmentation des cancers du poumon) ;
- les pesticides (tumeurs cérébrales) ;
- les installations nucléaires ont des incidences auprès des enfants leucémiques ;

– les rayonnement solaires et artificiels.

Les agents infectieux seraient responsables de 18 % des cancers dans le monde (notamment dans les pays en développement) : virus, infections chroniques (hépatites B ou C).

Le téléphone mobile

Le marché de la téléphonie mobile est aujourd'hui en pleine expansion. Des questions se posent quant aux conséquences sur la santé de l'utilisation des portables.

L'impact sur la santé des champs électromagnétiques est controversé. On manque encore de recul quant aux conséquences de l'utilisation des portables.

L'OMS a cependant formulé des recommandations au nom du principe de précaution et les pouvoirs publics rappellent les règles « de bon usage » du portable :

– éviter de téléphoner trop longtemps ;
– éviter de téléphoner dans les zones où la réception est mauvaise ;
– limiter l'usage par les enfants et les adolescents ;
– éloigner l'appareil des zones sensibles du corps (cerveau) en utilisant des kits piétons.

Actualité

Les **principales mesures** du Plan cancer 2014-2019

- Renforcer les moyens de la recherche pluridisciplinaire
- Caractériser les risques environnementaux et comportementaux.
- Produire et communiquer des informations sur le cancer et sur la cancérologie.
- Lutter contre les inégalités d'accès et de recours aux dépistages.
- Personnaliser la prise en charge des malades et renforcer le rôle du médecin traitant.
- Développer une prise en charge sociale personnalisée et accompagner l'après cancer.

La loi Santé de janvier 2016 instaure le droit à l'oubli : cette mesure donne la possibilité aux anciens malades du cancer, passé un certain délai après leur guérison, de contracter un crédit bancaire. Avant, considérés comme des emprunteurs « à risque », ils en étaient exclus ou étaient contraints de payer des surprimes d'un montant souvent exorbitant.

D. Suicide et troubles alimentaires : les nouvelles maladies à incidence sociale

a. Le suicide

C'est l'action de se donner volontairement la mort pour échapper à une situation insoutenable psychologiquement.

Données

Chiffres

- **Chaque année, près de 10 000 personnes meurent par suicide.**
- Environ 200 000 tentatives de suicide sont prises en charge chaque année par les urgences hospitalières.
- Les femmes (tous âges confondus) font 4 à 5 fois plus de tentatives de suicide que les hommes.
- 60 % de ceux qui tentent le suicide sans le réussir répéteront leur geste.
- Le taux de mortalité par suicide des personnes de plus de 60 ans augmente : 3 000 suicides par an.
- Deuxième cause de décès chez les jeunes de 15 à 24 ans, on compte 600 suicides par an, malgré une baisse significative de 41 % depuis 1993.

Les facteurs de risque

1. Risques liés à l'environnement familial

– Violences familiales, inceste, maltraitance, par la famille, ou le personnel des maisons de retraite (personnes âgées), l'échec scolaire…
– La solitude : la proportion de personnes âgées vivant seules est trois fois plus forte qu'en 1969.
– Le manque de reconnaissance (familiale, sociale…) en raison de la dépréciation de la vieillesse.
– L'ennui, la dépression ou les maladies graves.
– Difficulté à communiquer, impression d'être incompris, rejeté (en cas d'homosexualité par exemple).
– Divorce, deuil…

2. Risques liés aux pathologies

– Addictions diverses (à l'alcool, au cannabis).
– Dépression, maladie graves, troubles alimentaires.

3. Risques liés à l'environnement socio-économique

– Problèmes professionnels (stress, harcèlement), poste à haute responsabilité (quête de la performance).
– Chômage, licenciement, retraite anticipée (ou mal vécue : arrêt brutal de l'activité).
– Incarcération : le taux de suicides en prison est 12 fois supérieur à la moyenne nationale.

Les solutions

Depuis 1998, les pouvoirs publics ont mis en place une politique active de prévention du suicide. Le programme national d'actions contre le suicide 2011-2014, lancé le 10 septembre 2011, fait une large place à la prévention et aborde la question du suicide dans sa globalité :

– développement d'actions de promotion de la santé mentale et de la prévention du suicide (en particulier, pour les jeunes, à travers Internet) ;

– des mesures de prévention telles que la lutte contre l'isolement social, le développement des dispositifs d'aide à distance ainsi que des actions dans certaines institutions (milieu carcéral) et envers des populations à risques (agriculteurs, personnes âgées, adolescents, personnes en situation de précarité, proches de victimes de suicide) sont proposées ;
– l'information du grand public et la formation des professionnels constituent deux axes majeurs dans la lutte contre le suicide.

Un Observatoire national du suicide a été créé en septembre 2013 afin de coordonner et d'améliorer les connaissances sur le suicide et les tentatives de suicide, mais aussi de produire des recommandations, notamment en matière de prévention.

La dépression

La dépression est une maladie affectant le fonctionnement d'une partie du cerveau. C'est un trouble de l'humeur, une maladie installée et durable (plus de 15 jours) nécessite une prise en charge médicale.
– 3 millions de personne sont touchées en France ;
– 20 % de la population a au moins un épisode dépressif majeur au cours de sa vie.

■ **Conséquences :**

Rupture des liens familiaux, arrêt de travail, licenciement, perte d'autonomie, accidents, suicide (15 % des dépressions se terminent par un suicide) et l'aggravation des autres maladies (maladies cardio-vasculaires : infarctus du myocarde et accident vasculaire cérébral).
Toutefois, une partie des dépressions guérit sans intervention médicale, avec le temps, quand le soutien de l'entourage et les ressources personnelles sont suffisants.

Sitographie

Association Suicide Écoute
01 45 39 40 00

- www.suicide-ecoute.fr/action.php
- www.drees.solidarites-sante.gouv.fr
- www.infodepression.fr

b. Les troubles alimentaires

■ L'anorexie

1. Données

L'anorexie est un trouble du **comportement alimentaire** qui consiste à limiter volontairement sa nourriture par peur de **prendre du poids et de grossir**.

La perte de poids peut aller jusqu'à 50 % du poids normal, avec un risque mortel.

L'anorexie est fréquente chez l'adolescente, dans tous les milieux sociaux. Elle peut devenir chronique et se poursuivre à l'âge adulte (un tiers des cas). De nombreuses anorexiques ont une tendance boulimique, alternant privations et frénésies alimentaires.

On estime de 1 à 2 % le nombre de femmes âgées de 12 à 20 ans touchées par l'anorexie.

2. Risques

L'anorexie s'accompagne de **complications physiques** dues à la privation alimentaire :

- ostéoporose ;
- œsophagite (inflammation de l'œsophage due aux vomissements répétés) ;
- souffrance cardiaque ;
- retard de croissance…

Cette pathologie met la vie en jeu lorsque l'**indice de masse corporelle** (IMC) est inférieur à 12 ou 13.

On estime à 10 % la mortalité : la moitié par tentatives de suicide, ce qui représente 15 à 20 % des patientes ; la moitié par cachexie (dénutrition sévère).

Dans un tiers des cas, lorsque l'anorexie est prise à temps, **la guérison est possible** avec une reprise de la vie normale. Dans un tiers des cas, les anorexiques présentent, outre leur **trouble alimentaire**, d'autres troubles comportementaux, comme les **phobies**, qui réclament une prise en charge spécifique.

> **FOCUS**
>
> Pour lutter contre l'extrême maigreur des mannequins, la France envisage une amende et une peine de prison pour décourager les agences qui emploient des mannequins trop maigres et qui les incitent même à perdre du poids (utilisation de laxatifs…). Victimes de carences alimentaires, certains mannequins souffrent de dénutrition, d'ostéoporose, entraînant parfois le décès.
>
> De plus, les photos retouchées devront être signalées pour éviter cette apologie de la maigreur.

La boulimie

La **boulimie** est un **trouble du comportement alimentaire** qui consiste à ingérer hors des repas et au moins deux fois par semaine des quantités massives de nourriture dans un temps très court (en moins de deux heures) : on parle d'**hyperphagie**. Elle vise des **aliments caloriques** ou bourratifs (pain, pâtes…) **sans faim** préalable, ni plaisir, de manière compulsive. Plusieurs crises sont possibles dans une même journée.

1. Données

La boulimie survient le plus souvent dès l'âge de 18-20 ans jusqu'à 27 ans en moyenne, et concerne majoritairement les **femmes (90 à 95 %)**.

On estime la fréquence de **50 à 200 malades pour 100 000 habitants** (Ces chiffres sont probablement sous-évalués, la boulimie demeurant taboue).

2. Conséquences sur la santé

La boulimie s'accompagne de comportements compensatoires pour éviter la prise de poids : vomissements provoqués, jeûne avant la crise, exercices physiques intenses juste après, prise de médicaments tels que les laxatifs, les diurétiques…

Les vomissements peuvent entraîner des **troubles du rythme cardiaque** graves.

Comme pour l'**anorexie**, l'**anxiété** et la **dépression** exposent à un **risque suicidaire** élevé.

3. Les facteurs de risques

Les addictions sont présentes dans environ 30 % des cas : **abus d'alcool** et de drogue, d'amphétamines et de tranquillisants.

L'hérédité est élevée (environ 70 %, comme l'anorexie). Il y a des familles de boulimiques, et dans ces antécédents familiaux il y a aussi plus de troubles mentaux (dépression) et d'addictions (alcool, drogues).

Les facteurs environnementaux : angoisses, dépression…

Entraînement n° 1

Difficulté ✗✗✗ | Durée 7 min

QCM

Cochez la ou les bonne(s) réponse(s).

1 Que signifie la « traçabilité » ?

a. ❍ la possibilité de suivre un aliment depuis son absorption jusqu'à son rejet
b. ❍ le fait de suivre le trajet emprunté par un produit depuis son lieu d'origine jusqu'à sa consommation
c. ❍ le fait de pouvoir contrôler qu'un produit défectueux a bien été détruit

2 À quoi sont soumises les personnes qui respirent la fumée de cigarette ?

a. ❍ au tabagisme actif
b. ❍ au tabagisme passif

3 Comment s'appelle la loi qui lutte contre le tabac et l'alcool ?

a. ❍ la loi Veil
b. ❍ la loi Aubry
c. ❍ la loi Évin

4 De quand date la loi qui lutte contre le tabac et l'alcool ?

a. ❍ de 1975 **b.** ❍ de 1991 **c.** ❍ de 1995

5 Chez l'homme, le cancer le plus fréquent est :

a. ❍ le cancer du côlon.
b. ❍ le cancer de la prostate
c. ❍ le cancer du poumon

6 Chez la femme, le cancer le plus fréquent est :

a. ❍ le cancer du côlon
b. ❍ le cancer du sein
c. ❍ le cancer du col de l'utérus

7 Qu'est-ce que la chimiothérapie ?

a. ❍ C'est le traitement des cancers par les rayons.
b. ❍ C'est l'ablation de la tumeur.
c. ❍ C'est le traitement de certaines maladies par les substances chimiques.

Entraînement n° 2

Difficulté XXX | Durée 1 heure

Sujet

Pour les jeunes, le cannabis est devenu un produit de proximité. Pourtant, ce produit est une drogue illicite qui peut devenir dangereuse. Quels en sont les dangers et comment les éviter ?

Entraînement n° 3

Difficulté XXX | Durée 30 min

Sujet d'annales

« Un Français sur 5 ne se laverait jamais les dents, pourquoi ce manque d'hygiène ? »

Entraînement n° 4

Difficulté XXX | Durée 1 heure

Sujet

La France détient le triste record du nombre de suicides des personnes âgées. Quelles peuvent être les causes de ce triste constat ?

Corrigé n° 1

❶ b. ❷ b. ❸ c. ❹ b. ❺ b. ❻ b. ❼ c.

Corrigé n° 2 – Éléments de correction

Ce sujet fait appel à des connaissances multiples : nous vous conseillons de réviser, à la fois, le cours relatif aux modes de vie ainsi que le cours sur la santé.

Introduction

Le cannabis se banalise dans l'univers adolescent. En effet, on compte aujourd'hui 42 % de jeunes qui ont expérimenté cette substance et plus de 7 % de fumeurs réguliers. Les jeunes ont accès à cette drogue illicite de plus en plus tôt, au même titre que l'alcool. Les risques sur la santé sont nombreux (I), c'est pourquoi les solutions pour lutter contre ce phénomène doivent être développées (II).

1. Les dangers du cannabis

Les effets immédiats : les jeunes cherchent dans la consommation de cannabis un état de bien-être, de détente, mais les effets néfastes sont nombreux : somnolence, malaises, angoisse, difficulté de concentration, des problèmes visuels. Les conséquences peuvent alors être dramatiques au volant.

Physiquement, les consommateurs peuvent avoir des palpitations, un gonflement des vaisseaux sanguins.

Les effets à long terme : échec scolaire, une grande fatigue, isolement social, troubles psychiques, mais aussi troubles respiratoires, cancers du poumon (association du cannabis et du tabac).

2. Les solutions

La prévention : en 2011, des campagnes de lutte contre les drogues sont lancées sur le site « drogue info service » et sont relayées par la presse. Les parents sont sensibilisés, des livres spécialisés sont édités (voir cours relatif aux modes de vies).

Les interventions dans les collèges et lycées par des professionnels de la santé peuvent sensibiliser les jeunes et les inciter à parler.

Les soins : il existe de structures spécialisées en addictologie (les CSAPA) *(voir cours p. 109-110 : la politique de santé publique en matière d'addiction aux produits)*.

Conclusion

Le cannabis est un produit dangereux et interdit, mais consommé et banalisé par les jeunes. Face à ce phénomène, il convient d'être vigilant. L'écoute et le dialogue sont indispensables afin de ne pas sous-estimer les conséquences graves sur la santé. De plus la consommation de cannabis peut cacher d'autres problèmes (difficultés scolaires, relationnelles, mal-être, dépression).

Corrigé n° 3 – Proposition de correction

Une bonne santé dentaire agit sur la santé en général, la vie sociale, la vie privée, pourtant un Français sur cinq ne se laverait jamais les dents.

Nous essaierons de comprendre pourquoi autant de personnes ne se lavent pas les dents, puis nous rappellerons les recommandations essentielles de l'Union française pour la santé bucco-dentaire et les dispositifs mis en place pour lutter contre ce manque d'hygiène

Les Français ne se lavent pas tous correctement les dents et, parmi eux, certains ne se les lavent jamais. Cela peut concerner des personnes qui n'ont pas de logement ou qui vivent dans un logement précaire, insalubre. Certaines personnes vivant dans la précarité n'ont pas forcément comme priorité d'acheter des produits d'hygiène. Outre la pauvreté, les plus exposés semblent être les personnes âgées et handicapées. De plus, le manque d'habitude peut être une des raisons : en effet certaines personnes, et notamment les enfants, ne sont jamais entrés dans un parcours de soins dentaires et n'ont donc pas appris à se laver les dents. Ils n'en mesurent pas l'importance. Les personnes ne sont pas forcément informées des prises en charge dont elles peuvent bénéficier. Enfin nos modes de vies peuvent contribuer à ce délaissement : les personnes trop pressées, fatiguées, délaissent la santé de leurs dents, peut-être tentées de remplacer systématiquement le brossage par la mastication d'un chewing-gum...

C'est pourquoi il est essentiel de faire de la prévention dans les écoles et auprès des parents Le dispositif de prévention bucco-dentaire intitulé « M'T Dents » consiste à faire venir chez le chirurgien-dentiste les enfants qui ne s'y rendent jamais. Avec, comme priorité, les enfants de 6 ans, âge d'entrée dans le dispositif. La consultation est offerte aux enfants et adolescents de 6, 9, 12, 15 et 18 ans.

De plus un brossage régulier est nécessaire : le brossage doit durer trois minutes après chaque repas. Il est recommandé d'utiliser une brosse à dents à poils souples pour ne pas blesser les gencives et de la changer tous les trois mois ; il faut aussi utiliser un dentifrice contenant du fluor. Les habitudes de brossage (simplifié) peuvent être données dès l'âge de 1 an.

L'apport en fluor est essentiel, le dentiste pourra en déterminer la quantité ; les aliments sont aussi importants dans la prévention des caries, la déminéralisation de l'émail...

En effet, il est recommandé de consulter un chirurgien-dentiste régulièrement, c'est lui qui va conseiller le patient, prévenir les risques et prodiguer les soins nécessaires grâce à un examen. La couverture maladie universelle (CMU) prend en charge la majorité des soins dentaires.

Ne pas se laver les dents, c'est risquer d'encourir une détérioration des gencives et de développer des caries, entraînant des soins plus lourds et plus chers. Le 20 mars, Journée mondiale de la santé bucco-dentaire, l'Union française pour la santé bucco-dentaire (UFSBD) « invite » à renforcer la prévention auprès des adultes face à l'augmentation des maladies parodontales (qui concernent les tissus de soutien des dents).

Corrigé n° 4 – Proposition de corrigé

Introduction

3 000 personnes âgées se suicident chaque année, ce chiffre est aujourd'hui dénoncé par les médecins.
On peut y ajouter les suicides « passifs » quand la personne se laisse mourir par refus d'alimentation ou de soins et les demandes de suicides assistés.

Développement

Les causes de ce problème de santé publique sont multiples :

1. **La maltraitance**, par la famille ou le personnel des maisons de retraite (personnes âgées).
2. **La solitude** : la proportion de personnes âgées vivant seules est trois fois plus forte qu'en 1969, le deuil puis le veuvage sont des étapes difficiles à traverser.
3. **Le manque de reconnaissance** (familiale, sociale...) en raison de la dépréciation de la vieillesse, l'ennui, la honte d'être vieux, le sentiment d'inutilité.
4. **La dépression** ou les maladies graves.

Conclusion

Afin de limiter le nombre de suicides de cette catégorie de population, on peut agir à plusieurs niveaux :
- les moyens de prévention ;
- meilleure prise en charge médicale ;
- augmentation du personnel des maisons de retraite ;
- mise en place de solidarités actives : rapprochements maison de retraite/crèches, colocations, revalorisation sociale de la vieillesse, renforcement de la confiance en soi.

E. L'asthme

a. Une maladie en progression

Données

Avec le diabète, l'asthme sera très certainement la maladie chronique la plus fréquente du XXIe siècle. En augmentation régulière dans tous les pays développés, cette affection n'épargne pas la France où l'on compte plus de 3 millions d'asthmatiques.

Chiffres

- L'asthme touche en France 4 millions de personnes, dont un tiers a moins de quinze ans.
- L'asthme provoque environ 1 000 à 1 500 décès par an.
- Un adulte sur douze et 6 à 10 % des enfants d'âge scolaire sont asthmatiques.
- Les premières crises apparaissent au cours de la première année dans 10 à 50 % des cas, avant la cinquième année dans 65 à 95 % des cas. L'apparition des premières crises après 10 ans est assez rare.

Les origines de l'asthme

L'asthme est très souvent d'origine allergique. Selon les dernières études épidémiologiques, 95 % des asthmes de l'enfant et 70 % des asthmes de l'adulte sont d'origine allergique.

Depuis vingt ans, le nombre d'allergies et d'asthmes est en augmentation en France mais également dans le monde. Les médicaments permettent de contrôler près de 95 % des asthmes. Pourtant en France, un million de malades seulement suivent actuellement un traitement et 40 % d'entre eux le prennent correctement.

b. Les traitements

Le traitement de l'asthme chez l'adulte

Il peut être administré par différentes voies : par inhalation, oralement, ou par injection.

Par inhalation, le médicament est directement délivré dans les voies respiratoires, permettant une action ciblée (notamment dans le cas des corticoïdes) et une réduction significative des effets indésirables liés aux traitements par voies orale ou injectable.

Traitement de l'asthme chez l'enfant

Chez l'enfant de moins de 6 ans, il est recommandé d'utiliser une chambre d'inhalation, afin de garantir la bonne prise du médicament

Une chambre d'inhalation est un réservoir en plastique qui retient le médicament volatilisé. L'aérosol-doseur s'emboîte à l'un des côtés du réservoir, à l'autre extrémité se trouve un embout terminé par une valve par lequel respire l'enfant asthmatique.

Le médicament diffuse dans les bronches lors de l'inspiration et, comme la valve se ferme à l'expiration, on peut, en plusieurs respirations, faire parvenir la totalité du médicament contenu dans ce réservoir jusqu'aux bronches où il agira pleinement.

- **Quelques conseils afin de prévenir une crise d'asthme**

En cas d'allergie aux acariens : il faut prendre des précautions lorsque l'on manipule de grandes quantités de poussière (déménagement par exemple), il est indispensable d'aérer quotidiennement.

Si l'on est allergique aux animaux, il faut éviter d'aller à leur rencontre.

Les visites de caves ou de grottes peuvent déclencher une crise d'asthme chez une personne allergique aux moisissures.

On évitera les promenades en VTT au milieu des champs, en pleine saison pollinique, les visites à la ferme lors des moissons… Le port d'un masque est souhaitable lors de certaines activités comme le ponçage. L'inhalation de fumées provoque souvent une gêne chez un patient asthmatique (tabagisme passif, cuisson des aliments, barbecue…).

2. Cholestérol, maladies cardiovasculaires, hypertension, diabète

A. Le cholestérol

a. Définition

Le cholestérol est une substance lipidique (graisse) de la famille des stérols. Elle est présente dans toutes les cellules du corps et joue un rôle dans de nombreux processus chimiques.

- Les lipoprotéines à basse densité **(LDL)** sont en charge d'acheminer le cholestérol vers les cellules du corps humain. Lorsque le taux de LDL est trop important ou que ces lipoprotéines sont altérées par des facteurs internes ou externes (tabac, pollution), le cholestérol se dépose sur les parois des artères, ce qui accroît la fragilité cardio-vasculaire.
- Les lipoprotéines à haute densité (**HDL**) sont en charge de « récupérer » le cholestérol accumulé sur les parois des artères et de le ramener vers le foie où il sera détruit : c'est pourquoi on surnomme le LDL le « mauvais » cholestérol et le HDL le « bon » cholestérol.

b. Cholestérol et hygiène alimentaire

Limiter l'apport de cholestérol

Le cholestérol est nécessaire au bon fonctionnement de l'organisme mais un excès de cholestérol dans le sang nuit à la santé. C'est pourquoi il faut limiter à 300 mg/jour au maximum la quantité apportée par l'alimentation.

Avant d'avoir recours à un traitement médicamenteux, de nombreuses solutions naturelles existent pour réduire son taux de cholestérol. Une bonne hygiène de vie avec moins de graisses animales dans son alimentation et plus de fruits et légumes est la première solution à envisager. Il en existent d'autres : certaines plantes sont capables de réduire le taux de cholestérol sanguin et le sport pratiqué régulièrement est un allié efficace dans la lutte contre le cholestérol.

La première des choses à faire pour réduire son cholestérol est de modifier son alimentation et d'adopter quelques règles diététiques indispensables. 70 % du cholestérol est contenu dans le foie et 30 % est apporté par l'alimentation. Pour réduire son taux de cholestérol, il existe des méthodes et des régimes adaptés et des aliments qu'il faut consommer avec modération.

FOCUS

On peut mesurer le taux de cholestérol LDL et HDL et le taux de cholestérol total (CT) à l'aide d'analyses sanguines. Il y a hypercholestérolémie (trop de cholestérol dans le sang) si le taux de cholestérol sanguin est supérieur à 2,30 g/l (2,80 g/l chez l'adulte de plus de soixante ans).

Ces anomalies doivent être corrigées, car, à long terme, elles peuvent provoquer une **maladie cardiovasculaire.**

Toute hypercholestérolémie (excès de cholestérol) relève d'une prise en charge comprenant des règles d'hygiène et de diététique et un traitement médicamenteux, si nécessaire.

Recommandations

- **Diminuer la consommation des mauvaises graisses au profit des bonnes graisses.**

C'est la mesure la plus importante. Cela revient à substituer le plus possible les **graisses d'origine animale** (beurre, gras de viande, charcuterie, fromage, préparations industrielles), par des **graisses d'origine végétale** (huile de tournesol, de maïs, de colza, d'olive).

- **Augmenter la consommation d'oméga 3** contenus dans les poissons.
- **Augmenter la consommation de fibres** (fruits, légumes et céréales).
- **Diminuer la consommation de cholestérol alimentaire.**

Le cholestérol se trouve surtout dans le jaune d'œuf, le beurre, les abats mais aussi dans la charcuterie, les laitages non écrémés.

- **L'apport en glucides**

Il est recommandé d'en manger à tous les repas, mais en quantité raisonnable : pâtes, pain, riz, céréales du petit déjeuner.

- **L'apport en protéines**

Il convient de privilégier les viandes blanches (volaille) et les poissons, les viandes rouges étant en général plus grasses. Certaines protéines végétales comme celles du soja peuvent remplacer celles d'origine animale.

- **L'apport en fruits et légumes**

Les fruits et légumes sont à consommer largement : ils apportent des fibres, des vitamines et des minéraux indispensables à une bonne santé.

- **La consommation d'alcool**

La consommation quotidienne doit être limitée à trois verres de vin au maximum. Elle est particulièrement déconseillée chez les patients ayant un excès de triglycérides dans le sang.

- **L'activité physique**

Pratiqué régulièrement, un exercice physique facilite la diminution de la masse grasse (quantité de graisse **stockée par l'organisme, notamment au niveau de l'abdomen), du cholestérol, des triglycérides, de la tension artérielle...** Ces nombreux bénéfices diminuent ainsi activement le risque global de survenue d'accidents cardiovasculaires.

Ainsi, il est préférable, chaque jour, par exemple :
– de prendre l'escalier plutôt que l'ascenseur ;
– de prendre les transports en commun et de descendre une ou deux stations avant la destination choisie ;
– de profiter du week-end pour aller au parc avec ses enfants ou petits-enfants ou de faire une promenade à bicyclette ;
– de marcher pendant la coupure du déjeuner.
Il est recommandé de pratiquer chaque jour au minimum 30 minutes d'exercice physique d'intensité modérée comme la marche rapide.

c. Les traitements médicamenteux

Le traitement est un médicament qui permet de diminuer le taux de graisses dans le sang.

Pour prévenir de façon efficace la survenue de maladies cardiovasculaires, le traitement doit être pris régulièrement, sans interruption et pendant longtemps. Même si après plusieurs mois de traitement, la réduction du taux de cholestérol est satisfaisante, il faut continuer de prendre son traitement.

B. Les maladies cardiovasculaires et l'hypertension

a. Les maladies cardiovasculaires

Les maladies cardiovasculaires sont aujourd'hui **la première cause de mortalité dans les pays développés** (1/3 du total des décès en France).

Elles frappent plus fréquemment les groupes sociaux défavorisés.

Ce sont des affections polyfactorielles (plusieurs facteurs) où l'environnement, les habitudes alimentaires et l'hygiène de vie jouent un rôle important.

- **Les facteurs de risque majeurs**

Ils participent au développement des maladies vasculaires tel que l'infarctus du myocarde et l'AVC (accident vasculaire cérébral).

Ces facteurs de risque sont :
– l'hypertension artérielle ;
– l'excès de cholestérol, de triglycérides ;
– le tabac ;
– le diabète.

- **Il existe d'autre facteur de risque, dits mineurs :**

– la sédentarité ;
– le stress ;
– l'embonpoint (surpoids supérieur à 10 %).

- **Les facteurs de risque immuables**

– le sexe : le sexe masculin représente un facteur de risque supplémentaire ;
– l'âge (après 50 ans) ;
– la génétique.

ATTENTION Les facteurs de risque peuvent s'associer, les risques sont alors multipliés. Certains (âge, sexe) sont indépendants de nous mais les plus importants sont l'excès de cholestérol, l'hypertension, le tabac, le mode d'alimentation et la sédentarité. Ils dépendent de nous et de notre mode de vie.

b. L'hypertension artérielle (HTA)

Définition

Le cœur, se contractant, propulse du sang chargé d'oxygène dans près de 100 000 km d'artères et de veines. La force exercée par le sang, sur les parois des artères est appelée : **pression artérielle.**

Cependant, pour certaines raisons, le sang va être véhiculé dans notre organisme avec une vitesse plus importante, impliquant une pression plus forte : **c'est l'hypertension artérielle.**

L'hypertension va favoriser le développement de **l'athérosclérose**[1] et ainsi entraîner des complications cardio-vasculaires, des maladies coronariennes, des AVC…

FOCUS

Pour mieux prévenir les AVC, le Plan d'action national AVC 2010-2014 a pour objectifs de « réduire la fréquence et la gravité des séquelles liées aux AVC » en améliorant par exemple la prévention et l'information de la population avant, pendant et après l'AVC.

La lutte contre l'hypertension

- D'une manière générale, les mesures diététiques visent à **réduire la consommation de sel, d'alcool et de graisses.**
- Par ailleurs, **l'arrêt du tabac est un objectif essentiel.**
- **L'excès de poids et l'obésité** sont étroitement associés à l'augmentation de la tension et exposent par ailleurs aux risques d'une anomalie du taux de graisses dans le sang et de diabète.
- **L'activité physique** régulière et adaptée à sa condition physique.
- **Les traitements médicamenteux** : chaque personne présentant de l'hypertension est un cas particulier, du fait entre autres de son hypertension et de l'association de son hypertension artérielle à d'autres facteurs de risque cardio-vasculaire.

---

1. Athérosclérose : pathologie responsable de la première cause de mortalité dans nos pays développés : c'est une maladie des vaisseaux associée à de nombreux facteurs de risque (génétiques, environnementaux). C'est un processus dégénératif évolutif conduisant à l'épaississement de la paroi des artères, le dépôt de cholestérol dans la paroi artérielle entraîne la formation de **plaques d'athérome qui vont progressivement réduire la lumière de l'artère et provoquer un accident vasculaire**.

C. Le diabète

a. Définition

Le diabète traduit une élévation anormale du taux de sucre dans le sang.

Cette anomalie est due à une insuffisance ou une mauvaise utilisation de l'insuline. Sans traitement approprié, cette maladie peut être à l'origine de graves complications.

Le diabète peut résulter de facteurs génétiques et environnementaux. Face à une incroyable augmentation du nombre de malades, les experts parlent aujourd'hui **d'épidémie**.

b. Les chiffres

- L'OMS a publié un rapport inquiétant en avril 2016 sur le diabète : il révèle que le nombre d'adultes souffrant de diabète est passé en 35 ans de 108 à 422 millions, il a donc quadruplé. Au total, 8,5 % de la population adulte dans le monde souffre de cette maladie.
Cela s'explique par les habitudes alimentaires et les modes de vie : plus de la moitié des diabétiques dans le monde habitent en Asie du Sud-Est et dans la région Pacifique, où les habitudes alimentaires ont beaucoup changé ces dernières années.
- 500 000 à 800 000 diabétiques « s'ignorent » en France, selon l'Agence nationale de santé publique.
- Près de 5,1 millions de diabétiques en France soit 8% de la population.

c. Les différentes formes de diabète

Selon les critères de l'**OMS** (Organisation mondiale de la santé), il y a diabète quand la glycémie à jeun est supérieure ou égale à au moins deux reprises à 7 mmol/l ou 1,26 g/l.

Le diabète se caractérise par une augmentation du taux de glucose dans le sang, qui peut entraîner des complications au niveau de nombreux organes. Cette maladie peut résulter de facteurs génétiques et environnementaux agissant de concert. On distingue deux types de diabète : **le diabète de type 1 et le diabète de type 2.**

Le diabète ou diabète de type 1

1. Définition

Le diabète de type 1 représente 10 à 15 % des cas de diabète. Il survient le plus souvent chez un sujet non obèse, avant l'âge de 30 ans.

Le rôle de l'auto-immunité[1] dans la survenue du diabète de type 1 est certain. On retrouve souvent des anticorps qui attaquent les cellules du pancréas fabriquant l'insuline. Le diabète de type 1 est souvent associé à d'autres maladies auto-immunes.

Il existe une prédisposition génétique au diabète de type 1.

2. Les symptômes

Les symptômes du diabète dans sa forme typique sont :

– une soif vive (polydipsie) ;
– des urines abondantes (polyurie) ;

1. Une maladie auto-immune est une maladie provoquée par un dysfonctionnement du système immunitaire.

- une fatigue ;
- un amaigrissement ;
- des douleurs abdominales ;
- des infections.

3. L'alimentation du diabétique

La personne diabétique peut s'alimenter normalement, à condition que cette alimentation soit équilibrée.

Les objectifs recherchés sont :
- assurer un équilibre nutritionnel correct ;
- éviter des variations trop importantes de la glycémie : il faut « mesurer » les glucides et adapter sa dose d'insuline rapide à chaque repas ;
- corriger les erreurs diététiques accélérant l'athérosclérose *(voir plus haut A. Le cholestérol).*

4. Le traitement par insuline

L'insuline est le seul médicament du diabète insulinodépendant. Actuellement le moyen le plus simple est le stylo à insuline. Ainsi, il permet une injection très facile et pratiquement indolore.

a. L'insulinothérapie par pompe

C'est le traitement imitant le mieux la sécrétion physiologique d'insuline. L'insuline est perfusée de manière continue à l'aide d'un pousse-seringue miniaturisé portable à piles. Le débit de base est modifiable et des suppléments de dose sont prévus au moment des repas.

b. Les traitements associés

L'exercice physique est indispensable.
Le médecin doit traiter l'hypertension artérielle et l'hypercholestérolémie associées.
Le patient doit impérativement arrêter de fumer.

c. Les perspectives d'avenir

• Des pancréas artificiels existent depuis 1980.
Ce type d'appareil très cher, environ 100 000 euros, est utilisé en milieu hospitalier pour la recherche. Le pancréas artificiel miniaturisé implantable fait actuellement l'objet d'importants travaux.

• Les greffes de pancréas.
Le développement depuis 1984 des traitements immunosuppresseurs a relancé la recherche sur la transplantation pancréatique.

Diabète de type 2

1. Définition

Le diabète de type 2 est une maladie métabolique caractérisée par un excès chronique de sucre dans le sang (hyperglycémie).

Il existe **une mauvaise régulation du taux de sucre** : pour maintenir un taux de sucre constant, l'organisme a besoin **de plus d'insuline, car celle-ci devient moins efficace**. À terme, même de grandes quantités d'insuline ne suffisent plus à utiliser le glucose circulant qui s'accumule dans le sang : c'est l'**hyperglycémie**. Finalement, le **pancréas se fatigue** de cette stimulation permanente et peut alors ne plus fabriquer suffisamment d'insuline.

2. Les causes

Le diabète de type 2 représente environ **90 % de l'ensemble des diabètes**, et concerne autant **d'hommes que de femmes.**

Le diagnostic de DNID se fait en général vers 40-50 ans, mais l'âge de début de la maladie est plus précoce.

Il existe plusieurs facteurs de risque :

- **la génétique et l'hérédité :** un facteur héréditaire est très souvent retrouvé (plusieurs membres de la famille ont du diabète) ;
- **le surpoids et l'obésité :** entre 60 et 90 % des patients ayant un DNID présentent un surpoids important ;
- **la sédentarité** ;
- certains médicaments.

REMARQUE Il est à noter que des causes précises de diabète peuvent parfois être retrouvées : atteintes inflammatoires du pancréas (alcool, maladies de surcharge ou de malnutrition...), opérations du pancréas, maladies du foie... Dans ces cas, on parle de diabètes secondaires, et non pas de DNID.

Le diabète de l'enfant

1. Données

L'incidence du diabète de type 1 en France est de **9,2 nouveaux cas par an pour 100 000 jeunes de moins de 20 ans**, cette incidence est en augmentation depuis une vingtaine d'années.

Le diabète juvénile peut se révéler à tout âge, mais deux périodes sont particulièrement touchées : l'enfant de 5-6 ans et celui de 10-11 ans sans préférence de sexe.

- Le diabète du très jeune enfant (moins de 4 ans) représente 15 % des cas ; son diagnostic est plus difficile et sa prise en charge est spécifique.
- Entre 0 et 15 ans, un enfant sur 4 200 serait diabétique.
- Il y aurait 150 000 diabétiques en France dont 4 000 enfants de moins de 15 ans.

Une prédisposition héréditaire a été démontrée.

2. Manifestations

Le diabète se manifeste par :

- une soif vive ;
- des urines fréquentes ;
- une énurésie (« pipi au lit ») ;
- un mauvais rendement scolaire ;
- un amaigrissement ;
- des douleurs abdominales, des nausées, des vomissements ;
- des infections récidivantes…

Il est nécessaire de mettre en place un dépistage précoce afin de retarder ou de prévenir la destruction des cellules pancréatiques productrices d'insuline.

Le diabète néonatal survenant dans les trois premiers mois de la vie est rare, représentant moins de 1 % des diabètes de l'enfant. Il touche un nouveau-né sur 500 000. Dans la moitié des cas, le diabète est transitoire et guérit en quelques mois avec l'insulinothérapie (diabète néonatal transitoire). Dans l'autre moitié des cas, l'insuline est nécessaire au-delà de 18 mois. On considère alors qu'il s'agit d'un diabète néonatal définitif.

3. Les conséquences

L'enfant diabétique doit avoir un **régime alimentaire normal équilibré** et recevoir tous les jours **la dose d'insuline** adaptée à ses besoins. Le traitement doit tenir compte de l'activité physique qui a des effets bénéfiques sur l'action de l'insuline mais fait varier les besoins en insuline.

Le diabète, comme toutes les maladies chronique, entraîne des **répercussions psychologiques** importantes chez l'enfant et ses parents.

L'adolescence est une période difficile pour le diabétique. **La crise d'indépendance se manifeste par une opposition et surtout le rejet de la maladie**.

Le diabète gestationnel

1. Définition

Apparaissant ou découvert durant la grossesse, le diabète gestationnel peut dans de rares cas entraîner des complications pour la mère et l'enfant. Aujourd'hui, seules certaines femmes à risque bénéficient d'un dépistage. Mais certains médecins plaident en faveur d'une systématisation de cet examen.

Cette forme de diabète se développe pendant la grossesse, généralement durant le 2e trimestre. Parfois, il s'agit d'un diabète préexistant jusqu'alors non diagnostiqué. Bien que rares, les complications pour la mère et l'enfant à naître peuvent être importantes.

La grossesse se caractérise par de nombreux changements physiques et physiologiques et la production d'insuline par l'organisme (nécessaire à la dégradation du sucre) peut devenir insuffisante.

Certains facteurs de risques du diabète gestationnel sont bien identifiés : obésité, surpoids, antécédent de diabète personnel ou familial, précédentes complications de la grossesse (malformations, poids de naissance supérieur à 4 kg, enfant mort-né, etc.).

2. Les conséquences

Les conséquences de ce diabète sont rarement graves. Ainsi, la mortalité périnatale est très faible. Le principal risque est un poids de naissance trop important.

À plus long terme, l'enfant a plus de risque de souffrir de surpoids, d'obésité et de diabète. Pour la mère, le danger est que ce diabète gestationnel évolue en un diabète de type 2.

3. Les traitements

- Un régime alimentaire est souvent suffisant.
- Un traitement à base d'insuline peut être prescrit. Les antidiabétiques oraux ne sont pas recommandés. Le suivi après l'accouchement est primordial.

Sitographie

- www.mangerbouger.fr
- www.inpes.santepubliquefrance.fr
- www.diabete.fr

AFD – Association française des diabétiques : au service de toutes les personnes atteintes ou à risque de diabète.

Entraînement

Difficulté ✗✗✗ | Durée 4 min

QCM

Cochez la ou les bonne(s) réponse(s).

1 Quels sont les risques liés à une surcharge pondérale ?

a. ○ des problèmes articulaires
b. ○ des problèmes cérébraux
c. ○ des problèmes cardio vasculaires
d. ○ des problèmes sociaux

2 Qu'est ce que le rachitisme :

a. ○ une maladie due à l'obésité
b. ○ une maladie due à un manque de vitamine D
c. ○ une maladie neuroloique

3 Que signifie OMS ?

a. ○ Organisme mondial de la santé
b. ○ Organisation mondiale sanitaire
c. ○ Organisation mondiale de la santé

4 Quels sont, parmi les suivants, les facteurs qui favorisent l'apparition des MCV ?

a. ○ l'âge, le sexe, l'hérédité
b. ○ une tension artérielle trop élevée
c. ○ le tabac
d. ○ la sédentarité

Corrigé

1 **a.**, **c.** et **d.** **2** **b.** **3** **c.** **4** **a.**, **b.**, **c.** et **d.**

3. Sida

A. Le sida

Chiffres

- Plus de 40 millions de personnes sont aujourd'hui porteuses du virus à travers le monde.
- Près de vingt-cinq ans après son apparition, le sida fait toujours des ravages.
- En France, on compte près de 6 000 nouvelles infections par le VIH chaque année.
- Environ 40 000 à 50 000 personnes sont infectées par le VIH sans le savoir.
- 3,2 millions d'enfants dans le monde sont porteurs du virus.

a. Définition

Sida : syndrome de l'immunodéficience acquise.

Les **infections sexuellement transmissibles (IST)** sont des maladies infectieuses provoquées par des bactéries (gonocoques…), des virus (hépatite B, herpès génital, sida…), des champignons (Candida albicans…) ou des parasites. Ces maladies se rencontrent dans tous les pays du monde.

Le sida est une maladie mortelle causée par le virus d'immuno-déficience humaine (VIH).

Le sida est le nom d'un ensemble de symptômes consécutifs à la destruction de plusieurs cellules du système immunitaire par un rétrovirus. Le sida est le dernier stade de l'infection par ce virus et finit par la mort de l'organisme infecté des suites de maladies opportunistes.

Il existe plusieurs rétrovirus responsables du sida, chacun infectant une espèce particulière.

Le plus connu d'entre eux est le virus de l'immunodéficience humaine (VIH) infectant l'homme. Les autres virus sont, parmi d'autres, le VIS infectant les singes et le VIF pour le chat.

VIH désigne le virus de l'immunodéficience humaine. Ce virus, lorsqu'il pénètre dans le corps, va infecter et détruire certaines cellules qui coordonnent l'immunité (défenses de l'organisme contre les microbes). Lorsque ces cellules sont en nombre insuffisant, l'immunité n'est plus efficace. Des maladies graves dues à des microbes peuvent alors se développer. On appelle ces maladies « **maladies opportunistes** », parce qu'elles profitent de la disparition de l'immunité pour se développer. Lorsqu'une personne a une ou plusieurs maladies de ce type, on dit alors qu'elle a le **sida (syndrome d'immunodéficience acquise).**

b. La contamination

Pour que le virus du sida se transmette, il faut que du sang, du sperme ou des sécrétions sexuelles d'une personne infectée pénètre dans l'organisme d'une autre personne.

- **Le sida se transmet donc par :**

  – un contact sexuel ;
  – un contact sanguin : partage de seringues et/ou autre matériel (coton, cuillère, garrot, eau…) pour l'injection de drogue par voie intraveineuse, du sang sur une peau blessée… ;
  – la grossesse, l'accouchement, l'allaitement : il y a risque de contamination entre la mère contaminée et son enfant durant la grossesse, l'accouchement et l'allaitement.

Il n'y a PAS de contamination par :

la baignade, les larmes ou la sueur, la salive, la toux ou les éternuements, les poignées de mains, les baisers, les piqûres d'insectes.

Dans les pays industrialisés, où les mesures d'hygiène sont respectées, il n'y a PAS de contamination par :

– le don de sang, puisque le matériel utilisé est stérile et à usage unique ;
– la transfusion sanguine, puisque chaque don de sang est systématiquement dépisté ;
– les soins dentaires, le piercing et le tatouage si les ustensiles utilisés sont correctement stérilisés avant chaque utilisation.

c. L'évolution de la maladie

La maladie évolue en six stades :

1. Contamination par le VIH

C'est la période de l'infection initiale avec le VIH, causée par contact sexuel ou sanguin par exemple.

2. Période de latence sérologique

Elle dure deux à six semaines et peut parfois s'étendre sur plusieurs mois. Pendant cette période, aucun signe ou symptôme de la maladie, et aucun anticorps discernable du VIH n'est observé. Un test anticorps du VIH restera négatif malgré la présence du virus.

3. Séroconversion

C'est une période brève qui débute généralement après deux à six semaines et peut durer quelques mois. Le développement des anticorps peut être accompagné d'une période de maladie avec des syndrômes grippaux ou semblables à la fièvre glandulaire (ou parfois l'encéphalite). Environ 50 % des gens ne tombent pas du tout malades à ce stade, et beaucoup de ceux qui tombent malades ne vont pas consulter.

4. VIH asymptomatique

Cette période peut durer entre moins de 1 an à 10-15 ans ou plus. Les tests anticorps sont positifs mais il n'y a aucun signe ou symptôme apparent de maladie. C'est la période d'incubation.

5. Maladies liées au VIH/sida (maladies opportunistes)

Cette période dure des mois ou des années au cours desquels les signes et les symptômes des maladies augmentent car le VIH affaiblit le système immunitaire. Elles ne sont généralement pas très graves au début mais deviennent de plus en plus sérieuses et durables.

6. Sida (maladie)

Elle dure généralement moins d'un à deux ans sans traitement. C'est la phase terminale de l'infection par le VIH. Le malade contracte des infections et des cancers extrêmement dangereux parce que le système immunitaire est sérieusement affaibli et ne peut pas résister. Il meurt ensuite d'une maladie incurable. L'espérance de vie dépend des maladies qui se développent.

B. Les autres infections sexuellement transmissibles

D'après l'Organisation mondiale de la santé, 250 millions de cas d'IST (infections sexuellement transmissibles) surviennent chaque année.

Nous aborderons ici les quelques exemples de maladie les plus connues dans notre pays.

a. Les hépatites

Il existe plusieurs types d'hépatites dont la gravité est très variable :

- **l'hépatite A** qui se manifeste par l'apparition d'une jaunisse : urines foncées, selles décolorées avec parfois des troubles digestifs. C'est une maladie bénigne dans 99 % des cas, la guérison est spontanée en un mois, pas de forme chronique. Il existe un vaccin mais pas de traitement.
- **l'hépatite B** qui se manifeste par une grosse fatigue, une perte d'appétit, un amaigrissement, et des troubles digestifs divers. Dans 80 % des cas, l'hépatite B passe inaperçue mais, pour environ 10 % des personnes infectées, elle évolue vers une infection chronique qui peut se transformer en cirrhose et cancer du foie. L'hépatite B se transmet par voie sexuelle et sanguine mais aussi par le baiser profond (salive et trace de sang). Il existe un vaccin et un traitement spécifique en cas d'hépatite B chronique active.
- **l'hépatite C** : elle passe le plus souvent inaperçue mais peut être décelée par un examen sanguin. Elle se transmet essentiellement par voie sanguine, rarement par voie sexuelle (en cas de saignements ou micro-plaies). Pour environ 80 % des personnes infectées, l'hépatite C évolue vers une infection chronique qui peut se transformer en cirrhose puis en cancer du foie. Il existe des traitements spécifiques en cas d'hépatite C chronique active.

b. La syphilis

Elle se manifeste par de petites lésions non douloureuses sur les parties génitales, le bouche ou dans la gorge. L'incubation de la syphilis dure de trois semaines à trois mois. Le chancre régresse spontanément en deux à trois semaines mais le microbe passe dans le sang et occasionne une maladie générale, la syphilis secondaire qui se manifeste de quatre semaines à deux mois après et qui provoque l'apparition de petites taches roses sur le torse et sur les bras, non douloureuses et qui ne provoquent pas de démangeaisons.

Il existe un traitement par antibiotiques qui permet une guérison complète et définitive sans récidive et sans séquelles, mais qui n'empêche pas une nouvelle contamination.

c. L'herpès génital

Les symptômes sont l'apparition de petites vésicules groupées sur les lèvres, les parties génitales, accompagnées d'une inflammation locale qui provoque des démangeaisons fréquentes.

Il existe des traitements pour diminuer ou éviter les récidives mais qui n'éradiquent jamais complètement le virus.

C. La lutte contre le sida

a. Se protéger

Le plus souvent, le virus du sida est transmis lors de rapports sexuels non protégés.

La façon la plus sûre d'éviter le sida et les IST consiste à s'abstenir d'avoir des rapports sexuels **à risque**. **L'utilisation des préservatifs** (ou condoms) est la seule façon de se **protéger efficacement**.

Il ne faut pas utiliser de seringues ou aiguilles usagées ou non stérilisées ainsi que tout autre matériel usagé servant à l'injection de substances par voie intraveineuse.

Les campagnes de prévention doivent poursuivre leur rôle d'information afin d'inciter le public à se protéger. Ainsi la campagne de l'Inpes d'incitation au dépistage du sida lancée le 1er décembre 2015 s'adresse à tous en mettant en scène des femmes et des hommes, seuls ou en couple, jeunes ou plus âgés, de toutes origines, qui, quelles que soient leurs orientations sexuelles, affirment faire le test.

Des applications pour Smartphone proposent des outils pour s'en protéger, le démasquer ou mieux vivre avec.

b. Les traitements

Aucun de ces traitements ne guérit la maladie mais, grâce à eux, de nombreux patients peuvent vivre beaucoup plus longtemps qu'avant. Les traitements contre le VIH/sida comportent deux volets :

- **La thérapie antirétrovirale**

Pour être efficace, ce traitement doit être suivi à la lettre, c'est-à-dire qu'il faut prendre les pilules tous les jours aux heures prescrites par le médecin, et donc être prêt à modifier ses habitudes de vie.

D'autres types de médicaments sont à l'étude : les inhibiteurs d'entrée, qui empêchent la pénétration du virus dans la cellule, et les inhibiteurs d'intégrase qui empêchent que le VIH se fixe dans la cellule.

Juste après une situation à risque, des traitements peuvent être proposés

– **dans les heures** qui suivent un risque de contamination : le traitement d'urgence pour tenter d'éviter la contamination ;

– **dans les jours** qui suivent la contamination, le traitement de la primoinfection pour contrôler rapidement le virus et bloquer si possible l'évolution de l'infection sur le long terme.

c. Le plan VIH/IST 2018-2022 :

Le plan s'oriente autour de trois grands objectifs :
- réduire l'épidémie VIH,
- réduire la morbidité et la mortalité liées au VIH et au sida,
- et combattre les autres infections sexuellement transmissibles (IST).

Un dépistage est proposé à l'ensemble de la population même en l'absence d'exposition à un risque, ce dépistage doit être plus régulier pour certaines populations ou dans certaines circonstances (telles que la grossesse). Des auto tests sont en vente en pharmacie (25 à 30 € le kit), ils s'adressent aux personnes qui échappent aux dépistages mais ne doivent pas remplacer les tests réalisés en laboratoires. Plus de 100 000 autotests ont été vendus entre septembre 2015 et septembre 2016.

L'action en direction des groupes les plus vulnérables et notamment la population homosexuelle masculine doit être renforcée : un dépistage peut être réalisé par les associations de lutte contre le sida.

Le nouveau plan santé du 26 mars 2018 prévoit d'expérimenter, « dans quelques régions à forte incidence d'infections sexuellement transmissibles (dont une région d'outre-mer) », un programme de prévention en santé sexuelle pour les moins de 25 ans. Il inclura la mise en place d'une carte donnant un accès gratuit à des préservatifs.

Entraînement | Difficulté ✗✗✗ | Durée 3 min

QCM

Cochez la ou les bonne(s) réponse(s).

❶ Quelle affirmation est fausse ?

a. ○ Le sida est un ensemble de symptômes causés par la diminution des défenses immunitaires.
b. ○ Le sida est transmissible par voie materno-fœtale.
c. ○ Il existe un vaccin pour lutter contre le sida.
d. ○ Le préservatif est de plus en plus utilisé.

❷ Un virus est responsable du cancer du col de l'utérus :

a. ○ le virus du sida
b. ○ le virus de l'hépatite B
c. ○ le papillomavirus

❸ Une infection nosocomiale est :

a. ○ une maladie contractée par un nouveau-né
b. ○ une maladie professionnelle
c. ○ une maladie contractée à l'hôpital

Corrigé

❶ **c., d.** ❷ **c.** ❸ **c.**

4. IVG et contraception

A. L'IVG : interruption volontaire de grossesse

En 1975, la loi Veil autorise l'IVG afin de lutter contre les avortements clandestins. Depuis 2006 le nombre d'avortements est resté stable avec environ 220 000 IVG chaque année, cela malgré la diffusion massive de la contraception.

Depuis mars 2013, les frais liés à l'IVG sont pris en charge à 100 % par l'assurance maladie.

a. Données

- **Les chiffres en France**

– 40 % des femmes ont recours à l'IVG dans leur vie.
– On compte 14 IVG pour 1 000 femmes âgées de 15 à 49 ans.
– 82 % des femmes utilisent une méthode contraceptive.
– 23 % des femmes ayant eu recours à l'IVG utilisaient une pilule.

Le nombre de grossesses non désirées est stable depuis 2006 mais le recours à l'IVG est plus fréquent chez les plus jeunes.

Le recours à l'IVG médicamenteux est en augmentation.

- **La législation**

1. Les principales conditions prévues par la loi en France

• **Le délai légal** : une IVG peut-être pratiquée avant la fin de la **douzième semaine d'aménorrhée,** soit 14 semaines de grossesse, pour toute femme enceinte, majeure ou mineure. La notion de détresse dans l'accès à l'avortement a été supprimée en janvier 2014.

• **Les consultations** : deux consultations préalables sont obligatoires. Une consultation psychosociale est obligatoire pour les femmes mineures (elle est proposée au sein des centres de planification familiale, des services sociaux…).

2. La législation mondiale

• 39,3 % de la population mondiale environ vit dans des pays où la loi autorise l'IVG à la demande de la femme, dans un certain délai ou sans restrictions dans le temps. Dans les pays industrialisés, 71 % des femmes ont le droit de décider elles-mêmes d'interrompre une grossesse non désirée.

• 21,3 % de la population mondiale vit dans des pays qui autorisent l'IVG pour des motifs sociaux.

• 4,2 % vit dans des pays où l'interruption de grossesse est autorisée si la santé physique ou mentale de la femme se trouve menacée.

• 9,6 % vit dans des pays où l'interruption de grossesse n'est autorisée que si la santé physique de la femme se trouve menacée.

• 25,7 %, principalement dans le tiers-monde, vit dans des pays où l'interruption de grossesse n'est autorisée que si la vie de la femme se trouve menacée.

Quelques exemples européens

• **Allemagne :** il est autorisé sur simple demande.
En 2015, 99 200 avortements ont été pratiqués, soit 0,5 % de moins qu'en 2014. Le nombre d'avortements pratiqués par des jeunes filles de moins de 18 ans n'est plus que de 3 %.
• **Andorre :** il est interdit par le droit, mais accepté en pratique pour sauver la vie de la mère.
• **Grande-Bretagne/Irlande :** l'avortement est légal sur simple demande, sauf en Irlande du Nord où la vie de la mère doit être en danger. Le nombre total d'avortement est de 198 500 en 2007. Délai anglais : 24 semaines.
• **Belgique :** autorisé en théorie en cas « d'état de détresse », comme en France de 1975 à 2001 jusqu'à la 12e semaine. En pratique, et à l'instar aussi de la France, l'avortement est accessible sur simple demande.

b. Les causes d'un recours à l'IVG

Les causes sont multiples ; les femmes ont recours le plus fréquemment à l'IVG suite à :
- un oubli de pilule ;
- un changement de pilule contraceptive ;
- manque de recours à la contraception d'urgence.

Les critères différents selon l'âge des femmes : le recours à l'IVG traduit souvent un souci des parents de pouvoir accueillir l'enfant dans de bonnes conditions matérielles et affectives, une maternité alors survenue trop tôt ou trop tard pourra ne pas être menée à terme.

c. Les différentes formes d'IVG

L'IVG médicamenteuse

L'IVG médicamenteuse peut-être pratiquée « **en ville** » (par un médecin exerçant en cabinet et pas uniquement à l'hôpital). Cette pratique est possible depuis la **loi du 4 juillet 2001** relative à l'IVG et à la contraception.

Cette méthode ne pourra être utilisée au-delà de **sept semaines d'absence de règles** (aménorrhée). Le femme effectue une consultation chez son médecin. Lors de la troisième consultation, un comprimé de Mifépristone (« Mifégyne ») lui est administré afin d'interrompre la grossesse (l'œuf est évacué comme lors d'une fausse-couche).

Une quatrième consultation de contrôle est obligatoire.

L'IVG chirurgicale

Elle peut se faire soit sous anesthésie générale ou sous anesthésie locale. L'intervention, appelée **technique instrumentale par aspiration**, se fait au moyen d'une canule introduite dans le col de l'utérus qui a été préalablement dilatée. Cette canule est reliée à un système d'aspiration qui enlève l'œuf et la muqueuse utérine interne. Une hospitalisation de quelques heures suffit le plus souvent.

Le délai d'intervention est de 12 semaines d'aménorrhée maximum.

d. L'IVG chez les adolescentes

Les principales causes

Chez les mineures, le recours à l'IVG est principalement dû à :
- un accident de contraception ;
- une absence de contraception ;
- un comportement à risque ;
- une mauvaise information (la sexualité est encore une question tabou) ;
- une contraception qui n'est pas toujours gratuite.

Les conditions spécifiques applicables à la femme mineure

Elle doit demander cette intervention elle-même en dehors de la présence de toute personne. Le consentement du représentant légal (père, mère, tuteur…) est la règle. Cependant, si la mineure veut garder le secret ou si le consentement n'est pas obtenu, l'IVG est pratiquée à sa seule demande. Elle se fera alors accompagner par une personne majeure de son choix qui lui est conseillée par une conseillère conjugale (au cours de la consultation psychosociale) ou par le médecin.

Les mineures ne disposant pas d'un consentement parental bénéficient pour cet acte d'une prise en charge anonyme et gratuite (pas de frais médicaux).

FOCUS

Il ne faut pas confondre IVG et avortement, la femme enceinte peut être amenée à avorter alors qu'elle souhaitait mener sa grossesse à terme. On parle alors d'**interruption médicale de grossesse (IMG)** : l'interruption pourra avoir lieu au-delà du délai légal de douze semaines (enfant non viable, porteur d'une maladie génétique, danger pour la santé de la mère…).

Actualité

- **La loi Veil sur l'IVG a fêté ses 40 ans le 17 janvier 2015**

L'INED a dressé un bilan en 2015 :
- 207 120 IGV en 2012, contre 246 000 en 1976 ;
- l'âge moyen de recours à l'IVG est de 27,5 ans ;
- la proportion de femmes qui ont eu recours deux fois à une IVG est de 9,5 % ;
- en 2011, 55 % des IVG sont médicamenteuses.

Les praticiens de Médecins du monde lancent un appel fin 2014 :
- toutes les dix minutes, une femme meurt des suites d'un avortement à risque ;
- 20 millions de femmes interrompent leur grossesse dans des conditions dangereuses en raison de la clandestinité à laquelle elles sont condamnées ;
- selon l'Organisation mondiale de la santé, interdire l'avortement ne produit aucun effet dissuasif sur le recours à l'IVG.

- Un **ensemble de mesures vise à rendre l'IVG plus accessible :**
– remboursement à 100 % d'une interruption volontaire de grossesse (IVG) pour toutes les femmes (auparavant, seules étaient prises en charge à 100 % les IVG pour les jeunes filles mineures et 70 % et 80 % des frais pour les femmes majeures) (décret du 25 mars 2013) ;
– lancement d'un numéro national d'appel (numéro Vert) d'information à la sexualité, la contraception et l'IVG, accompagné d'un site Internet ;
– les sages-femmes sont autorisées à pratiquer l'IVG médicamenteuse.
- La loi Santé de 2016 a supprimé le délai de réflexion de 7 jours imposé entre les deux consultation obligatoires.

La loi du 20 mars 2017 relative à l'extension du délit d'entrave à l'interruption volontaire de grossesse pénalise désormais les sites de « désinformation » sur l'IVG qui cherchent, « dans un but dissuasif (…), à induire intentionnellement en erreur » les femmes s'informant sur l'avortement.

B. La contraception

La réussite d'une méthode contraceptive dépend de l'efficacité de cette méthode et de l'implication de la femme et/ou du couple dans ce choix.

L'OMS définie un modèle dit BERCER :

Bienvenue : le professionnel se présente et explique le déroulement de la consultation, il assure la confidentialité de l'entretien.

Entretien : il recueille les informations médicales, psychosociales et culturelles nécessaires.

Renseignement : il informe de manière claire, précise et personnalisée des méthodes qui peuvent être proposées.

Choix : il précise que le choix appartient à la consultante après avoir envisagé avec elle la situation (personnelle, bénéfices, risques…).

Explications : il explique les modalités d'utilisation de la méthode contraceptive choisie.

Retour : il organise le suivi de la patiente.

Une bonne contraception permet d'éviter des grossesses non désirées et ainsi limiter le nombre d'avortements. Une bonne information est nécessaire auprès des jeunes. Une jeune fille mineure peut obtenir une contraception sans le consentement de ses parents.

a. Les moyens de contraception

■ La contraception œstroprogestative

C'est une des méthodes de première intention, pour les femmes ne présentant pas de facteur de risque particulier (cardio-vasculaire, cancéreux, hépatique…).

La prise doit être régulière.

■ La contraception progestative

Elle est utilisable lorsqu'une contraception œstroprogestative est contre-indiquée.

La pilule microprogestative implique une prise rigoureuse (tous les jours à heure fixe – avec un délai de quelques heures – même pendant les règles).

L'implant progestatif présente l'avantage, lorsqu'il est bien toléré, d'être actif pendant trois années.

Les dispositifs intra-utérins

Ils peuvent être utilisés chez toutes les femmes (sauf contre-indication) y compris chez les **femmes nullipares** (qui n'ont jamais eu d'enfant). C'est une méthode très efficace, d'une longue durée d'action, dénuée de risques cardio-vasculaires et cancéreux.

Les méthodes barrière

Les capes cervicales, les diaphragmes sont des méthodes barrière peu utilisées en france. Elles nécessitent un examen gynécologique préalable à la pose, un apprentissage minutieux et des manipulations qui peuvent perturber certaines femmes.

Les préservatifs, masculin et féminin, permettent également une protection contre les maladies sexuellement transmissibles.

Les méthodes naturelles

Le retrait, les méthodes d'abstinence périodique ou d'auto-observation sont des méthodes qui, du fait de leur risque élevé d'échec en pratique courante, sont réservées à des femmes ayant une parfaite connaissance de leur cycle, maîtrisant la méthode et pouvant envisager la survenue d'une grossesse.

L'aménorrhée lactationnelle (pendant l'allaitement) n'est efficace que dans le cadre d'un allaitement exclusif. Une contraception est cependant préférable.

b. La stérilisation à visée contraceptive

La stérilisation à visée contraceptive est autorisée depuis **la loi du 4 juillet 2001** sur des personnes majeures. La stérilisation est considérée comme **irréversible**.

Une première consultation médicale préalable, auprès du médecin qui pratiquera l'acte chirurgical – **ligature des trompes ou vasectomie** pour les hommes –, est obligatoire avant l'intervention. Au cours de cette consultation, un livret d'information est remis par le médecin à la personne qui demande une stérilisation à visée contraceptive.

L'intervention ne pourra être réalisée qu'à l'issue d'un délai de **quatre mois de réflexion** après cette consultation et après un consentement écrit. La loi confère **à la seule personne concernée par l'intervention, la responsabilité du choix d'une stérilisation.** Il lui est possible cependant d'associer son (sa) partenaire à sa réflexion. Toutefois, seul le consentement de l'intéressé(e) sera recueilli.

Les personnes dont **l'altération des facultés** mentales constitue un handicap et a justifié leur placement sous un régime de protection légale (tutelle ou curatelle) peuvent accéder à la stérilisation à visée contraceptive dans des conditions particulières. Dans ces situations, l'intervention ne peut être réalisée qu'après décision du juge des tutelles.

L'échec des techniques de stérilisation féminine est rarissime. Cependant, lorsqu'il se produit, il peut aboutir à une grossesse qui, du fait des lésions des trompes, se développe anormalement dans la trompe (grossesse extra-utérine).

Si le médecin ne souhaite pas pratiquer cet acte à visée contraceptive, l'intéressé(e) est informé(e) de son refus au cours de cette première consultation.

c. La contraception d'urgence

Lorsqu'un rapport sexuel n'a pas été ou a été mal protégé, il existe une méthode de rattrapage connue sous le nom de « **pilule du lendemain** ». Un contraceptif d'urgence est délivré (Lénorgéstiel®). La prise doit être rapide pour être efficace (délai de 72 heures après le rapport sexuel non protégé).

Pour les mineurs, toutes les pharmacies doivent dispenser une contraception d'urgence gratuitement.

Cependant, les pharmaciens ont un devoir de conseil auprès des jeunes filles (sur les moyens de contraception existants…). De même, les infirmières scolaires peuvent administrer une contraception d'urgence aux élèves dans les collèges et lycées (en cas de détresse et d'urgence).

Chiffres

La contraception est très répandue en France : parmi les femmes disposant d'une méthode contraceptive, 55 % d'entre elles utilisent la pilule, 26 % un stérilet et 18,5 % une autre méthode.

– **Lancement de la campagne « La contraception qui vous convient existe »** (15 mai 2013)

– Les mineures de 15 à 18 ans peuvent depuis 2013 obtenir gratuitement en pharmacie une pilule de 1re ou 2e génération, un stérilet ou un implant hormonal (les jeunes filles devront toutefois présenter en pharmacie une ordonnance du médecin ainsi que la carte vitale de leurs parents. Leur anonymat n'est donc pas garanti. Celles qui veulent accéder à une contraception gratuite sans l'accord de leurs parents doivent se rendre dans un planning familial).

– Le 14 décembre 2012, une jeune femme porte plainte contre le laboratoire Bayer. Elle accuse sa pilule contraceptive de 3e génération d'être responsable de son accident vasculaire cérébral, qui l'a laissée handicapée à 65 %, en 2006.

– Déremboursement des pilules de 3e génération dès mars 2013. Les pilules de 3e et 4e génération ne doivent plus être proposées comme premier choix (risque de complications thromboemboliques veineuses [phlébites]…).

QCM

Entraînement n° 1 | Difficulté ✗✗✗ | Durée 5 min

1 En quelle année la pratique de l'IVG a-t-elle été légalisée en France ?

a. ❍ 1967 **b.** ❍ 1975 **c.** ❍ 1981

2 Le nombre d'IVG en France est

a. ❍ en hausse **b.** ❍ en baisse **c.** ❍ stable

❸ Le délai légal de l'IVG est de

a. ❍ 10 semaines b. ❍ 7 semaines c. ❍ 12 semaines

❹ Le délai légal de l'IMG est de

a. ❍ 14 semaines b. ❍ 12 semaines c. ❍ Il n'y a pas de délai.

❺ Quelle loi autorise la contraception ?

a. ❍ la loi Veil b. ❍ la loi Neiertz c. ❍ la loi Neuwirth

Entraînement n° 2

Difficulté ✗✗✗ | Durée 20 min

Sujet d'annales

« La contraception. Que savez-vous de ses moyens, de ses avantages et de ses inconvénients ? »
Cette question est une véritable question de cours.
Il faut penser à répondre sous la forme d'un plan structuré en équilibrant vos parties.

Corrigé n° 1

❶ **b.** ❷ **c.** ❸ **c.** (pour l'IVG chirurgicale) et **b.** (pour l'IVG médicamenteuse) ❹ **c.** ❺ **c.**

Corrigé n° 2 – Éléments de correction

Introduction

- Loi Neuwirth (1967),
- il existe différentes méthodes contraceptives qui doivent être adaptées à chaque femme (ou couple) selon l'âge, la santé...

Développement

1. Les moyens de contraception *(voir le cours)*

- La contraception œtroprogestative,
- la contraception progestative,
- dispositifs intra-utérins,
- méthodes barrière,
- méthodes naturelles,
- la stérilisation à visée contraceptive,
- la contraception d'urgence.

2. Les avantages et inconvénients

a. Les avantages

- Éviter les grossesses non désirées : limiter le nombre d'avortements, limiter les accouchements sous X, - éviter les situations de détresse,

- avoir un enfant au moment voulu : en fonction de l'âge, de situation économique, des sentiments du couple...

b. Les inconvénients

- Accidents, oublis de pilule ;
- questions liées à sexualité restent un sujet tabou chez les jeunes : frein à une contraception bien gérée ;
- problèmes de santé : contraception hormonale n'est pas toujours bien supportée, peut être contre-indiquée...

Conclusion

Pour être efficace, la contraception doit être bien choisie, les professionnels de la santé ont un rôle essentiel à jouer. Aujourd'hui, les pharmaciens et infirmières peuvent aussi être amenés à délivrer des contraceptifs (voir le cours), leur rôle de conseil auprès des jeunes est renforcé. Enfin, les campagnes d'informations se multiplient pour rendre la contraception plus accessible.

5. La bioéthique, dons d'organes, de sang, de gamètes

A. La bioéthique

a. Définition

Bioéthique contient deux mots. D'une part « bio » et de l'autre « éthique ».

« Bio » signifie « vie », « qui concerne la vie » alors que l'éthique concerne « la science des mœurs », « qui concerne la morale ».

La bioéthique concerne donc les questions éthiques et sociétales posées par les innovations médicales qui impliquent une manipulation du vivant comme les expérimentations sur l'homme, les greffes d'organes et l'utilisation des parties du corps humain, la procréation médicalement assistée, les interventions sur le patrimoine génétique.

b. Évolution des questions de bioéthique

Les progrès scientifiques dans le domaine des sciences de la vie posent de délicates questions éthiques : clonage thérapeutique ou reproductif, recherche sur l'embryon, brevetabilité du vivant et du génome humain… Elles ont fait l'objet en **France des lois de bioéthique de 1994, 2004 et 2011**.

Au cours des années 1980 se sont développées, dans les pays les plus avancés, des questions sur les implications sociales, culturelles, morales et juridiques, posées par des projets scientifiques en matière de procréation et de recherche notamment. Le débat est régulièrement relancé par des annonces retentissantes et aussitôt contestées, de scientifiques controversés ou de certaines sectes, sur de prétendus clonages humains (secte des raëliens).

Plus largement, les progrès scientifiques et médicaux font émerger de nouveaux risques et de nouvelles dérives : eugénisme, discriminations génétiques, offre de services de « mères porteuses », trafics d'organes, cliniques spécialisées dans l'euthanasie, expérimentations médicales dans des conditions contraires à la dignité humaine… Les questions éthiques sont encadrées en France par les lois bioéthiques de 1994.

c. Les lois bioéthiques

Les lois de bioéthique de 1994

Ces lois, promulguées en juillet 1994, sont au nombre de trois :

- relative au traitement des données nominatives ayant pour fin la recherche dans le domaine de la santé et modifiant la loi n° 78-17 du 6 janvier 1978 relative à l'informatique, aux fichiers et aux libertés ;
- relative au respect du corps humain ;
- relative au don et à l'utilisation des éléments et produits du corps humain, à l'assistance médicale à la procréation et au diagnostic prénatal.

La loi de bioéthique de 2004 et ses principales dispositions

• **Le clonage, reproductif ou thérapeutique, est interdit**. L'article 21 de la loi est ainsi rédigé : « Est interdite toute intervention ayant pour but de faire naître un enfant génétiquement identique à une autre personne vivante ou décédée. » Le clonage reproductif constitue désormais un « crime contre l'espèce humaine », puni de 30 ans de réclusion criminelle et de 7,5 millions d'euros d'amende.

• **La recherche sur l'embryon et les cellules embryonnaires est en principe interdite**.

• **Par dérogation, les recherches peuvent être autorisées sur l'embryon et les cellules embryonnaires, pour une période limitée à cinq ans, « lorsqu'elles sont susceptibles de permettre des progrès thérapeutiques majeurs**. Ne peuvent être concernés que les « embryons conçus *in vitro* dans le cadre d'une assistance médicale à la procréation qui ne font plus l'objet d'un projet parental » **(embryons dits « surnuméraires »)**.

• **Par dérogation, « le diagnostic biologique (pré-implantatoire) effectué à partir de cellules prélevées sur l'embryon** *in vitro* peut également être autorisé, à titre expérimental », pour guérir un enfant atteint d'une maladie génétique incurable grâce à la naissance d'un enfant indemne : **bébés dits « du double espoir » ou « bébés-médicaments »**.

• **Le cercle des personnes pouvant procéder à un don d'organe pour une greffe est élargi (voir B. tableau)**

• **Une Agence de la biomédecine** est créée.

La loi Bioéthique du 7 juillet 2011

- L'**anonymat de don de gamètes** est maintenu.
- La **gestation pour autrui** reste interdite.
- Le **transfert d'embryon post-mortem** reste interdit.

• En matière d'**assistance médicale à la procréation** :

- l'infertilité doit être médicalement diagnostiquée et les techniques restent réservées aux couples hétérosexuels ;
- la condition de deux ans de vie commune pour les partenaires et concubins est supprimée ;

– le principe d'interdiction de la recherche sur l'embryon et les cellules souches est maintenu. Toutefois, la recherche peut être autorisée par dérogation ;
– la technique de congélation ultra-rapide des ovocytes est autorisée.
– les sages-femmes peuvent désormais concourir aux opérations.

- En matière de **don** :
  – il est prévu qu'une information sera dispensée dans les lycées et au cours de la Journée de service national ;
  – autorisation du don croisé d'organes *(voir B. Le don d'organe, de sang, de gamètes)* ;
  – le donneur de gamètes ne doit plus nécessairement avoir procréé ;
  – en matière de **diagnostic prénatal** : généralisation des tests de dépistages ;
  – le délai de révision des lois bioéthique est porté à sept ans.

Pour aller plus loin

La naissance du premier « bébé médicament » ou « bébé du double espoir » en France a eu lieu le 26 janvier 2011.
Les parents du bébé avaient deux enfants atteints d'une maladie génétique grave (maladie de l'hémoglobine). Ils ont eu recours à une FIV pour avoir un troisième enfant. Un double diagnostic préimplantatoire a été réalisé pour sélectionner un embryon sain et compatible.
Deux embryons ont été implantés (un compatible et l'autre non) et seul l'embryon compatible s'est développé. Cette naissance pourra permettre de guérir l'un des aînés grâce à une greffe de sang du cordon ombilical du nouveau-né.
C'est le Professeur René Frydman qui est à l'origine de cette naissance.
Celle-ci soulève cependant des questions d'ordre éthique car si elle permet de sauver un enfant, elle n'est pas sûre à 100 %, les parents et enfants doivent donc être préparés psychologiqement à un éventuel échec. De plus les embryons ne sont pas toujours compatibles.

- **Cellules ES** (cellules totipotentes) : Ce sont des cellules souches embryonnaires ; elles ont pour caractéristique d'être « totipotentes », c'est-à-dire capables de participer à la formation de tous les tissus de l'organisme (musculaires, nerveux, sanguin, etc.) et de se reproduire quasiment sans limite.
- **Clonage :** Technique consistant à reproduire des organismes vivants génétiquement identiques ; il peut concerner de simples cellules (clonage cellulaire) ou bien des êtres humains, des animaux, des végétaux (clonage reproductif).
- **Clonage thérapeutique :** Désigne la technique consistant à inclure le noyau d'une cellule somatique adulte dans un ovocyte énucléé pour obtenir, par division de la nouvelle cellule, les cellules totipotentes (voir définition ci-dessus) qui seront utiles à la recherche.
- **DPI ou diagnostic préimplantatoire :** Il permet de connaître précocement les caractéristiques génétiques d'un embryon, quand la fécondation a été réalisée *in vitro*, et de ne l'implanter dans le corps maternel qu'à condition qu'il ne présente pas d'anomalie chromosomique. Il n'est autorisé par le Code de la santé publique qu'à titre exceptionnel, quand se présente chez l'un des parents une maladie incurable d'une particulière gravité (myopathie ou mucoviscidose, par exemple).

- **DPN ou diagnostic prénatal :** Selon le code de la santé publique, il s'entend « des pratiques médicales ayant pour but de détecter in utero chez l'embryon ou le fœtus une affection d'une particulière gravité. » Les premières techniques de DPN ont été, au début des années 1970, l'échographie et l'amniocentèse.
- **Embryon et fœtus :** L'embryon est d'abord le résultat de la fécondation du gamète de la femme par celui de l'homme. Juridiquement, embryon et fœtus sont considérés par la loi de 1994 comme des « êtres humains non nés », composants du corps de leurs parents (dans le cas de l'embryon *in vitro*) ou de leur mère, lorsque l'embryon est implanté dans le corps de la femme. « On peut affirmer que les embryons et les fœtus ont des corps biologiques mais qu'ils n'ont pas des corps juridiques. »
- **Embryon surnuméraire :** C'est le cas des embryons conçus *in vitro*, dans le cadre d'une assistance médicale à la procréation, et qui ne font plus l'objet d'un projet parental.
- **Fivete :** Fécondation *in vitro* et transfert d'embryon, terme souvent abrégé en FIV.
- **PMA** (procréation médicale assistée) ou **AMP** (assistance médicale à la procréation)

Sitographie

Comité consultatif national d'éthique (CCNE) – www.ccne-ethique.fr

Commission nationale consultative des droits de l'homme (CNCDH) – www.cncdh.fr

Groupe européen d'éthique des sciences et des nouvelles technologies (GEE)
ec.europa.eu/european_group_ethics/index_fr.htm

CNRS – Département des sciences de la vie – www.cnrs.fr/SDV

INSERM Réseau Rodin « Éthique et santé » – www.inserm.fr

Centre de documentation en éthique des sciences de la vie et de la santé de l'INSERM (CDEI)
www.inserm.fr

Agence de la biomédecine – www.agence-biomedecine.fr

Entraînement

Difficulté ✗✗✗ | Durée 7 min

QCM

Cochez la ou les bonne(s) réponse(s).

1 À quel moment de la grossesse l'embryon passe au stade de fœtus ?

a. ❍ au 3e mois **b.** ❍ au 4e mois **c.** ❍ au 5e mois

2 Quelle réponse est fausse ?

a. ❍ L'AMP est possible pour un couple marié.
b. ❍ L'AMP est possible en France pour une femme célibataire.
c. ❍ Le don d'ovocyte est anonyme.

❸ En 2003, un jeune homme tétraplégique décède suite à une euthanasie pratiquée par son médecin. C'est l'affaire :

a. ❍ Humbert **b.** ❍ Perruche **c.** ❍ Odièvre

❹ Combien de fois les lois bioéthiques ont-elles été révisées ?

a. ❍ Une fois **b.** ❍ Deux fois **c.** ❍ Trois fois

❺ Comment appelle-t-on la partie de la philosophie qui étudie les principes de la morale médicale ?

a. ❍ La bioéthique **b.** ❍ La déontologie **c.** ❍ L'éthique

❻ Comment appelle-t-on l'ensemble des devoirs et des règles qui régissent une profession, la conduite de ceux qui l'exercent, les rapports entre ceux-ci et leurs clients ?

a. ❍ L'éthique
b. ❍ La conscience professionnelle
c. ❍ La déontologie
d. ❍ Le secret professionnel

❼ Quelles sont, parmi les suivantes, les missions du Comité national d'éthique ?

a. ❍ Il vote les lois de la bioéthique.
b. ❍ Il a une mission de réflexion et de consultation sur l'aspect moral de la recherche biologique et médicale.

Corrigé

❶ a. ❷ b. ❸ a. ❹ b. ❺ a. ❻ c. ❼ b.

B. Le don d'organe, de sang, et de gamètes

Le don d'organe est le prélèvement sur une personne d'un organe ou d'un tissu afin d'effectuer une greffe.

Le sang et les gamètes peuvent aussi faire l'objet d'un don.

a. Les différents dons

Dons	Quels sont les besoins ?	Qui peut donner ?	Comment donner ?
Sang plaquettes plasma	Opérations chirurgicales, accidents de voiture, traitements (certains cancers).	– Être âgé de 18 à 65, – être en bonne santé, – ne pas présenter de risques liés à son état (anémie, grossesse, poids 6,50 kg…), – ne pas revenir d'un pays à risque, sortir d'une maladie virale, d'un traitement antibiotique, dentaire, rapports sexuels à risque… (un délai s'impose alors).	Les collectes de sang sont organisées dans les sites de **l'Établissement français du sang** (collectes mobiles, sites situés près des CHU…). Le prélèvement dure six minutes maximum (400 à 500 ml sont prélevés). Le **don de plaquette et de plasma** étant plus long se fait sur rendez-vous.
Moelle	**2 400 personnes ont besoin d'une greffe de moelle osseuse** chaque année en France : leucémie, maladies du sang. On greffe les cellules mères qui donnent naissance aux globules blancs, rouges et aux plaquettes.	– Le donneur doit être **compatible** : frère/sœur (1 chance sur 4 d'être compatible). – Il existe un **registre des donneurs** (compatibilité très faible) d'où la nécessité d'avoir un maximum de donneurs potentiels). – Il faut avoir entre 18 et 60 ans. – Ne pas présenter de risque (comme pour le sang).	**Inscription sur le registre des donneurs :** entretien médical. Le donneur doit confirmer son consentement auprès du TGI (tribunal de grande instance). La moelle peut être prélevée dans les os plats du bassin (une heure) dans la veine du bras. La moelle se reconstitue en quelques jours.
Organes	**En 2008 :** **13 687 malades** dans le besoin, 4 620 ont bénéficié d'une greffe, 222 sont décédés (pas de greffon disponible). Organe le plus greffé : rein. Autres organes : foie, cœur, poumon, pancréas, intestins, tissus (cornée).	– Les organes son prélevés sur des **personnes décédées** (mort encéphalique suite à un accident de la route, AVC). – **Don du vivant : le rein** de la part d'une personne proche (frère ou sœur, parent, enfant, grand-parent, cousins, oncles et tantes, conjoint ou personne vivant avec le receveur depuis au moins deux ans). – Don croisé (voir schéma)	Le médecin contacte la famille de la personne décédée pour savoir si elle autorise le don (en France 30 % des familles refusent). On peut de son vivant s'inscrire sur le **registre des refus** ou au contraire demander une **carte de donneur : le « Passeport de vie »**.
Gamètes	Don d'ovocytes. Don de sperme. **Plus de 2 000 couples** déposent une demande chaque année.	**Don de sperme :** – avoir moins de 45 ans, – avoir l'autorisation de sa femme (ou compagne), – effectuer des tests de dépistage (maladie génétiques, sida…). **Don d'ovocyte :** – femme qui ont déjà un enfant et vivant en couple, – avoir au moins 38 ans et avoir l'autorisation du conjoint.	Recueil de sperme : au sein des **CECOS**. Don d'ovocyte : après une stimulation ovarienne, le prélèvement se réalise par voie vaginale.

b. L'encadrement des dons

Chiffres

- En 1991 : 3 523 personnes ont été greffées.
- En 2015, 5 746 personnes ont été greffées.
- Le nombre de personnes greffées a augmenté de 7 % par rapport à 2014.
- Le rein est l'organe le plus greffé, avec une hausse de 72 % sur quinze ans, suivi par le foie, dont la greffe a augmenté de plus de 69 %.
- En 2015, 3 486 greffes de rein, 1 355 greffes du foie, 471 greffes du cœur ont été réalisées.
- En 2014, la moyenne d'âge des donneurs était de 57,20 ans (contre 52,6 ans en 2006).
- En 2014, la moyenne d'âge des receveurs était de 52 ans (contre 47,5 ans en 2006).
- En 2015, 21 464 personnes étaient en attente d'une greffe (contre 12 512 en 2006).

Source : www.dondorganes.fr

- **Les trois principes appliqués en France :**

  – **la gratuité ;**
  – **l'anonymat ;**
  – **le bénévolat.**

Ces principes permettent d'éviter le trafic de dons et de respecter le deuil des familles.

Toute personne est considérée consentante au don d'organes (ou tissus) en cas de décès, sauf s'il a fait connaître son désaccord de son vivant. Les familles peuvent toutefois s'opposer, d'où l'importance de détenir la carte de donneur si une personne est volontaire.

Les familles ignorent souvent la position du défunt et, face à la brutalité du décès, elles opposent souvent un refus pour ne pas porter atteinte au corps.

- **Les règles d'attribution du don d'organe**

Décrétées par le ministre de la Santé, les règles d'attribution sont conçues pour maximiser les chances de succès de chaque organe, tout en étant le plus équitable possible dans la distribution des organes. Elles se basent sur de nombreux critères, adaptés à chaque organe.

La répartition tient compte des priorités médicales et des déplacements géographiques auxquels seront soumis les greffons. Certains patients de la liste d'attente sont prioritaires : les enfants, les receveurs dont la vie est menacée à très court terme, les receveurs pour lesquels la probabilité d'obtenir un don est très faible du fait de caractéristiques morphologiques ou immunogénétiques particulières.

- **Des solutions pour relancer le don**

  – 2009 : le don d'organe est déclaré grande cause nationale.
  – Le second plan greffe 2012-2016 a pour ambition de soutenir et promouvoir l'activité de greffe dans les années à venir.

– L'Agence de biomédecine a sensibilisé les Français pour qu'ils informent leurs proches de leur décision en la matière.
– **L'Agence de la biomédecine** a sensibilisé les Français pour qu'ils informent leurs proches de leur décision.
– Face à la pénurie de dons d'organes, au recul des donneurs de sang (l'affaire du sang contaminé est encore présente dans les mémoires et a diminué la confiance des donneurs potentiels), **la sécurité sanitaire** a été renforcée, les familles sont mieux prises en charge (nécessité de former le personnel médical).
– Des guides d'information sont diffusés.
– Le manque de donneurs associé aux problèmes de compatibilité amènent aujourd'hui les chercheurs à se tourner vers les autogreffes[1] et les xénogreffes.[2]

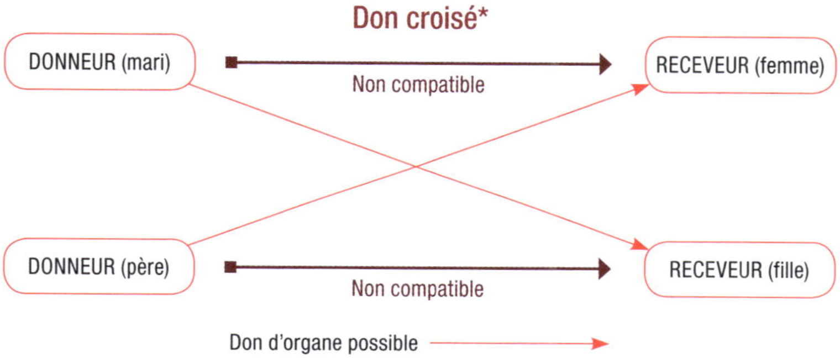

FOCUS La loi Santé du 26 janvier 2016

– Les personnes homosexuelles peuvent désormais donner leur sang mais cela s'accompagne dans un premier temps de conditions très strictes, notamment l'abstinence pendant douze mois.

– La loi santé a prévu également d'assouplir les conditions relatives au **don d'organe**. Depuis janvier 2017, la famille n'est plus consultée mais simplement informée d'un prélèvement d'organes. Le registre national de refus est appelé à devenir le principal moyen de formuler, de son vivant, le refus de donner.

Sitographie

- www.agence-biomédecine.fr
- www.dondovocyte.fr
- www.dondespermatozoides.fr

1. L'autogreffe : greffe caractérisée par l'utilisation d'un greffon (partie de tissu ou d'organe) emprunté au sujet lui-même (exemple : moelle osseuse). L'autogreffe est le contraire de l'allogreffe, qui se fait entre deux individus d'une même espèce mais génétiquement différents.
2. La xénogreffe désigne la transplantation d'un greffon où le donneur est d'une espèce biologique différente de celle du receveur (exemple : le porc).
* Voir tableau.

- www.dondusang.fr
- www.dondemoelleosseuse.fr
- www.donddorganes.fr

Entraînement | Difficulté ✗✗✗ | Durée 5 min

QCM

Cochez la ou les bonne(s) réponse(s).

❶ Quand ont été votées les lois sur la bioéthique ?

a. ❍ en 1988 **b.** ❍ en 1992 **c.** ❍ en 1994

❷ Quelle est la loi qui réglemente les prélèvements d'organes ?

a. ❍ la loi Veil en 1975 **b.** ❍ la loi Caillavet en 1976

❸ Si une personne décédée n'a pas fait part de son refus de son vivant, peut-on lui prélever des organes ?

a. ❍ oui **b.** ❍ non

❹ Le corps humain peut-il être l'objet d'un commerce ?

a. ❍ oui **b.** ❍ non

❺ Quel âge faut-il avoir pour donner son sang ?

a. ❍ entre 18 et 65 ans
b. ❍ entre 18 et 50 ans
c. ❍ entre 16 et 60 ans

Corrigé

❶ **c.** ❷ **b.** ❸ **a.** (en consultant la famille) ❹ **b.** (en France) ❺ **a.**

6. Procréation et maternité

A. La procréation naturelle

a. La fécondation

Depuis une cinquantaine d'années, **les méthodes contraceptives** permettent à un couple d'éviter d'avoir un enfant quand il ne le souhaite pas. En revanche, un enfant n'arrive pas toujours forcément au moment où un couple le souhaite. La réalisation d'un projet d'enfant demande des rapports sexuels réguliers, mais aussi un nombre suffisant de spermatozoïdes fonctionnels chez l'homme, une ovulation de bonne qualité chez la femme et la possibilité d'une rencontre entre les spermatozoïdes et l'ovocyte sans obstacle.

Un couple a le souhait d'avoir un enfant et a une vie sexuelle régulière. Dans ces conditions, pour la plupart des couples, la grossesse survient naturellement dans un délai de quelques mois à parfois plus d'un an. **La fécondation** en est le point de départ. Elle résulte de la **fusion de deux gamètes**, l'un masculin, le **spermatozoïde**, l'autre féminin, **l'ovocyte.**

Elle est à l'origine de **l'embryon,** le premier stade de développement d'un être humain. Après s'être implanté dans l'utérus de la femme, l'embryon s'y développe jusqu'à la naissance de l'enfant.

b. Les conditions physiologiques

1. La fabrication des gamètes

• **Chez l'homme**, les spermatozoïdes sont produits de façon continue dans les testicules. Lors d'un rapport sexuel, ils sont déposés dans le vagin. Ils pénètrent ensuite dans l'utérus et poursuivent leur chemin jusqu'à l'ovocyte (si le rapport sexuel est très proche de l'ovulation), en remontant dans les trompes.

• **Chez la femme**, les ovocytes se développent dans les ovaires. Comme l'homme a deux testicules, la femme a deux ovaires (droit et gauche). À la naissance, les ovaires ont déjà leur réserve définitive.

2. Leur rencontre

L'ovocyte est prêt à rencontrer les spermatozoïdes. Un seul d'entre eux va pénétrer sous la membrane de l'ovocyte. C'est le **spermatozoïde fécondant.**

La fécondation a lieu après la pénétration du spermatozoïde dans l'ovocyte. L'embryon est formé le jour suivant et chemine dans le canal de la trompe. Il se divise progressivement et présente de plus en plus de cellules jusqu'au cinquième jour. Ce jour-là, si les conditions sont réunies, il atteint l'utérus et s'implante environ deux jours plus tard dans la muqueuse qui borde la cavité utérine. Cette muqueuse, appelée endomètre, se modifie juste après l'ovulation grâce à la progestérone secrétée par le corps jaune de l'ovaire. La progestérone prépare l'implantation de l'embryon.

B. L'assistance médicale à la procréation (AMP ou PMA[1])

a. Définition

La **stérilité** est l'impossibilité d'avoir un enfant naturellement. Elle concerne autant les hommes que les femmes. Ce problème peut être résolu grâce à des méthodes de **procréation** assistée, dans ce cas, on parle **d'infertilité.**

FOCUS

En France 30 000 couples se rendent chaque année dans un centre de procréation médicalement assistée. Le taux de réussite moyen de ces méthodes est de 20 %.

1. AMP appelée aussi Procréation Médicalement Assistée (PMA)

Chiffres

– En 2014, 25 208 enfants sont nés grâce à l'assistance médicale à la procréation (source : Agence de la biomédecine).
– En 2008, pour 121 515 traitements pratiqués, il y a eu 17 853 accouchements (soit 14,7 %), permettant la naissance de 20 136 enfants (avec des grossesses multiples), soit 2,4 % de la totalité des naissances.
– 13 612 enfants sont issus d'une fécondation *in vitro*, 5 308 d'une insémination. (S'ajoutent 145 enfants nés après un don d'ovocytes, 1 055 après un don de sperme et 16 suite à un don d'embryon.)
– La France dispose de 100 centres d'AMP.
– 41 couples sur 100 qui débutent un traitement par FIV dans un centre ont un enfant grâce à cette prise en charge. Sur les 59 autres couples, 30 restent sans enfant. Les autres adoptent, conçoivent naturellement ou à l'issue d'un autre traitement.

Source : Bulletin épidémiologique hebdomadaire (BEH).

b. Historique

Fin du xviiie siècle	La première insémination artificielle intraconjugale a lieu en Écosse (gamètes du couple).
Début du xixe siècle	Les premières inséminations artificielles intraconjugales sont réalisées en France (gamètes du couple).
Fin du xixe siècle	La première insémination artificielle avec don de spermatozoïdes est réalisée aux États-Unis.
1968	Les banques de sperme congelé voient le jour aux États-Unis
1973	La technique de congélation du sperme arrive en France et, avec elle, apparaissent les CECOS (centres d'études et de conservation des œufs et du sperme humain). Ces centres organisent le don de spermatozoïdes selon les règles éthiques d'anonymat et de gratuité.
1978	**Louise Brown voit le jour en Angleterre.** Elle est le premier enfant né après une **fécondation *in vitro***, une nouvelle technique élaborée pour pallier les lésions des trompes, lésions que la chirurgie ne peut réparer.
1982	**Naissance d'Amandine, premier bébé français né après une fécondation *in vitro*.** Dans les années qui suivent, les progrès successifs permettent une meilleure surveillance des traitements hormonaux et une augmentation des taux de succès.
1984	La congélation embryonnaire réussit pour la première fois en Australie avec la naissance de Zoé.
1988	Création des centres de PMA agréée et de la Commission nationale de médecine et de biologie de la reproduction.
1994 à 2004	Les **lois de 1994 (loi bioéthique)** prévoit l'accueil d'embryons (ce n'est qu'en 2004 que cette technique donne naissance à un enfant en France). 2004 : les lois de bioéthique sont révisées, maintenant les principes de celles de 1994 mais permettant la création de l'**Agence de la biomédecine**.
2010	Naissance du premier « bébé médicament » français
2011	Révision de la loi Bioéthique.

c. La loi

Les grands principes juridiques de l'assistance médicale à la procréation (loi de bioéthique n° 2004-800 du 6 août 2004 révisée le 7 juillet 2011)

• La mise en œuvre de l'assistance médicale à la procréation est indiquée lorsque le couple se trouve face à **une infertilité médicalement constatée ou pour éviter la transmission d'une maladie grave à l'enfant ou à l'un des membres du couple**.

• Elle se pratique dans des **établissements autorisés et par des praticiens agréés** pour ces activités.

• **Le couple** (un homme et une femme) **doit être en âge de procréer.**

En France, il **est interdit de faire appel à une « mère porteuse »** et **d'avoir recours à un double don de gamètes**.

• **L'anonymat, la gratuité et le volontariat** sont les grands principes sur lesquels reposent le don de gamètes et l'accueil d'embryons.

■ La conservation des embryons

Avec l'accord écrit préalable du couple, il est possible de féconder un nombre d'ovocytes tel que le couple peut obtenir **des** embryons **surnuméraires** de bonne qualité, qui seront congelés pour un transfert ultérieur.

Par ailleurs, l'arrêt de la conservation des embryons est possible dans des conditions très précises. Elle l'est, par exemple, si le couple, consulté à plusieurs reprises, ne donne pas d'avis sur le devenir de ses embryons conservés depuis au moins cinq ans.

■ La filiation des enfants

1. Procréation intraconjugale

Les règles de filiation sont celles qui régissent toute naissance.

2. Don de gamètes

Le couple receveur doit préalablement donner son consentement au juge ou au notaire, ce qui interdit par la suite toutes actions pour établir ou contester la filiation, sauf s'il est démontré que l'enfant n'est pas issu de l'assistance médicale à la procréation ou si le consentement s'avère invalide.

3. Accueil d'embryons

Comme pour le don de gamètes, le couple receveur donne son consentement au juge, qui a aussi une mission de contrôle des conditions d'accueil que le couple est susceptible d'offrir à l'enfant à naître sur le plan familial, éducatif et psychologique. L'accueil d'embryons est subordonné à une autorisation du juge donnée pour trois ans au couple receveur.

■ Les différentes méthodes d'aide à la procréation

1. L'insémination artificielle avec le sperme du conjoint (IAC)

Un couple peut avoir recours à cette assistance médicale, si **le conjoint est peu fertile** (oligospermie), ou si les rapports sexuels sont impossibles.

La femme subit un traitement pour stimuler les ovaires, qui entraîne l'ovulation. L'insémination intra-utérine est alors faite autour de 36 heures après le déclenchement de l'ovulation avec le sperme du conjoint qui a été recueillie et congelé dans un CECOS (centre d'étude et de conservation des ovules et du sperme).

FOCUS

L'IAC est la technique la plus simple dans la hiérarchie des techniques d'aide médicale à la procréation.

2. L'insémination artificielle avec le sperme d'un donneur (IAD)

Si le conjoint est stérile, un couple peut avoir recours à ce type de PMA.

Les procédés et les risques sont les mêmes que ceux de la IAC à la différence que le sperme vient d'un donneur et non du conjoint.

3. Fécondation *in vitro* et transfert d'embryon (FIVETE)

Pour résoudre certaines **stérilités féminines** (obturation des trompes), des techniques de fécondation *in vitro* a vu le jour.

Cela consiste à prélever les ovules de la femme au cours d'un examen suivi d'une intervention chirurgicale, procédé nommé « cœlioscopie » (ponction avec une longue aiguille).

Ces cellules sont mises en culture dans un milieu nutritif. Quatre heures plus tard les spermatozoïdes issus du père sont introduits dans différents tubes contenant chacun un ovule.

Dès qu'un spermatozoïde entre dans un ovule, un œuf est conçu. Deux jours plus tard, deux à trois embryons (jamais plus de cinq) sont formés. Un ou deux sont réimplantés dans l'utérus de la future mère. Si l'implantation échoue, on réitère l'opération pour une nouvelle tentative.

Cette technique obtient 15 à 20 % de réussite dont 27 % de naissances multiples. En France, 11 000 naissances sur 750 000 sont dues à la FIVETE.

4. Don d'ovocytes

Un couple a recours au don d'ovocytes lorsque **la femme n'a pas d'ovaires, est ménopausée précocement ou est atteinte d'une maladie héréditaire** (son utérus est fonctionnel) et lorsque **le conjoint est fertile.**

Une fécondation *in vitro* (FIV) est réalisée avec l'ovocyte d'une donneuse et le sperme du mari, puis l'embryon est réimplanté dans l'utérus de la femme stérile.

5. Don d'embryon

À partir du moment où le **couple est stérile** mais que l'utérus de la femme est fonctionnel, ce dernier peut avoir recours au don d'embryon.

On réalise une FIV avec du sperme et des ovocytes de donneurs, puis on implante l'embryon dans l'utérus de la mère.

Le taux de réussite n'est que d'environ 10 à 15 % de grossesse par transfert.

Le don est strictement anonyme. Il est impossible pour les couples donneurs de connaître le couple receveur de leur don et inversement.

6. L'injection intracytoplasmique de spermatozoïdes (ICSI)

Cette technique est utilisée lorsqu'il y a un **trop petit nombre de spermatozoïdes dans le sperme pour que la fécondation se réalise, ou en cas d'une faible mobilité des spermatozoïdes du père, ou encore en cas de faible ou d'absence d'ovulation.**

Il est nécessaire d'effectuer un bilan génétique pour éviter la transmission de certaines anomalies des chromosomes.

Lors d'une ICSI, un spermatozoïde est sélectionné, immobilisé et introduit par micro-injection directement dans le cytoplasme d'un ovule à l'aide d'une très fine pipette. Les ovules fécondés sont cultivés afin d'évaluer leur qualité. Les meilleurs d'entre eux sont implantés dans l'utérus.

Les risques de grossesses multiples sont les mêmes que pour la FIV et dépendent aussi du nombre d'embryons implantés.

Le taux de réussite global des ICSI est de 20 %.

7. Maternité de substitution (mère porteuse)

La « gestation pour autrui » consiste à réaliser une fécondation avec le sperme et l'ovocyte des parents intentionnels, ou avec l'ovocyte d'une donneuse, et à implanter l'embryon dans l'utérus d'une femme « gestatrice », qui n'aura donc pas de lien génétique avec l'enfant. On l'oppose à la « procréation pour autrui », dans laquelle l'ovocyte de la mère porteuse est fécondé par insémination avec le sperme du père d'intention. Dans ce cas, l'enfant à naître est génétiquement lié à la mère porteuse.

Cette solution est proposée dans certains pays aux couples dont la conjointe est stérile par anomalie des ovaires et de l'utérus. Le recours à cette pratique est également possible pour les couples homosexuels.

Une femme volontaire prête ou loue son utérus. À la naissance, l'enfant est remis au couple demandeur.

Cette pratique est interdite en France et beaucoup de question d'ordre éthique se posent. Aujourd'hui certaines personnes y sont **favorables** : elles mettent en avant la douleur des couples ne pouvant avoir d'enfant naturellement et le parcours du combattant que représente l'adoption ou le recours à l'AMP.

D'autres défendent l'interdiction pour éviter le commerce du corps, la douleur psychologique des mères porteuses, l'intérêt de l'enfant à naître…

En France, la mère de l'enfant est celle qui l'a mis au monde mais des filiations sont établies alors que des couples ont eu recours à des mères porteuses dans la clandestinité.

D'autres couples non reconnus comme tels y ont recours : **les couples homosexuels** (notamment les hommes).

Les législations à l'étranger

En Europe

Au Royaume-Uni, toute femme capable d'élever un enfant, sans limite d'âge, peut avoir recours à l'assistance médicale à la procréation.

En Belgique, les couples **hétérosexuels, homosexuels et les femmes seules** peuvent y avoir recours, cependant avant 45 ans. Il est aussi autorisé de faire des dons de gamètes entre amis ou au sein de la famille.

En Espagne, les femmes majeures, sans limite d'âge, peuvent avoir recours à la PMA.

Les mères porteuses sont autorisées en Angleterre, en Belgique ou encore en Grèce.

Aux États-Unis, les dons de gamètes ne sont **ni anonymes ni gratuits** : on peut, sur catalogue, à condition d'y mettre le prix, choisir la donneuse d'ovocytes ou le donneur de sperme selon certains de ces caractères (taille, poids, couleur des yeux, religion, hobbies, etc.).

Quelques chiffres sur ce que coûtent les dons aux États-Unis :
– 275 dollars pour des spermatozoïdes,
– 2 500 à 50 000 dollars pour un ovule,
– 30 000 dollars pour une mère porteuse,
– 39 000 dollars c'est le tarif moyen des ovules des plus belles et plus intelligentes donneuses !

FOCUS

La loi relative « au mariage pour tous » ne comprend pas de dispositions relatives à l'AMP. L'ouverture à toutes les femmes sera proposée dans le cadre de la révision de la loi de bioéthique suite à un avis favorable rendu par le Comité national d'éthique le 25 septembre 2018.

Entraînement

Difficulté ✗✗✗ | Durée 5 min

QCM

Cochez la ou les bonne(s) réponse(s).

1 Le recours à l'AMP est possible en France :

a. ❍ pour un couple marié
b. ❍ pour une personne célibataire
c. ❍ pour un couple stérile

2 Le don d'ovocyte en France est :

a. ❍ légal **b.** ❍ interdit **c.** ❍ anonyme

3 Amandine est le premier bébé :

a. ❍ cloné **b.** ❍ né d'une ISCI **c.** ❍ né d'une FIV

QRC

4 Comment appelle-t-on les banques du sperme ?

Corrigé

1 **a.** et **c.** 2 **a.** et **c.** 3 **c.** 4 CECOS (Centres d'études et de conservation des œufs et du sperme humain).

C. La maternité

FOCUS

Les aides-soignants peuvent être amenés à exercer en maternité ; il est donc indispensable d'avoir des notions sur la grossesse et l'accueil de la mère enceinte et du nouveau-né.

a. La grossesse

La déclaration de grossesse établie par le médecin ou la sage femme doit être transmise à la caisse d'assurance maladie et à la caisse d'allocations familiale (CAF). La femme reçoit ensuite un guide de surveillance médicale de la mère et du nourrisson.

Ce guide récapitule les examens à faire pendant la grossesse puis après la naissance jusqu'au 3e mois de l'enfant. Ces examens obligatoires sont remboursés par l'organisme d'assurance maladie.

En outre, la mère reçoit un carnet de santé maternité qui a pour but d'apporter une information claire sur le déroulement de la grossesse et de faciliter le dialogue entre la mère et les professionnels de santé.

b. L'accueil en maternité

- **Le service de maternité assure :**

– le suivi des grossesses : consultations prénatales, d'échographies obstétricales, amniocentèses… ;
– la réalisation de cours de préparation à l'accouchement classique, et en piscine par les sages-femmes (dans certaines maternités) ;
– la prise en charge et le dépistage de certaines grossesses pathologiques ;
– les accouchements et les césariennes (avec péridurale ou sans) ;
– le suivi post-natal des accouchées et des nouveau-nés : soins aux mamans par les sages-femmes, soins et toilettes des nouveau-nés par la puéricultrice ou l'auxiliaire de puériculture, examens médicaux par un pédiatre tous les jours.

Les femmes enceintes vivant seule et en difficulté, mère d'un enfant au moins peuvent être accueillies au sein de **centres maternels**, l'accueil permet d'avoir accès à un logement, une aide pour élever l'enfant et faciliter la recherche d'emploi ou de formation

- **Le personnel médical et non médical**

– Gynécologues obstétriciens
– Pédiatres
– Sages-femmes
– Puéricultrices
– Auxiliaires de puériculture et aides-soignantes
– Secrétaires médicales
– Kinésithérapeutes…

c. La maternité des adolescentes

Une mineure peut continuer sa scolarité, une demande d'interruption peut aussi être obtenue. Être parent au moment où l'on n'est pas vraiment sorti de l'enfance peut cependant poser des difficultés, c'est pourquoi des **établissements accueillent les très jeunes mères et leur bébé** pour les aider à s'en sortir. Ce sont des **centre maternels spécialisés dans l'accueil des mères adolescentes** (exemple : le centre éducatif d'Anjorrant). Tout est mis en place pour favoriser le lien entre la mère et l'enfant. Il arrive parfois qu'un accouchement sous X soit souhaité par la mère, l'adolescente est alors accompagnée *(voir 1. 1. B. sur l'accouchement sous X et l'adoption).*

6 | L'environnement

A. Le réchauffement climatique

a. Définitions

L'effet de serre

L'effet de serre est à la base un processus naturel d'absorption de la chaleur émise par le Soleil. Il est dû à la présence de gaz à effet de serre (GES) contenus dans l'atmosphère. Aujourd'hui, une concentration trop importante de ces gaz provoque un réchauffement climatique.

Les principaux gaz à effet de serre sont la vapeur d'eau (H_2O) et le gaz carbonique ou dioxyde de carbone (CO_2). On peut également citer le méthane (CH_4), dégagé par les marécages et rizières, la digestion des animaux ou encore la décomposition des ordures. Contrairement à d'autres résultant de l'activité humaine, ces trois gaz ont toujours été présents dans l'atmosphère.

La concentration des GES augmente depuis le XIXe siècle, principalement **à cause du développement des activités humaines à l'origine de leur rejet massif.**

> **Chiffres**
>
> • 90 % du réchauffement climatique est lié aux activités de l'homme : utilisation de combustibles fossiles comme le gaz, le pétrole ou le charbon, déforestation, élevage intensif ou rejets industriels contribuent tous au phénomène de réchauffement climatique actuellement observé.
>
> • La température moyenne de l'air à la surface de la Terre a augmenté de 0,6 à 1 °C au cours des cent dernières années.
>
> • Entré en vigueur le 16 février 2005, le **protocole de Kyoto** prévoyait une réduction pour les pays signataires de 5,2 % des gaz à effet de serre d'ici 2012, par rapport à 1990.
>
> • En France, la loi relative à la transition énergétique et à la croissance verte (17 août 2015) fixe les objectifs de la transition énergétique. Les émissions de gaz à effet de serre devront être réduites de 40 % à l'horizon 2030 et divisées par quatre d'ici 2050, la consommation énergétique finale sera divisée par deux en 2050 par rapport à 2012 et la part des énergies renouvelables sera portée à 32 % en 2030.

L'accumulation de gaz à effet de serre dans l'atmosphère depuis le début de l'ère industrielle est responsable du réchauffement planétaire que l'on observe à l'heure actuelle.

Les effets du réchauffement climatique se ressentent déjà partout sur la planète, et on s'attend à ce que ses retombées soient encore plus importantes et coûteuses à l'avenir.

Comment s'adapter à ces changements ? Peut-on limiter l'ampleur du changement climatique et de ses impacts grâce à des mesures d'atténuation ?

La couche d'ozone

L'ozone est présent dans toute l'atmosphère. Il est plus abondant dans la stratosphère (haute couche de l'atmosphère). Il s'y forme de manière naturelle, à partir de l'action du rayonnement solaire sur l'oxygène. Depuis les années 1980, les observations montrent des diminutions saisonnières importantes de l'ozone stratosphérique au-dessus de l'Arctique et du continent Antarctique. Ces baisses peuvent atteindre 50 % à la fin de l'hiver et au début du printemps. Elles se répercutent également, de façon moins prononcée, aux moyennes latitudes. Il en résulte une surexposition aux rayons ultraviolets (UV), qui peut être nocive pour les êtres vivants et les matériaux.

- Une exposition modérée aux UV peut occasionner des brûlures superficielles et des conjonctivites.
- Une exposition prolongée favorise le vieillissement et les cancers de la peau, l'apparition de cataractes et l'affaiblissement du système immunitaire.
- Les études effectuées sous l'égide du programme des Nations unies pour l'environnement (PNUE) ont conclu que l'augmentation des UV-B serait responsable d'une hausse de 26 % des cancers de la peau.
- L'augmentation du rayonnement ultraviolet solaire peut avoir par ailleurs une incidence négative sur l'activité photosynthétique des végétaux et le rendement de certaines plantes.
- Enfin, des études tendent à montrer que l'appauvrissement de l'ozone stratosphérique s'accompagne d'une augmentation de processus chimiques dans les basses couches de l'atmosphère qui stimulent la production de l'ozone troposphérique, nocif à la santé.

b. Conséquences

Le réchauffement climatique devrait avoir de nombreuses conséquences :

Conséquences sur l'environnement

- L'augmentation du niveau des océans ;
- une plus grande fréquence d'événements climatiques extrêmes (cyclones, inondations côtières, etc.) ;
- une modification du régime des précipitations pouvant entraîner inondations et sécheresses ;
- une modification des rendements agricoles ;
- la retraite des glaciers ;
- la disparition de nombreuses espèces et une augmentation de la portée de certains vecteurs de maladies.

FOCUS

Le réchauffement et la montée du niveau de la mer devraient continuer pendant plus d'un millénaire, même si les niveaux actuels des gaz à effet de serre étaient stabilisés. Ceci reflète la lenteur des océans à se réchauffer du fait de leur masse énorme et de leur grande capacité thermique.

Conséquences humaines

Outre l'augmentation des catastrophes naturelles, les rendements agricoles pourraient être modifiés et les zones de présence des vecteurs de maladies comme le **choléra ou le paludisme** pourraient s'élargir.

Ces maladies sont dues à la **transmission d'un agent infectieux** (virus, bactérie, protozoaire ou helminthe) **par un vecteur** (insecte)

Un tel réchauffement peut agir sur la **répartition géographique du vecteur** (remontée vers le nord ou en altitude), l'augmentation de sa longévité… Les maladies transmises par les **moustiques** seraient probablement celles qui se propageraient le plus.

De nombreuses populations en croissance qui vivent dans des **zones tropicales** pourraient en particulier être affectées par le changement climatique.

D'autres populations pourraient être déplacées suite à la montée des eaux (Bangladesh).

Des peuples pourraient avoir leur mode de vie modifié comme ces Inuits du nord du Canada (en juin 2006 la température y a atteint 31 °C !).

- **Conséquences positives**

Le réchauffement a des conséquences positives plus ponctuelles comme : – une plus faible mortalité hivernale dans les zones tempérées ;
– une augmentation de la production de bois ;
– une hausse des rendements agricoles dans les zones tempérées ;
– un accroissement des ressources en eau dans certaines zones sèches proches des tropiques ;
– une baisse des consommations d'énergie pour se chauffer (mais une augmentation de celles nécessaires à la climatisation)…

c. Prise de conscience

Le réchauffement climatique commence à pousser les gouvernements à s'entendre pour lutter contre un problème qui les concerne tous.

Le réchauffement climatique et les problèmes liés à l'énergie ont également tendance à accélérer la prise de conscience individuelle et politique de l'impact de l'activité humaine sur l'environnement. Ils incitent au développement de **solutions technologiques innovantes.**

Au niveau international, un état des lieux sur l'effet de serre est régulièrement élaboré dans le cadre des Nations unies par des experts scientifiques regroupés au sein du **Groupe d'experts intergouvernemental sur l'évolution du climat**.

B. Le développement durable

a. Notions

Le développement durable a pour ambition de répondre aux besoins du présent sans compromettre la possibilité, pour les générations futures, de pouvoir répondre à leurs propres besoins. Il doit concilier développement économique et social et qualité de l'environnement.

Ce sont les questions environnementales (épuisement des matières premières, changement climatique, perte de la biodiversité, etc.) qui ont conduit, dans les années 1980, à l'émergence de la notion de « développement durable ». L'idée est de lier fortement le développement économique avec le maintien des équilibres écologiques, de façon à éviter les dégradations irréversibles pour les générations à venir et l'épuisement des ressources naturelles non renouvelables.

Les effets de l'industrialisation (production de déchets en masse, pollutions, etc.) apparaissent dès les années 1970 puis la désertification, la déforestation, le « trou » dans la couche d'ozone suivies par l'érosion de la biodiversité et le **réchauffement climatique.**

Dans le même temps, on constate que les politiques économiques de la seconde moitié du XXe siècle n'ont guère amélioré la situation des plus pauvres. **Les inégalités** se sont même creusées, ce qui pose la question de la croissance et du développement des pays pauvres.

FOCUS

En France, un ministère de l'Écologie et du Développement durable est instauré ; aujourd'hui, il est dénommé ministère de la Transition écologique et solidaire. Le développement durable est désormais une préoccupation des États, des régions et des communes, mais aussi des entreprises.

La notion est également devenue objet d'enseignement, de l'école primaire au lycée.

b. Chronologie

• **1992 : Sommet de la Terre** : principe de précaution, principe du pollueur payeur.
• **1997 : Protocole de Kyoto.**
• **2002 : Sommet de Johannesburg.**
• **2005 : la Charte de l'environnement** a été adossée à la Constitution. Elle confère notamment une valeur constitutionnelle au principe de précaution.
• **2007 : Grenelle de l'environnement :** lancé officiellement le 6 juillet 2007, le Grenelle de l'environnement a associé l'État et la société civile afin de définir de nouvelles actions pour assurer un développement durable en France : développer l'énergie, les « moteurs du futur », la biodiversité et la santé environnementale.
• **2009 : Sommet de Copenhague :** plus de cent chefs d'États étaient présents. Le sommet a duré du 7 au 18 décembre. La difficulté principale est de concilier développement économique et social et énergie propre pour des pays comme l'Inde, les pays d'Afrique du Nord dont les préoccupations premières sont de se développer et de répondre aux urgences sanitaires.
• **2010 : Sommet de Cancún.**
• **2011 : 17e conférence annuelle sur le climat de Durban en Afrique du Sud.**
• **2012 : Rencontres européennes de la prévention des déchets organisées par l'Ademe.**
• **L'Agenda 21 :** c'est un plan d'action adopté lors du sommet de la Terre, à Rio, en 1992. ce plan décrit les secteurs où le développement durable doit s'appliquer au niveau territorial (communes, départements, régions) : ces secteurs sont la pauvreté, la santé, le logement, la pollution de l'air, la gestion des mers, des forêts et des montagnes, la désertification, la gestion des ressources en eau et de l'assainissement, la gestion de l'agriculture, la gestion des déchets.

- **2012 : Sommet de Doha sur le réchauffement climatique.**
- **2012 :** conférence des Nations unies pour le développement durable : **RIO +20.**
- **2013 : Sommet de l'ONU sur les changements climatiques** (à Varsovie).
- **2014 :** 20e conférence sur le climat à Lima (Pérou).
- **2015 :** Le premier accord universel pour le climat a été approuvé à l'unanimité par les 196 délégations (195 États + l'Union européenne) le 12 décembre 2015 suite à la COP 21 : il doit permettre de maintenir l'augmentation de la température mondiale en dessous de 2 degrés, et de mener des efforts encore plus poussés pour limiter cette augmentation à 1,5 degré.
- **2017 : COP 23**, organisée par les Îles Fidji, mais qui s'est tenue pour des raisons matérielles et logistiques, à Bonn en Allemagne. Tout comme l'édition de 2016 de Marrakech, elle avait pour but de préciser la **mise en place** et les **modalités d'application pour les États** de la COP 21. De par sa présidence, des faits tels que la hausse du niveau des océans, l'accentuation de phénomènes météorologiques extrêmes ont été particulièrement mis en perspective.

En 2017, Donald Trump fait sortir les Etats-Unis de l'accord de Paris, de la COP 21.
2018 : Conférence de Katowice sur le climat. La jeune Greta Thunberg, qui mène une « grève scolaire » pour le climat tous les vendredis, a réussi à porter son message devant cette assemblée.

C. Les énergies renouvelables

Fournies par **le soleil, le vent, la chaleur de la terre, les chutes d'eau, les marées ou encore la croissance des végétaux**, les énergies renouvelables n'engendrent pas ou peu de déchets ou d'émissions polluantes.

Elles participent à la **lutte contre l'effet de serre et les rejets de CO_2 dans l'atmosphère, facilitent la gestion raisonnée des ressources locales, génèrent des emplois**.

Le solaire (solaire photovoltaïque, solaire thermique), l'hydroélectricité, l'éolien, la biomasse, la géothermie sont des énergies flux inépuisables par rapport aux « énergies stock » tirées des gisements de combustibles fossiles en voie de raréfaction : pétrole, charbon, lignite, gaz naturel.

L'énergie solaire

1. Le solaire photovoltaïque

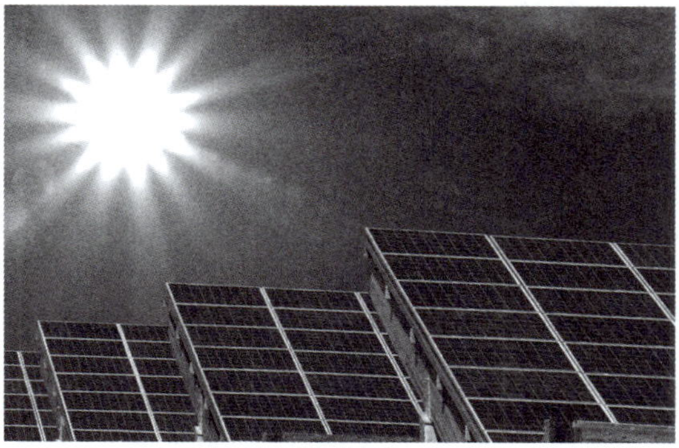

Photo : *Fotolia*

Les performances d'une installation photovoltaïque dépendent de l'orientation des panneaux solaires et des zones d'ensoleillement.

L'avenir du photovoltaïque dans les pays industrialisés passe par son intégration sur les toits et les façades des maisons solaires.

2. Énergie solaire thermique basse température

Tous les dispositifs qui agissent comme capteurs solaires thermiques sont de plus en plus intégrés dans les projets d'architecture bioclimatique (maisons solaires, serres, murs capteurs, murs Trombe…).

Les capteurs solaires thermiques et les chauffe-eau solaires connaissent une croissance spectaculaire en France.

3. Énergie solaire thermique haute température

La concentration du rayonnement solaire sur une surface de captage permet d'obtenir de très hautes températures.

La chaleur solaire produit de la vapeur qui alimente une turbine qui alimente elle-même un générateur qui produit de l'électricité.

L'énergie éolienne

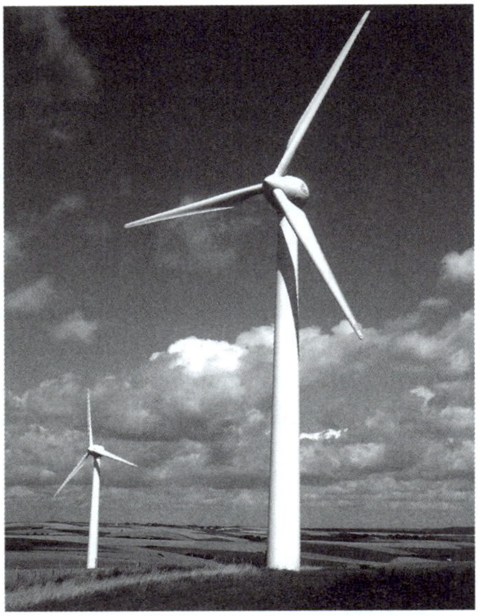

Photo : *Fotolia*

Les éoliennes génèrent des forces mécaniques (comme le faisaient les anciens moulins à vent) **ou électriques**.

Les pales du rotor des grandes éoliennes ou aérogénérateurs captent l'énergie du vent et entraînent un générateur électrique pour produire des kilowattheures propres et renouvelables. Chaque machine est capable d'alimenter environ 2 000 foyers (hors chauffage).

L'hydroélectricité

À l'image des moulins à eau, l'hydroélectricité ou production d'électricité par captage de l'eau est apparue au milieu du XIXe siècle. L'eau fait tourner une turbine qui entraîne un générateur électrique, qui injecte les kilowattheures sur le réseau.

L'énergie hydraulique représente 19 % de la production totale d'électricité dans le monde et 13 % en France. C'est la source d'énergie renouvelable la plus utilisée.

La biomasse

Elle comprend trois familles principales :

- **les bois énergie ou biomasse solide** ;
- **le biogaz** ;
- **les biocarburants** : l'éthanol (betterave et céréales) et le bio diesel (colza, tournesol).

Ce sont tous des matériaux d'origine biologique employés comme combustibles pour la production de chaleur, d'électricité ou de carburants.

La géothermie

La géothermie est l'exploitation de la chaleur stockée dans le sous-sol. L'utilisation des ressources géothermales se décompose en deux grandes familles : la production d'électricité et la production de chaleur.

D. L'écocitoyenneté

a. La consommation « écologique »

Les modes de vie des ménages ont des incidences directes et indirectes sur la qualité de l'environnement, et donc sur la qualité de leur cadre de vie (air, eaux, sols…).

Les ménages peuvent agir pour la résolution des problèmes liés à l'environnement, soit de manière directe par leurs pratiques domestiques (tri sélectif, usage de la voiture…), soit par leur choix de consommation.

Certains parlent de l'entrée de l'humanité dans **« l'ère écologique ».**

Constat

1. L'habitat est devenu l'un des principaux postes de dépenses des ménages : il représente 25,40 % des dépenses totales en 2008. L'acquisition de biens et équipements de la maison a été multipliée par quatre en quarante ans. L'accès à la propriété (facilitée grâce au prêt à taux 0 %), l'individualisation de l'habitat, l'extension des surfaces habitées, l'amélioration du confort sont autant d'éléments ayant contribué à **l'accroissement des émissions de gaz à effet de serre.**

2. La mobilité quotidienne concerne plus de ménages qu'auparavant (éloignement du lieu de travail, multiplication des modes de garde ayant permis aux femmes notamment de travailler plus, multiplication du nombre de jours de congé journalier de type RTT…). Les distances parcourues globales se sont considérablement accrues (+ 50 % en dix ans) et sont synonymes de pollution de l'air et d'émissions de gaz à effet de serre.

3. Les dépenses de produits alimentaires des ménages correspondent à 13,5 % de leurs dépenses globales (alimentation et boissons non alcoolisées) en 2008. Cette part a doublé en quelques décennies du fait d'un changement des modes alimentaires : plus de produits « prêts à l'emploi », de produits laitiers et carnés… Cependant, la part du budget consacré à l'alimentation a tendance à stagner par rapport à celle consacrée à l'habitat, notamment en raison de l'industrialisation de la chaîne de production alimentaire et de l'apparition des magasins hard-discount (un **hard-dis-**

count est un magasin libre-service à prédominance alimentaire qui se caractérise par des prix en dessous de ceux affichés dans les super ou hypermarchés).

Les impacts directs sur l'environnement, comme la production de déchets, s'accentuent. Les impacts indirects, tels que la production de gaz à effet de serre, sont liés à l'assujettissement de la chaîne de production alimentaire à la consommation d'énergie et à sa dépendance vis-à-vis des transports.

■ Vers une consommation plus écologique

1. Le choix de produits écolabellisés

Il participe à la **prévention et au recyclage des déchets**. En effet, la réduction des déchets est couverte par les exigences des écolabels, à côté d'autres critères comme la limitation des rejets dans l'eau, dans l'air, de la consommation d'énergie, du bruit…

Deux écolabels officiels sont délivrés en France : la marque française NF Environnement et l'Ecolabel européen (valable dans tous les pays de l'Union européenne). Choisir des produits écolabellisés est la seule façon d'avoir une garantie concernant la qualité écologique des produits, avec une vérification par un organisme indépendant (AFNOR Certification).

2. Les produits issus de l'agriculture biologique

Ils permettent d'identifier un mode de production végétale et animale sans engrais, ni fongicides chimiques, ni herbicides, respectueux des équilibres écologiques, de la fertilité des sols et du bien-être des animaux.

Des agriculteurs atteints de maladies graves (maladie de Parkinson, cancers…) ont mis en évidence le lien entre ces maladies et les pesticides utilisés massivement.

La ministre de l'Écologie veut faire interdire la vente de certains pesticides, classés cancérogènes par l'OMS, aux particuliers.

3. Le commerce équitable

C'est un partenariat fondé sur le dialogue, la transparence et le respect, dont l'objectif est de parvenir à une plus grande équité dans le commerce international. Il offre de **meilleures conditions commerciales aux producteurs défavorisés**, principalement des pays en développement, en garantissant **les droits fondamentaux des travailleurs et des modes de production respectueux de l'environnement.**

4. Privilégier les fruits et les légumes de saison.

Une salade de tomates et des fraises en plein mois de décembre, c'est aujourd'hui possible mais ça coûte très cher à l'environnement : serres surchauffées, acheminement de pays éloignés et donc une consommation énergétique très importante, contribuant au réchauffement climatique et à la perte de biodiversité. De plus, la consommation de ces produits se fait au détriment des filières locales plus favorables à la biodiversité.

L'écocitoyen privilégie les achats par le biais des réseaux de « **consom'acteurs** », « **locavores** », c'est-à-dire les circuits courts entre le producteur et le consommateur (paniers paysans, produits fermiers). Les motifs des acheteurs restent les mêmes : recherche d'une alimentation plus saine et de saison, souci du revenu du producteur (réduction des coûts et des marges allouées aux grosses enseignes), réduction de la « **trace carbone** ».

FOCUS

Dans le cadre du développement durable, la « trace carbone » d'un produit permet de déterminer son bilan ou son empreinte carbone. Cette énergie grise est la quantité d'énergie nécessaire à la fabrication des matériaux et des produits industriels. Il s'agit donc d'additionner l'énergie dépensée lors de la conception du produit, de l'extraction et du transport des matières premières, de leur transformation en produits finis, de leur transport sur le lieu de commercialisation et du recyclage éventuel du produit.

5. Éviter les produits à usage unique

Les lingettes, les mouchoirs jetables, les rasoirs jetables, les couverts jetables… et privilégier les alternatives durables : rasoirs, brosses à dents où seule la tête est changée…

Si les lingettes sont pratiques, elles ne sont pas faites pour être utilisées systématiquement. Elles coûtent cher et augmentent le tonnage de déchets non recyclables. On les réserve pour le sac à main, les voyages…

La loi du 17 août 2015 relative à la transition énergétique et à la croissance verte prévoit un ensemble de mesures visant à diminuer la pollution. Ainsi depuis le 1er janvier 2016, les commerçants n'ont plus le droit de remettre des sacs à usage unique, qu'ils soient gratuits ou payants. Seuls les sacs plastiques réutilisables ou les sacs en papier, tissu, sacs compostables, etc., peuvent être distribués.

Depuis 2017 il sera interdit d'utiliser des sacs plastiques au rayon fruits et légumes et en 2020 la vaisselle jetable sera elle aussi interdite (sauf ustensiles compostables).

Petits gestes quotidiens respectueux de l'environnement

- Pour le transport des marchandises, nous prenons des **sacs durables**.
- **Nous trions nos déchets** (emballages, verre, papier…) en tenant compte des consignes (poubelles de couleurs différentes…). Si le tri sélectif des déchets n'est pas organisé dans une commune, nous les déposons à la déchetterie la plus proche de chez nous.

Le recyclage des déchets permet de fabriquer des objets usuels. Deux tiers des déchets d'emballage sont recyclés en France actuellement contre à peine un tiers en 1992.

- **L'eau du robinet est parfaitement potable.** La consommation d'eau en bouteille nécessite beaucoup de transport et donc des tonnes de CO_2 émis dans l'atmosphère. De plus, les bouteilles en plastique participent à l'augmentation des déchets ménagers. Enfin, l'eau du robinet coûte 100 à 300 fois moins cher que l'eau en bouteille.
- **Se débarrasser de son bien d'équipement** peut devenir un acte écocitoyen en lui offrant une seconde vie : dépôt-vente, vente sur Internet (il existe en effet de nombreuses possibilités de revendre d'occasion), don à l'entourage ou à une association caritative ou intermédiaire (Emmaüs, Secours populaire…). Si notre équipement électrique ou électronique ne fonctionne plus, nous pouvons le ramener chez le commerçant chez qui nous achetons un nouvel équipement (tri sélectif financé par l'écotaxe ou l'écoparticipation).

La déconsommation ou les critiques de la société de consommation

La **déconsommation** permet d'agir directement sur le processus de production en adaptant notre propre mode de consommation. En consommant uniquement ce qui nous est nécessaire et en éliminant le superflu nous mettons fin au mouvement de surconsommation, qui est un corollaire de la surproduction (nécessaire à la croissance économique mais néfaste pour notre environnement).

Les habitudes des Français changent. L'un des symboles de la surconsommation, les hypermarchés, sont en péril. Ce sont les critères qui ont fait leur succès : abondance, choix parmi de nombreuses références… qui sont montrés aujourd'hui du doigt par les consommateurs. **Avec la montée des idées écologiques, consommer devient un véritable dilemme, source de forte culpabilité.**

En outre, parcourir de nombreux kilomètres pour trouver les produits recherchés ne tente plus les consommateurs. Ils n'acceptent plus de perdre autant de temps. Ils s'y rendent une fois tous les quinze jours en moyenne au lieu d'une fois par semaine. Ils privilégient **les commerces de proximité, plus accessibles et désormais aussi attractifs que les gros commerces, ou bien passent des commandes *via* Internet.**

Même si la majorité des personnes conviennent qu'ils consomment trop, qu'ils gaspillent, qu'ils mangent trop gras, qu'ils offrent trop de cadeaux à Noël…, ils ne sont pas prêts à rejeter le superflu et à se convertir au *slow food* (« manger doucement ») (création du Salon européen de la gastronomie), voire au *s* (littéralement « plonger dans les ordures »). Des organismes ou des personnes récupèrent de la nourriture qui, autrement, finirait dans les lieux d'enfouissement !

Les nouveaux usages

Dans notre société de services, posséder n'est plus aussi indispensable qu'auparavant. L'acquisition de certains biens n'est plus un préalable à la possession de services. Les exemples les plus marquants sont la **téléphonie mobile,** l'accès aux services : jeux, médias…, plus que l'objet ; le vélo en libre-service (**Vélib'à Paris** et Vélo'v à Lyon par exemple) **; la location automobile ou bien le covoiturage…**

La voiture est devenue pour beaucoup de conducteurs une servitude (embouteillages, accidents, limitations de vitesse, stationnement, coût de son entretien, nouvelle taxe carbone…). En outre, face aux enjeux énergétiques et environnementaux, circuler autrement nous invite à réinventer nos usages en matière de mobilité durable. Sur le même ordre d'idée que le Vélib', Paris vient de lancer, le 9 mai 2019, son service d'auto-partage, Mobilib' (mis en place à Lyon en 2003), permettant d'utiliser une voiture sans avoir à l'acheter, sans souci d'entretien, d'assurance et de garage. Cet usage différent de la voiture sera évidemment couplé avec les nouvelles formes de propulsion (électrique, hybride, pile à combustion…).

Entraînement

Difficulté ✗✗✗ | Durée 20 min

Le *doggy bag* à la française arrive dans nos restaurants

Lancée en 2014 en Rhône-Alpes, la société TakeAway propose une boîte cartonnée micro-ondable à emporter, mais aussi un sac pour des clients n'ayant pas terminé leur bouteille de vin. L'organisation patronale Umih signe officiellement ce mardi un accord avec la société TakeAway, qui propose des boîtes cartonnées permettant aux clients des restaurants d'emporter ce qui reste dans leur assiette.

Après les producteurs, qui se sont mis à commercialiser leurs légumes et autres produits moches, les restaurants ont décidé à leur tour de proposer leur solution anti-gaspi. L'Union des métiers et des industries de l'hôtellerie (Umih) doit signer officiellement ce mardi un partenariat avec la société française TakeAway, dans le but de « généraliser la pratique du *doggy bag* » en France. Cette pratique américaine consiste à emporter dans une barquette les restes de son assiette au restaurant.

www.lefigaro.fr, 7 avril 2015

Question

Que pensez-vous de cette initiative et comment peut-on plus généralement lutter contre le gaspillage alimentaire ?

Proposition de corrigé

Introduction

De plus en plus d'initiatives visant à lutter contre le gaspillage alimentaire voient le jour. Ainsi, cet article du *Figaro* nous présente l'arrivée en France des *doggy bags*. Il s'agit, pour les restaurateurs, de proposer à leur clientèle des sacs ou barquettes permettant de ramener leurs restes plutôt que de les jeter. Cette initiative anti-gaspillage présente un intérêt mais a du mal à s'installer en France, elle vient cependant compléter d'autres initiatives qui se multiplient.

I. Une pratique intéressante qui peine à se répandre en France

Cette pratique, courante aux États-Unis ou en Angleterre, est encore mal perçue en France, les clients craignant peut-être de passer pour des radins. Ramener la nourriture non terminée peut effectivement être mal perçu. De plus, les Français sont attachés à leur alimentation. Culturellement, ne pas finir son plat est une atteinte au restaurateur, qui peut penser que le client n'a pas apprécié. L'hygiène peut aussi empêcher les Français de se tourner vers cette pratique. Certains restaurants proposent pourtant de ramener une bouteille de vin non terminée, le dessert tout juste entamé...

Il faut faire évoluer les mentalités et faire accepter le refus du gaspillage alimentaire. Cela permettra de limiter les déchets et ainsi de sauvegarder l'environnement. L'objectif n'est pas qu'économique. Cette perspective environnementale peut inciter les clients à mieux accepter de repartir avec leur barquette sans être montrés du doigt.

II. Des initiatives à multiplier

Chaque année, les Français jettent 20 kg de déchets alimentaires : des produits non terminés, des produits périmés, des aliments encore emballés... La surconsommation a entraîné des comporte-

ments alimentaires qui à leur tour entraînent un véritable gaspillage économique qui ne participe pas à la sauvegarde environnementale car les déchets polluent. Il faut donc être plus attentif aux dates de péremption, acheter en petite quantité, cuisiner des produits frais.
Les cantines scolaires et professionnelles, les hôpitaux, les restaurants doivent mieux adapter les quantités, pourquoi ne pas proposer des portions plus raisonnables? Des pizzérias ont ainsi eu l'idée de proposer à leur menu des demi-pizzas...
Les grandes surfaces sont aussi responsables de ce gaspillage : en proposant des lots attractifs, elles incitent à la consommation, mais les produits sont souvent jetés car ils ne sont pas consommés dans leur totalité. Des associations récupèrent les invendus sur les marchés et les redistribuent gratuitement aux personnes dans le besoin. De plus, un produit moche n'est pas forcément mauvais, des fruits et légumes mal calibrés sont vendus moins cher dans certains supermarchés.

Conclusion

Cette lutte contre le gaspillage alimentaire passe par une information des particuliers et des professionnels, une sensibilisation à de meilleures pratiques. Les associations comme les banques alimentaires devraient pouvoir recevoir beaucoup plus si on allégeait les règles sanitaires et si on changeait nos habitudes.

Sujet écrit

Inédit, 2018

Difficulté XXX	Durée 1 heure 20

La consommation de cannabis pourrait bientôt se solder par une simple amende

Un rapport parlementaire que s'est procuré l'AFP (Agence France Presse) et qui sera présenté en commission des lois mercredi 24 janvier 2018 préconise deux solutions pour sanctionner les consommateurs de cannabis : une « amende forfaitaire délictuelle » comprise entre 150 et 200 euros, assortie éventuellement de poursuites, ou une simple contravention. Promesse d'Emmanuel Macron, cette mesure, si elle s'applique en principe à tous les stupéfiants, concerne dans les faits les usagers du cannabis, dont le nombre, en augmentation constante en France, avoisine les 700 000 consommateurs quotidiens. En 2016, 17 millions de personnes âgées de 11 à 64 ans ont déclaré avoir fumé au moins une fois du cannabis au cours de leur vie. Parmi eux, 5 millions ont déclaré avoir fumé dans l'année, et ils sont 1,4 million à avoir fumé au moins dix fois par mois, selon l'Observatoire français des drogues et des toxicomanies (OFDT).

Clarifier les sanctions pour soulager les forces de l'ordre

L'objectif [...] est de clarifier les sanctions alors que la réponse pénale (rappels à la loi, amendes et, dans de très rares cas, des peines de prison) est jugée « peu lisible et appliquée diversement sur le territoire ». Si le parquet de Lille sanctionne dès la détention de 20 grammes de cannabis, en région parisienne le seuil se situe aux alentours de 50 grammes. Sur quelque 140 000 interpellations chaque année pour usage de stupéfiants, seules 3 098 peines de prison ont été prononcées en 2015 (derniers chiffres publiés), dont 1 283 fermes, alors que la loi prévoit jusqu'à un an de prison et 3 750 euros d'amende. [...] L'enjeu d'une prochaine réforme est de soulager les forces de l'ordre. Ces dernières passent « 1,2 million d'heures » par an sur des procédures, selon le ministre de l'Intérieur Gérard Collomb, auditionné en juillet 2017, et pourront ainsi se consacrer à la lutte contre les trafics, estime le rapport. [...]

La simple contravention éviterait les « contestations d'amende »

« Cette procédure est encore trop lourde », estime pour sa part Robin Reda, député LR de l'Essonne et co-rapporteur, qui privilégie la simple contravention. Celle-ci « évite le rapport conflictuel entre la police et la justice » sur l'appréciation du profil du consommateur verbalisé (simple usager ou trafiquant) et d'éventuelles « contestations d'amende » pour obtenir une peine « plus avantageuse » devant un juge, explique-t-il.

Ni l'un ni l'autre

L'un des responsables d'un groupe de lobby citoyen ECHO, Benjamin Jeanroy, a déploré lui que le rapport n'apporte aucune proposition sur la prévention ou le suivi thérapeutique. En outre, les mineurs – qui bénéficient d'un régime juridique à part – sont exclus de ces deux dispositifs, alors qu'un adolescent de 17 ans sur deux (48 %) a déjà consommé du cannabis. Pour le co-rapporteur Robin Reda, les propositions « ne sont pas des outils qui répondent à la question de la baisse de la consommation, mais à celle de la consommation en espace public ». La problématique des jeunes devrait être abordée dans une mission d'information spécifique, a préconisé de son côté Éric Poulliat, député de Gironde (LREM).

Par *Sciences et Avenir*, avec AFP, le 20 janvier 2018

Questions

❶ Identifiez les idées principales du texte *(3 points)*

❷ *a)* Commentez les données chiffrées liées à la consommation de cannabis. *(3 points)*
b) Selon vous, cette amende forfaitaire est-elle un pas vers la dépénalisation du cannabis en France ? *(4 points)*

Orthographe, grammaire, présentation, respect des consignes. (2 points)

Corrigé

Point méthode

Cet article traite d'un fait d'actualité récent, ce qui est souvent le cas dans les sujets de concours. C'est pourquoi il est vivement conseillé de suivre l'actualité, que ce soit par le biais de la presse écrite, d'Internet ou d'autres médias.

Les questions sont assez classiques, mais vous devez rédiger un commentaire en ❷ *a)*, ce qui est de loin l'exercice le plus complexe. En effet, le candidat devra apporter des idées personnelles non présentes dans le texte, ce qui demande de bonnes connaissances sur la consommation de cannabis en France.

Comment traiter la question 1 ?

Le vocabulaire de ce texte est d'un niveau plutôt aisé, mais il comporte certaines notions à connaître relatives à la législation actuelle sur les drogues illicites dans notre pays. De plus, il y a beaucoup de **données chiffrées qui ne devront pas être reprises dans le résumé** car ce sont des exemples numériques. Vous pouvez éventuellement en utiliser **un qui vous semble représentatif**.

Vous devez ensuite vous demander quel message l'auteur a voulu faire passer et quelles sont les idées fortes de cet article.

Pour ce faire, voici une méthode qui vous y aidera :

a) encadrez les mots de liaison (liens logiques) ;

b) soulignez les idées importantes ;

c) reformulez-les avec vos propres mots et style, en vous gardant de paraphraser l'auteur.

La consommation de cannabis pourrait bientôt se solder par une simple amende Un rapport parlementaire que s'est procuré l'AFP (Agence France Presse) et qui sera présenté en commission des lois mercredi 24 janvier 2018 préconise deux solutions pour sanctionner les consommateurs de cannabis : une « amende forfaitaire délictuelle » comprise entre 150 et 200 euros, assortie éventuellement de poursuites, ou une simple contravention. Promesse d'Emmanuel Macron, cette mesure, si elle s'applique en principe à tous les stupéfiants, concerne dans les faits les usagers du cannabis, dont le nombre, en augmentation constante en France, avoisine les 700 000 consommateurs quotidiens. En 2016, 17 millions de personnes âgées de 11 à 64 ans ont déclaré avoir fumé au moins une fois du cannabis au cours de leur vie. Parmi eux, 5 millions ont déclaré avoir fumé dans l'année, et ils sont 1,4 million à avoir fumé au moins dix fois par mois, selon l'Observatoire français des drogues et des toxicomanies (OFDT).	**Introduction :** L'usage de drogues pourrait être simplement réprimé par une contravention et, dans certains cas, des procédures judiciaires. **1re idée :** Toutefois, cette proposition cible en réalité le cannabis, dont la consommation explose dans notre pays.
Clarifier les sanctions pour soulager les forces de l'ordre L'objectif [...] est de clarifier les sanctions alors que la réponse pénale (rappels à la loi, amendes et, dans de très rares cas, des peines de prison) est jugée « peu lisible et appliquée diversement sur le territoire ». Si le parquet de Lille sanctionne dès la détention de 20 grammes de cannabis, en région parisienne le seuil se situe aux alentours de 50 grammes. Sur quelque 140 000 interpellations chaque année pour usage de stupéfiants, seules 3 098 peines de prison ont été prononcées en 2015 (derniers chiffres publiés), dont 1 283 fermes, alors que la loi prévoit jusqu'à un an de prison et 3 750 euros d'amende. [...] L'enjeu d'une prochaine réforme est de soulager les forces de l'ordre. Ces dernières passent « 1,2 million d'heures » par an sur des procédures, selon le ministre de l'Intérieur Gérard Collomb, auditionné en juillet 2017, et pourront ainsi se consacrer à la lutte contre les trafics, estime le rapport. [...]	**2e idée :** L'harmonisation des peines en est le but premier. Même si l'incarcération reste rare, c'est pourtant l'application stricte de la loi, en sus d'une amende de 3 750 euros. **3e idée :** De plus, le gain de temps ainsi généré permettrait à la police de combattre plus efficacement les trafiquants.
La simple contravention éviterait les « contestations d'amende » « Cette procédure est encore trop lourde », estime pour sa part Robin Reda, député LR de l'Essonne et co-rapporteur, qui privilégie la simple contravention. Celle-ci « évite le rapport conflictuel entre la police et la justice » sur l'appréciation du profil du consommateur verbalisé (simple usager ou trafiquant) et d'éventuelles « contestations d'amende » pour obtenir une peine « plus avantageuse » devant un juge, explique-t-il.	**4e idée :** Certains députés sont favorables à l'unique amende afin d'alléger encore les poursuites.
Ni l'un ni l'autre L'un des responsables d'un groupe de lobby citoyen ECHO, Benjamin Jeanroy, a déploré lui que le rapport n'apporte aucune proposition sur la prévention ou le suivi thérapeutique. En outre, les mineurs – qui bénéficient d'un régime juridique à part – sont exclus de ces deux dispositifs, alors qu'un adolescent de 17 ans sur deux (48 %) a déjà consommé du cannabis. Pour le co-rapporteur Robin Reda, les propositions « ne sont pas des outils qui répondent à la question de la baisse de la consommation, mais à celle de la consommation en espace public ». La problématique des jeunes devrait être abordée dans une mission d'information spécifique, a préconisé de son côté Éric Poulliat, député de Gironde (LREM).	**5e idée :** D'autres regrettent que les soins ne soient pas mis en avant et que les mineurs, dont la moitié ont déjà fumé, sortent de la réforme. **Conclusion :** L'objectif n'est donc pas de diminuer l'usage du cannabis mais de mieux le gérer.

Comment traiter la question 2 ?

Dans la première sous-partie, vous devez relever les chiffres présentés dans l'article en lien avec la consommation de cannabis. Ils sont concentrés dans la dernière partie du premier paragraphe, mais aussi à la fin du texte en ce qui concerne les mineurs.

Ensuite, il faut les commenter en apportant **des arguments personnels** pouvant expliquer cette très forte consommation en France.

Pour la sous-partie b), il vous faudra organiser vos idées suivant un plan logique.

Dans cette question, il vous est demandé d'exposer votre avis. **Attention : d'un point de vue méthodologique, celui-ci doit transparaître au travers votre argumentation et vous ne devez jamais parler à la première personne à l'écrit.**

De plus, il est aussi important de définir le terme de « dépénalisation », à ne pas confondre avec la « légalisation » du cannabis.

Afin de répondre à la question, nous vous proposons d'utiliser un plan d'opposition très simple. Tout d'abord, nous exposerons des arguments en faveur de l'idée d'un pas vers la dépénalisation de cette drogue, puis ensuite ceux allant à l'encontre de cette supposition.

En outre, nous émettrons à la fin de notre argumentation deux conclusions possibles en fonction de l'avis défendu par le candidat.

La bonne copie

❶ **Introduction :**
L'usage de drogues pourrait être simplement réprimé par une contravention et, dans certains cas, des procédures judiciaires.
1re idée : Toutefois, cette proposition cible en réalité le cannabis, dont la consommation explose dans notre pays.
2e idée : L'harmonisation des peines en est le but premier. Même si l'incarcération reste rare, c'est pourtant l'application stricte de la loi, en sus d'une amende de 3 750 euros.
3e idée : De plus, le gain de temps ainsi généré permettrait à la police de combattre plus efficacement les trafiquants.
4e idée : Certains députés sont favorables à l'unique amende afin d'alléger encore les poursuites.
5e idée : D'autres regrettent que les soins ne soient pas mis en avant et que les mineurs, dont la moitié ont déjà fumé, sortent de la réforme.

Conclusion :
L'objectif n'est donc pas de diminuer l'usage du cannabis mais de mieux le gérer.

❷ *a)*
Le cannabis est la drogue illicite la plus consommée en France avec 700 000 usagers quotidiens et le double de consommateurs réguliers, c'est-à-dire, d'après l'OFDT, qui s'adonnent à cette pratique au moins dix fois dans le mois.

La France fait clairement figure d'exception en comparaison de nos voisins européens. Malgré un système législatif très répressif, nous avons la consommation régulière la plus élevée, dépassant les 15 %. Celle-ci peut s'expliquer par la proximité géographique avec les pays producteurs, notamment le Maroc, mais aussi la position centrale de notre pays, qui sert de plaque tournante au marché du cannabis. Parallèlement, l'autoculture et les « cannabis *factories* » (production à grande échelle) se développent dans le sud de l'Hexagone.

17 millions de Français ont déjà expérimenté cette drogue, dont un tiers au cours de l'année. Les premiers usages sont très précoces, dès 11 ans, ce qui correspond à l'entrée au collège. Ils perdurent par la suite puisque la moitié des jeunes âgés de 17 ans avouent en avoir consommé.

À ce moment de la vie, l'effet de groupe est très fort, et les jeunes peuvent facilement être influencés et se laisser entraîner dans la consommation. De plus, l'illégalité du produit est très attrayante, et braver les interdits, tester ses limites fait partie des apprentissages des préadolescents et adolescents.

Ils sont pourtant à considérer comme des personnes en situation de vulnérabilité car un usage précoce accroît les risques de s'engager dans un processus addictif grave.

Autre phénomène notable, la consommation s'installe dans la durée. En effet, dans les années 1990, quasiment aucune personne de plus de 45 ans ne fumait. La nouvelle génération semble donc poursuivre cette pratique en vieillissant.

Comme nous venons de le voir, l'usage du cannabis reste très élevé en France, et cela dans des tranches d'âges de plus en plus larges. Le « tout-répressif » en termes de sanctions n'est peut-être plus dorénavant la solution.

❷ *b)*

Introduction

La dépénalisation correspond au fait de supprimer légalement les sanctions à l'encontre des usagers de drogues et, dans le cas présent, de cannabis. Toutefois, la consommation reste illégale, et une prochaine réforme vise à alléger les peines encourues par une amende forfaitaire.

Nous pouvons alors nous demander si cette révision de la loi n'est pas une ouverture vers la dépénalisation de l'usage de cannabis en France ?

Premièrement, nous verrons que la pénalisation de la consommation reste en vigueur, mais que la verbalisation par une simple amende pourrait faire changer les mentalités et peut-être ouvrir le débat.

Première partie

Nous ne pouvons pas parler concrètement de « dépénalisation » car le simple usager de cannabis sera toujours sanctionné par une amende forfaitaire de 100 à 200 euros. La somme sera versée par le coupable au Trésor public, et celle-ci pourra être minorée ou majorée en fonction de la date du paiement.

L'acquittement de l'amende forfaitaire évite au contrevenant l'exercice de poursuites pénales et vaut reconnaissance de l'infraction.

Elle autorise également la verbalisation du contrevenant dans l'espace public ; la drogue saisie sera détruite, et le nom de l'usager sera inscrit dans un registre national. En cas d'impayés, les huissiers seront chargés de recouvrer la dette.

En outre, cette amende forfaitaire permettra d'engager des procédures judiciaires en cas de suspicion de trafic, avec à la clé une mise en garde à vue. Ces poursuites pourraient alors s'intensifier car les forces de l'ordre auraient plus de temps et de ressources à consacrer à la lutte contre les trafiquants.

Cette pénalisation est aussi une reconnaissance des conséquences néfastes de cette drogue sur la santé. Souvent qualifiée, à tort, de « drogue douce », elle donne l'impression que sa consommation n'est pas dangereuse. Or celle-ci accentue l'anxiété, les angoisses, et peut être le déclencheur ou le révélateur de troubles mentaux comme la schizophrénie.

Deuxième partie

Cette réforme allège toutefois les sanctions. En effet, le simple consommateur ne risquera plus de peine de prison, même si dans les faits les incarcérations étaient déjà peu pratiquées. Sur 140 000 interpellations, 3 098 peines de prison ont été prononcées, soit 2,2 %.

Il est aussi à noter que la réforme ne s'applique pas aux mineurs, pourtant très consommateurs et particulièrement vulnérables face aux effets de cette drogue.

En outre, l'amende sera beaucoup moins élevée que les 3 750 euros actuellement demandés.

Seuls les trafiquants seront poursuivis, mais faudra-t-il encore prouver que la quantité de drogue saisie avait pour but d'être vendue et non consommée à titre personnel. Comme mentionné dans l'article, l'estimation de cette quantité va du simple au double suivant les régions.

De plus, le contrevenant devra être pris sur le fait, c'est-à-dire en flagrant délit de consommation, ce qui représente encore une difficulté pour les forces de l'ordre.

Ces changements vont dans le sens d'une minoration des peines encourues et peuvent être une première étape vers la dépénalisation du simple usage de cannabis.

Le Portugal a franchi le pas en 2000 en dépénalisant l'usage des drogues. Les consommateurs sont considérés comme des malades qui ont besoin d'aide et non comme des criminels. Force est de constater que dix-huit ans plus tard cette mesure est un succès sur le plan sanitaire.

Conclusion

La réduction des sanctions à l'encontre des consommateurs peut être perçue comme un premier pas vers une dépénalisation du cannabis.

Le candidat développera ensuite son opinion personnelle.

Exemple 1 : D'ailleurs l'usage thérapeutique a été autorisé, dans un cadre très strict, pour soulager les douleurs liées à la sclérose en plaques.
Ne devrions-nous pas ouvrir le débat sur cette dépénalisation vu que la répression ne fait pas chuter la consommation et mobilise beaucoup de ressources, tant policières que judiciaires ?

Exemple 2 : Toutefois, la pénalisation reste primordiale afin de ne pas banaliser l'usage de cette drogue. Nous ne devons pas être dans le déni des risques sanitaires et sociaux, notamment chez les plus jeunes. Il est toutefois à regretter que les soins ne soient pas au cœur de cette réforme.

Sources

https://www.ofdt.fr/produits-et-addictions/de-z/cannabis/#conso
https://www.ofdt.fr/publications/collections/periodiques/drogues-chiffres-cles/7eme-edition-2017/
http://www.letelegramme.fr/monde/cannabis-l-exception-francaise-24-01-2018-11824527.php
http://www.lemonde.fr/addictions/article/2017/06/23/la-consommation-de-cannabis-chez-les-18-64-ans-reste-tres-elevee_5149857_1655173.html
http://www.larousse.fr/dictionnaires/francais/d%C3%A9p%C3%A9naliser/ 23741
http://mce-avocat.fr/lexique-dictionnaire-juridique/amende-forfaitaire-definition-juridique/
https://www.afmjf.fr/IMG/pdf_drogue_loi_mineurs.pdf
https://www.slate.fr/story/154796/politique-drogues-portugal-marche-repenser-notre
https://www.francetvinfo.fr/sante/drogue-addictions/cannabis/au-portugal-la-depenalisation-des-drogues-est-un-succes_2511975.htm

Série de 10 questions à réponses courtes

- Biologie humaine 217
- Mathématiques 317

Biologie humaine

- Planning de révisions 218
- Méthodologie et conseils 220
- Le cours 223
- Annales corrigées 314

Planning de révisions

Pour mettre toutes les chances de votre côté, votre préparation doit :

– débuter le plus tôt possible (l'assimilation des notions ne peut se faire que progressivement) ;

– se traduire par un travail régulier (l'étude quotidienne d'un nouveau point de cours est plus profitable qu'une journée entière consacrée à votre concours tous les sept ou quinze jours) ;

– s'appuyer sur un programme de révision bien défini.

Le tableau ci-après est là pour vous aider à planifier votre travail selon le temps qui vous sépare du concours. Votre préparation s'organise en seize périodes. La durée d'une période dépend de la date de votre concours. Par exemple, si nous sommes à la fin du mois de janvier et que votre concours a lieu la troisième semaine de mai, vous disposez de 16 semaines de préparation. Chaque période de révision durera donc en moyenne une semaine. Bien entendu, si vous débutez votre préparation plus tôt dans l'année, la durée de chaque période sera accrue. Il n'est pas nécessaire de consacrer plus de deux semaines à chaque chapitre. Si plus de 30 semaines vous séparent du concours, procurez-vous un livre d'entraînement et utilisez ce temps supplémentaire pour répondre au plus grand nombre de questions.

Dans tous les cas, soyez rigoureux, respectez votre planning de révision. Il arrive trop souvent, lorsque la date du concours paraît encore lointaine, que l'on remplace la séquence de travail prévue par une activité qui semble sur le moment prioritaire. Et finalement, quand la date du concours est proche, la préparation se fait dans la précipitation et avec anxiété.

PÉRIODES	DURÉES	CONTENUS DES RÉVISIONS
PÉRIODE 1	2 jours	Découverte de l'épreuve
PÉRIODE 2	de 1 à 2 semaines	L'organisation générale du corps humain
PÉRIODE 3	de 1 à 2 semaines	Notions de biologie cellulaire
PÉRIODE 4	de 1 à 2 semaines	Le squelette et les articulations
PÉRIODE 5	de 1 à 2 semaines	Les muscles
PÉRIODE 6	de 1 à 2 semaines	Le système nerveux
PÉRIODE 7	de 1 à 2 semaines	Les organes des sens
PÉRIODE 8	de 1 à 2 semaines	L'appareil circulatoire
PÉRIODE 9	de 1 à 2 semaines	L'appareil respiratoire
PÉRIODE 10	de 1 à 2 semaines	L'appareil digestif
PÉRIODE 11	de 1 à 2 semaines	L'appareil urinaire
PÉRIODE 12	de 1 à 2 semaines	Les appareils génitaux et la reproduction
PÉRIODE 13	de 1 à 2 semaines	Le système immunitaire
PÉRIODE 14	de 1 à 2 semaines	Le système endocrinien
PÉRIODE 15	de 1 à 2 semaines	La nutrition
PÉRIODE 16	de 1 à 2 semaines minimum	Révisions générales

■ **Période 1 :** elle doit vous permettre de découvrir l'épreuve de biologie (pour cela vous pouvez lire, sans y répondre, les énoncés des questions d'entraînement et du sujet d'annales) et le programme des connaissances que vous devez maîtriser (lisez attentivement le sommaire). Pendant cette première période de travail, il est également important de bien lire les conseils méthodologiques présentés *p. 218*.

■ **Périodes 2 à 15 :** nous vous conseillons de diviser chaque période en quatre séquences.

Séquence 1 : lecture attentive du cours. Ne cherchez pas à retenir le cours. L'important est de bien comprendre ce que vous lisez. Observez attentivement les schémas, là encore, sans tenter de les mémoriser. L'objectif est la bonne compréhension de l'organisation des éléments représentés.

• **Séquence 2 : lecture du cours et prise de notes.** Pour chaque chapitre, faites une liste du vocabulaire scientifique rencontré. Ensuite, procurez-vous un répertoire et reportez-y le vocabulaire. Indiquez entre parenthèses le numéro du chapitre concerné. Ces fiches et ce répertoire vous seront très utiles au moment de vos révisions. Si vous oubliez comment orthographier un terme, il vous suffit de consulter le répertoire. De même si ne savez plus ce qu'est l'utricule par exemple, le répertoire vous indiquera immédiatement dans quel chapitre retrouver ce terme.

• **Séquence 3 : mémorisation des schémas.** Pour chaque schéma, cachez le titre et la légende. Sur une feuille, reportez les numéros présents sur le schéma et notez la légende. Proposez un titre. Il est impératif d'écrire les légendes *(voir la méthodologie p. 218 concernant l'apprentissage du vocabulaire scientifique).*

• **Séquence 4 : mémorisation de l'ensemble des connaissances.** Utilisez le sommaire. Vous devez être capable de développer chaque point du sommaire. Si possible, demandez à quelqu'un de vous dicter le vocabulaire scientifique du chapitre en cours.

REMARQUE Il vous appartient d'adapter la durée des différentes périodes en fonction de vos connaissances préalables. La période 1 est très importante puisqu'elle doit vous permettre d'identifier les chapitres que vous connaissez partiellement, voire complètement, et ceux dont vous ignorez tout. Ainsi, par exemple, si les notions de nutrition vous sont familières et qu'à l'inverse celles concernant le système nerveux sont nouvelles pour vous, vous pourrez réduire la durée de la période 15 au profit de la période 6.

■ **Période 16 :** cette dernière étape est une sorte de répétition générale avant l'examen. Entraînez-vous grâce au sujet d'annales proposé. Reproduisez les conditions du concours : pas de notes de cours sous les yeux. Munissez-vous de quelques feuilles de brouillon et d'une copie vierges. Rédigez complètement vos réponses, comme vous aurez à le faire le jour de l'examen. Travaillez en temps limité (20 à 25 minutes, relecture comprise).

Renouvelez cet entraînement en établissant vous-même de nouveaux sujets. Pour ce faire, choisissez au hasard quatre questions parmi celles proposées en entraînement. Choisissez des questions issues de chapitres différents. Ajoutez un schéma vierge à légender. Entraînez-vous ainsi régulièrement jusqu'à l'examen.

Méthodologie et conseils

1. Conseils pour une bonne préparation

A. Débutez la préparation le plus tôt possible

Les progrès s'observent à la suite d'un travail régulier et d'une assimilation des connaissances. En suivant un programme défini et régulier, vous mémoriserez toutes les notions à maîtriser pour l'examen.

B. L'apprentissage du vocabulaire scientifique

Lorsque vous révisez le vocabulaire scientifique, ne le faites pas oralement. Écrivez les termes. C'est en écrivant que l'on se rend compte qu'on ignore s'il faut un *l* ou deux à médullaire, et où se place le *y* dans épididyme. N'attendez pas d'être devant votre copie d'examen pour vous poser cette question.

Concrètement, faites des listes de termes et demandez régulièrement à quelqu'un de votre entourage de vous dicter ces termes.

C. La mémorisation des schémas

Il y a de nombreuses façons de représenter un neurone, le cœur, le système circulatoire, une cellule en division, etc. Observez les schémas très attentivement, de façon à bien comprendre la structure, l'organisation de l'élément représenté. Seule une compréhension précise permet d'identifier les différents éléments d'un schéma quelle que soit la façon dont celui-ci est conçu.

REMARQUE Pensez à photocopier des schémas non légendés pour vous entraîner.

2. Conseils pour réussir l'examen

■ Au **début** de l'épreuve, parcourez rapidement tout le sujet pour identifier les questions auxquelles vous pouvez répondre facilement. Les questions étant indépendantes les unes des autres, il serait dommage de perdre du temps sur une question qui est pour vous délicate donc assurez-vous d'avoir les points correspondants aux questions qui vous semblent simples.

■ Soyez très attentif aux **consignes** qui vous seront données oralement en début d'épreuve ou qui seront écrites sur le sujet. *Exemples :* « Utilisez de l'encre bleue ou noire exclusivement » ; « Les réponses doivent être rédigées dans les cadres réservés à cet effet ».

■ **Soignez votre écriture.** Il est important de soigner votre écriture. En lisant vos réponses, le correcteur ne doit pas confondre vos *a* et vos *o*, vos *m* et vos *n*, etc. Dans le doute, il pourra considérer que la réponse est fausse. De plus, très fréquemment, vous lirez ceci sur les sujets d'examen : « L'appréciation de la présentation, de la propreté, du respect des consignes peut entraîner une pénalité de 2 points. »

■ Selon les centres d'examen, vous aurez à répondre directement sur le sujet ou sur une copie à part. Dans ce dernier cas, veillez à bien reporter le numéro de la question sur votre copie avant d'y répondre.

■ Relisez-vous. Vérifiez que vous avez respecté les consignes, que vous n'avez pas laissé de fautes d'orthographe, que vous n'avez pas oublié de répondre à une question.

L'épreuve de biologie comporte cinq questions (QCM : questions à choix multiples, QRC : questions à réponse courte, schéma à légender). Voici quelques conseils spécifiques à chaque catégorie de questions.

A. Les QCM

Même si d'une façon générale il ne faut pas perdre un temps précieux sur des questions dont on ne connaît pas les réponses, les QCM constituent une exception. Si vous ignorez tout de la notion abordée vous ne perdrez ni temps ni points en donnant une réponse intuitive voire aléatoire.

REMARQUE Quelquefois l'énoncé vous permet de savoir s'il y a une ou plusieurs réponses exactes.
Exemple : « Quelle est l'hormone qui... » (une seule réponse attendue).

B. Les QRC

■ Les réponses à ces questions se limitent parfois à un mot, et très souvent à une ou deux phrases.

Il est souvent difficile de savoir à quel point détailler sa réponse. Le barème donne alors une indication : il est bien évident qu'une question qui vaut 0,25 point n'appelle pas la même réponse qu'une question notée sur 1,5 point.

■ Lorsque la question consiste à définir un mot, commencez par déterminer la nature du terme à définir. Demandez-vous s'il s'agit d'un organe, d'un tissu, d'une cellule, d'une protéine, d'une hormone, d'un phénomène physiologique, d'une maladie, d'une carence, etc.

Vous pouvez ensuite compléter la définition :
- lorsqu'il s'agit d'un organe, pensez à indiquer (dans la mesure du possible) sa localisation, sa forme, le système auquel il appartient ;
- lorsqu'il s'agit d'une cellule, précisez sa catégorie : cellule sanguine, sexuelle, nerveuse, musculaire, gliale, etc. ;
- dans le cas d'une hormone, nommez la glande endocrine qui la produit ;
- de la même façon, pour une sécrétion exocrine (larmes, salive, sucs digestifs, sébum, etc.), indiquez la glande ou l'organe qui la sécrète ;
- lorsque vous définissez un phénomène physiologique (la coagulation sanguine par ex.), pensez à indiquer dans quel cas il se déroule.

Pour finir, indiquez le rôle de l'élément que vous définissez.

C. Les schémas

Le jour de l'épreuve, soyez très vigilant lorsque vous légendez un schéma, car la notation est souvent sévère : la présence d'un terme qui n'appartient pas au schéma peut entraîner un zéro à la question.

Dans tous les cas, rappelez-vous que les sujets du concours ne comportent pas de piège. Il s'agit simplement d'une évaluation des connaissances, qu'un travail régulier vous permettra d'acquérir.

Le cours

1 | L'organisation générale du corps humain

1. L'anatomie générale du corps humain

A. Les principales subdivisions du corps humain

Le corps humain se divise en trois grandes parties : la tête, le tronc et les membres.

- La **tête** comporte deux régions distinctes : la face, à l'avant, et le crâne, à l'arrière.

- Le **tronc** est divisé en deux parties principales par le diaphragme : le thorax, région supérieure du tronc, et l'abdomen, région inférieure du tronc.

- Les **membres** sont formés de trois grandes parties : le bras, l'avant-bras et la main, pour les membres supérieurs ; la cuisse, la jambe et le pied pour les membres inférieurs.

Topographie de l'abdomen

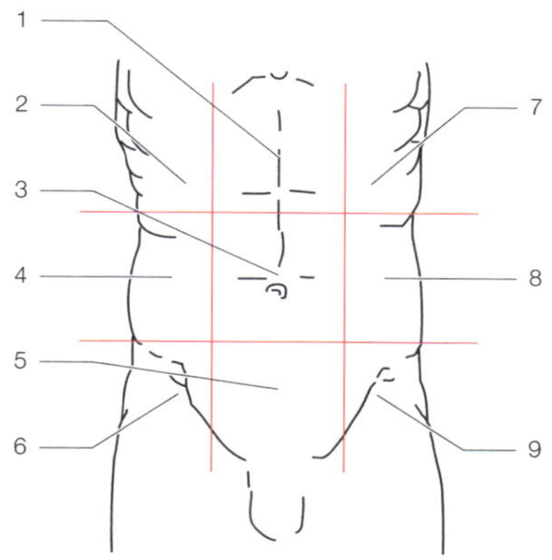

1. l'épigastre ; 2. l'hypocondre droit ; 3. la région ombilicale ; 4. le flanc droit ; 5. l'hypogastre ; 6. la fosse iliaque droite ; 7. l'hypocondre gauche ; 8. le flanc gauche ; 9. la fosse iliaque gauche.

B. La position des principaux organes

Le corps humain est constitué d'un ensemble d'organes très spécialisés et organisés de façon précise. Chaque organe occupe une place déterminée dans l'organisme et remplit une ou plusieurs fonctions.

■ Le squelette constitue la charpente du corps sur laquelle les organes viennent se fixer. Le squelette de la tête abrite notamment le cerveau et les principaux organes des sens.

■ Au niveau du tronc se trouvent les organes thoraciques (l'œsophage, la trachée, les poumons, le cœur, etc.) et les organes abdominaux (le foie, l'estomac, le pancréas, les intestins, les reins, etc.).

■ Le squelette et les viscères sont recouverts de muscles.

■ L'ensemble du corps est recouvert par la peau, barrière protectrice qui isole les organes du milieu extérieur.

Les principaux organes du corps humain

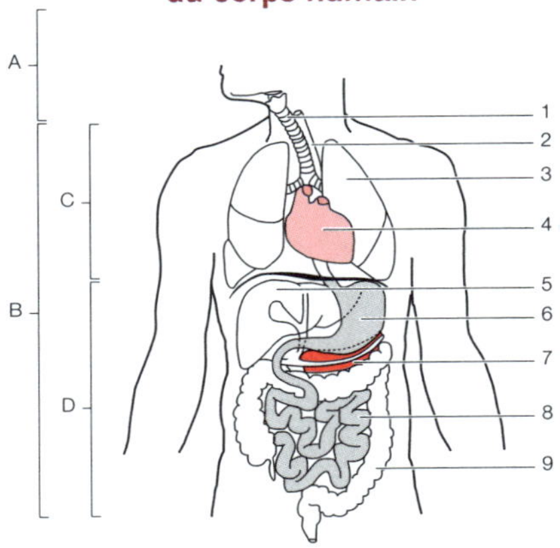

A. la tête ; B. le tronc ; C. le thorax ; D. l'abdomen ; 1. la trachée ; 2. l'œsophage ; 3. un poumon ; 4. le cœur ; 5. le foie ; 6. l'estomac ; 7. le pancréas ; 8. l'intestin grêle ; 9. le côlon.

2. L'organisme : une association structurée de cellules

A. Les cellules

Définition : la cellule est la plus petite entité vivante du corps humain.

REMARQUE L'homme est un organisme pluricellulaire c'est-à-dire constitué de plusieurs cellules, qui ont besoin, pour rester en vie et remplir leur fonction, d'un environnement ayant une composition et une température précises.

Les cellules de l'organisme « baignent » dans un liquide (qui circule dans les interstices situés entre ces dernières) : le liquide interstitiel ou **lymphe** interstitielle, également nommé liquide extracellulaire. Les cellules extraient l'oxygène et les substances nutritives de ce liquide, et y rejettent leurs déchets. Simultanément, le liquide interstitiel s'approvisionne en oxygène et en substances nutritives dans le sang. Il se débarrasse également des déchets dans le sang. Ces échanges entre les cellules et le sang et la lymphe tendent à modifier la composition du milieu intérieur (le milieu intérieur = le sang et la lymphe).

Le défit pour le corps humain sera donc de maintenir constante la composition du milieu intérieur. Des organes spécialisés, organisés en appareils ou systèmes, assurent l'**homéostasie** :

– l'**appareil respiratoire** permet les échanges gazeux : absorption de l'oxygène et rejet du dioxyde de carbone ;

– l'**appareil digestif** assure l'absorption des substances nutritives et de l'eau ;
– l'**appareil urinaire** sert à l'excrétion de nombreux déchets et contrôle la quantité d'eau et de sels minéraux dans l'organisme ;
– la **peau** participe à la régulation thermique ;
– etc.

Grâce à la circulation sanguine, ces organes (poumons, intestin, reins, etc.) sont reliés à toutes les régions de l'organisme. Les échanges entre ces organes et le sang, puis entre le sang et la lymphe, régulent la composition du milieu dans lequel vivent les cellules.

REMARQUE Deux grands systèmes assurent la régulation du fonctionnement des organes : le système nerveux et le système endocrinien. Le système nerveux, grâce aux organes des sens, permet également la communication avec l'environnement.

B. Les tissus

Un tissu est un ensemble structuré de cellules, identiques ou non, qui participent à une même fonction. Un organe est constitué d'un ou plusieurs tissus.

FOCUS

Les quatre grandes catégories de tissus sont : les épithéliums, les tissus conjonctifs, le tissu musculaire et le tissu nerveux.

■ Les tissus **épithéliaux** sont constitués de cellules jointives, reposant sur une lame basale (sorte de trame formée par diverses protéines). Ils ont des fonctions de revêtement, d'absorption, d'excrétion et de sécrétion.

Quelques exemples d'épithéliums :
– l'épiderme (couche superficielle de la peau) est un épithélium de revêtement ;
– la paroi des néphrons (petits tubes présents dans le rein) est un épithélium ayant des capacités d'absorption et de sécrétion ;
– l'épithélium qui tapisse la paroi de l'intestin grêle permet l'absorption des substances nutritives issues de la digestion et produit diverses sécrétions.

■ Les tissus **conjonctifs** sont constitués de cellules non jointives, dispersées dans une matrice extracellulaire (mélange de diverses molécules) qui leur sert de support. Les tissus conjonctifs ont un rôle de soutien, de protection ou relient différents organes ou les tissus d'un même organe.

Quelques exemples de tissus conjonctifs :
– le périoste est un feuillet de tissu conjonctif entourant l'os ;
– l'aponévrose est l'enveloppe de tissu conjonctif qui entoure un muscle ;
– le derme est un tissu conjonctif qui soutient l'épiderme ;
– un tendon est constitué de tissu conjonctif et relie un muscle et un os ;

– un ligament est une bande de tissu conjonctif reliant deux os ou servant à fixer des organes.

FOCUS

Le cartilage et le tissu osseux sont des tissus conjonctifs spécialisés.

Tissus épithélial et conjonctif peuvent être associés. Cette association forme, selon les cas, une muqueuse ou une séreuse.

■ Une **muqueuse** est un tissu épithélio-conjonctif qui tapisse les organes creux et se raccorde à la peau.

Quelques exemples de muqueuses :

– la muqueuse buccale, qui se raccorde à la peau au niveau de la bouche ;
– la muqueuse nasale, qui se raccorde à la peau au niveau des narines ;
– la muqueuse intestinale, qui se raccorde à la peau au niveau de l'anus ;
– la muqueuse utérine et la muqueuse vaginale, qui se raccordent à la peau au niveau de l'orifice vaginal.

■ Une **séreuse** est un tissu épithélio-conjonctif qui entoure certains organes et délimite plusieurs cavités du corps.

Les principales séreuses sont :

– le péricarde, qui entoure le cœur ;
– la plèvre, qui entoure les poumons ;
– le péritoine, qui entoure la plupart des organes abdominaux.

Toutes les séreuses comportent deux feuillets : un feuillet viscéral, qui entoure le ou les organes, et un feuillet pariétal, qui tapisse la paroi de la cavité qui contient le ou les organes. Par exemple, pour la plèvre, on distingue un feuillet viscéral, qui recouvre le poumon, et un feuillet pariétal, qui tapisse la cavité thoracique.

L'essentiel à retenir

• De l'échelle macroscopique à l'échelle microscopique, on observe l'organisation suivante : organisme → appareils ou systèmes → organes → tissus → cellules

• Les principaux appareils ou systèmes de l'organisme sont : l'appareil locomoteur, l'appareil digestif, l'appareil respiratoire, l'appareil circulatoire, l'appareil urinaire, l'appareil reproducteur ou génital, le système nerveux, le système immunitaire et le système endocrinien.

• Ces différents appareils sont organisés pour assurer trois grandes fonctions :
– la fonction de **nutrition**, assurée par les appareils digestif, respiratoire, circulatoire et urinaire ;
– la fonction de **relation avec le milieu**, assurée par l'appareil locomoteur et le système nerveux (associé aux organes des sens) ;
– la fonction de **reproduction**, assurée par l'appareil génital.

Entraînement

Difficulté ✗✗✗ | Durée 5 min

QCM

❶ Parmi les organes suivants, indiquez les organes thoraciques :

a. ❍ les poumons **b.** ❍ les reins **c.** ❍ le foie **d.** ❍ le cœur

❷ Parmi les organes suivants, indiquez les organes abdominaux :

a. ❍ l'estomac **b.** ❍ la rate **c.** ❍ la thyroïde **d.** ❍ le côlon

❸ Reliez les organes à la spécialité médicale correspondante.

a. la bouche — **1** la néphrologie
b. l'estomac — **2** la gastro-entérologie
c. la thyroïde — **3** la stomatologie
d. le rein — **4** l'endocrinologie

❹ Le péricarde est une membrane formée de :

a. ❍ deux feuillets
b. ❍ quatre feuillets
c. ❍ trois feuillets

❺ La plèvre est la séreuse entourant :

a. ❍ le cœur
b. ❍ les organes digestifs
c. ❍ les poumons

QRC

❻ Comment se nomme le muscle qui sépare le thorax de l'abdomen ?

Corrigé

❶ **a.** et **d.** ❷ **a.**, **b.** et **d.** ❸ **a. 3** ; **b. 2** ; **c. 4** ; **d. 1** ❹ **a.** ❺ **c.** ❻ Le diaphragme.

2 | Notions de biologie cellulaire

1. Les cellules

A. Les éléments cellulaires fondamentaux

Les cellules sont de tailles et de formes variées, mais elles dérivent toutes du même modèle de base. À quelques exceptions près, quelle que soit la cellule étudiée, on trouve toujours un certain nombre d'éléments cellulaires.

La **membrane plasmique** (1) est une enveloppe protectrice qui délimite la cellule et contrôle les échanges entre le milieu intracellulaire et le milieu extracellulaire.

Le **cytoplasme** (2) est une substance visqueuse présente à l'intérieur des cellules.

Le **noyau** (3) est un compartiment cellulaire qui contient les chromosomes. Il est délimité par l'enveloppe nucléaire (4).

La cellule – modèle général

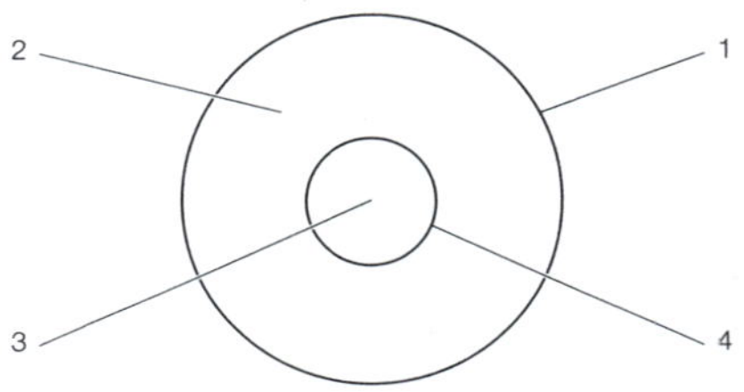

1. la membrane plasmique ; 2. le cytoplasme (= le hyaloplasme + les organites) ; 3. le noyau ; 4. l'enveloppe nucléaire.

> Les chromosomes sont le support de l'information génétique. Chaque chromosome est formé d'une molécule d'ADN ou acide désoxyribonucléique. De nombreux gènes se succèdent le long de l'ADN.
> En dehors des périodes de division cellulaire, les molécules d'ADN sont « déroulées » et forment un réseau qu'on appelle la chromatine. Ainsi les gènes sont accessibles et peuvent être « lus ». Nous verrons que lorsque la cellule se divise, les molécules d'ADN s'enroulent sur elles-mêmes pour former des chromosomes bien distincts les uns des autres.

B. Les différents types cellulaires

Le corps humain est composé de deux types de cellules : les cellules somatiques et les cellules sexuelles, appelées gamètes.

a. Les cellules somatiques

On dénombre environ 200 types de cellules somatiques (*exemples :* les cellules épidermiques, nerveuses, musculaires, hépatiques, sanguines, osseuses, etc.).

Au cours de leur formation, les cellules acquièrent des particularités leur permettant de remplir une fonction bien précise dans l'organisme. On dit qu'elles sont spécialisées.

Exemples :

– la cellule nerveuse : sa forme très allongée (la cellule nerveuse peut mesurer jusqu'à un mètre) lui permet d'acheminer les informations sur de longues distances à travers le corps humain. Ces nombreux prolongements cytoplasmiques assurent les connexions entre plusieurs cellules nerveuses ;
– la cellule musculaire : c'est une cellule très longue (plusieurs centimètres) dont le cytoplasme contient des structures particulières nécessaires à sa contraction.

Les activités cellulaires varient en fonction du type cellulaire. Par exemple :
– les cellules musculaires se contractent ;
– les cellules nerveuses transmettent les messages nerveux ;
– les cellules sécrétrices fabriquent des molécules, comme les hormones ou les enzymes, ou des solutions, comme les larmes, la salive et la sueur ;
– les hématies, ou globules rouges, transportent l'oxygène et le dioxyde de carbone à travers tout le corps.

FOCUS

Les cellules somatiques possèdent 23 paires de chromosomes dans leur noyau.

REMARQUE Certaines cellules sont anucléées, c'est-à-dire dépourvues de noyau. Il s'agit des hématies et des thrombocytes (catégories de cellules sanguines).

b. Les cellules sexuelles

L'homme produit des gamètes mâles, les spermatozoïdes ; la femme produit des gamètes femelles, les ovules.

ATTENTION Les gamètes ne referment que 23 chromosomes dans leur noyau, c'est-à-dire la moitié du patrimoine génétique de l'individu.

2. La division cellulaire

A. Principe et rôle de la division cellulaire

La division cellulaire, ou mitose, est un phénomène fondamental qui permet la formation de l'individu *in utero*, la croissance, jusqu'à l'âge adulte, et l'entretien de l'organisme, même lorsque l'individu ne grandit plus.

Les cellules sont à l'origine de la formation du corps humain et permettent son entretien. Tout commence par une cellule unique, la cellule œuf, issue de la fécondation (fusion d'un ovule et d'un spermatozoïde). Quelques heures après la fécondation, cette cellule entre en division. Grâce aux mitoses, le nombre de cellules de l'organisme en formation augmente progressivement. Petit à petit, les cellules migrent et se spécialisent, les tissus se forment, les organes apparaissent. Ainsi, à la naissance, l'organisme compte des milliards de cellules dont la plupart sont différenciées (en cellules osseuses, cartilagineuses, musculaires, etc.).

Après la naissance, il reste dans l'organisme de nombreuses cellules souches, qui assurent la croissance puis l'entretien de l'organisme grâce au renouvellement cellulaire. La durée de vie d'une cellule est variable. Par exemple :

- une hématie vit 120 jours ;
- une cellule de l'épithélium intestinal vit trois à quatre jours ;
- une cellule épidermique vit en moyenne trois semaines.

Lorsqu'une cellule meurt, elle est remplacée par une cellule issue de la division d'une cellule souche. Ainsi, les cellules se renouvellent et le stock de cellules souches est conservé.

REMARQUE Certaines cellules font exceptions et ne sont pas remplacées. C'est le cas notamment des cellules du muscle cardiaque.

B. Les étapes de la division cellulaire

a. La préparation de la division cellulaire : l'interphase

L'interphase est la période qui sépare deux divisions cellulaires. À la fin de l'interphase, en prévision de la future division cellulaire, chaque molécule d'ADN, c'est-à-dire chaque chromosome, se duplique. Les deux copies restent liées en un point appelé **centromère.** Chaque chromosome se présente donc sous la forme d'un chromosome à **deux chromatides** (une chromatide = une copie de la molécule d'ADN).

Un chromosome à deux chromatides

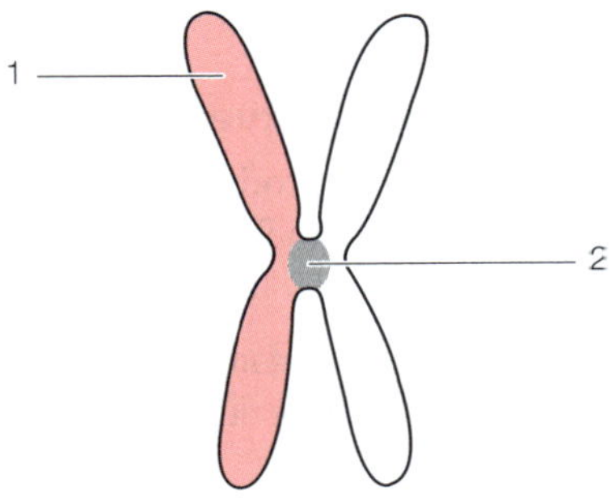

1. une chromatide ; 2. le centromère

b. La mitose

FOCUS

La mitose se déroule en quatre phases : la prophase, la métaphase, l'anaphase et la télophase. Les deux cellules filles issues de la cellule mère conservent chacune la **totalité** du patrimoine génétique.

- La **prophase** :

– l'enveloppe nucléaire disparaît ;
– les chromosomes se condensent (ils deviennent visibles dans la cellule) ;
– un fuseau de division se forme entre les deux pôles de la cellule à partir des centrioles.

- La **métaphase** :

– les chromosomes viennent se placer au centre de la cellule pour former la plaque équatoriale.

- L'**anaphase** :

– le centromère se clive et les deux chromatides formant chaque chromosome se séparent ;
– 46 chromatides se dirigent vers un pôle de la cellule et 46 chromatides identiques aux premières se dirigent vers l'autre pôle de la cellule.

- La **télophase** :

– la cellule se coupe en deux (c'est la cytodiérèse) ;
– on obtient deux cellules filles contenant chacune 46 chromosomes (représentés par 46 chromatides) ;
– une enveloppe nucléaire se forme autour des chromosomes qui se décondensent.

Les quatre phases de la mitose

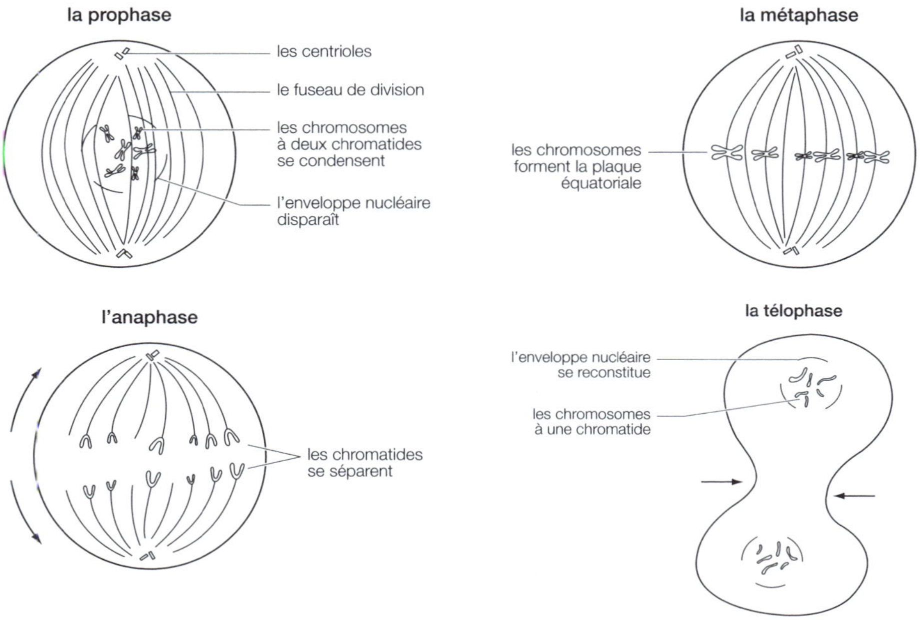

L'essentiel à retenir

- Les cellules somatiques contiennent l'intégralité du patrimoine génétique (23 paires de chromosomes).
- Le noyau des cellules sexuelles ne contient que la moitié du patrimoine génétique (23 chromosomes).
- Les chromosomes sont constitués d'ADN et sont le support des gènes.
- La plupart des cellules se renouvellent grâce à la division cellulaire. L'intégralité du patrimoine génétique est transmis aux cellules issues de la division d'une cellule souche.
- Les quatre phases de la mitose sont la prophase, la métaphase, l'anaphase et la télophase.

Entraînement

Difficulté ✗✗✗ | Durée 2 min

QCM

1 Le noyau cellulaire contient :

a. ❍ le liquide interstitiel
b. ❍ 46 chromosomes
c. ❍ le cytoplasme
d. ❍ la lymphe

2 Parmi les éléments suivants, identifiez ceux relatifs à la mitose :

a. ❍ la diapédèse
b. ❍ la télophase
c. ❍ la phagocytose
d. ❍ l'anaphase

3 Parmi les cellules suivantes, lesquelles sont dépourvues de noyau :

a. ❍ les globules blancs
b. ❍ les hématies
c. ❍ les cellules osseuses
d. ❍ les thrombocytes

Corrigé

1 **b.** **2** **b.** et **d.** **3** **b.** et **d.**

3 | Le squelette et les articulations

1. Les rôles et la structure du squelette

A. Présentation générale du squelette

Le squelette est une charpente, qui permet notamment la station debout. Il protège de nombreux organes vitaux et représente une réserve de calcium pour l'organisme en cas d'apport alimentaire insuffisant.

Le squelette est constitué de 206 os. Les trois principales catégories d'os sont : les os longs, les os courts et les os plats.

Le squelette

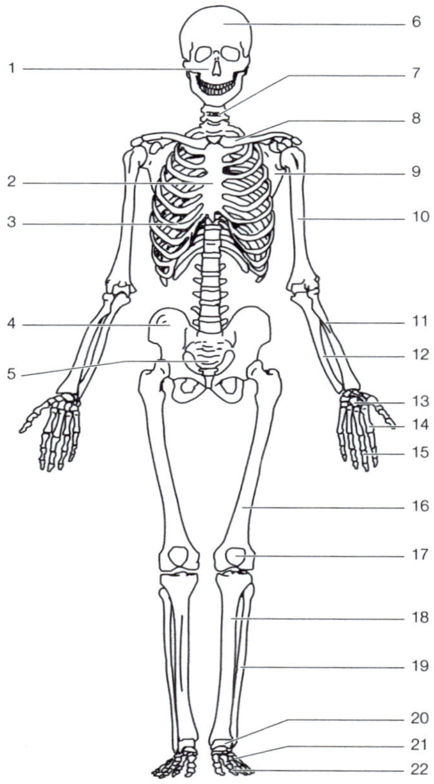

1. la face ; 2. le sternum ; 3. les côtes ; 4. un os coxal (ou un os iliaque) ; 5. le sacrum ; 6. le crâne ; 7. la colonne vertébrale (ou le rachis) ; 8. la clavicule ; 9. la scapula (ou l'omoplate) ; 10. l'humérus ; 11. le radius ; 12. l'ulna (ou le cubitus) ; 13. le carpe ; 14. le métacarpe ; 15. les phalanges ; 16. le fémur ; 17. la rotule ; 18. le tibia ; 19. la fibula (ou le péroné) ; 20. le tarse ; 21. le métatarse ; 22. les phalanges.

B. La structure des os

Les os se composent de tissu osseux compact dans leur partie externe et de tissu osseux spongieux dans leur partie interne. Les os longs ont une particularité qui les distingue des os courts ou plats : ils possèdent, dans leur partie centrale, un canal qui contient de la moelle osseuse jaune, riche en graisse.

■ Le **périoste** est une membrane de tissu conjonctif qui recouvre l'os (sauf au niveau des surfaces articulaires cartilagineuses). Il abrite des cellules particulières, les ostéoblastes, qui interviennent notamment lors de la croissance osseuse. Le périoste contient de nombreux vaisseaux sanguins et lymphatiques ainsi que des nerfs.

- L'**os compact** est un tissu osseux dense traversé par les canaux de Havers, qui autorisent le passage des nerfs et des vaisseaux sanguins au cœur de l'os.
- La **moelle osseuse rouge** est un tissu particulier qui produit en permanence tous les types de cellules sanguines.
- Le **cartilage articulaire** est un tissu conjonctif spécialisé recouvrant les extrémités de l'os. Il facilite les mouvements des os les uns par rapport aux autres.

L'os long – coupe longitudinale

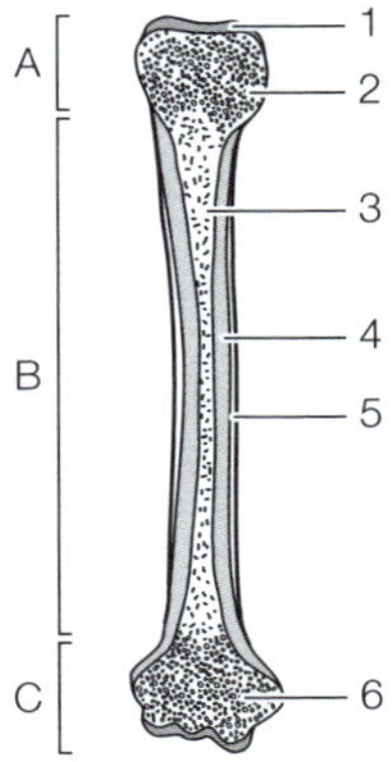

A. une épiphyse ;
B. la diaphyse ;
C. une épiphyse ;
1. le cartilage articulaire ;
2. l'os spongieux contenant la moelle osseuse rouge ;
3. le canal médullaire contenant la moelle osseuse jaune ;
4. l'os compact ;
5. le périoste ;
6. l'os spongieux.

FOCUS

L'os renferme 45 % d'eau, 20 % de molécules organiques (dont 95 % de collagène), et 35 % de sels minéraux (phosphates de calcium, carbonates de calcium, phosphates de magnésium, chlorures, fluorures).

C. Les différentes parties du squelette

a. Le crâne

Le **crâne**, ou boîte crânienne, protège l'encéphale. Il comprend huit os plats : l'os frontal, les deux os pariétaux, les deux os temporaux, l'os occipital, l'os sphénoïde et l'os ethmoïde.

Le **crâne** protège l'encéphale contre les chocs à la manière d'un casque.

Le squelette de la tête

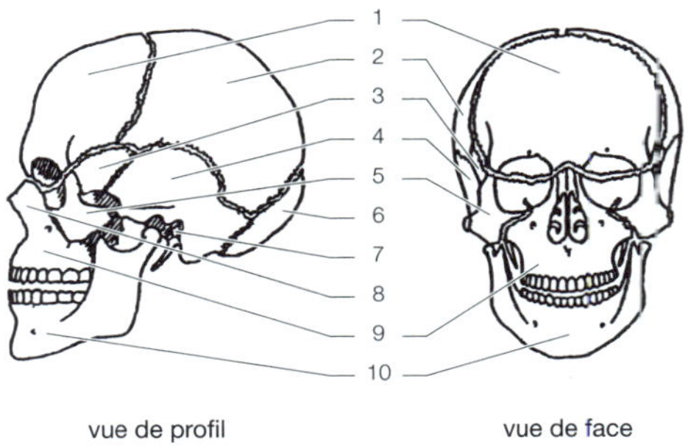

1. l'os frontal ; 2. un os pariétal ; 3. un os sphénoïde ; 4. un os temporal ; 5. un os zygomatique ; 6. l'os occipital ; 7. l'orifice du conduit auditif gauche ; 8. un os nasal ; 9. un maxillaire supérieur ; 10. la mandibule (ou le maxillaire inférieur).

b. La face

La **face** est formée d'os ménageant des cavités qui abritent plusieurs organes des sens (orbites, fosses nasales, cavité buccale). Les os constituant la face sont le maxillaire inférieur, les deux maxillaires supérieurs, les deux os zygomatiques, ou os malaires, les os propres du nez, ou os nasaux.

c. La colonne vertébrale

La **colonne vertébrale** est constituée de 33 vertèbres : 7 vertèbres cervicales, 12 vertèbres dorsales, 5 vertèbres lombaires, 5 vertèbres sacrées et 4 vertèbres coccygiennes.

Les vertèbres sacrées sont soudées et forment le sacrum. C'est également le cas des vertèbres coccygiennes, qui forment le coccyx.

La colonne vertébrale protège la moelle épinière, logée dans le canal rachidien.

La colonne vertébrale d'un adulte, vue de profil, présente quatre courbures naturelles. Les grands types de déformation de la colonne vertébrale sont la lordose, la cyphose et la scoliose.

d. La cage thoracique

La **cage thoracique** comprend les 12 paires de côtes, les 12 vertèbres dorsales et le sternum.

La cage thoracique protège le cœur et les poumons et permet, grâce à ses mouvements, l'inspiration et l'expiration.

e. Les membres

- Les **membres supérieurs** permettent notamment la préhension. Chaque membre comporte un humérus, un radius, un cubitus, ou ulna, 8 os carpiens, 5 os métacarpiens, et 15 phalanges.

- Les **membres inférieurs** permettent la locomotion, et en particulier la marche. Chaque membre comprend un fémur, un tibia, un péroné, ou fibula, 7 os tarsiens, 5 os métatarsiens et 15 phalanges.

REMARQUE Pour ne plus confondre le carpe et le tarse, on retiendra que le Carpe est proche du Ciel et que le Tarse est proche de la Terre.

f. Les ceintures

- La **ceinture scapulaire** lie les membres supérieurs au tronc. Elle est constituée, au niveau de chaque membre, d'une clavicule et d'une omoplate.
- La **ceinture pelvienne** lie les membres inférieurs au tronc. Elle comprend les os du bassin, c'est-à-dire les deux os coxaux, ou os iliaques. Chaque os coxal se compose de l'ilion, de l'ischion et du pubis.

2. Les articulations

A. Les différents types d'articulations

Définition : une articulation est une structure permettant d'unir plusieurs pièces du squelette. Cette union est plus ou moins serrée selon l'articulation considérée.

Il existe trois types d'articulations :

– les synarthroses, ou articulations fixes ;
– les amphiarthroses, ou articulations semi-mobiles ;
– les diarthroses, ou articulations mobiles, qui comprennent les articulations à ménisques ou à bourrelet.

Définitions : un bourrelet est un anneau fibreux implanté autour d'une surface articulaire. Un ménisque est une lame fibro-cartilagineuse interposée entre deux surfaces articulaires et qui n'adhère à aucune d'elles.

a. Les synarthroses

Il s'agit des articulations comme celles qui existent :
- entre les os du crâne ;
- entre les os de la face (sauf au niveau du maxillaire inférieur) ;
- entre les vertèbres sacrées (qui forment le sacrum) ;
- entre les vertèbres coccygiennes (qui forment le coccyx) ;
- entre les os formant l'os coxal ou os iliaque.

Ces articulations unissent les os de manière très étroite et ne permettent aucun mouvement de ces derniers les uns par rapport aux autres.

b. Les amphiarthroses

Il s'agit des articulations comme celles qui existent :
- entre les vertèbres ;
- entre le sacrum et l'os iliaque.

Ces articulations permettent quelques mouvements de faible amplitude.

c. Les diarthroses

Cette catégorie comprend :
- les articulations à ménisques comme celle du genou ;
- les articulations à bourrelet comme celle de l'épaule, du coude, de la hanche.

Ces articulations sont complexes et permettent des mouvements très variés et de grande amplitude.

B. Les différents éléments d'une articulation mobile

Les os sont réunis par une capsule articulaire (manchon fibreux) renforcée par des ligaments. Une membrane, la synoviale, tapisse la face interne de la capsule articulaire et délimite une cavité. Cette cavité synoviale contient un liquide clair et visqueux fabriqué par la synoviale. Le liquide synovial, ou synovie, joue le rôle de lubrifiant. Les os sont maintenus en position au sein de l'articulation grâce à un bourrelet ou à des ménisques.

Une articulation à bourrelet : le coude

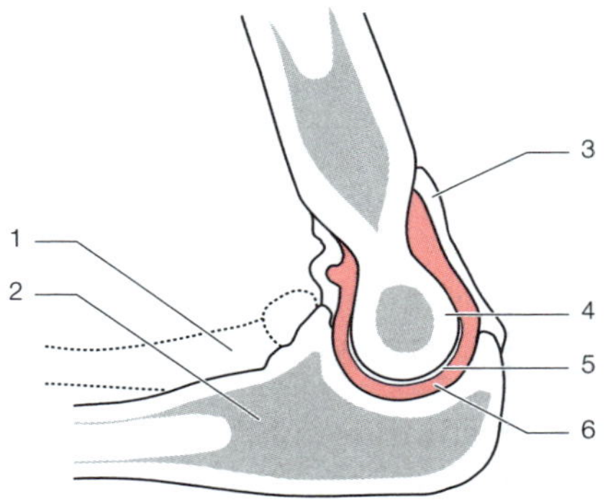

1. le radius ; 2. l'ulna ; 3. la capsule articulaire et les ligaments ; 4. l'épiphyse de l'humérus ; 5. le cartilage articulaire ; 6. la synovie (ou liquide synovial).

C. Les mouvements articulaires

Les mouvements articulaires

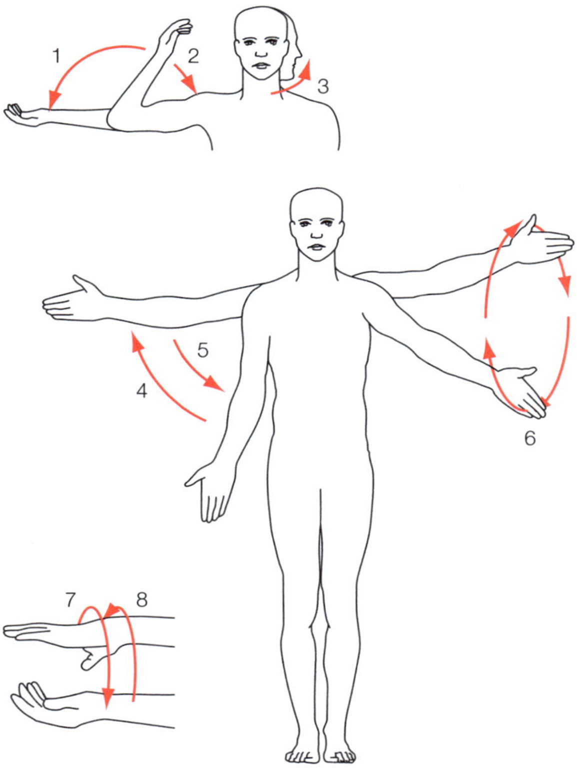

1. l'extension ; 2. la flexion ; 3. la rotation ; 4. l'abduction ; 5. l'adduction ; 6. la circumduction ; 7. la supination ; 8. la pronation.

a. Les six catégories de mouvements articulaires

La flexion rapproche deux segments d'un même membre ou plusieurs vertèbres.
L'extension éloigne deux segments d'un même membre ou plusieurs vertèbres.
L'adduction rapproche un membre, ou un segment de membre, de l'axe du corps.
L'abduction éloigne un membre, ou un segment de membre, de l'axe du corps.
La rotation permet de faire tourner un segment du corps autour d'un axe.
La circumduction consiste à décrire un cercle avec un segment du corps.

b. Deux mouvements propres aux membres supérieurs

Les os de l'avant-bras sont mobiles et permettent deux mouvements particuliers.

- **La pronation :** mouvement de l'avant-bras provoquant une rotation de la main, amenant la paume de l'avant vers l'arrière ou du haut vers le bas.

- **La supination :** mouvement de l'avant-bras entraînant une rotation de la main, amenant la paume de l'arrière vers l'avant ou du bas vers le haut.

Entraînement

Difficulté ✗✗✗ | Durée 10 min

QCM

❶ Parmi les os suivants, indiquez ceux qui appartiennent aux membres inférieurs :

a. ❍ les os métacarpiens
b. ❍ l'ulna
c. ❍ la fibula
d. ❍ le fémur

❷ Parmi les os suivants, lesquels appartiennent à la catégorie des os plats :

a. ❍ l'os pariétal
b. ❍ le sternum
c. ❍ les os métatarsiens
d. ❍ la clavicule

❸ L'articulation du genou est :

a. ❍ une amphiarthrose
b. ❍ une diarthrose
c. ❍ une articulation semi-mobile
d. ❍ une synarthrose

❹ La moelle épinière est logée dans :

a. ❍ le canal de l'épendyme
b. ❍ les disques intervertébraux
c. ❍ les trous de conjugaison
d. ❍ le canal rachidien

QRC

❺ Citez un exemple de synarthrose.

❻ Quels sont les trois rôles principaux du squelette ? Expliquez par une phrase chacune de ces fonctions.

Corrigé

❶ **c.** et **d.** ❷ **a.** et **b.** ❸ **b.** ❹ **d.**

❺ Quelques exemples de synarthroses : les articulations entre les os du crâne ; les articulations entre les vertèbres sacrées ; les articulations entre les vertèbres coccygiennes.

❻ Les trois rôles principaux du squelette sont :
a. Constituer la charpente du corps. Le squelette rigidifie le corps, et les muscles prennent appui sur les os pour mettre le corps en mouvement.

b. Assurer la protection des principaux organes vitaux. La boîte crânienne protège l'encéphale, la colonne vertébrale protège la moelle épinière, et la cage thoracique entoure les poumons et le cœur.

c. Fournir du calcium aux organes qui, ont besoin en cas d'apport alimentaire insuffisant.

4 | Les muscles

1. Les différentes catégories de muscles

A. Les muscles lisses

Les muscles lisses, également appelés muscles viscéraux, se trouvent dans la paroi de certains viscères ou autour des orifices viscéraux, dont ils contrôlent l'ouverture ou la fermeture.

Exemples de muscles lisses :

– les muscles de la paroi de l'estomac. Ils permettent le brassage de la nourriture dans l'estomac afin que celle-ci soit plus rapidement digérée ;

– les muscles de la paroi de l'intestin grêle. Leurs contractions poussent le chyme (produit de la digestion des aliments dans l'estomac) à l'intérieur de l'intestin.

FOCUS

La contraction des muscles lisses est contrôlée par le système nerveux autonome.

B. Les muscles striés

La catégorie des muscles striés regroupe les muscles squelettiques, reliés au squelette, les muscles peauciers, reliés à la peau, et le muscle cardiaque. On distingue des muscles longs, des muscles courts, des muscles plats et des muscles annulaires.

Les muscles striés sont composés de cellules musculaires cylindriques, disposées parallèlement les unes aux autres, et possédant un grand nombre de myofibrilles (structures contractiles) striées transversalement (d'où le nom de muscles striés). Les cellules musculaires sont de grande dimension – puisqu'elles peuvent mesurer jusqu'à 15 centimètres de long – et contiennent plusieurs noyaux.

FOCUS

La contraction des muscles striés, hormis celle du muscle cardiaque, est contrôlée par le système nerveux cérébro-spinal.

a. Les muscles squelettiques

Ils constituent, avec le squelette, l'appareil locomoteur. D'une façon générale, chaque muscle squelettique comporte une partie moyenne, le corps charnu, et un ou plusieurs tendons grâce auxquels le muscle s'insère sur les os.

Exemples de muscles squelettiques :

– muscles longs : le biceps brachial, le triceps brachial, le triceps de la hanche, le biceps crural ou fémoral, le quadriceps fémoral, les jumeaux internes et externes ;

– muscles courts : le court supinateur, le carré pronateur ;

– muscles plats : le trapèze, le pectoral, le grand dorsal, le muscle carré des lombes, le muscle carré fémoral, le muscle carré plantaire.

Souvent, les muscles sont organisés par paires : les muscles dont les effets sont inverses sont dits antagonistes, ceux qui agissent ensemble pour permettre un mouvement sont dits agonistes ou synergistes.

Exemples :

– au niveau du bras, le biceps permet la flexion et le triceps permet l'extension ;

– les muscles oculomoteurs (impliqués dans les mouvements des yeux) possèdent chacun un muscle antagoniste et un muscle agoniste.

b. Les muscles peauciers

Ils permettent les mimiques, ce qui est un moyen d'exprimer les sentiments, de communiquer. Ils participent, avec les muscles squelettiques, à la vie de relation.

Exemple de muscles peauciers : les orbiculaires des lèvres ou des paupières (muscles annulaires).

c. Le muscle cardiaque

Le muscle cardiaque, ou myocarde, est le seul muscle strié de l'organisme qui n'est pas soumis à la volonté. Le muscle cardiaque contient quatre cavités. Le septum interventriculaire est une cloison épaisse qui divise le cœur en cœur gauche et cœur droit. Le septum est, pour sa majeur partie, musculaire.

Le tissu nodal est un tissu musculaire particulier, appelé système de conduction de l'excitation, situé dans la paroi du cœur. Ce tissu rythme les contractions cardiaques.

REMARQUE Le rythme cardiaque peut être adapté, selon les besoins, par le système nerveux autonome.

2. Le tissu musculaire

A. Les propriétés du tissu musculaire

FOCUS

Les quatre propriétés du tissu musculaire sont l'excitabilité, la contractilité, la tonicité et l'élasticité.

- l'**excitabilité** : le muscle est sensible aux influx nerveux c'est-à-dire que les cellules musculaires sont excitées par l'influx nerveux. Cet influx est transmis de la cellule nerveuse à la cellule musculaire au niveau de la jonction neuromusculaire ou plaque motrice ;
- la **contractilité** : le muscle est capable de se contracter lorsqu'il reçoit des influx nerveux ;
- la **tonicité** : même au repos, le muscle n'est jamais totalement relâché. On parle de tonus musculaire ;
- l'**élasticité** : le muscle s'allonge en cas d'étirement et retrouve sa forme initiale lorsque l'étirement cesse.

Définition : une myofibrille est un filament contractile présent, en plus ou moins grand nombre suivant le type de muscle, dans le cytoplasme de la cellule musculaire. Le raccourcissement des myofibrilles est à l'origine de la contraction des muscles.

Quelques muscles squelettiques et peauciers

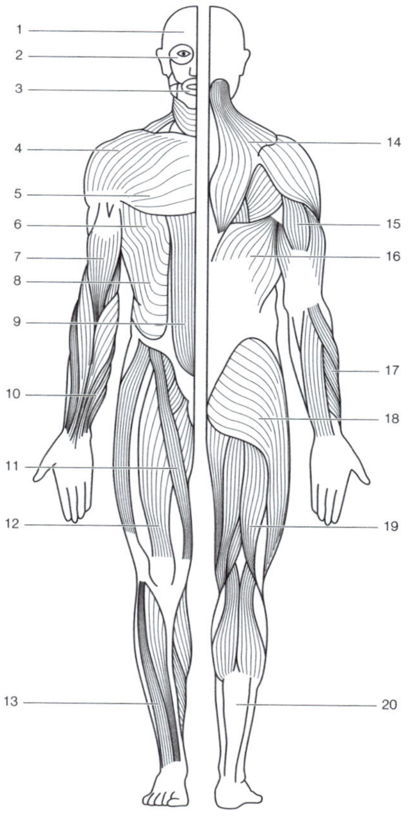

1. temporal ; 2. orbiculaire des paupières ; 3. orbiculaire des lèvres ; 4. deltoïde ; 5. pectoral ; 6. dentelé ; 7. biceps (du bras) ; 8. grand oblique ; 9. grand droit ; 10. fléchisseur des doigts ; 11. couturier ; 12. quadriceps (de la cuisse) ; 13. extenseur des orteils ; 14. trapèze ; 15. triceps ; 16. dorsal ; 17. extenseur des doigts ; 18. grand fessier ; 19. biceps (de la cuisse) ; 20. tendon d'Achille.

B. La consommation d'énergie

Le muscle tire principalement son énergie de la dégradation du **glucose** stocké dans les cellules (musculaires ou hépatiques) sous forme de glycogène. Lorsque ces réserves sont épuisées, le muscle utilise l'énergie issue de la dégradation des lipides stockés dans les adipocytes (réserves de graisse).

C. La production de déchets

- L'oxygène est utilisé par les muscles pour produire de l'énergie à partir du glucose. Cette production d'énergie s'accompagne de la production d'un déchet, le **dioxyde de carbone**.
- Dans certaines conditions, l'utilisation du glucose par les muscles entraîne la production d'un autre déchet appelé **acide lactique**. Cet acide gêne les réactions chimiques nécessaires à la contraction musculaire et provoque une fatigue musculaire.

L'essentiel à retenir

- Il existe deux catégories de muscles : les muscles lisses et les muscles striés.
- Les muscles striés se subdivisent en muscles squelettiques, muscles peauciers et muscle cardiaque.
- La contraction des muscles lisses est contrôlée par le système nerveux autonome.
- La contraction des muscles striés est contrôlée par le système nerveux cérébro-spinal. Le muscle cardiaque fait exception. Son activité est régulée par le système nerveux autonome.

Entraînement

Difficulté ✗✗✗ | Durée 10 min

QCM

1 Les éléments contractiles contenus dans le cytoplasme des cellules musculaires sont :

a. ❍ les myofibrilles
b. ❍ les myocytes
c. ❍ les microfilaments
d. ❍ les mitochondries

2 La contraction des muscles squelettiques est contrôlée par :

a. ❍ le système nerveux autonome
b. ❍ le système nerveux cérébro-spinal
c. ❍ le système nerveux neuro-spinal
d. ❍ le système nerveux autonome cérébral

3 La production d'énergie à partir de glucose s'accompagne d'une production de :

a. ❍ glycogène
b. ❍ dioxygène
c. ❍ dioxyde de carbone
d. ❍ myosine

QRC

4 Citez les quatre propriétés des muscles.

5 Définissez le terme *tendon*.

Corrigé

1 **a.** 2 **b.** 3 **c.** 4 Les quatre propriétés des muscles sont l'excitabilité, la contractilité, la tonicité et l'élasticité. 5 Un tendon est une bande de tissu conjonctif reliant un muscle et un os.

5 | Le système nerveux

1. Généralités

Le système nerveux est un ensemble d'organes constitués de tissu nerveux. Il permet la communication avec l'environnement et le contrôle des grandes fonctions vitales.

D'un point de vue anatomique, on distingue :

– le système nerveux **central** (encéphale et moelle épinière) ;

– le système nerveux **périphérique** (nerfs crâniens et nerfs rachidiens).

D'un point de vue fonctionnel, on distingue :

– le système nerveux **cérébro-spinal**, affecté à la vie de relation ;

– le système nerveux **autonome**, divisé en systèmes nerveux orthosympathique et parasympathique, qui contrôle le fonctionnement des organes.

2. Les centres nerveux

A. L'encéphale

L'encéphale est l'ensemble des centres nerveux contenus dans la boîte crânienne : cerveau, cervelet et tronc cérébral. L'encéphale contient quatre cavités, les ventricules, dans lesquelles circule le liquide céphalorachidien.

a. Le cerveau

Le cerveau est le centre de traitement des informations sensorielles et le centre de commandement de la motricité volontaire. Il est également le siège des fonctions cognitives.

Le cerveau comporte deux **hémisphères**, droit et gauche, réunis par le **corps calleux**. L'hémisphère droit contrôle la moitie gauche du corps ; l'hémisphère gauche contrôle la moitie droite du corps. Chaque hémisphère se subdivise en lobes et comprend :

– un lobe frontal, recouvert par l'os frontal ;

– un lobe pariétal, recouvert par l'os pariétal ;

Les principales aires motrices et sensitives du cortex cérébral

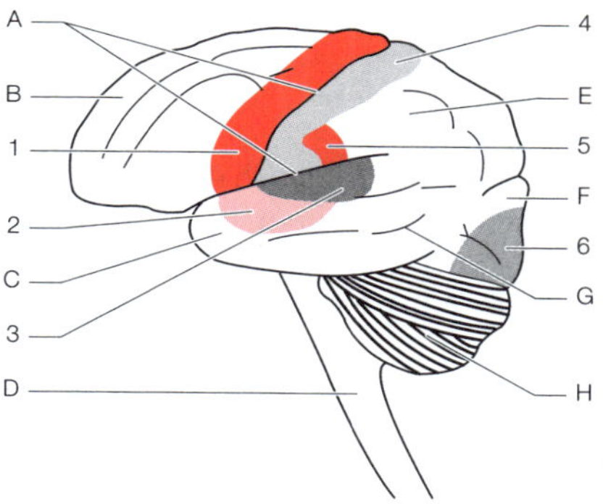

A. deux sillons profonds partageant le cerveau en lobes ; B. le lobe frontal ; C. le lobe temporal ; D. la moelle épinière ; E. le lobe pariétal ; F. le lobe occipital ; G. un sillon peu profond partageant le lobe en circonvolutions ; H. le cervelet ; 1. l'aire motrice principale ; 2. l'aire olfactive ; 3. l'aire auditive ; 4. l'aire sensitive (ou sensorielle) principale ; 5. l'aire gustative ; 6. l'aire visuelle.

– un lobe temporal, recouvert par l'os temporal ;
– un lobe occipital recouvert par l'os occipital.

Le cortex cérébral est la zone superficielle du cerveau. Il se divise en plusieurs aires.

b. Le cervelet

Le cervelet est situé sous le cerveau et en arrière du tronc cérébral. Il intervient dans l'équilibration, la coordination des mouvements et la régulation du tonus musculaire.

c. Le tronc cérébral

Le tronc cérébral est situé sous le cerveau. Il comprend le mésencéphale, le pont de Varole et le bulbe rachidien. Il contrôle diverses fonctions vitales : la fréquence et l'amplitude de la respiration, le rythme cardiaque et la force des contractions, des réflexes tels que l'éternuement, la toux ou le vomissement.

Coupe médiane de l'encéphale

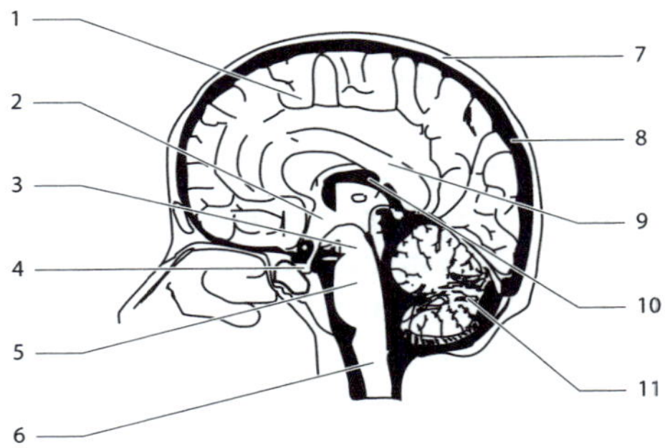

1. le cerveau (fonctions cognitives, motricité volontaire, perception sensorielle) ; 2. l'hypothalamus (contrôle le système endocrinien) ; 3. le mésencéphale (rôle dans l'audition, la vision et la motricité) ; 4. l'hypophyse (glande endocrine) ; 5. le pont de Varole (relais) ; 6. le bulbe rachidien (contrôle contractions cardiaques et rythme respiratoire) ; 7. la boîte crânienne (protection) ; 8. les méninges (protection) ; 9. le corps calleux (relie les deux hémisphères cérébraux) ; 10. un ventricule (fabrique et contient le liquide céphalorachidien) ; 11. le cervelet (équilibration, coordination des mouvements, tonus musculaire).

B. La moelle épinière

La moelle épinière est un centre nerveux situé dans le canal rachidien de la colonne vertébrale. Elle s'étend du bulbe rachidien à la première vertèbre lombaire. Le canal de l'épendyme se situe au centre de la moelle épinière.

FOCUS

Encéphale et moelle épinière sont protégés par trois membranes, les méninges. Ce sont, de l'extérieur vers l'intérieur : la dure-mère, l'arachnoïde et la pie-mère. L'arachnoïde et la pie-mère sont séparées par l'espace sous-arachnoïdien, dans lequel circule le liquide céphalorachidien.

3. Les nerfs

Définition : un nerf est une structure cylindrique constituée d'un ensemble de prolongements (axones et/ou dendrites) issus de nombreuses cellules nerveuses.

Un nerf peut être sensitif, moteur ou mixte (c'est-à-dire à la fois sensitif et moteur).

- les nerfs **sensitifs** ou afférents transmettent aux centres nerveux les informations sensorielles collectées à partir des récepteurs situés dans tous les organes et notamment dans la peau, dans les organes des sens, dans les muscles ou dans les articulations.
- les nerfs **moteurs** ou efférents conduisent la réponse motrice, élaborée par les centres nerveux, jusqu'aux organes.

A. Les nerfs crâniens

Les nerfs crâniens sont issus de l'encéphale.

On dénombre 12 paires de nerfs crâniens. Ce sont des nerfs sensitifs, moteurs ou mixtes.

Exemples de nerfs crâniens sensitifs :

– le nerf olfactif : nerf impliqué dans l'odorat. Il achemine vers le cerveau les influx nerveux provenant des récepteurs sensoriels présents dans le nez ;

– le nerf optique : nerf impliqué dans la vue. Il transporte vers le cerveau les influx nerveux provenant de la rétine ;

– le nerf auditif (ou nerf cochléo-vestibulaire) : nerf impliqué dans l'audition et l'équilibration. Il conduit les influx nerveux issus de l'oreille interne vers le cerveau (pour l'audition) ou vers le cervelet (pour l'équilibration).

Exemple de nerf crânien moteur :

– le nerf moteur oculaire externe : il conduit les influx nerveux de l'encéphale vers les muscles des yeux.

Exemple de nerf crânien sensitif et moteur (mixte) :

– le nerf facial : les fibres sensitives transmettent au cerveau les influx nerveux issus des papilles gustatives ; les fibres motrices innervent les muscles de la face.

B. Les nerfs rachidiens

Les nerfs rachidiens partent de la moelle épinière en direction des organes du tronc et des membres.

On dénombre 31 paires de nerfs rachidiens. Ce sont tous des nerfs mixtes.

Dénomination des paires de nerfs rachidiens :

– 8 paires cervicales ;
– 12 paires dorsales ;
– 5 paires lombaires ;
– 5 paires sacrées ;
– 1 paire coccygienne.

Chaque nerf rachidien possède deux connexions avec la moelle épinière :

– la racine dorsale, sensitive ;
– la racine ventrale, motrice.

Ces racines fusionnent pour former un nerf mixte (sensitif et moteur) avant de quitter la colonne vertébrale *via* les trous de conjugaison.

4. Le tissu nerveux

Le tissu nerveux se compose de deux catégories de cellules très différentes : les neurones et les cellules gliales.

A. Les neurones

La cellule nerveuse est appelée neurone. Chaque neurone comprend un corps cellulaire, qui contient le noyau de la cellule, une ou plusieurs dendrites et un axone.

Une dendrite est un prolongement cytoplasmique qui part du corps cellulaire du neurone ; un axone est un prolongement cellulaire ayant l'aspect d'un long cylindre terminé par des ramifications.

Les différents types de neurones

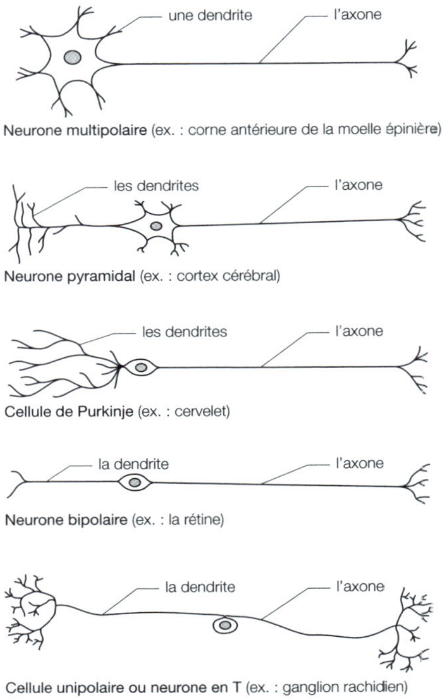

Une synapse

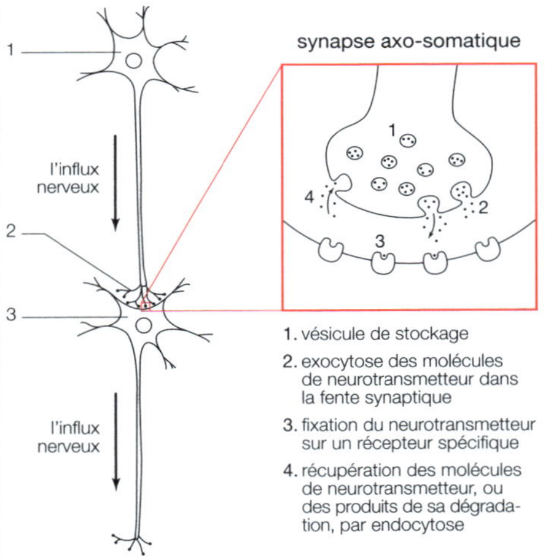

1. le corps cellulaire du neurone présynaptique ; 2. l'arborisation terminale ; 3. le corps cellulaire du neurone postsynaptique.

a. L'influx nerveux

L'influx nerveux est une perturbation électrique qui se propage le long d'une dendrite ou d'un axone. Il circule toujours dans le même sens : il part du corps cellulaire (ou des dendrites) et suit ensuite l'axone jusqu'à l'arborisation terminale.

b. La transmission de l'influx nerveux

Les neurones véhiculent les influx nerveux et communiquent par l'intermédiaire de **synapses**. Une synapse est une zone de communication entre deux neurones. Le fonctionnement d'une synapse implique la libération de substances chimiques : les **neurotransmetteurs** ou **neuromédiateurs.**

FOCUS

Les deux propriétés fondamentales du neurone sont l'excitabilité, c'est-à-dire la capacité à réagir sous l'action d'une stimulation, et la conductibilité, c'est-à-dire la capacité à propager l'influx nerveux.

REMARQUE La transmission de l'influx nerveux d'un neurone à une fibre musculaire se fait au niveau d'une synapse particulière appelée plaque motrice.

Les neurones sensitifs conduisent les informations vers les centres nerveux. Les neurones moteurs conduisent les ordres en provenance des centres nerveux.

Le système nerveux autonome

Le système nerveux autonome régule le fonctionnement des organes. Il contrôle les grandes fonctions vitales (la respiration, la circulation du sang, la digestion, etc.). Son fonctionnement échappe à la volonté.
Les centres nerveux reçoivent en permanence des informations issues de récepteurs présents dans les différents organes. À partir des informations reçues, les centres nerveux élaborent une réponse adaptée.

Deux sous-systèmes

Les éléments du système nerveux autonome sont organisés en deux « équipes » :
- le système nerveux sympathique ou orthosympathique ;
- le système nerveux parasympathique.

Ces deux systèmes sont souvent antagonistes. Par exemple :
- le rythme cardiaque est augmenté par le système orthosympathique et diminué par le système parasympathique (l'action de ces deux systèmes permet d'adapter continuellement le rythme cardiaque aux besoins de l'organisme) ;
- le système orthosympathique provoque le relâchement des muscles lisses du tube digestif alors que le système parasympathique en augmente les contractions.

D'une façon générale, le système nerveux orthosympathique sert à l'augmentation des performances en cas de stress et dans les situations d'urgence ; le système nerveux parasympathique en revanche s'occupe des fonctions de base.

B. Les cellules gliales

Les cellules gliales soutiennent et entourent les neurones. Elles ont un rôle de **nutrition** et de **protection** en contrôlant les échanges entre le sang et les neurones. Il en existe plusieurs catégories.

■ **Définitions** : Cellule de Schwann : cellule gliale qui élabore la myéline. Les cellules de Schwann sont disposées régulièrement le long de l'axone des neurones myélinisés. La myéline sert d'isolant et permet une circulation plus rapide de l'influx nerveux le long de l'axone.

Un neurone myélinisé

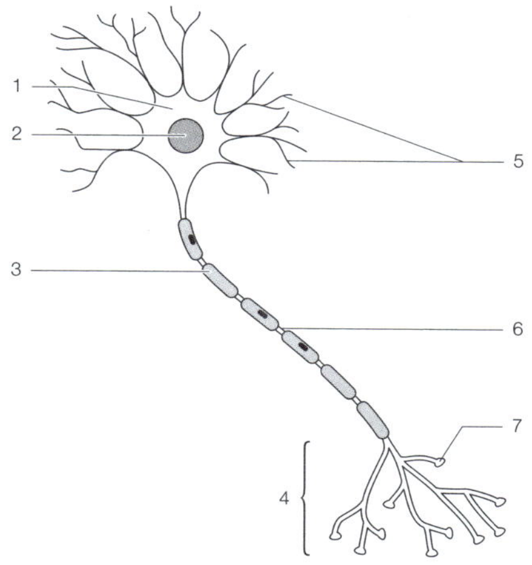

1. le corps cellulaire ; 2. le noyau ; 3. une cellule de Schwann ; 4. l'arborisation terminale ; 5. les dendrites ; 6. l'axone ; 7. un bouton synaptique.

– Substance blanche : zone du tissu nerveux constituée par les axones couverts de myéline.
– Substance grise : zone du tissu nerveux composée essentiellement de corps cellulaires et de dendrites de neurones.

Au niveau du cerveau, la substance grise se trouve principalement dans la zone superficielle et forme le cortex cérébral ; au niveau de la moelle épinière, la substance grise a une position centrale.

Coupe transversale de la moelle épinière

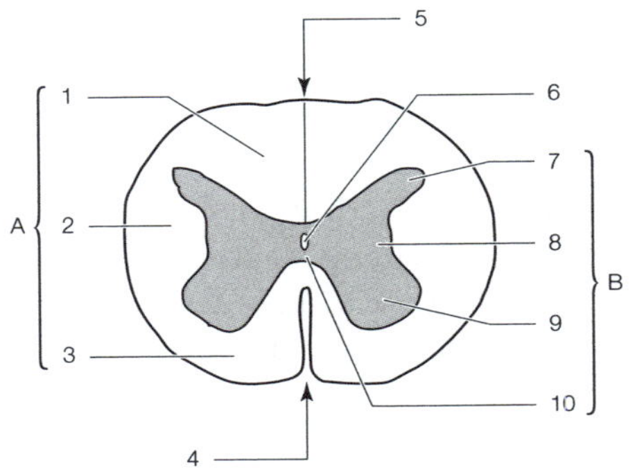

A. la substance blanche ; B. la substance grise ; 1. le cordon dorsal ; 2. le cordon latéral ; 3. le cordon ventral ; 4. le sillon médian ventral ; 5. le sillon médian dorsal ; 6. le canal de l'épendyme ; 7. la corne dorsale ; 8. la corne latérale ; 9. la corne ventrale ; 10. la commissure grise.

L'essentiel à retenir

Organisation du système nerveux

• d'un point de vue fonctionnel

- Système nerveux
  - → Système nerveux cérébro-spinal → affecté à la vie de relation
  - → Système nerveux autonome
    - → Système nerveux orthosympathique
    - → Système nerveux parasympathique
    - } régulent le fonctionnement des organes et contrôlent les grandes fonctions vitales (respiration, circulation, digestion, etc.)

• d'un point de vue anatomique

- Système nerveux
  - → Système nerveux central
    - → encéphale { cerveau ; cervelet ; tronc cérébral { mésencéphale ; pont de Varole ; bulbe rachidien
    - → moelle épinière
  - → Système nerveux périphérique
    - → nerfs crâniens (12 paires)
    - → nerfs rachidiens (31 paires)

Entraînement

Difficulté XXX | Durée 5 min

QCM

1 Relevez la ou les propositions exactes :

a. ❍ la cellule nerveuse est aussi appelée neurone
b. ❍ le système nerveux central comprend l'encéphale et la moelle épinière
c. ❍ l'encéphale est protégé par trois membranes appelées méninges
d. ❍ chaque hémisphère cérébral est composé de deux lobes

2 La moelle épinière se trouve dans :

a. ❍ le canal de l'épendyme
b. ❍ le canal médullaire
c. ❍ le canal rachidien
d. ❍ le canal neuronal

3 Les nerfs rachidiens :

a. ❍ sont tous des nerfs sensitifs
b. ❍ sont tous des nerfs moteurs
c. ❍ sont tous des nerfs mixtes
d. ❍ comptent 50 % de nerfs sensitifs et 50 % de nerfs moteurs

4 Nommez et dénombrez les différentes paires de nerfs rachidiens.

Corrigé

1 **a.**, **b.** et **c.** **2** **c.** **3** **c.** **4** Les 31 paires de nerfs rachidiens se décomposent en : 8 paires cervicales ; 12 paires dorsales ; 5 paires lombaires ; 5 paires sacrées ; 1 paire coccygienne.

6 | Les organes des sens

1. L'œil

A. Structure du globe oculaire

Le globe oculaire

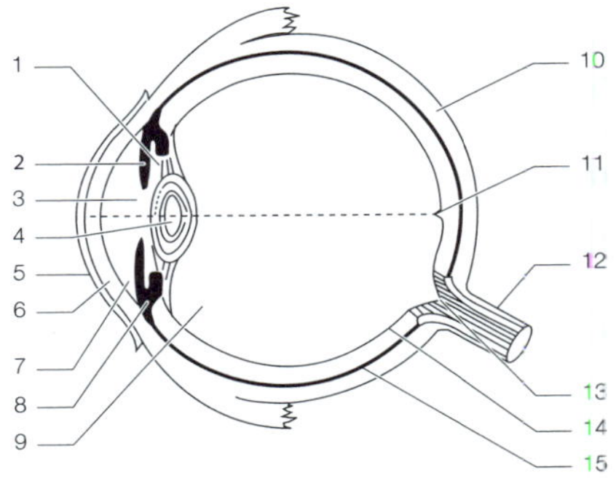

1. la chambre postérieure avec l'humeur aqueuse ; 2. l'iris ; 3. la pupille ; 4. le cristallin ; 5. la conjonctive ; 6. la cornée ; 7. la chambre antérieure avec l'humeur aqueuse ; 8. le corps ciliaire ; 9. la cavité postérieure de l'œil avec l'humeur vitrée ; 10. la sclérotique ; 11. la fovéa, au centre de la macula ; 12. le nerf optique ; 13. la tache aveugle ; 14. la rétine ; 15. la choroïde.

■ La sclérotique est une enveloppe fibreuse de tissu conjonctif qui forme le blanc de l'œil. La partie antérieure (= avant) de la sclérotique, appelée cornée, est transparente. Cette cornée est dépourvue de vaisseaux sanguins et sa surface est courbe. Ainsi, elle laisse entrer la lumière et joue le rôle d'une lentille convergente grâce à son fort rayon de courbure.

■ L'uvée est l'enveloppe moyenne du globe oculaire. Elle comprend trois sous-unités :
- la choroïde, membrane richement vascularisée qui tapisse l'arrière de la sclérotique ;
- le corps ciliaire, structure circulaire formée d'un muscle, le muscle ciliaire, qui contrôle l'accomodation en modifiant le degré de courbure du cristallin ;
- l'iris, structure circulaire formant une sorte de diaphragme à l'avant du cristallin. L'iris est la structure colorée de l'œil. Il est percé d'une ouverture, la pupille, qui laisse entrer la lumière.

■ La rétine est l'enveloppe la plus interne du globe oculaire. Elle tapisse l'arrière de l'œil.

FOCUS

La rétine contient de nombreuses cellules nerveuses parmi lesquelles les **photorécepteurs**, qui sont capables de convertir l'information lumineuse en influx nerveux. Il existe deux types de photorécepteurs : les cônes et les bâtonnets.

- Le cristallin est une lentille biconvexe capable de changer de forme afin de focaliser les rayons lumineux sur la rétine lors de l'accomodation. Il est rattaché au corps ciliaire par le ligament suspenseur du cristallin. Le cristallin délimite deux cavités dans le globe oculaire : les cavités antérieure et postérieure de l'œil.

- La cavité antérieure de l'œil est comprise entre la cornée et le cristallin. Elle est elle-même divisée en deux chambres par l'iris. Cette cavité contient l'humeur aqueuse, liquide clair produit par le corps ciliaire.

- La cavité postérieure de l'œil est comprise entre le cristallin et la rétine. Elle est remplie d'une substance gélatineuse limpide constituée principalement d'eau et appelée humeur vitrée ou corps vitré.

Rôle de l'humeur aqueuse et de l'humeur vitrée

La cornée et le cristallin sont composés de nombreuses cellules, mais ne sont pas vascularisés (les vaisseaux sanguins ne pénètrent pas dans ces deux structures). L'humeur aqueuse, renouvelée en permanence, fournit les nutriments et l'oxygène nécessaires aux cellules et draine leurs déchets lorsqu'elle rejoint la circulation sanguine.
L'humeur vitrée participe au maintien de la forme du globe oculaire et au maintien de la position du cristallin et de la rétine.

Les globes oculaires sont actionnés par des muscles. Chaque œil est manœuvré par six muscles rattachés à l'orbite. Ces muscles oculomoteurs sont innervés par des nerfs crâniens. Ils positionnent très précisément les yeux et sont indispensables à l'accommodation.

B. Les éléments annexes

Plusieurs éléments **protègent** le globe oculaire.

- La conjonctive : très fine membrane qui recouvre l'avant du globe oculaire et tapisse l'intérieur des paupières.

- Les sourcils : ils évitent que la sueur ne coule dans les yeux.

- Les paupières et les cils : les paupières tamisent la lumière et limitent la pénétration des poussières dans l'œil. Des glandes, situées sur le bord interne des paupières, sécrètent un liquide huileux. Ce lubrifiant évite le dessèchement du globe oculaire et lisse sa surface. Les paupières se ferment régulièrement de façon réflexe (grâce aux contractions des orbiculaires des paupières), répartissant ainsi les sécrétions à la surface de l'œil.

- Les glandes lacrymales : sous chacune des paupières supérieures on trouve une glande qui produit en permanence un liquide salé : les larmes. Les yeux sont ainsi débarrassés en permanence des poussières, des cellules mortes, mais aussi des bactéries puisque les larmes contiennent une substance antibactérienne : le lysozyme.

C. La vue

a. Principe général

La perception visuelle se déroule en trois étapes :

- la lumière traverse les différents milieux transparents de l'œil et vient frapper la rétine ;
- les cônes ou les bâtonnets convertissent les signaux lumineux en influx nerveux ;
- les influx nerveux sont acheminés vers le cerveau, notamment jusqu'à l'aire visuelle du cortex cérébral, où ils sont interprétés.

FOCUS

Les bâtonnets, contrairement aux cônes, sont sensibles à un signal lumineux de très faible intensité, mais ne permettent pas la vision des couleurs.

b. Les principales anomalies de la vision

- La myopie : difficulté à voir les objets éloignés ; formation de l'image en avant de la rétine (cause : globe oculaire trop grand ou cristallin trop convergent).
- L'hypermétropie : difficulté à voir les objets proches ; formation de l'image en arrière de la rétine (cause : globe oculaire trop petit ou cristallin insuffisamment convergent).
- La presbytie : anomalie de la vision liée à l'âge ; difficulté à voir les objets proches (cause : diminution de la souplesse du cristallin).

2. Le nez

A. Structure des fosses nasales

Les orifices antérieurs ou narines forment l'entrée des fosses nasales. Les cavités nasales, droite et gauche, sont séparées par la cloison nasale. Les fosses nasales possèdent trois reliefs osseux : les **cornets** inférieur, moyen et supérieur. Chaque cavité est tapissée par une muqueuse, la muqueuse **pituitaire**. La majeure partie de cette muqueuse joue un rôle dans la respiration. Elle est très vascularisée. De petits poils, à l'intérieur des narines, jouent le rôle de filtre contre la poussière de l'air inspiré.

B. L'odorat

Le siège de l'odorat se situe dans partie haute des fosses nasales, au niveau de la muqueuse **olfactive**. Cette muqueuse contient des neurones pourvus de cils. Les axones de ces neurones traversent la lame criblée de l'os ethmoïde et se regroupent pour former le nerf olfactif, qui véhicule les influx nerveux jusqu'au cortex olfactif.

3. La langue

A. Les papilles gustatives

La langue est un organe (muscle) très mobile, impliqué dans la parole (prononciation), dans la digestion (mastication, déglutition) et dans la gustation.

La langue est recouverte d'une muqueuse comportant de nombreuses saillies appelées papilles :

- des papilles tactiles : les papilles filiformes ;
- des papilles gustatives :
  - les papilles fongiformes,
  - les papilles foliées,
  - les papilles caliciformes, formant le *V* lingual (limite entre le dos et la racine de la langue).

Les papilles tactiles sont impliquées dans la perception de la température et de la texture ; les papilles gustatives sont sensibles à une ou plusieurs des quatre saveurs de base (sucré, salé, acide, amer).

B. Le goût

Les zones de perception des quatre saveurs de base

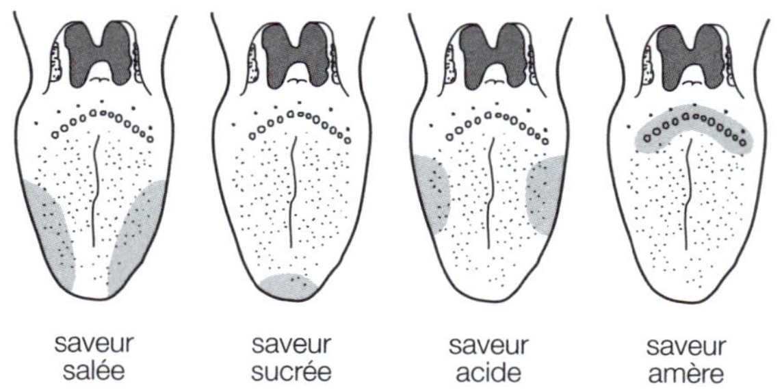

La perception du goût d'un aliment

Les saveurs de base et les sensations tactiles : le goût d'un aliment ne se limite pas aux quatre saveurs de base. L'action des papilles gustatives (papilles caliciformes, fongiformes et foliées) est complétée par celle des papilles tactiles (papilles filiformes). Les papilles tactiles permettent de percevoir la température ou la texture des aliments.

Les arômes : le goût est étroitement lié à l'odorat. Ainsi, pendant la mastication, des molécules odorantes remontent par la gorge jusque dans les fosses nasales. Elles excitent les récepteurs de la muqueuse olfactive.

Toutes ces informations (les saveurs de base, la texture, les arômes) se mêlent et constituent le goût. En cas de rhume, la nourriture paraît insipide. Le nez ne peut plus percevoir les arômes. Le goût se limite alors aux informations perçues par la langue.

4. L'oreille

A. Structure de l'oreille

L'oreille

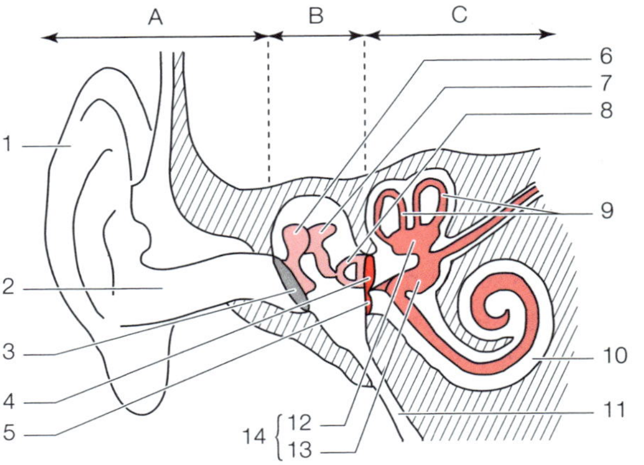

A. l'oreille externe ; B. l'oreille moyenne ; C. l'oreille interne ; 1. le pavillon ; 2. le conduit auditif externe ; 3. le tympan ; 4. la fenêtre ovale ; 5. la fenêtre ronde ; 6. le malléus (marteau) ; 7. l'incus (l'enclume) ; 8. le stapès (l'étrier) ; 9. les canaux semi-circulaires ; 10. le limaçon (ou la cochlée) ; 11. la trompe d'Eustache ; 12. l'utricule ; 13. le saccule ; 14. le vestibule.

B. L'audition

Les sons sont dus à des vibrations de l'air.

- Au niveau de l'oreille externe : les vibrations sont captées par le pavillon et transmises au tympan, qui se met à vibrer.
- Au niveau de l'oreille moyenne : les vibrations sont amplifiées et transmises, par la chaîne des osselets, à la fenêtre ovale (membrane de la cochlée).
- Au niveau de l'oreille interne : les mouvements de la fenêtre ovale excitent, indirectement, les cellules sensorielles de l'organe de Corti (élément de la cochlée).

C. L'équilibration

Au niveau de l'oreille interne :

– les canaux semi-circulaires sont sensibles aux accélérations et au sens du mouvement ;
– le vestibule permet de percevoir les changements de position de la tête et les mouvements de rotation du corps.

Les canaux semi-circulaires et le vestibule constituent l'appareil vestibulaire.

L'oreille est un des organes sensoriels participant à l'équilibration.

5. La peau

A. Structure de la peau

La peau se compose de trois couches qui sont, de la couche superficielle à la couche la plus profonde, l'épiderme, le derme et l'hypoderme.

- L'épiderme est un épithélium pluristratifié et kératinisé. Il est constitué de trois couches : la couche basale (zone de renouvellement cellulaire), la couche de Malpighi (cellules vivantes qui fabriquent la kératine) et la couche cornée (cellules mortes).

- Le derme est un tissu conjonctif riche en fibres de collagène et en fibres élastiques.

- L'hypoderme est un tissu riche en cellules adipeuses, qui stockent une partie des réserves énergétiques de l'organisme.

La peau

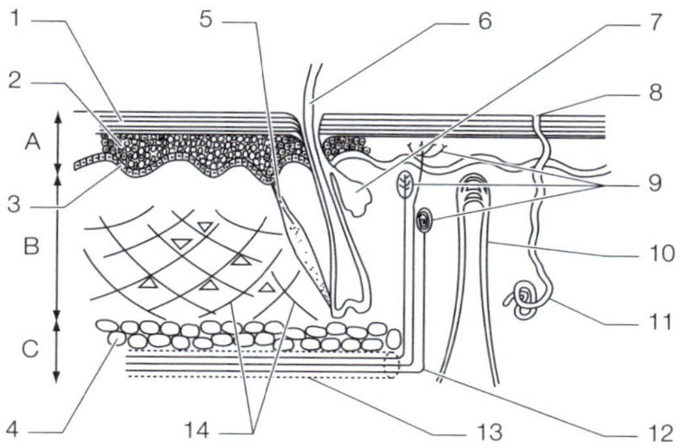

A. l'épiderme ; B. le derme ; C. l'hypoderme ; 1. la couche cornée ; 2. la couche de Malpighi ; 3. la couche basale ; 4. un adipocyte ; 5. un muscle horripilateur du poil ; 6. un poil ; 7. une glande sébacée ; 8. le pore d'une glande sudoripare ; 9. des récepteurs sensoriels ; 10. un vaisseau sanguin ; 11. le glomérule d'une glande sudoripare ; 12. une fibre nerveuse sensitive ; 13. un nerf sensitif ; 14. des fibres de collagène.

B. Le toucher

La peau abrite trois catégories de récepteurs sensoriels :
- les thermorécepteurs, sensibles à la température ;
- les nocicepteurs, sensibles à la douleur ;
- les mécanorécepteurs, sensibles à la pression, aux vibrations, etc.

L'essentiel à retenir

- Les organes des sens sont les yeux, le nez, la langue, les oreilles et la peau.
- La vue, l'odorat, le goût, l'audition et le toucher reposent tous sur le même processus :

– la perception d'une stimulation (lumineuse, sonore, olfactive, gustative ou tactile) par des récepteurs sensoriels spécifiques ;
– la transmission de l'information sensorielle au cerveau (sous la forme d'influx nerveux) ;
– l'interprétation de ces influx nerveux aboutissant à la perception d'une image, d'une odeur, d'une saveur, d'un son ou d'une sensation tactile.

Entraînement

Difficulté ✗✗✗ | Durée 10 min

QCM

❶ Les bâtonnets de la rétine :

a. ❍ sont sensibles à un signal lumineux de très faible intensité
b. ❍ permettent la vision des couleurs
c. ❍ sont particulièrement nombreux dans la fovéa
d. ❍ permettent une vision en noir et blanc

❷ Quels sont les intrus ?

a. ❍ l'étrier
b. ❍ le vestibule
c. ❍ l'oreillette
d. ❍ le marteau
e. ❍ le pavillon
f. ❍ le trompe de Fallope

❸ Au niveau cutané, les nocicepteurs sont sensibles :

a. ❍ à la température
b. ❍ à la douleur
c. ❍ à la pression
d. ❍ à l'étirement

❹ Reliez les différentes anomalies de la vision à leur définition.

a. La myopie
b. La presbytie
c. L'hypermétropie

1. Difficulté à voir les objets proches
2. Anomalie de la vision liée à l'âge ; difficulté à voir les objets proches
3. Difficulté à voir les objets éloignés

QRC

❺ Quels sont les deux phénomènes auxquels l'oreille participe ?

❻ Citez trois anomalies de la vision.

Corrigé

❶ **a.** et **d.** ❷ **c.** et **f.** ❸ **b.** ❹ **a. 3.**, **b. 2.** et **c. 1.**

❺ L'audition et l'équilibration.
❻ Quelques anomalies de la vision : la myopie, l'hypermétropie, la presbytie, l'astigmatisme, la diplopie, le daltonisme.

7 | L'appareil circulatoire

L'appareil circulatoire est formé du cœur et des vaisseaux sanguins. Il permet de véhiculer le sang dans tous les tissus de l'organisme. Cette irrigation assure aux cellules un apport permanent en oxygène et en éléments nutritifs, et permet l'élimination de leurs déchets.

1. Structure de l'appareil circulatoire

A. Le cœur

Le cœur est un muscle creux, strié, appelé **myocarde**. Il est situé dans le médiastin (espace entre les poumons), en arrière du sternum. C'est le seul muscle strié de l'organisme qui n'est pas soumis à la volonté.

a. Les cavités cardiaques

Le cœur contient quatre cavités :
– **deux oreillettes** (droite et gauche) ;
– deux **ventricules** (droit et gauche).

L'oreillette droite communique avec le ventricule droit ; l'oreillette gauche communique avec le ventricule gauche. Cœur droit (oreillette droite et ventricule droit) et cœur gauche (oreillette gauche et ventricule gauche) sont séparés par une cloison épaisse : le **septum interventriculaire**. Cette cloison est, pour sa majeur partie, musculaire, mais est constituée de tissu conjonctif sur une petite étendue, en haut, à proximité des oreillettes.

Coupe longitudinale du cœur

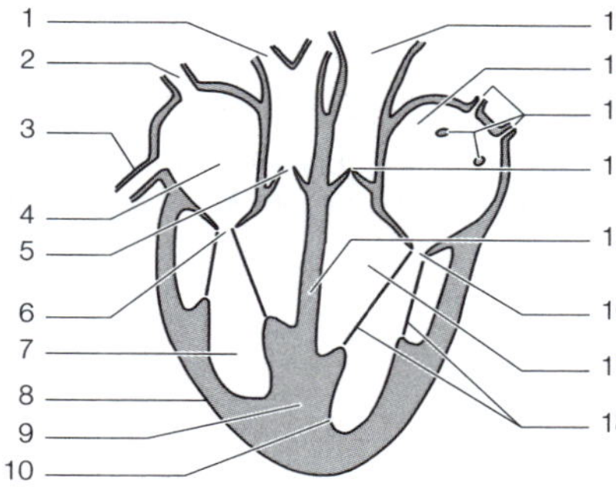

1. l'artère pulmonaire droite ; 2. la veine cave supérieure ; 3. la veine cave inférieure ; 4. l'oreillette droite ; 5. la valve sigmoïde pulmonaire ; 6. la valve tricuspide ; 7. le ventricule droit ; 8. le péricarde (séreuse) ; 9. le myocarde ; 10. l'endocarde (épithélium) ; 11. l'aorte ; 12. l'oreillette gauche ; 13. les veines pulmonaires ; 14. la valve sigmoïde aortique ; 15. le septum interventriculaire ; 16. la valve mitrale ; 17. le ventricule gauche ; 18. les cordages tendineux.

b. Les valves cardiaques

Le cœur est muni de **quatre valves** qui contrôlent le sens de circulation du sang dans le cœur. Les valves sont des replis de l'endocarde.

■ Les valves **auriculo-ventriculaires** sont situées entre les oreillettes et les ventricules :
– la valve tricuspide sépare l'oreillette droite et le ventricule droit. Cette valve est formée de trois valvules (*tri* = trois) ;
– la valve bicuspide, ou valve mitrale, sépare l'oreillette gauche et le ventricule gauche. Elle se compose de deux valvules (*bi* = deux).

- Les valves **sigmoïdes** sont situées au départ des artères :
  – la valve sigmoïde pulmonaire se trouve à la base du tronc pulmonaire ;
  – la valve sigmoïde aortique est à l'origine de l'aorte.
  Les valves sigmoïdes sont composées chacune de trois valvules.

REMARQUE Les cordages tendineux retiennent les valves cardiaques pour empêcher qu'elles ne remontent vers les oreillettes.

B. Les vaisseaux sanguins

Tous les organes sont vascularisés par une artère et une veine. Au sein de chaque organe, l'artère, qui apporte le sang en provenance du cœur, se ramifie en artérioles, lesquelles se ramifient en capillaires. Les capillaires se rejoignent pour former des veinules qui confluent pour former la veine qui ramène le sang vers le cœur.

FOCUS

Le cœur est un muscle qui fonctionne en permanence. Le sang qui lui fourni l'oxygène, les éléments nutritifs et qui évacue ses déchets est transporté par les artères et les veines **coronaires**. Les vaisseaux coronaires irriguent tout le tissu cardiaque.

2. La circulation sanguine

A. Les circulations systémique et pulmonaire

Il existe une double circulation : la circulation pulmonaire, ou petite circulation, et la circulation systémique, ou grande circulation *(voir schéma p. 265)*.

REMARQUE Pour retrouver le sens de circulation du sang, on utilise la formule : « Les **art**ères p**art**ent du cœur ; les **vei**nes **vie**nnent au cœur. »

La vasomotricité

Un système de régulation permet que chaque organe bénéficie d'une perfusion (approvisionnement sanguin) minimale, et que les organes en activité soient davantage perfusés que les organes au repos. Le contrôle de la perfusion des organes se fait notamment par la modification du diamètre des vaisseaux, grâce aux cellules musculaires présentes dans leur paroi. La vasomotricité est la capacité des vaisseaux sanguins à modifier leur diamètre par vasoconstriction ou vasodilatation.

La **vasoconstriction** (diminution du diamètre d'un vaisseau) est un phénomène actif. Les fibres (ou cellules) musculaires lisses de la paroi du vaisseau se contractent.
La **vasodilatation** est un phénomène passif. Les fibres musculaires lisses se relâchent.
La vasomotricité est commandée par le système nerveux autonome. Par exemple, lors d'un exercice musculaire, les artérioles qui approvisionnent les muscles subissent une vasodilatation. La perfusion des muscles en activité augmente. Parallèlement, les artérioles rénales et digestives subissent une vasoconstriction. La perfusion des reins et des organes digestifs diminue. Ce phénomène permet aux organes qui ont un besoin accru en oxygène et en nutriments d'être correctement approvisionnés. L'augmentation de la perfusion de certains organes s'accompagne toujours de la diminution de la perfusion d'autres organes. En effet, une perfusion maximale simultanée de tous les organes du corps dépasserait les capacités du cœur.

B. Le fonctionnement du cœur

a. Les contractions cardiaques

Le cœur se contracte de façon rythmique. Trois phases se succèdent :
- la diastole, phase de repos général du cœur ;
- la systole auriculaire, phase de contraction des oreillettes ;
- la systole ventriculaire, phase de contraction des ventricules.

La révolution cardiaque

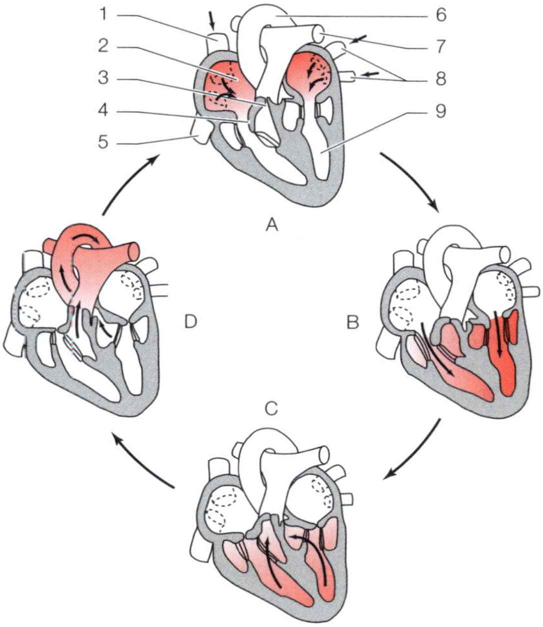

1. la veine cave supérieure ; 2. l'oreillette droite ; 3. la valve sigmoïde pulmonaire ; 4. la valve tricuspide ; 5. la veine cave inférieure ; 6. l'aorte ; 7. l'artère pulmonaire gauche ; 8. deux veines pulmonaires ; 9. le ventricule gauche.
A. La diastole : les oreillettes et les ventricules se remplissent de sang. Les valves auriculo-ventriculaires (tricuspide et mitrale) sont ouvertes. Le sang peut donc passer dans les ventricules, qui commencent ainsi à se remplir.
B. La systole auriculaire : les oreillettes se contractent. Les valves auriculo-ventriculaires sont toujours ouvertes. Le sang est chassé dans les ventricules, qui finissent de se remplir. Les valves sigmoïdes sont fermées. Elles empêchent le sang de quitter les ventricules et de partir dans les artères (artères pulmonaires et aorte).
C. Lorsque les ventricules sont remplis, les valves auriculo-ventriculaires se ferment.
D. La systole ventriculaire : les ventricules se contractent. Les valves sigmoïdes s'ouvrent. Le sang est chassé dans les artères. Les valves auriculo-ventriculaires sont toujours fermées, ce qui interdit le passage du sang des ventricules vers les oreillettes.

b. Le rythme cardiaque

Il existe une zone dans la paroi du cœur qu'on appelle le **tissu nodal** ou système de conduction de l'excitation. Ce tissu rythme les contractions du cœur. Il s'agit d'un tissu musculaire particulier. Il produit spontanément et de façon rythmique des excitations locales qui, conduites à distance, excitent le reste du muscle cardiaque et provoquent sa contraction, d'abord au niveau des oreillettes (systole auriculaire) puis au niveau des ventricules (systole ventriculaire).

3. Le sang

A. Le rôle du sang

Le sang assure de nombreuses fonctions au sein de l'organisme.

- Un rôle nutritif : les substances nutritives issues de la digestion des aliments sont apportées à toutes les cellules de l'organisme grâce au sang. Ce dernier les collecte lors de son passage dans la paroi de l'intestin grêle.

- Un rôle respiratoire :
  – le transport de l'oxygène : le sang récolte l'oxygène lorsqu'il traverse les poumons et fournit ensuite ce gaz vital à toutes les cellules ;
  – le transport du dioxyde de carbone : les cellules produisent en permanence du dioxyde de carbone, qui est récupéré par le sang lors de son voyage à travers le corps. Ce gaz toxique est évacué lorsque le sang traverse les poumons.

- Un rôle épuratoire : le sang collecte les déchets produits par les cellules et les achemine jusqu'aux reins où ils seront éliminés dans les urines.

- Un rôle défensif : le sang contient des cellules qui assurent la défense de l'organisme contre les infections.

- Un rôle de média : le sang permet la communication entre des organes parfois très éloignés. En effet, certains organes contrôlent le fonctionnement d'autres organes en produisant des messagers chimiques, les hormones, qui circulent dans le sang.

B. La composition du sang

Le sang se compose d'une fraction liquide, le plasma, et d'éléments figurés, les cellules sanguines.

On distingue trois groupes de cellules sanguines :

- Les **hématies**, ou érythrocytes, ou globules rouges, sont des cellules sanguines anucléées (sans noyau) contenant de grandes quantités d'hémoglobine. L'hémoglobine est une protéine particulière. C'est un pigment de couleur rouge qui permet le transport de l'oxygène et du dioxyde de carbone. Les hématies sont fabriquées en permanence dans la moelle rouge des os. Lorsqu'elles sont trop vielles, elles sont détruites par la rate.

- Les **leucocytes**, ou globules blancs, assurent la défense immunitaire de l'organisme.
- Les **thrombocytes**, ou plaquettes sanguines, sont des fragments cellulaires sans noyau. Ils participent à la formation du caillot lors de la coagulation sanguine, ou hémostase.

Le **plasma** est un liquide limpide, légèrement jaunâtre, composé à 90 % d'eau. Les 10 % restants sont constitués par :
- des nutriments (glucides, lipides, protides, vitamines, sels minéraux) ;
- des enzymes (molécules qui permettent la plupart des réactions chimiques) ;
- des hormones (messagers chimiques) ;
- des anticorps (protéines particulières fabriquées par certains leucocytes pour lutter contre certaines infections) ;
- de l'urée et de l'acide urique (déchets du métabolisme des cellules) ;
- des facteurs de coagulation (protéines qui permettent l'hémostase).

C. Les groupes sanguins

Les hématies possèdent sur leur membrane des protéines particulières appelées antigènes. Selon la nature de ces protéines on définit différents groupes sanguins. Il existe plusieurs systèmes de groupes sanguins. Les deux principaux sont le **système ABO** et le **système rhésus.**

a. Les groupes sanguins du système ABO

Les hématies portant leurs antigènes

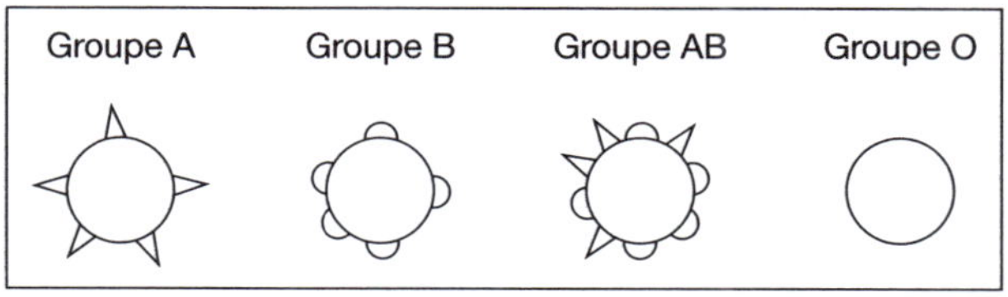

Un individu est :
- du groupe A lorsque ses hématies possèdent uniquement l'antigène A ;
- du groupe B lorsqu'elles ne portent que l'antigène B ;
- du groupe AB lorsque les hématies possèdent les antigènes A et B ;
- du groupe O lorsqu'elles ne portent ni l'antigène A ni l'antigène B.

On trouve dans le plasma des anticorps qui diffèrent selon le groupe sanguin de l'individu.

Les anticorps du plasma

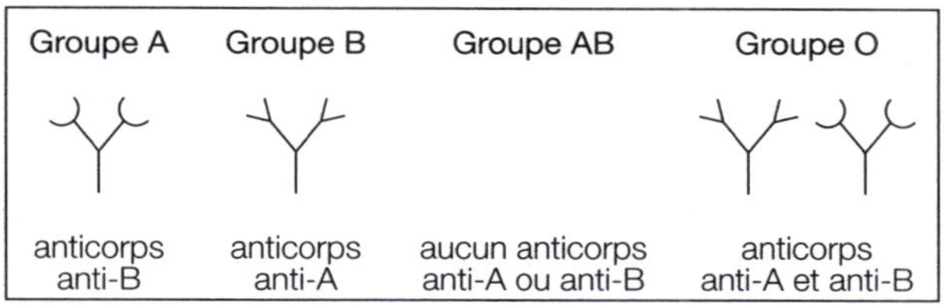

b. Le facteur rhésus

Un individu est rhésus positif lorsque ses hématies possèdent l'antigène D, et rhésus négatif dans le cas contraire.

> **La transfusion sanguine**
>
> Avant d'effectuer une transfusion sanguine, il faut déterminer le groupe sanguin du receveur. Cette analyse permet de lui fournir du sang d'un groupe compatible avec le sien et d'éviter ainsi un accident de transfusion. Cet accident survient lorsque le sang du receveur provoque l'agglutination des hématies du donneur. En effet, le plasma du receveur peut contenir des anticorps capables de se lier aux antigènes présents sur les hématies du donneur.
>
> • La compatibilité des groupes du système ABO :
> – un individu de groupe **A** peut recevoir du sang de groupe **A** ou **O** ;
> – un individu de groupe **B** peut recevoir du sang de groupe **B** ou **O** ;
> – un individu de groupe **AB** peut recevoir du sang de groupe **AB, A, B** ou **O** (cet individu est **receveur universel**) ;
> – un individu de groupe **O** ne peut recevoir que du sang de groupe **O** (cet individu est **donneur universel**).
>
> • La compatibilité des groupes du système rhésus :
> – une personne de rhésus positif peut recevoir du sang de rhésus positif ou négatif ;
> – une personne de rhésus négatif ne peut recevoir que du sang de rhésus négatif.
>
> Pour une transfusion unique, seuls les systèmes ABO et rhésus sont importants, mais il en existe d'autres (Kell, Duffy, Kidd, Lewis…), pris en compte en cas de transfusions répétées.

4. La lymphe

La lymphe est un liquide issu du sang. Sa composition est proche de celle du plasma. Elle se forme, dans les organes, au niveau des capillaires : une partie du liquide sanguin quitte les vaisseaux afin de circuler dans les interstices séparant les cellules de l'organe. Ce liquide, qui ne transporte ni hématies ni thrombocytes, est appelé lymphe interstitielle. Seuls quelques leucocytes traversent la paroi des capillaires (phénomène de diapédèse) et circulent dans la lymphe.

A. La circulation lymphatique

La circulation lymphatique est lente et parallèle à la circulation sanguine. La lymphe circule des organes vers le cœur :

- elle se forme dans les organes, à partir du sang ;
- elle baigne les cellules (lymphe interstitielle) ;
- elle rejoint ensuite les vaisseaux lymphatiques (lymphe canalisée) ;
- elle traverse les ganglions lymphatiques ;
- et retourne enfin dans le sang au niveau du système veineux thoracique.

Définitions :

Vaisseaux lymphatiques : vaisseaux qui drainent la lymphe depuis les organes jusqu'au cœur. Ganglions lymphatiques : petites structures disposées régulièrement sur le trajet des vaisseaux lymphatiques. Ils sont particulièrement nombreux au niveau du cou, des aisselles et des plis de l'aine. De nombreux leucocytes siègent dans les ganglions lymphatiques.

FOCUS

Aucune pompe n'entretient la circulation lymphatique. Ce sont les contractions des muscles squelettiques qui facilitent cette circulation en comprimant et décomprimant la paroi des vaisseaux lymphatiques. De plus, un système de valvules empêche que la lymphe ne retourne en arrière.

B. Les rôles de la lymphe

a. Le drainage

La lymphe contient des nutriments, qu'elle apporte aux cellules. En échange, elle collecte certaines substances fabriquées par les cellules, ainsi que leurs déchets. La lymphe sert donc d'**intermédiaire** entre le sang et les cellules.

b. La surveillance immunitaire

Avant de rejoindre la circulation sanguine, la lymphe traverse les ganglions lymphatiques. Les leucocytes qui y siègent assurent une surveillance immunitaire.

Les circulations sanguine et lymphatique

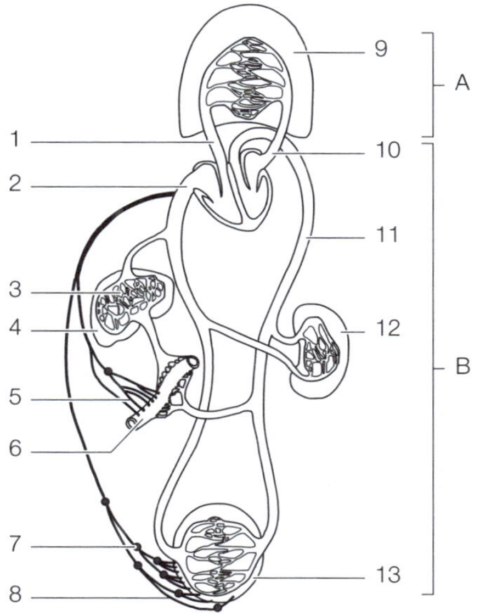

A. la circulation pulmonaire (ou petite circulation) ;
B. la circulation systémique (ou grande circulation) ;
1. une artère pulmonaire ; 2. la veine cave inférieure ; 3. un réseau de capillaires ; 4. le foie ; 5. un chylifère ; 6. l'intestin grêle ; 7. un ganglion lymphatique ; 8. un vaisseau lymphatique ; 9. les poumons ; 10. une veine pulmonaire ; 11. l'aorte ; 12. un rein ; 13. un organe.

L'essentiel à retenir

- Le sang circule à travers un réseau fermé de vaisseaux sanguins.
- Le sang joue un rôle nutritif, un rôle respiratoire, un rôle épuratoire, un rôle défensif et un rôle de média.
- Les grandes catégories de cellules sanguines sont les hématies, les leucocytes et les thrombocytes.
- Les trois phases de la révolution cardiaque sont la diastole, la systole auriculaire et la systole ventriculaire.

Entraînement

Difficulté ✗✗✗ | Durée 5 min

QCM

1 Quels éléments appartiennent à l'appareil cardiovasculaire ?

a. ❍ l'aorte
b. ❍ les coronaires
c. ❍ la thyroïde
d. ❍ le péritoine
e. ❍ l'endocarde

2 Quelles sont les affirmations exactes ?

a. ❍ Un individu de groupe A ne peut recevoir que du sang de groupe A.
b. ❍ Un individu de groupe B peut recevoir du sang de groupe B ou O.
c. ❍ Un individu de groupe O peut recevoir du sang de groupe AB, A, B ou O.
d. ❍ Un individu de groupe O ne peut recevoir que du sang de groupe O.
e. ❍ Un individu de groupe AB est donneur universel.

QRC

3 Citez les trois groupes de cellules sanguines.

Corrigé

1 **a.**, **b.** et **e.** **2** **b.** et **d.**

3 Les trois groupes de cellules sanguines sont les hématies, ou globules rouges, les leucocytes, ou globules blancs, et les thrombocytes, ou plaquettes sanguines.

8 | L'appareil respiratoire

Les cellules de l'organisme ont un besoin permanent d'oxygène pour produire l'énergie qui leur permet de rester en vie, mais également de :

- se contracter (cellules musculaires) ;
- produire les influx nerveux (cellules nerveuses) ;
- synthétiser des substances nécessaires à l'organisme (cellules glandulaires par exemple) ;
- etc.

La production d'énergie consomme de l'oxygène et produit du dioxyde de carbone, qui devient toxique lorsqu'il s'accumule dans l'organisme. L'appareil respiratoire accomplit une double tâche :

- approvisionner les cellules en oxygène ;
- éliminer le dioxyde de carbone.

L'appareil respiratoire assure ces échanges gazeux par un mécanisme d'inspiration/expiration qui renouvelle en permanence l'air contenu dans les alvéoles pulmonaires.

L'appareil respiratoire

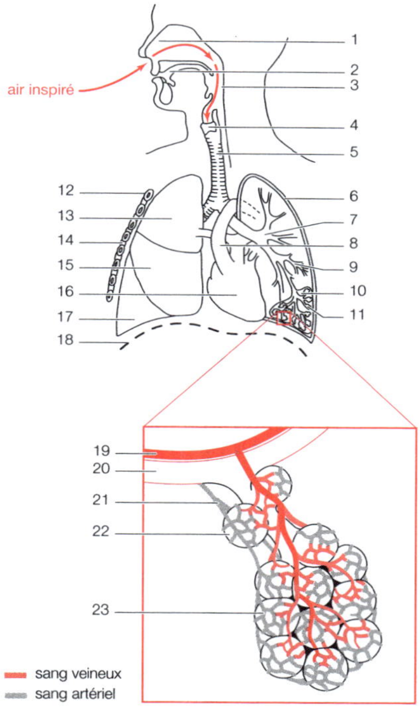

une vésicule pulmonaire

1. les fosses nasales ; 2. la cavité buccale ; 3. le pharynx ; 4. le larynx ; 5. la trachée ; 6. la plèvre ; 7. une bronche lobaire ; 8. l'aorte ; 9. les bronchioles ; 10. un lobule pulmonaire ; 11. une vésicule pulmonaire ; 12. une côte ; 13. le lobe supérieur droit ; 14. un muscle intercostal ; 15. le lobe moyen droit ; 16. le cœur ; 17. le lobe inférieur droit ; 18. le diaphragme ; 19. une artériole ; 20. une bronchiole ; 21. une veine post-capillaire ; 22. une alvéole ; 23. un capillaire.

1. La structure de l'appareil respiratoire

A. Les voies respiratoires

Les voies respiratoires supérieures sont la cavité buccale, les fosses nasales, les sinus, le pharynx et le larynx ; les voies respiratoires inférieures sont la trachée et les ramifications bronchiques.

a. La cavité nasale

L'air pénètre dans le nez par les narines. Le vestibule, première partie de la cavité nasale, est tapissé par une muqueuse comportant de nombreux poils. Ces derniers forment un filtre grossier chargé d'arrêter les poussières de grande dimension.

La cavité nasale est séparée en deux compartiments par une cloison, le septum nasal. De chaque côté on peut observer trois structures osseuses qui font saillie à l'intérieur des fosses nasales : les cornets. Les fosses nasales sont tapissées par la muqueuse pituitaire.

b. Les sinus

Les sinus sont des cavités creusées dans certains os du crâne ou de la face. Ils sont en communication avec les fosses nasales. Une muqueuse tapisse les sinus.

c. Le pharynx

Le pharynx est un conduit musculo-membraneux. Il relie la bouche et l'œsophage d'une part, les fosses nasales et le larynx d'autre part. Ainsi, il constitue un carrefour entre les voies respiratoires et les voies digestives. Le pharynx est tapissé par une muqueuse.

d. Le larynx

Le larynx est un organe cartilagineux situé entre le pharynx et la trachée. La majeure partie du larynx est tapissée par la muqueuse respiratoire. Le larynx assure trois fonctions bien différentes :
- il conduit l'air du pharynx vers la trachée ;
- il interdit le passage des aliments dans la trachée lors de la déglutition ;
- il permet la phonation.

FOCUS

Le larynx est l'organe essentiel de la **phonation.** Il abrite deux cordes vocales, qui permettent de produire des sons (le passage de l'air fait vibrer les cordes vocales). Le pharynx quant à lui permet de moduler les sons.

• Le larynx comporte deux structures importantes : l'épiglotte et la glotte. L'épiglotte est une lame fibro-cartilagineuse qui se rabat sur la glotte afin d'obstruer le larynx pendant la **déglutition.** Les aliments en provenance du pharynx sont ainsi aiguillés vers l'œsophage.

e. La trachée

La trachée est un conduit compris entre le larynx et les bronches souches. Elle est constituée d'anneaux (incomplets) de cartilage. Elle est située à l'avant de l'œsophage, et est tapissée par la muqueuse respiratoire.

f. Les bronches souches

Avant d'atteindre les poumons, la trachée se divise en deux bronches souches (droite et gauche) qui pénètrent chacune dans un poumon au niveau du hile.

Définition : le hile est la zone d'un organe au niveau de laquelle pénètrent les vaisseaux sanguins et les nerfs.

g. Les poumons

L'organisme compte deux poumons :
- chaque poumon se subdivise en **lobes** (le poumon droit est formé de trois lobes ; le poumon gauche, de deux lobes) ;
- chaque lobe est un assemblage de **lobules pulmonaires** ;
- chaque lobule pulmonaire est formé d'un ensemble de **vésicules pulmonaires** ;
- chaque vésicule pulmonaire est formée de quelques **alvéoles pulmonaires.**

Une alvéole pulmonaire est une sorte de petit sac rempli d'air. La membrane des alvéoles, très fine et très fragile, n'est constituée que d'une seule couche de cellules.

L'espace qui sépare les deux poumons se nomme le médiastin. Il contient le cœur, les gros vaisseaux, la trachée et l'œsophage.

h. L'arbre bronchique

Pour acheminer l'air jusque dans les alvéoles pulmonaires, les bronches se divisent plusieurs fois, formant un réseau dont la forme rappelle celle d'un arbre :
- les bronches souches se ramifient en **bronches lobaires,** qui vont vers chacun des lobes (trois bronches lobaires à droite et deux bronches lobaires à gauche) ;
- les bronches lobaires se ramifient en **petites bronches,** qui débouchent dans les lobules pulmonaires ;
- les petites bronches se ramifient en **bronchioles,** qui conduisent l'air vers les vésicules pulmonaires.

REMARQUE Les poumons sont richement vascularisés. Les artères pulmonaires se ramifient en suivant l'arbre bronchique. Les artérioles longent les bronchioles. Au niveau des vésicules pulmonaires, les artérioles se ramifient pour former un réseau de capillaires entourant les alvéoles pulmonaires. C'est à ce niveau qu'ont lieu les échanges entre l'air alvéolaire et le sang (voir plus loin).

B. Les annexes des poumons

a. La cage thoracique

La cage thoracique est formée par les douze vertèbres dorsales, les douze paires de côtes et le sternum. Elle est légère, mobile et abrite le cœur et les poumons.

b. La plèvre

La plèvre est une séreuse, composée de deux feuillets, qui entoure les poumons. Le feuillet pariétal tapisse la cage thoracique ; le feuillet viscéral recouvre les poumons ; les deux feuillets délimitent une cavité virtuelle, qui contient quelques millilitres d'un liquide visqueux : le liquide pleural. Ce liquide joue le rôle de lubrifiant et réduit les frottements lors des mouvements respiratoires.

c. Les muscles respiratoires

Le diaphragme est le muscle respiratoire principal. Ce muscle large sépare le thorax et l'abdomen. Il se contracte lors de l'inspiration. Les muscles scalènes sont les muscles élévateurs des côtes. Ils sont situés au niveau du cou. Les muscles intercostaux sont situés entre les côtes.

2. Les mouvements respiratoires

Un mouvement respiratoire est la succession d'une inspiration et d'une expiration.

Les principaux composants de l'air

Composants	Air inspiré	Air expiré
Azote (N_2)	80 %	80 %
Oxygène (O_2)	20 %	16 %
Dioxyde de carbone (CO_2)	0,03 %	4 %
Eau (H_2O)	degré d'humidité variable	air humide

L'air que nous respirons contient 80 % d'azote. L'azote est un gaz inerte, qui circule dans le sang sous forme dissoute. Il est parfaitement inoffensif, mais n'a aucune utilité pour l'organisme.

A. L'inspiration

L'inspiration est un phénomène actif. Le diaphragme se contracte et s'abaisse. Les muscles scalènes soulèvent les côtes, tandis que les muscles intercostaux les maintiennent écartées. Le volume de la cage thoracique augmente, ce qui provoque la dilatation des poumons et l'aspiration de l'air à l'intérieur des voies respiratoires.

B. L'expiration

L'expiration normale est un phénomène passif. Les muscles respiratoires (le diaphragme, les muscles scalènes et les muscles intercostaux) se relâchent. La cage thoracique reprend sa position initiale sous l'action de la pesanteur et de l'élasticité des poumons. Le volume de la cage thoracique diminue, ce qui chasse l'air hors des poumons.

C. La capacité pulmonaire

La capacité pulmonaire totale correspond au volume d'air maximum contenu dans les poumons après une inspiration forcée. Cette capacité pulmonaire se divise en quatre volumes pulmonaires.

- le volume courant (VC) : volume d'air qui pénètre dans les poumons puis qui en sort lorsqu'on effectue une inspiration et une expiration normales (VC = 0,5 litre).
- le volume de réserve inspiratoire (VRI) : volume d'air qui entre dans les poumons en inspiration forcée, après une inspiration normale (VRI = 1,5 litre).
- le volume de réserve expiratoire (VRE) : volume d'air qui sort des poumons en expiration forcée, après une expiration normale (VRE = 1,5 litre).
- le volume résiduel (VR) : volume d'air qui reste dans les poumons après une expiration forcée (VR = 0,5 litre).

La capacité pulmonaire vitale correspond à la somme :
volume courant + volume de réserve inspiratoire + volume de réserve expiratoire.

La capacité pulmonaire vitale est de 3,5 litres.

La capacité pulmonaire totale correspond à la somme des quatre volumes pulmonaires. Elle est de 5 litres.

D. Le contrôle de la respiration

Le **bulbe rachidien** est le centre nerveux qui contrôle la respiration. Il impose le rythme respiratoire c'est-à-dire le nombre de mouvements respiratoires par minute. Pour un homme au repos, la fréquence respiratoire est en moyenne de **16 mouvements par minute.** Ce rythme est adapté automatiquement en cas de besoin.

REMARQUE Pour que la quantité d'oxygène fournie à l'organisme s'accroisse, il faut que le rythme respiratoire ainsi que la fréquence cardiaque augmentent.

3. L'hématose

A. Vocabulaire

- L'hématose : échanges gazeux entre l'air alvéolaire et le sang, transformant le sang veineux en sang artériel.
- Sang artériel ou sang hématosé : sang riche en oxygène et pauvre en dioxyde de carbone.
- Sang veineux : sang pauvre en oxygène et riche en dioxyde de carbone.
- Oxyhémoglobine : complexe formé par l'association de l'oxygène et de l'hémoglobine.
- Carbhémoglobine : complexe formé par l'association du dioxyde de carbone et de l'hémoglobine.

ATTENTION Ces termes sont trompeurs puisque du sang artériel peut circuler dans des veines, et que du sang veineux peut circuler dans des artères :
- les veines pulmonaires ramènent le sang des poumons vers l'oreillette gauche. Elles contiennent donc du sang riche en oxygène et pauvre en dioxyde de carbone, c'est-à-dire du sang artériel ;
- les artères pulmonaires permettent de transporter le sang du ventricule droit vers les poumons. Elles contiennent donc du sang pauvre en oxygène et riche en dioxyde de carbone, c'est-à-dire du sang veineux.

Le sang artériel et le sang veineux

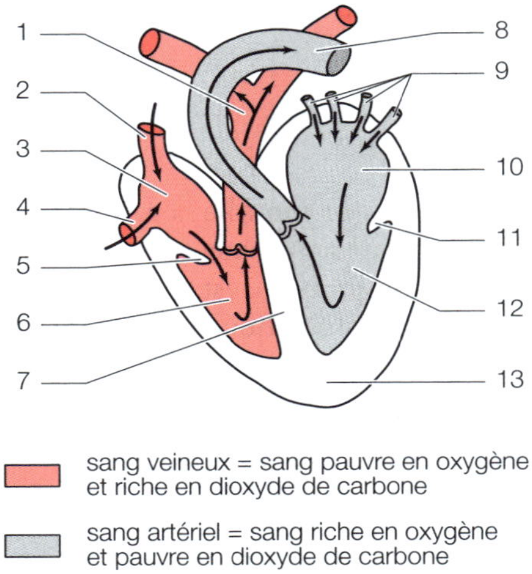

1. le tronc pulmonaire ;
2. la veine cave supérieure ;
3. l'oreillette droite ;
4. la veine cave inférieure ;
5. la valve tricuspide ;
6. le ventricule droit ;
7. le septum interventriculaire ;
8. l'aorte ;
9. les veines pulmonaires ;
10. l'oreillette gauche ;
11. la valve mitrale ;
12. le ventricule gauche ;
13. le myocarde.

B. Le phénomène physiologique

L'hématose du sang

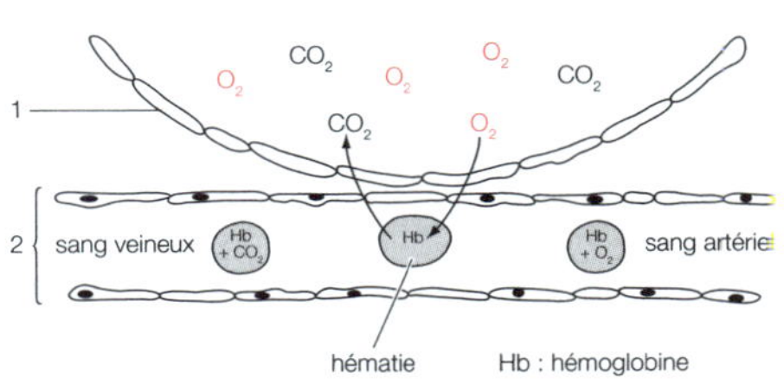

1. une alvéole ; 2. un capillaire.

Lorsque le sang arrive dans les poumons, l'hémoglobine contenue dans les hématies est associée au dioxyde de carbone et forme la carbhémoglobine. Au niveau des alvéoles pulmonaires, le dioxyde de carbone se détache de l'hémoglobine, quitte les hématies, traverse la paroi des capillaires puis celle des alvéoles pour se mélanger à l'air alvéolaire. À l'inverse, l'oxygène présent dans les alvéoles pulmonaires traverse la paroi des alvéoles puis celle des capillaires, et enfin pénètre dans les hématies pour se fixer à l'hémoglobine. Ces échanges gazeux transforment le sang veineux en sang artériel.

L'essentiel à retenir

- Les voies respiratoires supérieures sont la cavité buccale, les fosses nasales, les sinus, le pharynx et le larynx ; les voies respiratoires inférieures sont la trachée et les ramifications bronchiques.
- L'inspiration est un phénomène actif au cours duquel le diaphragme, muscle respiratoire principal, se contracte et s'abaisse.
- L'expiration normale (par opposition à l'expiration forcée) est un phénomène passif.
- L'hématose du sang est la transformation du sang veineux en sang artériel au niveau des alvéoles pulmonaires.

Entraînement

Difficulté ✗✗✗ | Durée 10 min

QRC

1. Définissez le terme pharynx.
2. Quel nom donne-t-on aux échanges qui se produisent entre l'air des poumons et le sang ?

QCM

3. L'espace qui sépare les deux poumons est :

a. ❍ le diaphragme
b. ❍ le médiastin
c. ❍ le hile
d. ❍ l'œsophage

4. L'oxygène est principalement transporté par :

a. ❍ les thrombocytes
b. ❍ les leucocytes
c. ❍ les hématies
d. ❍ les lymphocytes

Corrigé

1. Le pharynx est un conduit qui relie la bouche et l'œsophage d'une part, les fosses nasales et le larynx d'autre part. Le pharynx constitue un carrefour entre les voies respiratoires et les voies digestives.

2. L'hématose du sang.

3. **b.** 4. **c.**

9 | L'appareil digestif

La digestion est l'ensemble des phénomènes mécaniques et chimiques qui transforment les aliments ingérés en nutriments capables de rejoindre le sang et la lymphe. Certains nutriments sont énergétiques, d'autres sont utilisés pour l'entretien de l'organisme (renouvellement de l'épiderme, des cellules sanguines, des cellules intestinales, etc.).

L'appareil digestif

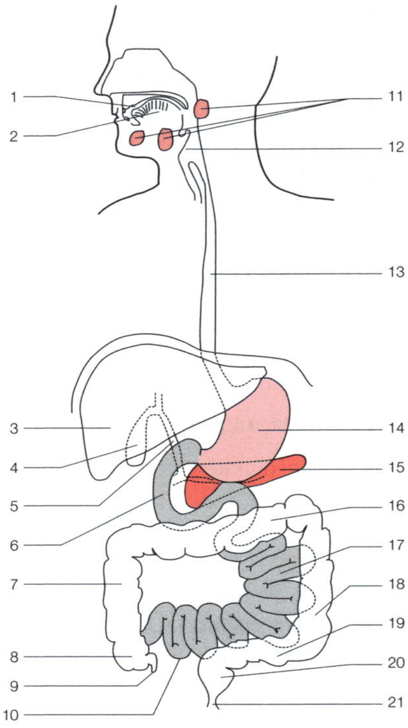

1. la cavité buccale ; 2. la langue ; 3. le foie ; 4. la vésicule biliaire ; 5. le canal cholédoque ; 6. le duodénum ; 7. le côlon ascendant (ou côlon droit) ; 8. le cæcum ; 9. l'appendice vermiculaire ; 10. l'iléum (ou iléon) ; 11. les glandes salivaires ; 12. le pharynx ; 13. l'œsophage ; 14. l'estomac ; 15. le pancréas ; 16. le côlon transverse ; 17. le jéjunum ; 18. le côlon descendant (ou côlon gauche) ; 19. le côlon sigmoïde ; 20. le rectum ; 21. le canal anal.

1. L'organisation de l'appareil digestif

A. Le tube digestif

Le tube digestif comprend différents segments : la cavité buccale, l'œsophage, l'estomac, l'intestin grêle, le côlon, le rectum et l'anus. Il est intégralement tapissé par une muqueuse.

a. La cavité buccale

Chez l'adulte, la cavité buccale abrite 32 dents (8 incisives, 4 canines, 8 prémolaires et 12 molaires), qui permettent la mastication.

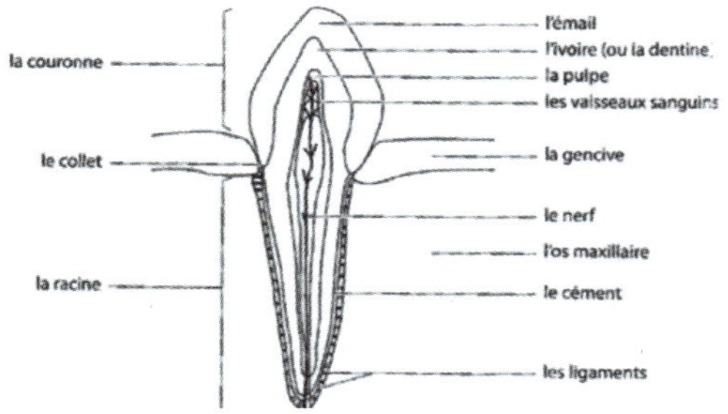

REMARQUE L'enfant possède une denture provisoire (dents de lait). Les vingt dents de lait apparaissent entre l'âge de six mois et de trente mois. Les dents de lait sont remplacées progressivement par les dents définitives à partir de l'âge de six ans.

b. Le pharynx

Le pharynx est un conduit musculo-membraneux en forme d'entonnoir. C'est le carrefour des voies digestives et respiratoires. Il relie la bouche à l'œsophage d'une part, les fosses nasales au larynx d'autre part.

c. L'œsophage

L'œsophage est le segment du tube digestif qui relie le pharynx à l'estomac. Il est situé dans le médiastin et mesure 25 à 30 centimètres.

d. L'estomac

L'estomac est un segment élargi du tube digestif. Il se situe dans l'abdomen, sous le diaphragme. Il mesure 25 centimètres et sa capacité est de 1 à 1,5 litre. L'estomac est maintenu fermé grâce à deux sphincters :
- le cardia, à la base de l'œsophage ;
- le pylore, au départ du duodénum.

REMARQUE Un sphincter est un muscle annulaire qui contrôle l'ouverture et la fermeture d'un orifice.

e. L'intestin grêle

L'intestin grêle est un segment du tube digestif, d'une longueur de 3 à 4 mètres, formant de nombreuses anses et faisant suite à l'estomac. L'intestin grêle est lui-même divisé en trois segments : le duodénum ; le jéjunum ; l'iléum (ou iléon).

f. Le cæcum

Il s'agit d'un cul-de-sac de 6 à 8 centimètres de long, situé au départ du côlon. Il comporte un petit prolongement en forme de doigt de gant, l'appendice vermiculaire.

g. Le côlon

Le côlon est un segment du tube digestif d'une longueur de 1,5 à 1,8 mètre, et d'un diamètre plus important que celui de l'intestin grêle. Il est divisé en : côlon ascendant (ou côlon droit) ; côlon transverse ; côlon descendant (ou côlon gauche) ; côlon sigmoïde.

h. Le rectum

Il s'agit du segment terminal du tube digestif.

B. Les glandes annexes

a. Les glandes salivaires

Les trois paires de glandes salivaires sont : les glandes parotides ; les glandes sous-maxillaires ; les glandes sublinguales.

b. Le foie

Le foie est une glande volumineuse située sous le diaphragme, dans la partie droite de l'abdomen.

c. Le pancréas

Le pancréas est une glande abdominale située au niveau de l'anse duodénale.

2. La digestion

A. Les phénomènes mécaniques

a. La mastication

Au niveau de la bouche, les aliments sont coupés par les dents en morceaux de plus en plus petits, brassés par la langue et imprégnés de salive pour former le **bol alimentaire**. Chaque dent a une forme adaptée à sa fonction : les incisives coupent les aliments, les canines déchirent les aliments, les prémolaires et les molaires broient les aliments.

b. La déglutition

La déglutition est l'ensemble des mouvements qui permettent d'acheminer le bol alimentaire de la bouche à l'estomac :

- le bol alimentaire, lubrifié par la salive, est poussé au fond de la bouche ;
- la luette se soulève, bouchant ainsi l'entrée des fosses nasales ;
- l'épiglotte se rabat sur la glotte pour obstruer le larynx ;
- le bol alimentaire est poussé dans le pharynx puis dans l'œsophage ;
- les muscles lisses de la paroi de l'œsophage se contractent pour acheminer le bol alimentaire vers l'estomac (c'est le péristaltisme).

c. Le brassage

La paroi du tube digestif contient des muscles lisses dont la contraction permet de brasser les aliments et de les mélanger aux sécrétions digestives.

Par ailleurs, des ondes de contractions musculaires (péristaltisme) font progresser le contenu du tube digestif.

B. Les phénomènes chimiques

a. Les sécrétions digestives

Une sécrétion est dite *exocrine* lorsque la substance produite est libérée à l'extérieur du corps ou à la surface d'une muqueuse. Les sécrétions digestives sont des exemples de sécrétions exocrines.

- La salive est sécrétée par trois paires de glandes salivaires : les glandes parotides, sous-maxillaires et sublinguales. L'action de la salive, complétée par la mastication, aboutit à la formation du bol alimentaire.

- La bile est produite dans le foie, stockée dans la vésicule biliaire et déversée dans le duodénum *via* le canal cholédoque. Elle émulsionne les lipides, ce qui facilite leur digestion.

- Les sucs gastrique, intestinal et pancréatique sont produits respectivement par l'estomac, l'intestin grêle et le pancréas. Ils contiennent des enzymes digestives.

FOCUS

Les enzymes digestives catalysent des réactions chimiques qui aboutissent au morcellement des protéines et des molécules lipidiques et glucidiques complexes. La dégradation de ces molécules libère des nutriments.

b. La simplification moléculaire

- La salive contient une amylase (la ptyaline), qui dégrade l'amidon.

- Le suc gastrique contient une lipase (en faible quantité), qui dégrade les lipides, et la pepsine, qui dégrade les protides.

- Le suc pancréatique contient notamment une amylase, une lipase et la trypsine. Il est déversé dans le duodénum via le canal de Wirsung, et dégrade les glucides, les lipides et les protides.

- Le suc intestinal contient notamment la maltase, une lipase (en faible quantité) et des peptidases.

c. L'absorption

L'absorption des nutriments issus de la digestion se fait dans la partie jéjuno-iléale, au niveau des nombreuses **villosités** de la muqueuse intestinale.

- Les nutriments qui rejoignent la circulation sanguine : les sucres simples (comme le glucose, le fructose, le galactose), les acides aminés, les minéraux et les vitamines hydrosolubles traversent la muqueuse intestinale et la paroi des capillaires pour passer dans le sang.

- Les nutriments qui rejoignent la circulation lymphatique : les acides gras, le glycérol, le cholestérol et les vitamines liposolubles traversent la muqueuse intestinale et la paroi des vaisseaux lymphatiques pour passer dans la lymphe. La lymphe chargée de molécules lipidiques se trouble et acquiert un aspect laiteux. Ce mélange est appelé chyle. Les vaisseaux lymphatiques qui transportent le chyle sont des chylifères. Ces nutriments passeront dans le sang lorsque la lymphe rejoindra la circulation sanguine.

d. Les résidus non absorbés

Les fibres alimentaires, bien qu'elles ne puissent pas être digérées par notre organisme, jouent un rôle très important dans la digestion. Elles facilitent le transit intestinal et entretiennent la flore intestinale.

3. La régulation de la glycémie

Les besoins des cellules en nutriments sont **permanents**. Or l'apport alimentaire est **discontinu** (il n'a lieu qu'au moment des repas). L'organisme s'adapte à cette contrainte en **stockant** certains nutriments, présents en grande quantité après la digestion, et en gérant ces stocks entre les repas. La régulation de la glycémie constitue un exemple caractéristique de cette adaptation.

La glycémie est le taux de glucose sanguin. Elle se mesure en grammes par litre. La glycémie normale oscille entre 0,65 et 1,10 gramme par litre (on retient couramment la valeur de 1 gramme par litre). Il est important pour la santé de l'organisme que la glycémie ne s'éloigne pas trop de cette valeur de consigne. En effet, une **hypoglycémie** (taux de glucose trop bas) est dangereuse pour les cellules nerveuses, qui ne sont capables d'utiliser que le glucose pour produire de l'énergie. De même une **hyperglycémie** (taux de glucose trop élevé) prolongée endommage le système cardiovasculaire et par voie de conséquence les reins et la rétine notamment. Le **pancréas** est chargé de la régulation de la glycémie grâce à la sécrétion de deux hormones, fabriquées au niveau de structures particulières du pancréas : les îlots de Langerhans.

A. L'hyperglycémie

Après un repas, le glucose contenu dans les aliments est absorbé et passe dans le sang, provoquant l'augmentation de la glycémie. Cette hyperglycémie est transitoire car le pancréas va sécréter une hormone capable de faire baisser la glycémie : l'**insuline.** L'insuline favorise :

– la pénétration du glucose dans les cellules ;

– l'utilisation du glucose par les cellules ;

– la glycogénogenèse, c'est-à-dire le stockage du glucose, sous forme de **glycogène,** dans le foie et les muscles ;

– la lipogenèse, c'est-à-dire le stockage du glucose, sous forme de **triglycérides,** dans le tissu adipeux.

L'insuline est une hormone **hypoglycémiante.**

B. L'hypoglycémie

À l'inverse, entre les repas, la glycémie diminue progressivement, au fur et à mesure que les cellules de l'organisme puisent le glucose dans le sang et la lymphe. Cette hypoglycémie est transitoire car le pancréas va fabriquer une hormone capable d'augmenter la glycémie : le **glucagon.**

REMARQUE Le glycogène stocké dans les muscles constitue une réserve « personnelle » pour ces derniers. En effet, seul le glycogène stocké dans le foie est utilisé pour approvisionner le sang en glucose.

L'essentiel à retenir

Les phénomènes chimiques de la digestion

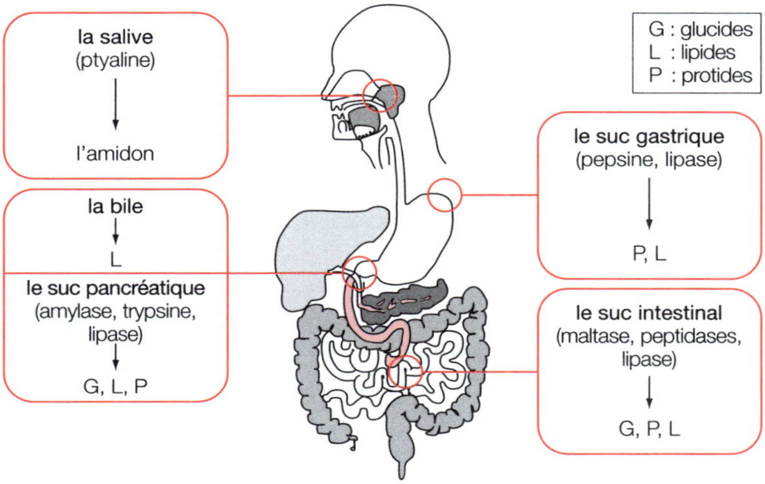

Entraînement

Difficulté ✗✗✗ | Durée 5 min

QCM

1 La denture d'un adulte comporte :

a. ○ 32 dents
b. ○ 12 incisives
c. ○ 8 prémolaires
d. ○ 8 canines

2 Quels segments appartiennent au gros intestin ?

a. ○ le duodénum
b. ○ le cæcum
c. ○ le jéjunum
d. ○ le côlon descendant

QRC

3 Quels sont les sphincters de l'estomac ?

Corrigé

1 **a.** et **c.** **2** **b.** et **d.** **3** Les sphincters de l'estomac sont le cardia et le pylore.

10 | L'appareil urinaire

1. Structure de l'appareil urinaire

Les appareils urinaires féminin et masculin se composent des mêmes éléments. Cependant, chez l'homme, l'urètre est plus long et sa partie initiale traverse la prostate. Chez la femme, la vessie est située entre le pubis, à l'avant, et l'utérus, à l'arrière.

Un des rôles principaux des reins est de filtrer le sang pour le débarrasser de nombreux déchets. L'irrigation sanguine des reins est donc très importante. Le sang arrive dans l'abdomen par l'**aorte abdominale.** Le sang pénètre dans chacun des reins par une **artère rénale**, laquelle se ramifie en **artérioles rénales** puis en **capillaires.** La filtration du sang se déroule au niveau de ces capillaires. Le sang, débarrassé de ses déchets, rejoint les **veinules rénales,** qui confluent pour former la **veine rénale** à la sortie de chaque rein. Les deux veines rénales rejoignent la **veine cave inférieure.**

L'appareil urinaire

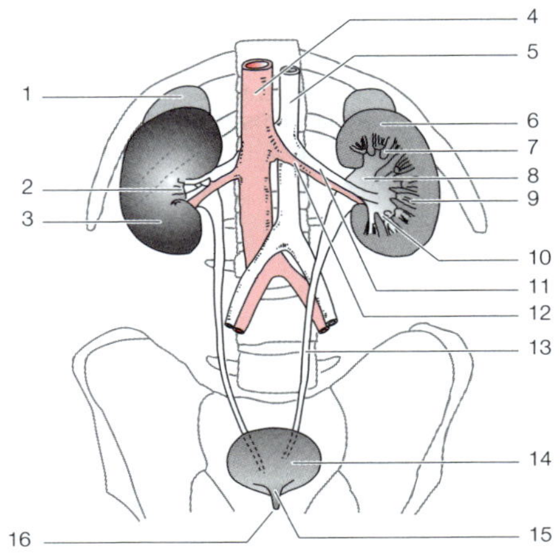

1. la glande surrénale droite ; 2. le hile ; 3. le rein droit ; 4. la veine cave inférieure ; 5. l'aorte abdominale ; 6. la zone corticale du rein ; 7. la zone médullaire du rein ; 8. le bassinet ; 9. une pyramide de Malpighi ; 10. un petit calice ; 11. l'artère rénale ; 12. la veine rénale ; 13. l'uretère gauche ; 14. la vessie ; 15. l'urètre ; 16. le méat urinaire.

REMARQUE Le mot uretère est plus long que le mot urètre ; cela permet de retenir que l'uretère est plus long que l'urètre.

2. Les rôles de l'appareil urinaire

A. Le maintien de la composition du milieu intérieur

Le principal rôle de l'appareil urinaire est de contrôler la composition du sang et de la lymphe, c'est-à-dire du milieu intérieur.

a. L'épuration du sang

La dégradation de certaines molécules produit souvent de l'énergie, mais aussi des déchets :

– la dégradation des glucides et des lipides produit du dioxyde de carbone ;

– la dégradation des protides produit du dioxyde de carbone et des molécules azotées (urée, ion ammonium) ;

– la dégradation des acides nucléiques (ADN et ARN) produit l'acide urique (déchet azoté).

L'appareil urinaire élimine de nombreux déchets azotés ainsi que les métabolites des médicaments et des hormones.

L'élimination des déchets

Différents organes sont chargés de l'élimination des déchets :
– les poumons rejettent le dioxyde de carbone ;
– le foie, par l'intermédiaire de la bile, élimine des déchets azotés ;
– les glandes sudoripares rejettent, dans la sueur, du chlorure de sodium et de faibles quantités d'urée, d'acide urique, d'ions ammonium, d'acide lactique, et parfois des médicaments ;
– les reins jouent le rôle le plus important c'est pourquoi l'appareil urinaire est également appelé l'appareil excréteur.

b. Le maintien de l'équilibre hydro-électrolytique

Le rein contrôle la quantité d'eau et de sels minéraux du milieu intérieur par l'intermédiaire de l'urine.

FOCUS

L'eau représente environ **60 % du poids du corps.** Cette valeur varie aux âges extrêmes de la vie : chez le nourrisson, l'eau représente 75 % du poids corporel et chez la personne âgée, l'eau n'en représente plus que 50 %.

B. La régulation de la pression artérielle

Les reins participent à la régulation de la pression artérielle car ils peuvent induire une vasoconstriction et modifier le volume sanguin.

Le système rénine-angiotensine

La rénine est une enzyme fabriquée par le rein. En cas de chute de la pression artérielle, la quantité de rénine libérée dans le sang augmente. La rénine transforme une substance fabriquée par le foie, l'angiotensinogène, en angiotensine I. Une seconde enzyme, produite dans les poumons, transforme l'angiotensine I en angiotensine II. **L'angiotensine II agit à deux niveaux afin d'induire une augmentation de la pression artérielle.**

- L'angiotensine II est un puissant vasoconstricteur : la diminution du diamètre des vaisseaux sanguins provoque une augmentation de la pression sanguine.
- L'angiotensine II agit sur l'hypothalamus : elle stimule la synthèse de l'hormone antidiurétique (l'ADH) et la sensation de soif. L'ADH agit au niveau des reins pour réduire l'excrétion de l'eau. Ainsi, en contrôlant le volume sanguin, les reins agissent sur la pression artérielle.

C. La stimulation de l'érythropoïèse

Le rein joue un rôle dans l'érythropoïèse, c'est-à-dire dans la production des hématies, puisqu'il fabrique plus de 90 % de l'érythropoïétine, hormone qui stimule la formation des hématies par la moelle rouge.

REMARQUE Le foie fabrique 10 % de l'érythropoïétine.

D. La sécrétion d'une forme active de vitamine D

Ce n'est qu'après un passage dans le rein que la vitamine D3 devient active. Elle peut alors jouer son rôle dans la minéralisation osseuse.

3. Le rein

A. Anatomie du rein

Le rein

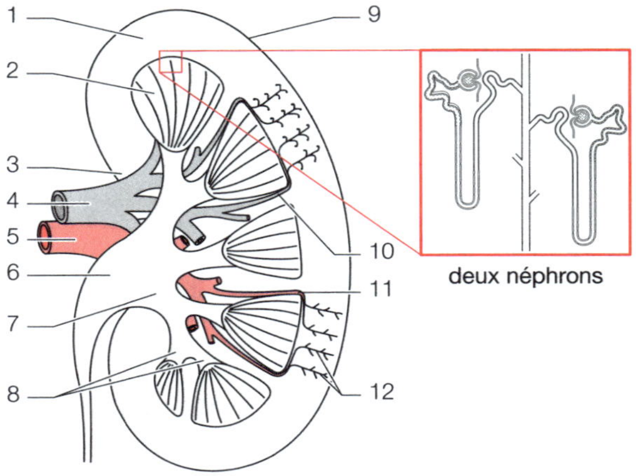

1. la zone corticale ; 2. une pyramide de Malpighi dans la zone médullaire ; 3. le hile ; 4. l'artère rénale ; 5. la veine rénale ; 6. le bassinet ; 7. un grand calice ; 8. deux petits calices ; 9. la capsule conjonctive ; 10. une artériole ; 11. une veinule ; 12. des capillaires.

B. Le néphron

Le néphron est l'unité fonctionnelle du rein. Chaque rein comporte environ un million de néphrons, chacun agissant comme un minuscule filtre. Un néphron se divise en deux parties :

- la capsule de Bowman, qui entoure un amas sphérique de capillaires appelé glomérule ;
- la partie tubulaire avec : le tube contourné proximal, l'anse de Henlé et le tube contourné distal. Un réseau de capillaires entoure la partie tubulaire sur toute sa longueur.

Chaque néphron élabore une petite quantité d'urine qu'il déverse dans un tube collecteur de Bellini. Les tubes collecteurs débouchent dans les petits calices, qui eux-mêmes arrivent dans les grands calices. Ces derniers se rejoignent au niveau du bassinet.

Le néphron

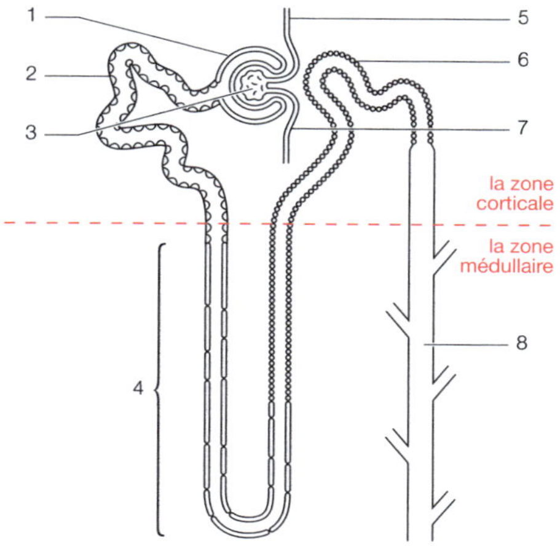

1. la capsule de Bowman ; 2. le tube contourné proximal ; 3. le glomérule ; 4. l'anse de Henlé ; 5. l'artériole afférente ; 6. le tube contourné distal ; 7. l'artériole efférente ; 8. le tube collecteur de Bellini.

4. La formation de l'urine

L'urine est un liquide transparent, de couleur jaune (clair ou foncé selon la concentration), légèrement acide (pH = 6), qui résulte de la filtration du sang par les reins.

La formation de l'urine est permanente et se déroule en trois étapes :

- la **filtration glomérulaire** : formation, dans le glomérule, de l'urine primitive (composition proche de celle du plasma, sans les lipides ni les protéines) ;
- la **réabsorption tubulaire** (retour de certaines substances dans le sang) :
  - le glucose et les acides aminés sont totalement réabsorbés,
  - l'eau est réabsorbée en grande quantité (plus ou moins en fonction de l'hydratation du corps),
  - les sels minéraux sont partiellement réabsorbés ;
- la **sécrétion tubulaire** : de nombreuses substances rejoignent l'urine définitive par sécrétion, principalement au niveau du tube contourné distal.

L'essentiel à retenir

- L'excrétion urinaire est l'élimination, par l'intermédiaire de l'urine, de substances toxiques et de nombreux déchets du métabolisme.
- En l'absence d'infection urinaire, l'urine est stérile à sa sortie des voies urinaires.
- L'urine est plus ou moins concentrée selon l'état d'hydratation de l'organisme.

Entraînement

Difficulté ✗✗✗ | Durée 5 min

QRC

❶ Définissez le terme *glycosurie* ?

QCM

❷ Le rein est recouvert :

a. ❍ d'une capsule conjonctive
b. ❍ d'une muqueuse
c. ❍ d'une séreuse

❸ Le canal reliant le rein à la vessie est :

a. ❍ le tube contourné distal
b. ❍ l'uretère
c. ❍ l'anse de Henlé
d. ❍ l'urètre

❹ Le rein joue un rôle :

a. ❍ dans la formation des globules rouges
b. ❍ dans la coagulation sanguine
c. ❍ dans la régulation de la pression artérielle
d. ❍ dans la minéralisation osseuse
e. ❍ dans l'élimination des déchets

Corrigé

❶ La glycosurie est la présence de glucose dans les urines. ❷ **a.** ❸ **d.** ❹ **a.**, **c.**, **d.** et **e.**

11 | Les appareils génitaux et la reproduction

1. L'appareil génital masculin

A. Anatomie

a. Les testicules

Les testicules sont les glandes génitales mâles ou gonades mâles. Ils assurent une double fonction :
- la production des spermatozoïdes (spermatogenèse) ;
- la sécrétion des hormones sexuelles mâles (principalement la testostérone).

b. Le scrotum

Le scrotum est une enveloppe cutanée qui contient les testicules. Il protège les testicules, situés à l'extérieur de la cavité pelvienne.

c. Les épididymes

Chaque testicule est coiffé d'un épididyme, organe contenant le canal épididymaire. Les sécrétions épididymaires assurent la survie des spermatozoïdes et permettent leur transport et leur maturation.

L'appareil génital masculin

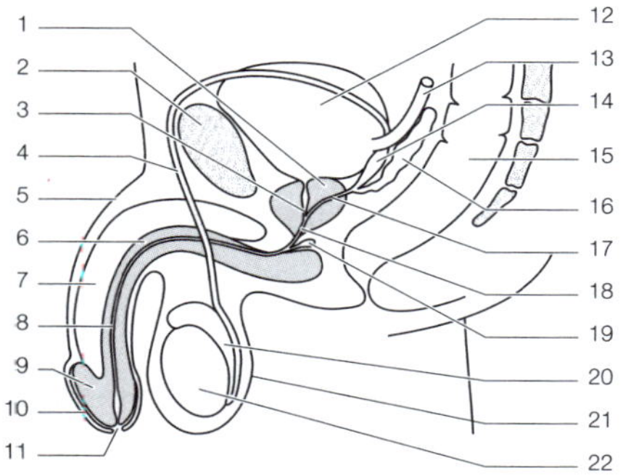

1. la prostate ; 2. le pubis ; 3. l'urètre prostatique ; 4. le canal déférent ; 5. le pénis ; 6. le corps spongieux ; 7. le corps caverneux ; 8. l'urètre ; 9. le gland ; 10. le prépuce ; 11. le méat urinaire ; 12. la vessie ; 13. un uretère ; 14. une ampoule déférentielle ; 15. le rectum ; 16. une vésicule séminale ; 17. un canal éjaculateur ; 18. l'urètre membraneux ; 19. la glande de Cowper ; 20. un épididyme ; 21. le scrotum ; 22. un testicule.

Un testicule coiffé d'un épididyme

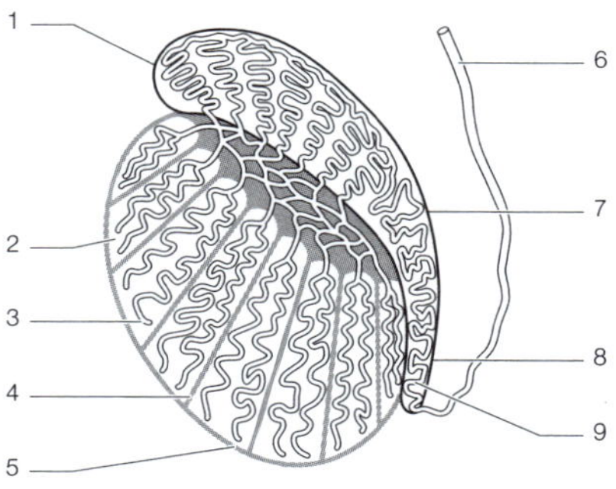

1. tête de l'épididyme ; 2. lobule testiculaire ; 3. tube séminifère ; 4. septum testis (cloison conjonctive) ; 5. albuginée (enveloppe conjonctive) ; 6. canal déférent ; 7. corps de l'épididyme ; 8. queue de l'épididyme ; 9. canal épididymaire.

d. Les canaux déférents

Chaque canal épididymaire débouche dans un canal déférent long de 50 à 60 centimètres. Les canaux déférents acheminent les spermatozoïdes depuis l'épididyme jusqu'aux canaux éjaculateurs. Dans sa portion terminale, juste avant la jonction avec les canaux éjaculateurs, chaque canal déférent se dilate pour former une ampoule appelée ampoule déférentielle.

e. Les vésicules séminales

Les vésicules séminales sont des glandes qui débouchent dans les canaux déférents, juste avant que ceux-ci ne rejoignent les canaux éjaculateurs. Ces glandes sécrètent le liquide séminal, qui représente les deux tiers de l'éjaculat. Ce liquide, qui contient des molécules de nature diverse, est riche en fructose, nécessaire à la nutrition et à la mobilité des spermatozoïdes.

f. Les canaux éjaculateurs

Les canaux éjaculateurs relient les canaux déférents à l'urètre. Ils sont situés dans la prostate et permettent l'acheminement du sperme.

g. La prostate

La prostate est une glande annexe de l'appareil génital masculin. Elle a la forme et la taille d'une châtaigne, et est traversée par les deux canaux éjaculateurs et la partie initiale de l'urètre. Elle sécrète le liquide prostatique, un des composants du sperme.

h. Les glandes de Cowper

Les glandes de Cowper, également appelées glandes bulbo-urétrales, sont des glandes annexes de l'appareil génital masculin qui débouchent dans l'urètre, à la sortie de la prostate. Elles sécrètent un mucus lubrifiant qui, lors de l'éjaculation, précède l'arrivée du sperme.

i. L'urètre

L'urètre est le canal qui s'étend de la vessie au méat urinaire, à l'extrémité du pénis. Il permet le transport de l'urine lors de la miction, et l'acheminement du sperme, de la prostate au méat urinaire, lors de l'éjaculation. Lorsque le sperme passe dans l'urètre, un sphincter ferme le col de la vessie de sorte qu'il n'y a jamais mélange de l'urine et du sperme.

j. Le pénis

Le pénis est l'organe mâle de l'accouplement et de la miction. Il est formé de corps érectiles, de muscles lisses et de tissu conjonctif. Les corps érectiles sont les deux corps caverneux, qui servent uniquement à l'érection, et le corps spongieux, qui contient l'urètre. Le pénis se termine par une partie renflée, le gland, recouverte par un repli cutané, le prépuce.

B. Fonctionnement

L'appareil génital masculin fonctionne de manière **continue** à partir de la puberté.

a. La sécrétion hormonale

La principale hormone est la **testostérone** responsable, entre autres, de l'apparition et du maintien des caractères sexuels secondaires. Ainsi, à la puberté, le corps du garçon subit plusieurs transformations sous l'action hormonale. On observe notamment :

- le développement des testicules, du pénis et des glandes annexes ;
- la croissance du larynx ;
- le développement de la pilosité ;
- l'augmentation de la masse musculaire.

b. La spermatogenèse

Définitions :

- Cellule diploïde humaine : cellule dont le noyau contient des paires de chromosomes homologues. Les cellules somatiques sont toutes diploïdes. Elles abritent 23 paires de chromosomes.
- Cellule haploïde humaine : cellule dont le noyau ne contient que la moitié du patrimoine génétique de l'individu. Les cellules haploïdes sont les gamètes, c'est-à-dire les cellules sexuelles.
- Méiose : succession de deux divisions cellulaires qui permet la production de cellules haploïdes à partir d'une cellule diploïde.
- La spermatogenèse est la production des spermatozoïdes. Elle se déroule dans les testicules. Ces derniers contiennent des cellules souches (stock de cellules diploïdes). Grâce à la méiose, chaque cellule souche diploïde va donner quatre cellules haploïdes : les spermatozoïdes.
- Le spermatozoïde est une cellule mobile. Il est muni d'un flagelle qui lui permet de se déplacer dans les voies génitales de la femme.

FOCUS

Les spermatozoïdes contiennent 23 chromosomes (dont un chromosome sexuel, X ou Y).

2. L'appareil génital féminin

A. Anatomie

a. Le vagin

Le vagin est l'organe reproducteur féminin qui recueille les spermatozoïdes lors de l'accouplement. C'est un conduit souple de huit à dix centimètres de long dont les parois, musculaires, sont tapissées par la muqueuse vaginale. Le vagin permet également l'écoulement sanguin lors des règles et le passage du bébé lors de l'accouchement. La glaire cervicale, qui s'écoule dans le vagin, se mêle aux sécrétions vaginales. Ce fluide qui lubrifie le vagin est, par son acidité, défavorable au développement des germes pathogènes. L'acidité est due à la flore vaginale : lactobacilles et bacilles de Doderleïn transforment le glycogène en acide lactique.

b. L'utérus

L'utérus est un organe en forme de poire situé entre la vessie et le rectum. La paroi de l'utérus est constituée par un muscle épais, le myomètre, tapissé par une muqueuse, l'endomètre. L'utérus est l'organe de la gestation.

L'appareil génital féminin – vue de face

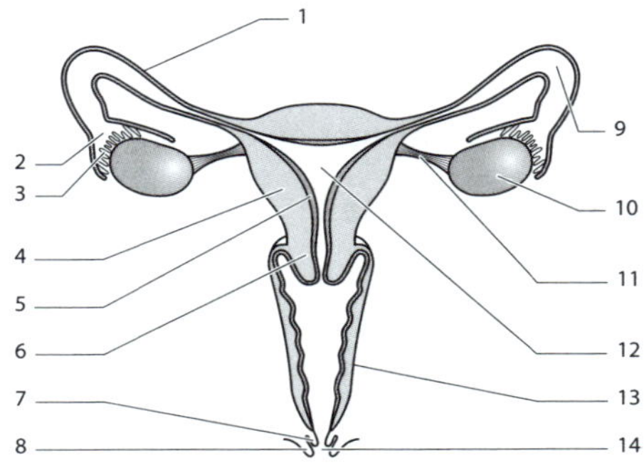

1. une trompe de Fallope ; 2. le pavillon ; 3. les franges ; 4. le myomètre ; 5. l'endomètre ; 6. le col de l'utérus ; 7. une petite lèvre ; 8. une grande lèvre ; 9. l'ampoule ; 10. un ovaire ; 11. le ligament suspenseur de l'ovaire ; 12. la cavité utérine ; 13. le vagin ; 14. l'orifice vaginal.

c. Les trompes de Fallope

Ce sont les deux conduits qui relient les ovaires à l'utérus. Leur paroi contient des muscles lisses. L'intérieur des trompes est tapissé par une muqueuse dont les cellules sont ciliées. Les trompes ont pour fonction :

– la captation de l'ovule lors de la ponte ovulaire et son acheminement vers l'ampoule, lieu de la fécondation ;
– la migration et la survie des spermatozoïdes depuis la cavité utérine jusqu'au lieu de la fécondation ;
– l'acheminement de l'embryon vers l'utérus grâce aux mouvements ciliaires de la muqueuse et aux contractions de la musculeuse ;
– la nutrition de l'embryon grâce aux sécrétions des cellules glandulaires.

d. Les ovaires

Les ovaires sont les glandes génitales femelles ou gonades femelles. Chaque femme possède deux ovaires situés de part et d'autre de l'utérus. Ils assurent une double fonction :

– la production des ovules (ovogenèse) ;
– la sécrétion des hormones sexuelles féminines (les œstrogènes et la progestérone).

Sur une coupe d'ovaire, on observe de très nombreux follicules. Un follicule est une petite sphère formée de cellules entourant un ovule en formation.

Coupe d'un ovaire

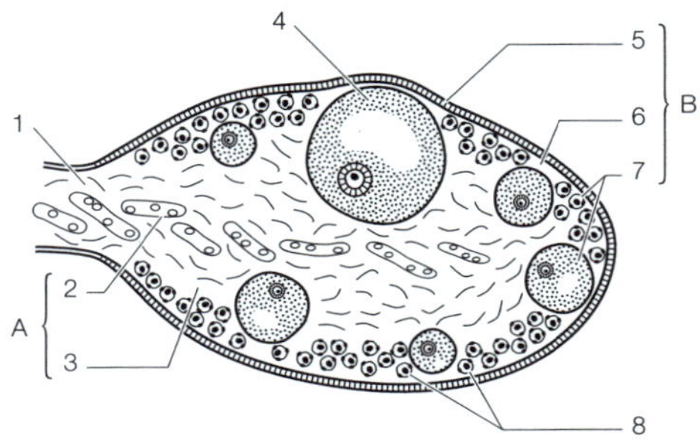

A. la zone médullaire ; B. la zone corticale ; 1. le hile ; 2. une artère hélicine ; 3. tissu conjonctif lâche avec vaisseaux et nerfs ; 4. un follicule cavitaire ; 5. l'épithélium ovarien ; 6. l'albuginée (enveloppe conjonctive) ; 7. des follicules ovariens ; 8. des follicules primordiaux.

B. Fonctionnement

Le fonctionnement de l'appareil génital féminin est marqué par la survenue régulière d'un écoulement sanguin : les règles ou menstrues. La période des règles constitue la première partie du cycle génital.

REMARQUE Le cycle génital est également appelé cycle menstruel. Par convention, le cycle menstruel débute le premier jour des règles et se termine la veille des règles suivantes. On considère couramment que ce cycle a une durée de 28 jours, mais nous verrons plus loin que cette durée est en réalité très variable.

Le cycle menstruel prépare l'organisme à une éventuelle grossesse. Il comprend le cycle ovarien et le cycle utérin.

a. Le cycle ovarien

Le cycle ovarien se divise en deux phases :
- la phase folliculaire ;
- la phase du corps jaune.

Ces deux phases sont séparées par l'ovulation.

■ La phase folliculaire : phase pendant laquelle un follicule ovarien parvient à maturité. Dès la naissance, l'ovaire contient des follicules primordiaux et quelques follicules plus évolués, mais tous restent bloqués jusqu'à la puberté. À partir de la puberté, à chaque cycle, un seul follicule termine son évolution et libère un ovule prêt à être fécondé. Ce follicule qui parvient à maturité est appelé follicule de De Graaf.

■ L'ovulation : libération de l'ovule prêt à être fécondé. L'ovulation se produit 14 jours **avant** le début des règles suivantes, ce qui correspond en théorie au 14e jour du cycle, pour un cycle de 28 jours.

■ La phase du corps jaune (ou phase lutéale ou phase lutéinique) : après l'ovulation, les cellules du follicule de De Graaf subissent des modifications, provoquant la transformation du follicule en corps jaune. Le corps jaune sécrète certaines hormones pendant les jours qui suivent l'ovulation pour permettre à une grossesse de débuter s'il y a eu fécondation. Environ quatorze jours après l'ovulation, si aucun embryon ne s'est implanté dans la muqueuse utérine, le corps jaune s'atrophie (régresse) et cesse de produire les hormones sexuelles féminines.

FOCUS

Pendant la phase folliculaire, les ovaires sécrètent des œstrogènes. Cette synthèse est assurée par les cellules folliculaires.

Pendant la phase lutéale, les ovaires sécrètent de la progestérone et des œstrogènes. Cette synthèse est assurée par le corps jaune.

b. Le cycle utérin

Les modifications cycliques de l'utérus sont essentiellement visibles à deux niveaux :
- au niveau de l'endomètre ;
- au niveau du col de l'utérus.

■ Les modifications de l'endomètre : la muqueuse utérine, sous l'influence des hormones ovariennes, subit une évolution cyclique. Le cycle débute par la destruction de la muqueuse utérine : c'est la phase des règles ou menstrues. Ensuite, sous l'action des œstrogènes, l'endomètre se répare et s'épaissit : c'est la phase proliférative, qui correspond à la phase folliculaire du cycle ovarien. Après l'ovulation, sous l'action conjointe des œstrogènes et de la progestérone, l'endomètre continue à s'épaissir, mais surtout produit des sécrétions riches en glycogène (qui nourriront l'embryon en cas de grossesse débutante) : c'est la phase sécrétoire, qui correspond à la phase lutéale du cycle ovarien.

REMARQUE Les œstrogènes stimulent également le développement des follicules ovariens.

Le déclenchement des règles

Les règles sont un écoulement sanguin auquel sont mêlés des fragments de muqueuse utérine. À chaque cycle, l'endomètre est détruit, puis il se reconstitue, pendant la période de formation de l'ovule. Ainsi, si l'ovulation est suivie d'une fécondation, l'endomètre sera prêt à accueillir l'embryon. Ce sont les œstrogènes et la progestérone qui stimulent le développement de l'endomètre et qui l'empêche de se détruire. À la fin du cycle, deux situations sont possibles :
- premier cas : un embryon est venu s'implanter dans la muqueuse utérine. Dans ce cas, le corps jaune ne disparaît pas et la synthèse des hormones sexuelles féminines se poursuit ;
- second cas : aucun embryon ne s'est implanté dans l'endomètre. Puisque aucune grossesse ne débute, le corps jaune va s'atrophier et cesser de produire les œstrogènes et la progestérone. La chute du taux de ces hormones ovariennes va déclencher les règles.

■ Les modification du col de l'utérus : le col de l'utérus est la partie inférieure de l'utérus. Il a la forme d'un cylindre et contient un canal, le canal cervical, qui relie le vagin à la cavité utérine. Des glandes cervicales sont disposées au niveau de ce canal. Elles sécrètent un mucus : la glaire cervicale. Cette glaire s'écoule dans le vagin par le canal cervical et obture celui-ci pendant la plus grande partie du cycle afin de diminuer les risques d'infection de l'utérus. En période ovulatoire cependant, le maillage, habituellement très serré, de la glaire cervicale devient lâche, permettant ainsi aux spermatozoïdes déposés dans le vagin de rejoindre l'utérus.

REMARQUE La glaire cervicale protège les spermatozoïdes des sécrétions acides du vagin.

c. Le contrôle du cycle menstruel

Le fonctionnement de l'appareil génital féminin est sous le contrôle de l'hypothalamus et de l'hypophyse. L'hypothalamus sécrète, entre autres, des hormones qui régulent le fonctionnement de l'hypophyse. À son tour l'hypophyse sécrète des hormones qui agissent sur les ovaires. Ainsi, le cycle ovarien est sous la dépendance de l'hypophyse par l'intermédiaire de deux hormones :
- l'hormone folliculo-stimulante (la FSH), qui stimule la croissance et la maturation des follicules ovariens ;
- l'hormone lutéinisante (la LH), qui déclenche l'ovulation, grâce à un pic de sécrétion, puis la transformation du follicule de De Graaf en corps jaune.

ATTENTION On considère couramment que le cycle menstruel dure 28 jours, mais cette durée est en réalité très variable. La phase lutéale a une durée régulière de 14 jours. En revanche, la durée de la phase folliculaire est très variable, allant de 7 à 21 jours. Par conséquent, la durée d'un cycle menstruel varie de 21 à 35 jours.

d. L'ovogenèse

L'ovogenèse est la production des ovules. Elle se déroule dans les ovaires. Grâce à la méiose, une cellule souche diploïde va donner une cellule haploïde : l'ovule. L'ovule est une grosse cellule sphérique dont le cytoplasme est riche en réserves nutritives.

FOCUS
Les ovules contiennent 23 chromosomes (dont un chromosome sexuel, X).

Le cycle menstruel

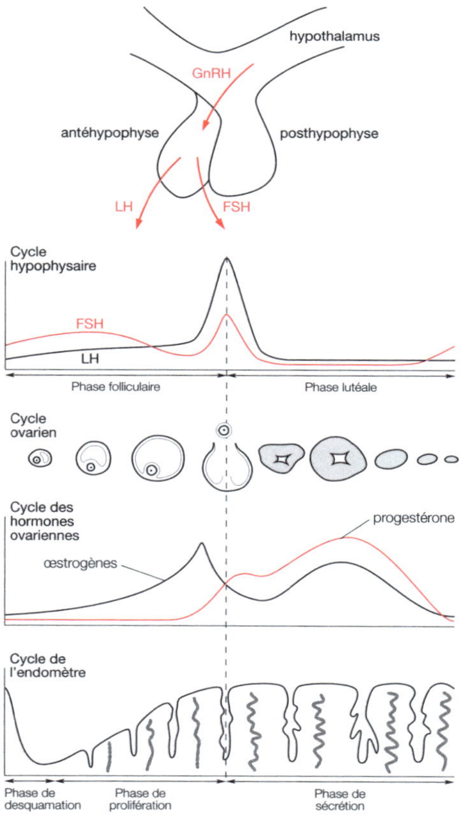

3. La reproduction

A. La fécondation

L'union d'un ovule et d'un spermatozoïde lors de la fécondation reconstitue un patrimoine génétique complet de 46 chromosomes. Chaque parent transmet la moitié de son patrimoine génétique à l'enfant.

REMARQUE C'est le patrimoine génétique du spermatozoïde qui détermine le sexe de l'enfant car l'ovule contient toujours un chromosome X. Si le spermatozoïde fournit un chromosome X, l'enfant sera de sexe féminin (XX) ; s'il apporte un chromosome Y, l'enfant sera de sexe masculin (XY).

B. La grossesse

Une grossesse débute dès qu'un embryon s'est implanté dans la muqueuse utérine. L'embryon produit une hormone, l'hCG, qui maintient l'activité hormonale du corps jaune. Ceci provoque l'aménorrhée, un des premiers signes visibles de la grossesse.

De la fécondation à la nidation

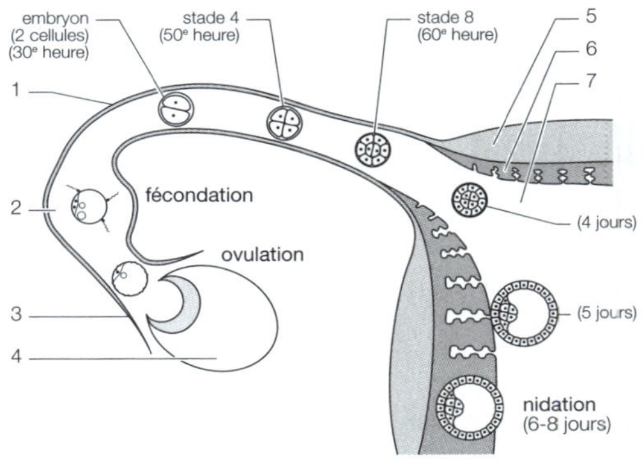

1. la trompe de Fallope (droite) ; 2. l'ampoule ; 3. le pavillon ; 4. l'ovaire ; 5. le myomètre ; 6. l'endomètre ; 7. la cavité utérine.

REMARQUE L'hCG agit sur l'ensemble de l'organisme maternel et engendre de nombreuses modifications, nécessaires au bon déroulement de la grossesse. Par ailleurs, l'hCG est l'hormone recherchée lorsque l'on fait un test de grossesse.

La grossesse extra-utérine

Une grossesse extra-utérine débute lorsque l'embryon s'est implanté en dehors de l'utérus. Le plus souvent, la nidation a eu lieu dans la trompe de Fallope ou dans le pavillon de la trompe. Il arrive également que l'embryon se soit implanté au niveau du col de l'utérus, dans la cavité abdominale ou, plus rarement, sur l'ovaire. Une grossesse extra-utérine représente une urgence médicale : elle doit être interrompue dans les plus brefs délais afin de minimiser les séquelles pour la mère.

Le déroulement de la grossesse

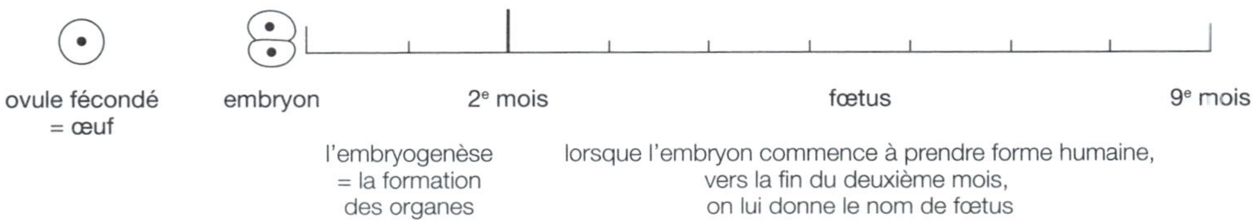

a. L'embryogenèse

L'embryogenèse se déroule pendant les deux premiers mois de la grossesse. Les mitoses se produisent à un rythme soutenu. Petit à petit, les cellules migrent et se spécialisent, les tissus se forment, les organes apparaissent.

b. Les annexes embryonnaires

- Le **chorion** : enveloppe lisse autour de l'embryon puis du fœtus.
- L'**amnios** : membrane qui tapisse le chorion et limite la cavité amniotique dans laquelle se développe l'embryon puis le fœtus. Le futur bébé flotte dans le liquide amniotique qui empli la cavité. Ce liquide offre une protection contre les pressions ou les chocs portés sur l'utérus. De plus, ce liquide est un milieu de développement favorable au fœtus, qui n'est pas encore adapté à une vie aérienne (au contact de l'air). Il prévient notamment sa déshydratation.
- Le **placenta** : organe permettant les échanges entre la mère et l'embryon puis le fœtus pendant la grossesse. Le placenta est totalement fonctionnel au 3e mois de grossesse. Sa croissance est ensuite parallèle à celle du fœtus. À terme le placenta a la forme d'un disque d'une vingtaine de centimètres de diamètre et d'une épaisseur d'environ trois centimètres. Il pèse alors entre 500 et 600 grammes. Le placenta assure plusieurs fonctions :
  – il permet les échanges nutritionnels et respiratoires entre le sang maternel et le sang fœtal, et interdit le passage vers le fœtus de certains agents infectieux. Malheureusement cette barrière placentaire n'est pas parfaite, et de nombreuses substances toxiques, mais aussi plusieurs agents pathogènes franchissent le placenta ;
  – le placenta sécrète **l'hCG** principalement durant les trois premiers mois de la grossesse. Cette hormone stimule le corps jaune et stoppe le développement des follicules ovariens. À partir du 3e mois, le placenta prend le relais du corps jaune et sécrète notamment de la progestérone et des œstrogènes. Ces hormones sont indispensables au maintien de la grossesse et à son bon déroulement. Par exemple, la progestérone inhibe les contractions du myomètre afin d'empêcher la fausse couche. Les œstrogènes interviennent dans le développement des glandes mammaires. À partir du 3e mois, le placenta sécrète également l'hormone placentaire lactogène (l'HPL) dont le rôle est de stimuler le développement des glandes mammaires et la production de lait.
- Le **cordon ombilical** : l'embryon puis le fœtus sont reliés au placenta par l'intermédiaire du cordon ombilical. Lorsque son développement est maximal, le cordon mesure 50 centimètres. Il contient deux artères et une veine qui acheminent le sang fœtal entre le fœtus et le placenta.

c. Le développement du fœtus

À la fin du deuxième mois, l'embryon ressemble à un être humain en miniature. On lui donne alors le nom de fœtus. À partir de la 28e semaine d'aménorrhée (courant du 6e mois) le fœtus est viable en cas de naissance prématurée.

C. L'accouchement

		Accouchement		
prématuré	↑	à terme	↑	post-terme
28 SA	37 SA		42 SA	

SA : semaines d'aménorrhée

L'accouchement comporte trois phases :
- la période du travail :
  - ouverture du col de l'utérus sous l'effet des contractions utérines,
  - descente du bébé,
  - expulsion du bouchon muqueux ;
- l'expulsion : sortie du bébé ;
- la délivrance : expulsion des annexes embryonnaires.

D. L'allaitement

Les glandes mammaires se sont développées pendant la grossesse sous l'action des œstrogènes, de la progestérone et de l'hormone placentaire lactogène. Pendant l'accouchement, l'hypophyse commence à sécréter une hormone responsable de la production du lait maternel : la prolactine. La lactation commence par la sécrétion, pendant les premiers jours suivant l'accouchement, d'un liquide épais appelé colostrum. Le colostrum est plus riche en protéines, en vitamines et en minéraux que le lait produit par la suite. En revanche, il contient moins de graisse et de lactose.

La tétée provoque la libération d'une hormone, l'ocytocine, produite par l'hypothalamus. L'ocytocine agit sur les cellules musculaires bordant les conduits galactophores, et favorise ainsi l'éjection du lait.

Lorsque le bébé tète, l'hypophyse sécrète la prolactine nécessaire à la production du lait de la tétée suivante. Ainsi, tant que le bébé tète régulièrement les glandes mammaires fonctionnent.

E. La contraception

La contraception est l'ensemble des procédés permettant d'éviter une grossesse non désirée tout en ayant des rapports sexuels. Un moyen de contraception satisfaisant doit être réversible, efficace, sans être dangereux pour l'organisme.

Les différents moyens de contraception empêchent, selon le cas, l'ovulation, la fécondation ou la nidation (parfois plusieurs phénomènes simultanément).

a. Les méthodes empêchant l'ovulation

Il s'agit de la contraception hormonale. Des hormones de synthèse (œstrogènes et progestérone) sont administrées sous forme de pilule, d'implant sous-cutané ou de patch. La présence de ces hormones perturbe le cycle génital de la femme et bloque l'ovulation.

b. Les méthodes empêchant la fécondation

Ces méthodes visent à interdire la rencontre des gamètes. Il existe différentes possibilités :

– le préservatif masculin : manchon en latex, placé sur le pénis, destiné à recueillir le sperme afin qu'il ne soit pas déposé dans le vagin ;
– le préservatif féminin : manchon en latex placé dans le vagin pour y empêcher le dépôt du sperme ;
– le diaphragme : petite coupole en caoutchouc à placer au fond du vagin avant un rapport sexuel pour bloquer la progression des spermatozoïdes vers l'utérus ;
– les spermicides : substances chimiques qui se présentent sous forme d'ovules ou de crèmes à appliquer dans le vagin avant le rapport sexuel pour détruire les spermatozoïdes.

REMARQUE Les préservatifs sont également un moyen d'éviter la transmission des infections sexuellement transmissibles.

c. Les méthodes empêchant la nidation

Il s'agit des dispositifs intra-utérins (DIU), plus couramment appelés stérilets. Le stérilet est un petit objet flexible que le gynécologue place dans l'utérus. Il gêne la progression des spermatozoïdes et empêche la nidation car il provoque une réaction inflammatoire au niveau de l'endomètre. Il existe des stérilets fabriqués dans une matière inerte, des stérilets en cuivre ou des stérilets libérant des hormones.

REMARQUE En général, le stérilet est un moyen de contraception utilisé par des femmes ayant déjà eu des enfants car le risque d'infection est non négligeable.

L'essentiel à retenir

• L'appareil génital féminin fonctionne de manière cyclique (cycle menstruel) de la puberté à la ménopause.
• Cycle ovarien : cycle de développement des follicules ovariens divisé en deux phases, séparées par l'ovulation : la phase folliculaire et la phase lutéale.
• Cycle de l'endomètre : cycle de destruction et de reconstruction de la zone fonctionnelle de l'endomètre sous la dépendance des hormones ovariennes. Ce cycle comprend une phase de desquamation, une phase de prolifération et une phase de sécrétion.
• Cycle de la glaire cervicale : la glaire cervicale obture le canal cervical pendant tout le cycle, sauf en période ovulatoire (glaire filante).
• C'est le spermatozoïde qui détermine le sexe de l'enfant au moment de la fécondation.

Entraînement

Difficulté ✗✗✗ | Durée 5 min

QCM

❶ Un spermatozoïde :

a. ❍ est une cellule haploïde
b. ❍ contient toujours un chromosome Y
c. ❍ est une cellule diploïde
d. ❍ contient 23 paires de chromosomes

❷ Le cycle de l'endomètre comprend :

a. ❍ une phase de sécrétion
b. ❍ une phase de desquamation
c. ❍ une phase de lutéinisation
d. ❍ une phase de prolifération

❸ Parmi les moyens de contraception suivants, quels sont ceux qui s'opposent à la fécondation :

a. ❍ le stérilet
b. ❍ la pilule
c. ❍ le préservatif
d. ❍ le DIU

❹ Le cycle menstruel débute :

a. ❍ le dernier jour des règles
b. ❍ le jour de l'ovulation
c. ❍ le premier jour des règles
d. ❍ le jour précédent l'apparition des règles

QRC

❺ Quel gamète détermine le sexe de l'enfant ?

Corrigé

❶ **a.** ❷ **a.**, **b.** et **d.** ❸ b. et **c.** ❹ **c.**

❺ C'est le chromosome sexuel (Y ou X) présent dans le noyau du spermatozoïde qui détermine le sexe de l'enfant.

12 | Le système immunitaire

Le système immunitaire est un ensemble d'organes et de cellules qui assurent la protection de l'organisme contre la plupart des agents infectieux et leurs productions.

1. Les principaux agents infectieux

Les quatre grandes catégories d'agents infectieux sont les **bactéries** (streptocoques, staphylocoques, bacilles, vibrions, spirilles, etc.), les **virus**, les **protozoaires** et les **champignons microscopiques**.

A. Les bactéries

Les bactéries sont des organismes unicellulaires, c'est-à-dire composés d'une seule cellule, procaryotes. Une cellule procaryote ne possède pas de noyau. Son patrimoine génétique est libre dans le cytoplasme.

Une bactérie mesure de un à cinq micromètres. Ils existe différentes catégories de bactéries, aux formes très variées. Certaines bactéries sécrètent des toxines.

B. Les virus

Les virus sont des micro-organismes qui ne peuvent vivre et se multiplier qu'en parasitant des cellules vivantes. Un virus n'est pas une cellule mais une particule formée d'une molécule d'ADN ou d'ARN entourée d'une coque ou capside.

Exemples de virus : le VIH (virus de l'immunodéficience humaine ou virus du sida), le virus de la grippe, le virus de l'herpès.

C. Les protozoaires

Les protozoaires sont des organismes unicellulaires eucaryotes. Une cellule eucaryote possède un noyau qui isole son patrimoine génétique.

Exemples de protozoaires : les amibes, le toxoplasme, les hématozoaires tels que *Plasmodium falciparum*.

D. Les champignons microscopiques

Certains champignons unicellulaires, les levures, sont responsables des mycoses.

Exemple de levure : Candida albicans.

2. Les maladies infectieuses

Bactérie	Maladie	Virus	Maladie	Protozoaire	Maladie	Champignon microscopique	Maladie
bacille de Koch	tuberculose	VIH	sida	toxoplasme	toxoplasmose	*Candida albicans*	mycose
tréponème pâle	syphilis			*Plasmodium falciparum*	paludisme ou malaria		
Clostridium tetani	tétanos						
Listeria	listériose						
bacille du genre *Salmonella*	salmonelloses						
méningocoque	méningite						

Définition : Une maladie est infectieuse lorsqu'elle est due au développement d'un micro-organisme dans le corps, et contagieuse lorsqu'elle est transmissible de manière directe ou indirecte d'un individu à un autre.

3. Les différents éléments du système immunitaire

A. Les principaux tissus ou organes lymphoïdes

- La **moelle rouge des os** : tissu, logé dans les cavités de l'os spongieux, chargé de l'hématopoïèse, c'est-à-dire de la fabrication des différentes cellules sanguines (hématies, leucocytes et thrombocytes).
- Le **thymus** : organe, situé derrière le sternum, qui permet la maturation de certaines cellules du système immunitaire.
- La **rate** : organe, situé sous le diaphragme, dans la partie gauche de l'abdomen, qui abrite de nombreux leucocytes.
- Les **amygdales** : organes lymphoïdes de la gorge qui abritent de nombreux lymphocytes. Les amygdales sont en contact avec les germes qui pénètrent par la bouche et le nez.
- Les **ganglions lymphatiques** : petites structures disposées régulièrement sur le trajet des vaisseaux lymphatiques. Ils sont particulièrement nombreux au niveau du cou, des aisselles et des plis de l'aine. Les leucocytes qui y siègent assurent une surveillance immunitaire.

FOCUS

Avant de rejoindre la circulation sanguine, la lymphe traverse les **ganglions lymphatiques** où elle est **filtrée**. Des cellules phagocytaires sont chargées de débarrasser la lymphe des bactéries et des cellules mortes ou cancéreuses. Les ganglions sont une **zone de surveillance immunitaire** puisqu'ils contiennent des lymphocytes chargés de détecter les germes pathogènes ou les toxines.

B. Les leucocytes

Les leucocytes, ou globules blancs, assurent la défense immunitaire de l'organisme. La plupart des leucocytes sont des cellules sanguines. On distingue :

- les polynucléaires, ou granulocytes : cellules phagocytaires ;
- les monocytes : précurseurs des macrophages, grandes cellules phagocytaires ;
- les lymphocytes, eux-mêmes divisés en :
  - lymphocytes B : précurseurs des plasmocytes, cellules sécrétrices d'anticorps circulants,
  - lymphocytes T4, cellules coordonnatrices,
  - lymphocytes T8, cellules capables de lyser des cellules infectées ou cancéreuses.

REMARQUE Les macrophages sont des leucocytes de grande taille, répartis dans les divers tissus de l'organisme.

4. Les défenses immunitaires non spécifiques

A. La peau

La peau constitue une barrière contre la pénétration des germes grâce à deux facteurs :

- un facteur physique : la peau est formée de trois couches (l'hypoderme, le derme et l'épiderme) qui s'opposent à l'intrusion des éléments étrangers ;
- un facteur chimique : la surface de la peau est recouverte d'un mélange de sébum et de sueur dont le pH acide est défavorable au développement de nombreux agents infectieux.

B. Les muqueuses

Les muqueuses disposent elles aussi de systèmes de défense contre les germes, mais sont malgré tout plus perméables aux germes que la peau.

a. Le lysozyme

Les épithéliums du rhinopharynx, de l'intestin, des organes génitaux (lieux privilégiés de la pénétration des germes) sont protégés par des sécrétions contenant une enzyme, le lysozyme, capable de dégrader la paroi de nombreuses bactéries. Les larmes et la salive en contiennent également.

b. Le mucus

Le mucus des sécrétions nasales et bronchiques engluent les bactéries, les poussières, etc., qui sont ensuite refoulées, avec le film muqueux, grâce aux mouvements des cils vibratiles des cellules épithéliales.

c. Le pH

Certaines sécrétions (lacrymales, vaginales, gastriques) ont un pH **acide**, ce qui inhibe le développement de certains agents pathogènes.

C. Les bactéries commensales résidentes

De nombreuses bactéries sont présentes en surface de la peau et des muqueuses. Elles constituent les flores, dont les principales sont :
- la flore cutanée ;
- la flore respiratoire ;
- la flore digestive (avec notamment la flore intestinale) ;
- la flore génitale.

Ces flores sont bénéfiques pour la santé et jouent un rôle très important dans l'immunité non spécifique. Elles limitent la prolifération de bactéries commensales potentiellement dangereuses et gênent la colonisation par des bactéries pathogènes.

D. La réaction inflammatoire

La réaction inflammatoire facilite l'élimination des germes ayant franchi la barrière cutanée ou muqueuse. Elle se déroule en plusieurs étapes :
- limitation de la propagation des germes, grâce à une protéine, la fibrine, qui forme un maillage au niveau de la plaie ;
- attraction des polynucléaires et des macrophages, qui vont phagocyter les germes (les polynucléaires traversent la paroi des capillaires : diapédèse) ;
- élimination des débris pour que la cicatrisation puisse débuter.

Les quatre signes qui caractérisent une réaction inflammatoire : rougeur, chaleur, œdème et douleur.

a. La diapédèse

La diapédèse est la faculté que possèdent certains leucocytes (polynucléaires et monocytes) de traverser la paroi des capillaires pour aller vers les tissus.

La diapédèse

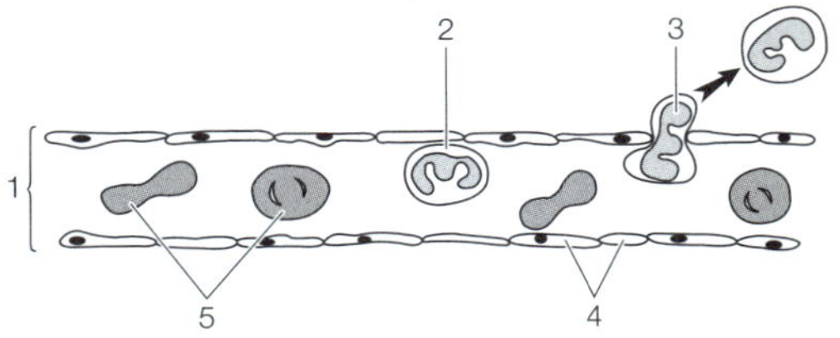

1. un capillaire ; 2. un polynucléaire ; 3. le noyau du polynucléaire ;
4. les cellules épithéliales formant la paroi du capillaire ;
5. des hématies.

b. La phagocytose

Définition : La phagocytose est un moyen de défense immunitaire non spécifique qui n'intervient pas uniquement lors de la réaction inflammatoire.

La phagocytose est le phénomène par lequel certains leucocytes (les macrophages, les polynucléaires ou les monocytes) englobent et détruisent des particules, certains micro-organismes ou des cellules mortes. La phagocytose comporte trois étapes :

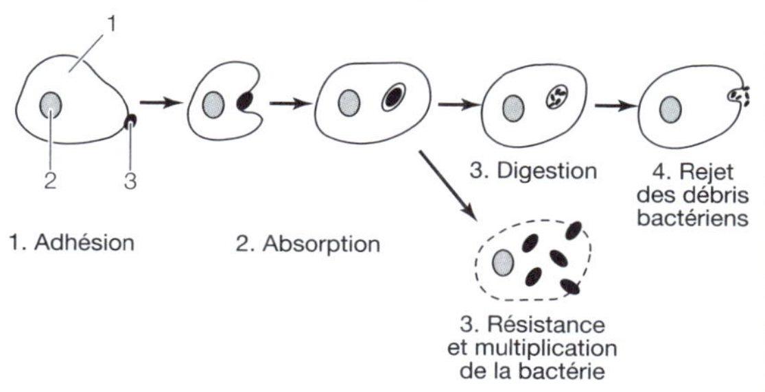

1. un macrophage ; 2. le noyau ; 3. une bactérie.

- la reconnaissance du germe (par exemple) et l'adhérence ;
- l'ingestion du germe ;
- la lyse et la digestion du germe.

REMARQUE Parfois la cellule phagocytaire est elle-même détruite lors de la phagocytose. Le pus est un mélange de globules blancs morts, de débris tissulaires et de micro-organismes.

5. Les défenses immunitaires spécifiques

Si des agents pathogènes parviennent à franchir la barrière cutanée ou muqueuse, des éléments du système de défense **non spécifique** entrent en action (réaction inflammatoire). Si ceux-ci sont inefficaces, les éléments du système immunitaire non spécifique (les macrophages) permettront l'activation du système immunitaire **spécifique.** La réaction est spécifique c'est-à-dire qu'elle varie selon l'agent infectieux considéré. Cette réaction du système immunitaire est plus longue à mettre en place, car il faut **s'adapter** à un élément infectieux précis, mais elle est **plus efficace.**

A. Les anticorps

Les anticorps, ou immunoglobulines, sont des protéines fabriquées par les plasmocytes suite à la pénétration d'un antigène dans l'organisme. Les anticorps circulent dans le sang et la lymphe. Ils neutralisent l'antigène et induisent son élimination.

B. Le système du complément

Le système du complément est un ensemble d'environ vingt protéines fabriquées par le foie, la rate et l'intestin. Ces protéines participent à la destruction des bactéries ou des cellules infectées, sur lesquelles sont fixés des anticorps.

6. Quelques moyens médicaux de lutte contre les agents infectieux

A. La vaccination

La vaccination est une méthode de prévention de certaines maladies infectieuses par injection d'antigènes non pathogènes dans l'organisme (vaccin). La vaccination induit la fabrication d'anticorps. Il s'agit d'une immunité active, durable, mais qui se met en place lentement.

a. Les vaccinations obligatoires

Les vaccinations contre la diphtérie, le tétanos, la poliomyélite, la coqueluche, l'Haemophilus influenzae b, l'hépatite B, le méningocoque C, le pneumocoque, la rougeole, les oreillons et la rubéole sont obligatoires avant l'âge de 2 ans pour les nourrissons nés à partir du 1er janvier 2018.

Le vaccin obligatoire pour **les professionnels de la santé** est le vaccin contre l'**hépatite B**.

b. Les vaccinations recommandées

La vaccination contre les infections à Papillomavirus humains (HPV) est recommandée pour toutes les jeunes filles de 11 à 14 ans.

Le vaccin contre la **grippe** est conseillé pour tous, tous les ans à partir de 60 ans.

B. La sérothérapie

La **sérothérapie** est une méthode de traitement de certaines maladies infectieuses par injection d'un sérum contenant des anticorps. Il s'agit d'une immunité immédiate, mais passive et non durable.

C. Les antibiotiques

Les antibiotiques sont des molécules capables de tuer les **bactéries** ou de limiter leur prolifération. Ils peuvent être d'origine naturelle (fabriqués par des bactéries ou des champignons), ou synthétisés artificiellement.

L'essentiel à retenir

- Les agents infectieux sont les bactéries, les virus, les protozoaires et les champignons microscopiques.
- Les principaux tissus ou organes lymphoïdes sont la moelle osseuse rouge, le thymus, la rate, les amygdales et les ganglions lymphatiques.
- Les quatre signes d'une réaction inflammatoire sont rougeur, chaleur, œdème et douleur.
- Les anticorps sont produits par les plasmocytes (lymphocytes B transformés).

Entraînement

Difficulté ✗✗✗ | Durée 10 min

QCM

1 Parmi les agents pathogènes suivants, identifiez les bactéries :

a. ❍ le tréponème pâle
b. ❍ le méningocoque
c. ❍ le toxoplasme
d. ❍ *Candida albicans*

2 Parmi les leucocytes suivants, identifiez les cellules phagocytaires :

a. ❍ les polynucléaires
b. ❍ les plasmocytes
c. ❍ les macrophages
d. ❍ les lymphocytes

3 La bacille de Koch provoque :

a. ❍ le tétanos
b. ❍ la tuberculose
c. ❍ la syphilis
d. ❍ une méningite

QRC

4 Quels sont les quatre signes qui caractérisent une réaction inflammatoire ?

Corrigé

1 **a.** et **b.** **2** **a.** et **c.** **3** **b.**

4 Les quatre signes qui caractérisent une réaction inflammatoire sont la rougeur, la chaleur, l'œdème et la douleur.

13 | Le système endocrinien

1. Présentation du système endocrinien

Pour contrôler le fonctionnement des organes, le corps humain dispose de deux systèmes :

– le système nerveux autonome ;

– le système endocrinien.

Le système endocrinien est l'ensemble des glandes endocrines du corps humain. Ces glandes régulent le fonctionnement des organes par l'intermédiaire de messagers chimiques, les hormones.

Les principales glandes endocrines

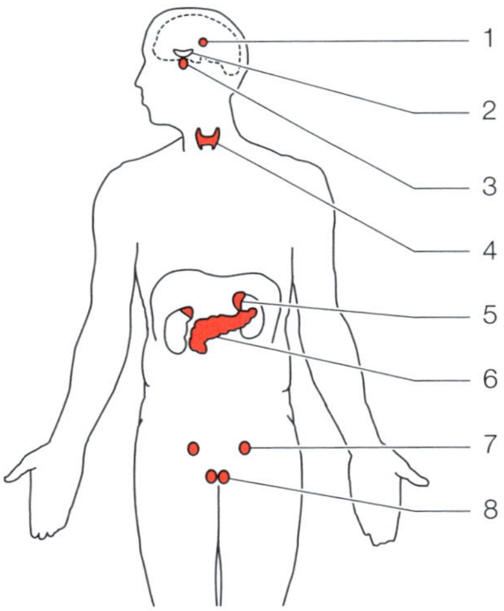

1. l'épiphyse ; 2. l'hypothalamus ; 3. l'hypophyse ; 4. la thyroïde ; 5. une glande surrénale ; 6. le pancréas ; 7. un ovaire (femme) ; 8. un testicule (homme).

REMARQUE Souvent, les glandes endocrines sont elles-mêmes contrôlées par le système nerveux autonome.

FOCUS

Une hormone est une substance fabriquée par une glande endocrine, déversée dans le sang et qui modifie le fonctionnement d'un ou plusieurs organes cibles.

2. Les principales glandes endocrines et leurs sécrétions

A. L'épiphyse

L'épiphyse, ou glande pinéale, est une glande issue d'une évagination d'une zone de l'encéphale. En l'absence de lumière, elle sécrète la mélatonine, régulant ainsi le rythme circadien.

B. L'hypothalamus

L'hypothalamus est une petite région du cerveau. Il est en étroite relation avec l'hypophyse, située dessous. L'hypothalamus sécrète diverses hormones comme :
- l'hormone antidiurétique (L'ADH), qui diminue la diurèse ;
- l'ocytocine, qui agit sur la motilité de l'utérus et sur la sécrétion du lait maternel ;
- des neurohormones, qui régulent le fonctionnement de l'hypophyse.

REMARQUE De nombreuses hormones fabriquées par l'hypophyse contrôlent l'activité d'autres glandes endocrines. Par conséquent, en contrôlant les sécrétions hypophysaires, l'hypothalamus régule le fonctionnement de la majeure partie du système endocrinien.

C. L'hypophyse

L'hypophyse est une glande endocrine située à la base du cerveau, sous l'hypothalamus. Elle comporte deux parties : la posthypophyse et l'antéhypophyse.

La posthypophyse, ou neurohypophyse, stocke l'ocytocine et l'hormone antidiurétique (hormones hypothalamiques), et les sécrète sous le contrôle de l'hypothalamus.

L'antéhypophyse synthétise et sécrète, sous le contrôle des hormones de libération de l'hypothalamus, diverses hormones :
- la prolactine, qui favorise la lactation après l'accouchement ;
- les hormones gonadotropes, qui stimulent les gonades :
- la LH, hormone lutéinisante, qui déclenche l'ovulation puis la formation du corps jaune,
- la FSH, hormone folliculo-stimulante, qui stimule la croissance et la maturation des follicules ovariens,
- la TSH, hormone qui stimule la thyroïde ;
- l'hormone corticotrope, qui stimule les corticosurrénales ;
- l'hormone de croissance, qui stimule les mitoses, cette dernière étant surtout sécrétée avant la puberté.

D. La thyroïde

La thyroïde se situe à la face antérieure du cou, en avant du larynx et de la trachée (conduit laryngo-trachéal). La thyroïde sécrète deux hormones :

– la thyroxine, qui augmente le métabolisme de toutes les cellules de l'organisme ;
– la calcitonine, qui favorise la fixation du calcium dans les os.

E. Le pancréas

Le pancréas se situe dans la partie supérieure de l'abdomen et s'étend de l'anse duodénale à la rate. Les îlots de Langerhans du pancréas sécrètent deux hormones antagonistes :

– l'insuline, qui fait baisser la glycémie (hormone hypoglycémiante) ;
– le glucagon, qui augmente la glycémie (hormone hyperglycémiante).

REMARQUE Le pancréas est à la fois une glande endocrine et exocrine puisqu'il produit également le suc pancréatique (sécrétion exocrine).

F. Les glandes surrénales

Il existe deux glandes surrénales, coiffant chacune un rein. Chaque glande surrénale comporte deux organes endocrines :

– la corticosurrénale ;
– la médullosurrénale.

a. Les corticosurrénales

Les corticosurrénales sécrètent notamment :

– l'aldostérone, qui diminue l'élimination du sodium dans les urines ;
– le cortisol, qui a une action anti-inflammatoire.

b. Les médullosurrénales

Les médullosurrénales sécrètent l'adrénaline et la noradrénaline, qui augmentent notamment le débit cardiaque et élèvent la pression artérielle.

Différencier une glande endocrine d'une glande exocrine

Une glande endocrine est une glande dont les sécrétions (hormones) sont déversées dans le milieu intérieur (sang et lymphe).
Une glande exocrine est une glande dont les sécrétions sont déversées à l'extérieur du corps ou à la surface d'une muqueuse.
Exemples de glandes exocrines :

– les glandes lacrymales, qui sécrètent les larmes ;
– les glandes sudoripares, qui élaborent la sueur ;
– les glandes salivaires, qui fabriquent la salive ;
– le foie, qui produit la bile ;
– le pancréas, l'intestin, l'estomac, qui sécrètent les sucs digestifs.

G. Les ovaires

Les ovaires sont les glandes génitales femelles. Ils sécrètent les hormones sexuelles femelles :

- les œstrogènes, qui stimulent ovogenèse ;
- la progestérone, qui permet gestation.

H. Les testicules

Les testicules sont les glandes génitales mâles. Ils sécrètent les hormones sexuelles mâles, représentées principalement par la testostérone, qui stimule la spermatogenèse.

L'essentiel à retenir

Les principales glandes endocrines

Glandes endocrines	Principales sécrétions	Rôles principaux
L'épiphyse	la mélatonine	régulation du rythme circadien
L'hypothalamus	l'hormone antidiurétique	diminue la diurèse
	l'ocytocine	stimule la contraction de l'utérus et la sécrétion du lait
	des neurohormones	contrôlent l'hypophyse
L'hypophyse	la prolactine	favorise la lactation
	la LH	déclenche l'ovulation puis la formation du corps jaune
	la FSH	stimule la croissance et la maturation des follicules ovariens
	la TSH	stimule la thyroïde
	l'hormone corticotrope	stimule les corticosurrénales
	l'hormone de croissance	stimule les mitoses
La thyroïde	la thyroxine	augmente le métabolisme
	la calcitonine	favorise la fixation du calcium dans les os
Le pancréas	l'insuline	abaisse la glycémie
	le glucagon	augmente la glycémie
Les corticosurrénales	l'aldostérone	diminue l'élimination du sodium dans les urines
	le cortisol	a une action anti-inflammatoire
Les médullosurrénales	l'adrénaline	augmentent le débit cardiaque et élèvent la pression artérielle
	la noradrénaline	
Les ovaires	les œstrogènes	stimulent l'ovogenèse
	la progestérone	permet la gestation
Les testicules	la testostérone	stimule la spermatogenèse

Entraînement

Difficulté ✗✗✗ | Durée 10 min

QCM

❶ La thyroïde sécrète :

a. ❍ l'hormone antidiurétique
b. ❍ la thyroxine
c. ❍ l'ocytocine
d. ❍ la calcitonine

❷ Les ovaires sécrètent :

a. ❍ la LH
b. ❍ les œstrogènes
c. ❍ l'hCG
d. ❍ la progestérone

❸ Le pancréas sécrète :

a. ❍ le glucagon
b. ❍ la calcitonine
c. ❍ l'insuline
d. ❍ la noradrénaline

❹ Les îlots de Langerhans sont situés dans :

a. ❍ la thyroïde
b. ❍ le pancréas
c. ❍ l'hypophyse
d. ❍ les glandes surrénales
e. ❍ l'hypothalamus
f. ❍ les ovaires

QRC

❺ Quelles hormones, fabriquées par les médullosurrénales, augmentent le rythme cardiaque et la pression artérielle ?

❻ Quelle glande endocrine synthétise l'ocytocine et l'hormone antidiurétique ?

Corrigé

❶ b. et d. ❷ b. et d. ❸ a. et c. ❹ b.

❺ L'adrénaline, la noradrénaline.

❻ L'hypothalamus.

14 | La nutrition

Chaque aliment a des caractéristiques nutritionnelles précises. Ils contiennent diverses catégories de composés (glucides, protides, lipides, vitamines, minéraux, fibres, eau) en proportions variables. L'association d'aliments complémentaires d'un point de vue nutritionnel permet de couvrir tous les besoins de l'organisme.

1. Les divers éléments nutritionnels

A. Les glucides

Les glucides correspondent aux **sucres.** Leur rôle est essentiellement **énergétique.** En effet, les cellules de l'organisme produisent de l'énergie en dégradant les glucides. Selon leur nature, les glucides fournissent de l'énergie plus ou moins rapidement à l'organisme.

a. Les sucres rapides

Il s'agit des **oses** (comme le glucose, le fructose ou le galactose) et des sucres formés par l'association de deux oses (tels que le saccharose, le lactose ou le maltose). Ces sucres sont qualifiés de *rapides* car ils fournissent rapidement de l'énergie à l'organisme : ils sont facilement absorbés au niveau de l'intestin grêle et donc circulent dans le sang peu de temps après leur ingestion. Les oses sont directement absorbés ; les sucres formés par l'association de deux oses sont préalablement simplifiés (réaction simple et rapide) :

- le saccharose est simplifié en glucose et fructose ;
- le lactose est divisé en glucose et galactose ;
- le maltose libère deux molécules de glucose.

Les principales sources de sucres rapides sont le sucre (saccharose), les boissons sucrées comme les sodas ou les jus de fruits, les gâteaux, les confiseries, les confitures, le miel (fructose) et les fruits (fructose).

b. Les sucres lents

Ce sont les **molécules complexes** formées par l'association d'un grand nombre d'oses, et que l'organisme digère lentement. Il s'agit notamment de l'**amidon.**

Les principales sources de sucres lents sont les céréales, les produits céréaliers (pain, pâtes, semoule, etc.), les pommes de terre, les bananes et les légumes secs.

FOCUS

Le glucose est le seul glucide « libre » circulant dans le sang. En effet, tous les oses issus de la digestion des glucides et absorbés au niveau de l'intestin sont convertis en glucose par le foie.

B. Les protides

Les protides regroupent les **protéines** et les **acides aminés**. Ils permettent la croissance et la reproduction cellulaire. Les acides aminés, issus de la digestion des protéines, sont utilisés pour la synthèse des protéines de l'organisme : la **kératine**, présente dans l'épiderme, les ongles ou les cheveux, le **collagène,** présent dans tous les tissus conjonctifs, l'**hémoglobine** des cellules sanguines, les enzymes, etc.

Il existe 20 acides aminés, dont 8 dits *essentiels* car l'organisme est incapable de les synthétiser.

Les protéines sont fondamentales pour l'entretien de l'organisme. Elles sont particulièrement importantes chez l'enfant et l'adolescent (période de croissance) ou chez la femme enceinte. Elles se trouvent en quantités importantes dans la viande, le poisson, les œufs et dans les légumineuses comme les lentilles ou les pois cassés.

C. Les lipides

Les lipides correspondent aux **matières grasses.** On distingue :

- les huiles, fluides à température ambiante ;
- les graisses, solides ou relativement épaisses à température ambiante.

Certains lipides ont un **rôle énergétique :** ils sont stockés sous forme de triglycérides (une molécule de glycérol associée à trois acides gras) dans le tissu adipeux. Cette réserve énergétique constitue également un bon isolant contre le froid, et forme une couche protectrice au niveau de l'hypoderme. D'autres lipides, comme le cholestérol ou les phospholipides, entrent dans la composition des **membranes cellulaires.** Enfin certains lipides servent à la fabrication d'**hormones.**

a. Les lipides visibles et les lipides cachés

- Les lipides visibles sont les matières grasses comme le beurre, la crème, le saindoux, le gras autour du jambon ou de l'entrecôte, les huiles d'arachide, d'olive, de colza, etc.

- Les lipides cachés font partie intégrante de l'aliment, et il est très difficile de les distinguer des autres nutriments. Les aliments riches en lipides cachés sont, par exemple la viande, le jaune d'œuf, le fromage, l'avocat, le cacao, le lait entier et les laitages à base de lait entier, la charcuterie, les poissons gras comme le saumon, le thon ou le maquereau, les noix, les amandes, les noisettes, les pistaches, les cacahuètes, etc.

b. Les acides gras

Ce sont des **nutriments**. Ils peuvent être absorbés directement. Les lipides complexes sont formés à partir des acides gras. Les acides gras sont des molécules formées d'une chaîne plus ou moins longue d'atomes de carbone, associés à des atomes d'hydrogène. Les atomes de carbone sont reliés par des liaisons simples ou par des doubles liaisons. On distingue :

- les acides gras **saturés,** qui ne contiennent que des liaisons simples ;
- les acides gras **mono-insaturés,** qui contiennent des liaisons simples et une (mono) double liaison ;
- les acides gras **polyinsaturés,** qui contiennent plusieurs (poly) doubles liaisons.

■ Les acides gras saturés sont principalement d'origine animale. Ils favorisent la formation de la plaque d'athérome (dépôt lipidique à l'intérieur des vaisseaux sanguins).

■ Les acides gras mono- ou polyinsaturés sont essentiellement d'origine végétale. Ils protègent le système cardiovasculaire.

c. Le cholestérol

Le cholestérol est un lipide d'origine animale. Le processus d'absorption du cholestérol est complexe, mais c'est un lipide simple qui n'a pas à être « morcelé » avant d'être absorbé. Toutes les matières grasses d'origine animale contiennent du cholestérol, souvent associé à des acides gras saturés. Le cholestérol est une molécule indispensable à l'organisme :

- c'est un composant essentiel des membranes cellulaires ;
- c'est également un précurseur pour la synthèse :
- des hormones stéroïdiennes,
- de la vitamine D3, au niveau de la peau, grâce aux rayons ultraviolets,
- des sels biliaires, qui entrent dans la composition de la bile fabriquée par le foie.

Cependant, il n'existe pas dans l'organisme de lieu de stockage du cholestérol. Il faut donc veiller à ce que l'apport alimentaire en cholestérol ne dépasse pas les besoins pour éviter que celui-ci ne se dépose sur la paroi des vaisseaux sanguins. Ce dépôt, appelé **athérome,** provoque l'**athérosclérose** c'est-à-dire l'épaississement de la paroi des artères pouvant aller jusqu'à l'obstruction.

Le cholestérol est présent en quantité importante dans le jaune d'œuf, les abats (notamment la cervelle), les huiles de foie de poissons, les poissons gras, les viandes grasses, le beurre, la crème et le fromage.

D. Les minéraux

Les minéraux sont des éléments non organiques, qui entrent dans la composition du corps humain, comme le calcium ou le phosphore des os, ou qui sont nécessaires à son bon fonctionnement, comme le fer. On distingue les macro-éléments, présents en grande quantité dans l'organisme, et les oligo-éléments, présents en très faible quantité.

Les minéraux sont des nutriments : les minéraux présents dans les aliments sont absorbés directement, sans subir de simplifications.

Exemples de macro-éléments : le calcium (Ca), le phosphore (P), le potassium (K), le soufre (S), le chlore (Cl) et le magnésium (Mg).

Exemples d'oligo-éléments : le fer (Fe), le cuivre (Cu), l'iode (I), le manganèse (Mn), le cobalt (Co), le silicium (Si), le chrome (Cr) et le sélénium (Se).

FOCUS

Le fer entre dans la composition de l'hémoglobine. Une carence en fer provoque une anémie, c'est-à-dire une diminution de la quantité d'hématies dans le sang.

L'iode est principalement utilisée par la glande thyroïde pour la fabrication de certaines hormones. Une carence en iode provoque un développement anormal de la thyroïde (un goitre).

E. Les vitamines

Les vitamines sont des molécules organiques, de types très divers, indispensables, à faible dose, au bon fonctionnement de l'organisme. On distingue les vitamines hydrosolubles (B1, B2, B3, B5, B6, B8, B9, B12 et C) et les vitamines liposolubles (A, D, E et K).

FOCUS

Une carence en vitamine C engendre le scorbut.
Une carence en vitamine A entraîne des problèmes oculaires, cutanés et une détérioration de l'état général.
Une carence en vitamine D provoque le rachitisme ou l'ostéomalacie.
Une carence en vitamine K engendre des hémorragies.

F. Les fibres

Les fibres sont des **sucres complexes** présents dans les **végétaux,** et que l'organisme est incapable de digérer. Les plus connus sont la cellulose et les pectines.

Les aliments riches en fibres sont les fruits, les légumes et les aliments à base de céréales complètes.

2. L'équilibre alimentaire

Classiquement, on répartit les aliments en six groupes. Tous les groupes sont indispensables à l'équilibre nutritionnel, cependant certains sont à consommer en quantité réduite (les corps gras, les produits sucrés) alors que d'autres sont à privilégier (les fruits et les légumes, les produits céréaliers).

- Les viandes, les produits de la pêche et les œufs : ils fournissent principalement des protéines, mais également des vitamines et des minéraux.
- Le lait et les produits laitiers : ils permettent de couvrir les besoins en calcium, mais sont également source de protéines et de lipides.
- Les corps gras : ils sont une source d'énergie et de vitamines liposolubles. Les matières grasses d'origine animale contiennent du cholestérol et des acides gras saturés ; celles d'origine végétale apportent des acides gras insaturés et poly-insaturés.
- Les produits céréaliers, les pommes de terre et les légumes secs : ils fournissent des protéines d'origine végétale, des sucres complexes et des fibres.
- Les fruits et les légumes : ils sont riches en eau, en vitamines, en minéraux et sont source de fibres et d'antioxydants comme le bêtacarotène et les polyphénols.
- Le sucre et les produits sucrés : ils contiennent de grandes quantités de sucres rapides. Leur consommation doit être limitée.

FOCUS

Une alimentation équilibrée doit fournir 55 % de glucides, 30 % de lipides et 15 % de protides, et couvrir les besoins en vitamines et minéraux.

3. Les apports énergétiques

Les nutriments énergétiques sont les glucides, les protides et les lipides. Les autres nutriments (vitamines et minéraux) sont sans valeur énergétique.

FOCUS

1 gramme de glucides ou de protides fournit 4 kilocalories, soit 16,7 kilojoules.
1 gramme de lipides fournit 9 kilocalories, soit 37,6 kilojoules.
1 kcal = 4,18 kJ

Les besoins nutritionnels varient en fonction :
- du sexe (les besoins énergétiques d'une femme sont inférieurs à ceux d'un homme) ;
- de l'âge (période de croissance, vieillesse) ;
- du poids ;
- de l'activité physique et intellectuelle ;
- du climat ;
- de l'état physiologique (grossesse, allaitement) ;
- de l'état de santé.

En moyenne, la ration alimentaire doit fournir, suivant l'activité :
– entre 1 800 et 2 200 kilocalories pour une femme ;
– entre 2 100 et 3 000 kilocalories pour un homme.

L'essentiel à retenir

• Les glucides correspondent aux sucres. Leur rôle est essentiellement énergétique.
• Les protides regroupent les protéines et les acides aminés. Ils permettent la croissance et la reproduction cellulaire.
• Les lipides correspondent aux matières grasses. Certains lipides ont un rôle énergétique (stockés sous forme de triglycérides dans le tissu adipeux). D'autres entrent dans la composition des membranes cellulaires (cholestérol, phospholipides). Le cholestérol est également le précurseur des hormones stéroïdes.
• Les minéraux sont des éléments non organiques qui entrent dans la composition du corps humain (calcium ou phosphore des os par ex.) ou qui sont nécessaires à son bon fonctionnement (comme le fer).
• Les vitamines sont des molécules organiques, de types très divers, indispensables, à faible dose, au bon fonctionnement de l'organisme. On distingue les vitamines hydrosolubles (B1, B2, B3, B5, B6, B8, B9, B12 et C) et les vitamines liposolubles (A, D, E et K).

Entraînement

Difficulté ✗✗✗ | Durée 3 min

QCM

❶ Les protéines sont une source :

a. ❍ d'acides gras
b. ❍ d'acides aminés
c. ❍ d'acides nucléiques
d. ❍ d'acide urique

❷ Les triglycérides sont une source :

a. ❍ d'acides nucléiques
b. ❍ d'acides aminés
c. ❍ d'acides gras
d. ❍ d'acides uriques

❸ La vitamine nécessaire à la coagulation sanguine est :

a. ❍ la vitamine D
b. ❍ la vitamine K
c. ❍ la vitamine A
d. ❍ la vitamine C

❹ Une alimentation équilibrée doit fournir :

a. ❍ 15 % de lipides, 30 % de protides et 55 % de glucides
b. ❍ 40 % de protides, 10 % de lipides et 50 % de glucides
c. ❍ 55 % de glucides, 30 % de lipides et 15 % de protides
d. ❍ 35 % de glucides, 50 % de protides et 15 % de lipides

QRC

❺ Quelles sont les deux grandes catégories des vitamines ?

Corrigé

❶ **b.** ❷ **c.** ❸ **b.** ❹ **c.**
❺ Les vitamines liposolubles et les vitamines hydrosolubles.

Annales corrigées

Sujet

Concours d'entrée en IFAS, Assistance publique-Hôpitaux de Paris, mars 2018

Durée 30 min

Questions

❶ **Légendez le schéma suivant en associant une réponse à chaque numéro.**

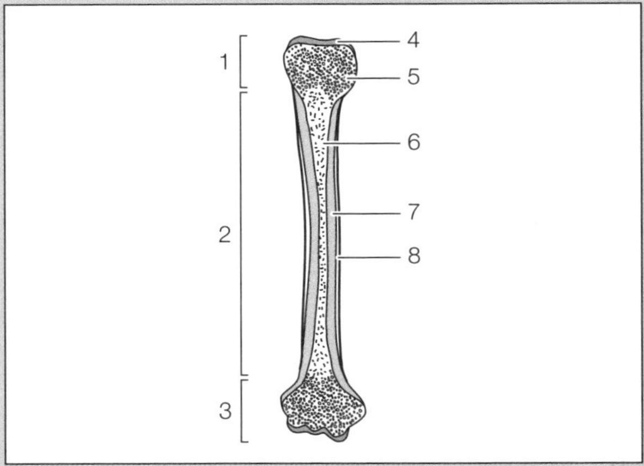

❷ **Complétez le texte lacunaire ci-dessous avec les termes suivants :** phanères, le derme, l'hypoderme, l'épiderme, le tégument.

La peau, organe du toucher, recouvre tout notre corps. Elle se compose de trois parties. De l'extérieur vers l'intérieur : ...., qui est la partie superficielle. Puis ...., qui est la partie intermédiaire. Enfin, ..., qui est la partie la plus profonde. La peau et ses .... (ongles et poils) se nomment ....

❸ **Trouvez l'intrus dans chacune des trois listes suivantes.**

a. Myocarde, ventricule, aorte, artère, hypophyse, valve mitrale.
b. Dendrite, neurones, cellule de Schwann, gaine de myéline, corps cellulaire, sinus.
c. Étrier, trompe auditive, rétine, pavillon, cochlée, tympan.

❹ **Vrai ou faux ?**

a. L'estomac est situé après l'œsophage.
b. Le sternum sépare les deux ventricules cardiaques.
c. Le sébum entoure la plèvre.
d. La rotule est située dans le membre inférieur.
e. Le duodénum est une partie de l'intestin grêle.

❺ **Classez les termes suivants dans le tableau ci-dessous :** fémur, épididyme, bronches, bassinet, péroné, alvéoles, néphron, cardia, scrotum, pylore.

Appareil génital masculin	
Estomac	
Rein	
Appareil locomoteur	
Poumons	

Corrigé

❶ **1.** une épiphyse ; **2.** la diaphyse ; **3.** une épiphyse **4.** le cartilage articulaire ; **5.** l'os spongieux (contenant la moelle osseuse rouge) ; **6.** le canal médullaire (contenant la moelle osseuse jaune) ; **7.** l'os compact ; **8.** le périoste.

❷ La peau, organe du toucher, recouvre tout notre corps. Elle se compose de trois parties. De l'extérieur vers l'intérieur : **l'épiderme**, qui est la partie superficielle. Puis **le derme**, qui est la partie intermédiaire. Enfin, **l'hypoderme**, qui est la partie la plus profonde. La peau et ses phanères (ongles et poils) se nomment **le tégument**.

❸

a. L'intrus est l'hypophyse.

REMARQUE L'hypophyse appartient au système endocrinien. Les autres termes désignent des éléments de l'appareil circulatoire.

b. L'intrus est le sinus.

REMARQUE Un sinus est une cavité osseuse tapissée d'une muqueuse. Les autres termes se rapportent aux cellules nerveuses.

c. L'intrus est la rétine.

REMARQUE La rétine fait partie de l'œil. Les autres termes désignent des éléments de l'oreille.

❹

a. L'estomac est situé après l'œsophage. **Vrai.**

b. Le sternum sépare les deux ventricules cardiaques. **Faux.**

REMARQUE Le sternum est un os de la cage thoracique. Le septum interventriculaire sépare les deux ventricules cardiaques.

c. Le sébum entoure la plèvre. **Faux.**

REMARQUE Le sébum est un liquide gras sécrété par les glandes sébacées. Il lubrifie les cheveux et les poils, et limite le dessèchement de la peau. La plèvre est la séreuse qui entoure les poumons.

d. La rotule est située dans le membre inférieur. **Vrai.**

REMARQUE La rotule se trouve au niveau du genou.

e. Le duodénum est une partie de l'intestin grêle. **Vrai.**

REMARQUE L'intestin grêle comporte trois segments : le duodénum, le jéjunum et l'iléon.

5

Appareil génital masculin	épididyme
	scrotum
Estomac	cardia
	pylore
Rein	bassinet
	néphron
Appareil locomoteur	fémur
	péroné
Poumons	bronches
	alvéoles

Mathématiques

➲ Planning de révisions 318

➲ Méthodologie et conseils 320

➲ Le cours 322

➲ Annales corrigées 384

Planning de révisions

Pour mettre toutes les chances de votre côté, votre préparation doit :

– débuter le plus tôt possible (l'assimilation des notions ne peut se faire que progressivement) ;

– se traduire par un travail régulier (l'étude quotidienne d'un nouveau point de cours est plus profitable qu'une journée entière consacrée à votre concours tous les sept ou quinze jours) ;

– s'appuyer sur un programme de révision bien défini.

Le tableau ci-après est là pour vous aider à gérer vos révisions selon le temps qui vous sépare du concours. Votre travail s'organise en huit périodes. La durée d'une période dépend de la date de votre concours. Par exemple, si nous sommes au début du mois de janvier et que votre concours a lieu la troisième semaine de mai, vous disposez de 18 semaines de préparation. La période 1 ne doit pas excéder deux ou trois jours. Les autres périodes de révision dureront donc en moyenne deux semaines et demie. Bien entendu, si vous débutez votre préparation plus tôt dans l'année, la durée de chaque période sera accrue. Il n'est pas nécessaire de consacrer plus de trois semaines à chaque chapitre. Si plus de 21 semaines vous séparent du concours, procurez-vous un livre d'entraînement et utilisez ce temps supplémentaire pour répondre au plus grand nombre de questions.

Dans tous les cas, soyez rigoureux, respectez votre planning de révision. Il arrive trop souvent, lorsque la date du concours paraît encore lointaine, que l'on remplace la séquence de travail prévue par une activité qui semble sur le moment prioritaire. Et finalement, quand la date du concours est proche, la préparation se fait dans la précipitation et avec anxiété.

PÉRIODES	DURÉES	CONTENUS DES RÉVISIONS
PÉRIODE 1	2 jours	Découverte de l'épreuve
PÉRIODE 2	2 à 3 semaines	La numération
PÉRIODE 3	2 à 3 semaines	Le calcul mental
PÉRIODE 4	2 à 3 semaines	Les quatre opérations
PÉRIODE 5	2 à 3 semaines	Mesures et conversions
PÉRIODE 6	2 à 3 semaines	Le temps
PÉRIODE 7	2 à 3 semaines	Fractions, proportions et pourcentages
PÉRIODE 8	2 à 3 semaines	Révisions générales

■ **Période 1 :** elle doit vous permettre de découvrir l'épreuve de mathématiques. Pour cela vous pouvez lire, sans les résoudre, les énoncés des exercices d'entraînement et du sujet d'annales et le programme des connaissances que vous devez maîtriser (lisez attentivement le sommaire). Pendant cette première période de travail, il est également important de bien lire les conseils méthodologiques présentés plus loin.

■ **Périodes 2 à 7 :** nous vous conseillons d'étudier les chapitres de cours dans l'ordre puisque certaines notions étudiées dans un chapitre prennent appui sur celles étudiées dans les chapitres précédents. Chaque point de cours est suivi d'un exercice d'application. Prenez le temps de le résoudre, même lorsque la notion abordée vous paraît simple. C'est le moyen de vérifier qu'un point de cours est acquis avant de passer au suivant.

CONSEIL Il vous appartient d'adapter la durée des différentes périodes en fonction de vos connaissances préalables. La période 1 est très importante puisqu'elle doit vous permettre d'identifier les chapitres que vous connaissez partiellement, voire complètement, et ceux dont vous ignorez tout. Ainsi, par exemple, si les notions de conversion vous sont familières et qu'à l'inverse vous maniez difficilement les fractions et les pourcentages vous pourrez réduire la durée de la période 5 au profit de la période 7.

■ **Période 8 :** cette dernière étape est une sorte de répétition générale avant l'examen. Entraînez-vous grâce au sujet d'annales proposé. Reproduisez les **conditions du concours** : pas de calculatrice, pas de notes de cours sous les yeux. Munissez-vous de quelques feuilles de brouillon et d'une copie vierges. Rédigez **complètement** vos réponses, comme vous aurez à le faire le jour de l'examen. Travaillez en temps limité (20 à 25 minutes, relecture comprise).

Refaites les exercices proposés dans les différents chapitres de cours. Si un exercice pose problème ou si vous ne parvenez pas au résultat, relisez attentivement le chapitre de cours concerné.

Méthodologie et conseils

1. Conseils pour une bonne préparation

A. Débutez la préparation le plus tôt possible

Les progrès s'observent à la suite d'un travail régulier et d'une assimilation des raisonnements. En suivant un programme défini et régulier, vous acquerrez les réflexes nécessaires pour être performant le jour de l'examen.

B. Entraînez-vous au calcul mental

Bannissez la calculatrice de votre vie quotidienne.

- **Étape 1 :** si nécessaire, revoyez vos tables de multiplication.
- **Étape 2 :** découvrez ou redécouvrez les méthodes de calcul mental *(reportez-vous au cours p. 293).*
- **Étape 3 :** utilisez les situations de la vie quotidienne pour vous entraîner. Grand nombre de situations correspondent aux exercices que vous retrouverez au concours. Ces exercices supplémentaires sont très importants pour progresser et gagner en rapidité. Ils sont simples à mettre en place et le corrigé est donné immédiatement.

Exemples :
1. Lors d'un achat en boulangerie par exemple, effectuez l'addition au fur et à mesure que vous choisissez les articles, en attendant votre tour.
2. Lorsque vous réglez un achat en liquide et que vous n'avez pas l'appoint, calculez mentalement la monnaie qui doit vous être rendue sur le billet que vous avez donné.

2. Conseils pour réussir l'examen

- Au début de l'épreuve, parcourez rapidement tout le sujet pour identifier les questions les plus faciles. Les questions étant indépendantes les unes des autres, il serait dommage de perdre du temps sur une question qui est pour vous délicate, donc assurez-vous d'avoir les points correspondants aux questions qui vous semblent simples.
- Soyez très attentif aux **consignes** qui vous seront données oralement en début d'épreuve ou qui seront écrites sur le sujet. *Exemples :* « Le raisonnement et les opérations doivent apparaître sur la copie » ; « Utilisez de l'encre bleue ou noire exclusivement ».

- **Soignez votre écriture.** Même sur votre brouillon. Si les chiffres sont mal écrits, s'ils sont mal positionnés lorsque vous posez votre addition, etc., la probabilité que vous obteniez une réponse juste diminue. Sur la copie, en lisant vos réponses, le correcteur ne doit pas confondre vos *5* et vos *6*, vos *3* et vos *9*, etc. Dans le doute, il pourra considérer que la réponse est fausse. De plus, très fréquemment, vous lirez ceci sur les sujets d'examen : « L'appréciation de la présentation, de la propreté, du respect des consignes peut entraîner une pénalité de 2 points. »

- Selon les centres d'examen, vous aurez à répondre directement sur le sujet ou sur une copie à part. Dans ce dernier cas, veillez à bien reporter le numéro de la question sur votre copie avant d'y répondre.

- **Relisez-vous.** Contrôlez que le résultat est plausible Vérifiez que vous n'avez pas oublié de mettre l'unité dans le résultat.

- S'il vous reste du temps, contrôlez, si possible, le résultat par une autre méthode.

Le cours

1 | La numération

1. Les nombres et les chiffres

■ Il existe dix chiffres : 0, 1, 2, 3, 4, 5, 6, 7, 8 et 9, à partir desquels il est possible de former tous les nombres. Ces dix chiffres arabes sont la base du calcul mathématique dans notre système de numération. Ce système est dit décimal.

■ Les nombres relèvent d'une notion plus abstraite liée au besoin de mesurer. Retenez qu'ils sont formés d'un ou plusieurs chiffres.

Pour une meilleure compréhension, il est possible de faire la comparaison avec l'écriture :

- les 26 lettres de l'alphabet sont l'équivalent des 10 chiffres ;
- ces 26 lettres permettent d'écrire des mots, de même que les 10 chiffres permettent d'écrire des nombres ;
- il existe des mots d'une ou plusieurs lettres, de même qu'il existe des nombres d'un ou plusieurs chiffres.

Exemple : dans la phrase « j'aimerais réussir à intégrer l'institut de formation des aides-soignants », « j' », « à » et « l' » sont des mots d'une seule lettre.

Exercice d'application

Parmi les propositions suivantes, retrouvez celles qui sont à la fois des chiffres et des nombres.

a. 14 b. 91 422 c. 7 d. 3 e. 6 000 f. 20 g. 5 h. 888

Corrigé

c., d. et g.

3, 5 et 7 sont des chiffres, et des nombres composés d'un seul chiffre.

14 est un nombre composé de deux chiffres : 1 et 4.

91 422 est un nombre composé de cinq chiffres : 9, 1, 4 et deux 2.

6 000 est un nombre composé de quatre chiffres : 6 et trois 0.

20 est un nombre composé de deux chiffres : 2 et 0.

888 est un nombre composé de trois chiffres : trois 8.

2. Les nombres entiers

Les nombres entiers se forment grâce aux dix chiffres. On passe d'un nombre au suivant en ajoutant 1. La suite des entiers est donc infinie puisqu'on peut ajouter 1 indéfiniment.

- Les nombres de 1 à 9 sont formés d'un seul chiffre, dit chiffre des **unités.**
- **Les nombres à deux chiffres sont composés à droite du chiffre des unités et à gauche d'un chiffre dit des dizaines (le premier nombre à deux chiffres est dix, d'où l'expression chiffre des dizaines).**
- **Les nombres à trois chiffres sont composés des chiffres des unités et des dizaines et, à gauche, du chiffre dit des centaines (le premier nombre à trois chiffres est cent, d'où l'expression chiffre des centaines).**

Pour les entiers supérieurs à 999, on passe à la classe des mille puis à celle des millions. Chaque classe comprend les rangs unités, dizaines, centaines.

Classe des millions			Classe des mille			Classe des unités		
cent.	diz.	unit.	cent.	diz.	unit.	cent.	diz.	unit.
1	7	8	4	6	7	3	8	5

Exercices d'application

1. Dans le nombre 2 634, que représentent le 4 et le 2 ?
Si nécessaire, vous pouvez retracer le tableau.

2. Dans le nombre 321 556, quel est le chiffre des unités ?

3. Dans le nombre 58 492, que représentent le 2, le 4 et le 5 ?

Corrigé

1. Le 4 représente le chiffre des unités. Le 2 représente le chiffre des unités de mille (encore appelé chiffre des milliers).

A SAVOIR Si l'on vous demande de trouver le chiffre des unités, sans autres précisions, il s'agit des unités de la classe des unités.

2. Le chiffre des unités est le 6 ; chiffre des unités de la classe des unités.

3. Le 2 représente le chiffre des unités. Le 4 représente le chiffre des centaines. Le 5 représente le chiffre des dizaines de mille.

La règle d'écriture des nombres impose de regrouper les chiffres 3 par 3 en partant de la fin, de manière à respecter les classes. Cela facilite ainsi la lecture des grands nombres.

1 000 : mille
10 000 : dix mille
100 000 : cent mille
1 000 000 : un million
10 000 000 : dix millions
100 000 000 : cent millions
1 000 000 000 : un milliard
10 000 000 000 : dix milliards
100 000 000 000 : cent milliards

On lit, de gauche à droite, les nombres de chaque classe en les faisant suivre du nom de la classe.

Par exemple, « 32 841 506 » se lit : 32 millions 841 mille 506 unités.

Classe des millions			Classe des mille			Classe des unités		
cent.	diz.	unit.	cent.	diz.	unit.	cent.	diz.	unit.
	3	2	8	4	1	5	0	6

En pratique, le nom de la classe des unités n'apparaît pas. Ainsi, « 32 841 506 » devient 32 millions 841 mille 506.

FOCUS

• À l'intérieur d'une classe, les 0 devant un autre chiffre sont « muets ».
Exemples :
– 043 se lit « quarante-trois » ;
– 005 se lit « cinq ».

• À l'intérieur d'une classe, il faut tenir compte des « 0 » situés derrière un autre chiffre.
Exemples :
– 030 se lit « trente » et non « trois » ;
– 600 se lit « six cents » et non « six ».

Entraînement

Difficulté ✗✗✗ | Durée 10 min

Questions

1 Recopiez les nombres suivants en laissant des espaces entre les classes.

a. 935221 **b.** 5037446 **c.** 31457
d. 423765988 **e.** 76524310

2 Quelles sont les propositions exactes?

A 560 410 se lit :

a. ❍ cinquante-six mille quatre cent dix

b. ❍ cinq cent soixante mille quatre cent dix
c. ❍ cinq cent soixante quatre cent dix mille
d. ❍ cinquante-six zéro quatre cent dix

B 63 180 se lit :
a. ❍ soixante-trois cent quatre-vingt mille
b. ❍ soixante-trois millions cent quatre-vingt mille
c. ❍ soixante-trois mille cent quatre-vingts
d. ❍ soixante-trois millions cent quatre-vingts

C 12 054 se lit :
a. ❍ cent vingt mille cinquante-quatre
b. ❍ douze mille zéro cinquante-quatre
c. ❍ cent vingt millions cinquante-quatre
d. ❍ douze mille cinquante-quatre

D 82 000 376 se lit :
a. ❍ quatre-vingt-deux mille trois cent soixante-seize
b. ❍ quatre-vingt-deux millions trois cent soixante-seize
c. ❍ quatre-vingt-deux millions trois cent soixante-seize mille
d. ❍ quatre-vingt-deux milliards trois cent soixante-seize

❸ Écrivez en chiffre les nombres suivants.
a. ❍ deux mille trois cent quarante et un
b. ❍ quarante millions trente-cinq mille quatre-vingts
c. ❍ cent deux mille quatre cent six
d. ❍ cinq millions

❹ Quelles sont les propositions exactes ?

A 67432 s'écrit et se lit :
a. ❍ 674 32 ; six cent soixante-quatorze mille trente-deux
b. ❍ 67 432 ; soixante-sept millions quatre cent trente-deux mille
c. ❍ 67 432 ; soixante-sept mille quatre cent trente-deux
d. ❍ 67 432 ; soixante-sept cent quatre cent trente-deux

B 4710040 s'écrit et se lit :
a. ❍ 47 100 40 ; quarante-sept millions cent mille quarante
b. ❍ 4710 040 ; quatre mille sept cent dix mille quarante
c. ❍ 4 710 040 ; quatre millions sept cent dix mille zéro quarante
d. ❍ 4 710 040 ; quatre millions sept cent dix mille quarante
e. ❍ 471 0040 ; quatre cent soixante et onze mille quarante

Corrigé

❶ **a.** 935 221, **b.** 5 037 446, **c.** 31 457, **d.** 423 765 988, **e.** 76 524 310

❷ Rappelez-vous que les grands nombres se lisent classe par classe.
A b. B c. C d. D b.

❸ **a.** 2 341, **b.** 40 035 080, **c.** 102 406, **d.** 5 000 000.

❹ **A c. B d.**

3. Les nombres décimaux

Un nombre décimal est un nombre qui comporte une virgule suivie d'un nombre fini de chiffres.

Exemple : 15,628

On dit qu'il possède une partie entière (ici 15) et une partie décimale (0,628)

La partie décimale représente une fraction de l'unité ; elle est donc comprise entre 0 et 1.

- Le premier chiffre après la virgule est le dixième d'unité.
- Le deuxième chiffre après la virgule est le centième d'unité.
- Le troisième chiffre après la virgule est le millième d'unité.

Les nombres décimaux que vous aurez à manipuler auront rarement plus de trois chiffres après la virgule.

Partie entière			Partie décimale		
centaines	dizaines	unités	dixièmes	centièmes	millièmes
	1	5	6	2	8

15,628 s'interprète donc comme 15 unités, 6 dixièmes, 2 centièmes, 8 millièmes ou 15 unités, 628 millièmes.

Lorsque la partie entière d'un nombre est nulle, cela signifie que ce nombre ne représente qu'une partie d'unité.

Exemples : 0,1 représente 1 dixième d'unité ; 0,45 représente 45 centièmes d'unité.

FOCUS

• Un nombre décimal reste inchangé si on ajoute ou retire des zéros avant la partie entière ou à la fin de la partie décimale.
Exemples : 07,860 = 7,86.

• Un nombre entier est en fait un nombre décimal dont la partie décimale est nulle.
Exemples : 12,000 est l'équivalent de 12.

• Un nombre décimal est toujours compris entre deux nombres entiers consécutifs.
Exemple : 136,486 est compris entre 136 et 137.

Exercices d'application

1 Réécrire les nombres suivants en supprimant, si nécessaire, les zéros inutiles.

a. 003,8 b. 75,0 c. 040 d. 1,001 0
e. 013,50 f. 057,040 g. 040,0 h. 0,000 30
i. 13,508 j. 0,000 1 k. 10,07 l. 020,020

2 Parmi ces nombres décimaux :
05,20 - 50,20 - 5,200 - 5,020 - 050,20 - 05,02

a. Trouvez ceux égaux à 5,2
b. Trouvez ceux égaux à 50,2
c. Trouvez ceux égaux à 5,02

Corrigé

1 a. 3,8 b. 75 c. 40 d. 1,001
e. 13,5 f. 57,04 g. 40 h. 0,000 3
i. 13,508 j. 0,000 1 k. 10,07 l. 20,02

2 a. 5,2 = 05,20 = 5,200
b. 50,2 = 50,20 = 050,20
c. 5,02 = 5,020 = 05,02

4. Manipuler les nombres

A. Comparer les nombres entiers

FOCUS

• Un nombre entier à un chiffre est toujours inférieur à un nombre à deux chiffres, lui-même toujours inférieur à un nombre à trois chiffres, etc.
Exemple : 8 < 21 < 210 < 1 500

• Pour comparer des nombres dont le nombre de chiffres est équivalent, il faut comparer le chiffre du rang le plus haut dans la classe la plus haute.
Exemples :
279 < 456 car 2 < 4
3 006 > 1 999 car 3 > 1

= signifie « est égal à »
≈ signifie « est à peu près égal à »
< signifie « est inférieur à »
> signifie « est supérieur à »
≤ signifie « est inférieur ou égal à »
≥ signifie « est supérieur ou égal à »

Exercice d'application

Ordonnez les nombres suivants dans l'ordre croissant.
50 - 31 - 49 - 6 722 - 310 - 9 - 672 - 54

Corrigé

9 < 31 < 49 < 50 < 54 < 310 < 672 < 6 722

B. Comparer les nombres décimaux

FOCUS

Le plus grand des nombres décimaux est toujours celui qui comporte le plus grand nombre d'unités, autrement dit celui dont la partie entière est la plus grande.
Exemple : 7,578 < 43,1 < 578,06 < 1 792,1

Pour comparer des nombres dont la partie entière est équivalente, on compare successivement le chiffre des dixièmes, des centièmes, puis des millièmes, etc.
Exemples :
1,279 < 1,456 car 2 < 4
43,103 > 43,101 car 3 > 1

Exercice d'application

Voici les poids de naissance de différents enfants :
Maïli : 2,740 kg ; Clovis : 3,240 kg ; Laure-Anne : 3,2 kg ; Darius : 3,6 kg ; Solange : 2,8 kg.
Classez ces enfants du plus léger au plus lourd.

Corrigé

Parmi tous ces enfants, les plus « légers » pèsent moins de 3 kg et les plus « lourds » pèsent plus de 3 kg. On commence donc par comparer Maïli et Solange :
- les chiffres des unités sont identiques
2,740 / **2**,8
- on compare donc les dixièmes
2,**740** /2,**8**
7 < 8 donc 2,**7**40 < 2,**8**

On compare ensuite Clovis, Laure-Anne et Darius :
Là encore les chiffres des unités sont identiques, on compare donc les dixièmes :
3,**2**40 / 3,**2** / 3,**6**
2 < 6 donc 3,**2**40 < 3,**6** et 3,**2** < 3,**6**

Mais le chiffre des dixièmes est encore identique pour 3,2 et 3,240. Il nous faut donc comparer le chiffre des centièmes :
3,2**4**0 / 3,2
3,2 peut aussi s'écrire 3,2**0**0 ; le chiffre des centièmes est donc 0.
Or 0 < 4 donc 3,2**0**0 < 3,2**4**0
On peut donc écrire :
2,740 kg (Maïli) < 2,8 kg (Solange) < 3,2 kg (Laure-Anne) < 3,240 kg (Clovis) < 3,6 kg (Darius)

C. Arrondir les nombres décimaux

Lorsque dans un exercice le résultat n'est pas un nombre entier, il peut vous être demandé de l'arrondir au dixième ou au centième près. Nous allons donc étudier ce que signifie arrondir un nombre.

Soit, par exemple, le nombre décimal 28,816. Il est possible d'encadrer ce nombre de différentes façons :

- Entre deux entiers consécutifs :
  28 < 28,816 < 29
  On dit que c'est un encadrement à l'unité près.
  Or 28,816 est plus proche de 29 que de 28 ; on dit que 29 est **l'arrondi à l'unité de 28,816.**
- Entre deux nombres décimaux consécutifs :
  28,8 < 28,816 < 28,9
  On dit que c'est un encadrement au dixième près.
  Or 28,816 est plus proche de 28,8 que de 28,9 ; on dit que 28,8 est **l'arrondi au dixième près.**
- Entre deux nombres décimaux consécutifs :
  28,81 < 28,816 < 28,82
  On dit que c'est un encadrement au centième près.
  Or 28,816 est plus proche de 28,82 que de 28,81 ; on dit que 28,82 est **l'arrondi au centième près.**

FOCUS

Nombre arrondi à l'unité près : le dernier chiffre de ce nombre est l'unité.
Nombre arrondi au dixième près : le dernier chiffre de ce nombre est le dixième.
Nombre arrondi au centième près : le dernier chiffre de ce nombre est le centième.

Règle à suivre

- Étape 1 :
  – pour arrondir à l'unité, on observe le chiffre des dixièmes ;
  – pour arrondir au dixième près, on observe le chiffre des centièmes ;
  – pour arrondir au centième près, on observe le chiffre des millièmes ;
  – etc.
- Étape 2 :
  – lorsque ce chiffre est 0, 1, 2, 3 ou 4 on arrondit « au-dessous » c'est-à-dire que le dernier chiffre du nombre arrondi est inchangé par rapport au nombre initial ;
  – lorsque ce chiffre est 5, 6, 7, 8 ou 9 on arrondit « au-dessus » c'est-à-dire qu'on ajoute 1 au dernier chiffre du nombre arrondi.

Exemples :

Nombre initial	Arrondi à l'unité près	Arrondi au dixième près	Arrondi au centième près
45,739	46	45,7	45,74

De la même façon et suivant les mêmes règles, il est possible d'arrondir un nombre entier à la dizaine ou à la centaine près par exemple.

Exemples :

Nombre initial	Arrondi à la dizaine près	Arrondi à la centaine près
68	70	100
378	380	400

Entraînement

Difficulté ✗✗✗ | Durée 5 min

Questions

❶ Pour chaque paire de nombres proposée, trouvez le plus petit nombre.

a. 18,001 et 18,01
b. 35,1 et 35,09
c. 21,100 et 21,99

❷ Ordonnez les nombres suivants dans l'ordre croissant.

a. 50 - 0,009 - 0,08 - 400 - 0,7
b. 32,12 - 31,22 - 32,21 - 41,21 - 42,11 - 41,12

❸ Ordonnez les nombres suivants dans l'ordre décroissant.

a. 4,21 - 2,32 - 2,23 - 4,12 - 3,13 - 3,31
b. 2,54 - 2,6 - 2,09 - 1,98 - 2 - 1,1 - 1,200 - 1,40 - 12

❹ Arrondir au dixième puis au centième près les nombres suivants :

a. 14,372 **b.** 6,775

Corrigé

❶ **a.** 18,001, **b.** 35,09, **c.** 21,100 = 21,1

❷ **a.** $0{,}009 < 0{,}08 < 0{,}7 < 50 < 400$
b. $31{,}22 < 32{,}12 < 32{,}21 < 41{,}12 < 41{,}21 < 42{,}11$

❸ **a.** $4{,}21 > 4{,}12 > 3{,}31 > 3{,}13 > 2{,}32 > 2{,}23$
b. $12 > 2{,}6 > 2{,}54 > 2{,}09 > 2 > 1{,}98 > 1{,}40 > 1{,}200 > 1{,}1$

❹ **a.** 14,4 et 14,37, **b.** 6,8 et 6,78

2 | Le calcul mental

1. Les tables de multiplication

Table de 1	Table de 2	Table de 3
1 × 1 = 1 1 × 2 = 2 1 × 3 = 3 1 × 4 = 4 1 × 5 = 5 1 × 6 = 6 1 × 7 = 7 1 × 8 = 8 1 × 9 = 9	2 × 1 = 2 2 × 2 = 4 2 × 3 = 6 2 × 4 = 8 2 × 5 = 10 2 × 6 = 12 2 × 7 = 14 2 × 8 = 16 2 × 9 = 18	3 × 1 = 3 3 × 2 = 6 3 × 3 = 9 3 × 4 = 12 3 × 5 = 15 3 × 6 = 18 3 × 7 = 21 3 × 8 = 24 3 × 9 = 27
Table de 4	**Table de 5**	**Table de 6**
4 × 1 = 4 4 × 2 = 8 4 × 3 = 12 4 × 4 = 16 4 × 5 = 20 4 × 6 = 24 4 × 7 = 28 4 × 8 = 32 4 × 9 = 36	5 × 1 = 5 5 × 2 = 10 5 × 3 = 15 5 × 4 = 20 5 × 5 = 25 5 × 6 = 30 5 × 7 = 35 5 × 8 = 40 5 × 9 = 45	6 × 1 = 6 6 × 2 = 12 6 × 3 = 18 6 × 4 = 24 6 × 5 = 30 6 × 6 = 36 6 × 7 = 42 6 × 8 = 48 6 × 9 = 54
Table de 7	**Table de 8**	**Table de 9**
7 × 1 = 7 7 × 2 = 14 7 × 3 = 21 7 × 4 = 28 7 × 5 = 35 7 × 6 = 42 7 × 7 = 49 7 × 8 = 56 7 × 9 = 63	8 × 1 = 8 8 × 2 = 16 8 × 3 = 24 8 × 4 = 32 8 × 5 = 40 8 × 6 = 48 8 × 7 = 56 8 × 8 = 64 8 × 9 = 72	9 × 1 = 9 9 × 2 = 18 9 × 3 = 27 9 × 4 = 36 9 × 5 = 45 9 × 6 = 54 9 × 7 = 63 9 × 8 = 72 9 × 9 = 81

Revoyez régulièrement les tables de multiplication. Pour ce faire, récitez-les à quelqu'un ou écrivez-les sur une feuille vierge, le plus rapidement possible. La personne qui vous aide dans vos révisions pourra également vous interroger en choisissant des opérations au hasard.

2. La multiplication par une puissance de 10

Les nombres tels que 10, 100, 1 000, 10 000, etc. constituent ce que l'on appelle les **puissances de 10. Retenez que l'on ne pose jamais une multiplication par une puissance de 10. En effet, ces opérations se font très facilement mentalement.**

A. La multiplication d'un nombre entier par une puissance de 10

Pour multiplier un nombre entier par une puissance de 10, il suffit de compter le nombre de zéro de cette puissance de 10, puis d'ajouter autant de zéros à la fin du nombre à multiplier.

Ainsi, pour multiplier un nombre entier :
– par 10, **on ajoute 1 zéro à la fin du nombre : 43 × 10 = 430**
– par 100, on ajoute 2 zéros à la fin du nombre : **72 × 100 = 7 200**
– par 1 000, on ajoute 3 zéros à la fin du nombre **5 × 1 000 = 5 000**
– etc.

B. La multiplication d'un nombre décimal par une puissance de 10

Après avoir compté le nombre de zéros de la puissance de 10, il suffit de décaler la virgule du nombre décimal vers la droite (le nombre de rangs de décalage correspondant au nombre de zéros).

Ainsi, pour multiplier un nombre décimal :
– par 10, **on déplace la virgule de 1 rang vers la droite : 6,75 × 10 = 67,5**
– par 100, on déplace la virgule de 2 rangs vers la droite : 7,403 × 100 = 740,3
– par 1 000, on déplace la virgule de 3 rangs vers la droite : 5,425 × 1 000 = 5 425

Dans le dernier exemple, la virgule, seule à la fin du résultat, est inutile donc elle doit être supprimée.

Exercice d'application

Effectuez les multiplications suivantes.

a. 7 × 1 000 b. 11 × 100 c. 85 × 10 d. 36,25 × 10 e. 4,82 × 100
f. 0,27 × 10 g. 0,6 × 1 000 h. 9,6 × 100 i. 2,3 × 1 000

Corrigé

a. 7 × 1000 = 7 000 b. 11 × 100 = 1 100 c. 85 × 10 = 850 d. 36,25 × 10 = 362,5
e. 4,82 × 100 = 482 f. 0,27 × 10 = 2,7 g. 0,6 × 1 000 = 0,600 × 1 000 = 600
h. 9,6 × 100 = 9,60 × 100 = 960 i. 2,3 × 1 000 = 2,300 × 1 000 = 2 300

2,3 ne comporte qu'un chiffre décimal, or vous devez décaler la virgule de trois rangs vers la droite. Pour contourner cette difficulté, rappelez-vous qu'il est possible d'ajouter des zéros à la partie décimale d'un nombre : ainsi 2,3 = 2,30 = 2,300 etc.

3. La division par une puissance de 10

Nous avons vu précédemment que l'on ne pose jamais une multiplication par une puissance de 10. Il en va de même pour la division.

A. La division d'un nombre décimal par une puissance de 10

Après avoir compté le nombre de zéros de la puissance de 10, il suffit de décaler la virgule du nombre décimal vers la gauche (le nombre de rangs de décalage correspondant au nombre de zéros).

Ainsi, pour diviser un nombre décimal :

– par 10, on déplace la virgule de 1 rang vers la gauche : 74,5 ÷ 10 = 7,45
– par 100, on déplace la virgule de 2 rangs vers la gauche : 230,4 ÷ 100 = 2,304
– par 1 000, on déplace la virgule de 3 rangs vers la gauche : 3 624,5 ÷ 1 000 = 3,624 5
– etc.

B. La division d'un nombre entier par une puissance de 10

La méthode est la même que celle utilisée pour les nombres décimaux. Il suffit simplement de se rappeler qu'un nombre entier possède « une virgule cachée » à la droite de l'unité. En effet le nombre 92 par exemple peut s'écrire 92,0. C'est cette virgule que l'on déplacera d'un ou plusieurs rangs lorsque l'on voudra effectuer une division.

Ainsi, pour diviser un nombre entier :

– par 10, on déplace la virgule de 1 rang vers la gauche : 54 ÷ 10 = 5,4
– par 100, on déplace la virgule de 2 rangs vers la gauche : 327 ÷ 100 = 3,27
– par 1 000, on déplace la virgule de 3 rangs vers la gauche : 3 125 ÷ 1 000 = 3,125
– etc.

Exercice d'application

Effectuez les divisions suivantes.

a. 25,75 ÷ 10 b. 325,2 ÷ 100 c. 63,4 ÷ 100 d. 7,5 ÷ 100 e. 56 ÷ 10
f. 3 569 ÷ 100 g. 12 ÷ 100 h. 81 ÷ 1 000 i. 150 ÷ 1 000

Corrigé

a. 25,75 ÷ 10 = 2,575 b. 325,2 ÷ 100 = 3,252 c. 63,4 ÷ 100 = 0,634

Après avoir déplacé la virgule de deux rangs vers la gauche, celle-ci se retrouve à la gauche du 6. Un nombre ne peut pas débuter par une virgule. Il faut ajouter un zéro devant cette virgule.

d. 7,5 ÷ 100 (= 007,5 ÷ 100) = 0,075

7,5 ne comporte qu'un chiffre dans la partie entière du nombre, or vous devez décaler la virgule de deux rangs vers la gauche. Pour contourner cette difficulté, imaginez des zéros à la gauche du ou des nombres de la partie entière.

e. 56 ÷ 10 = 5,6 f. 3 569 ÷ 100 = 35,69
g. 12 ÷ 100 = 0,12 h. 81 ÷ 1 000 = 0,081
i. 150 ÷ 1 000 = 0,150 = 0,15

4. La multiplication et la division d'un nombre entier par 2

■ Pour manipuler mentalement les grands nombres, il est utile de savoir les décomposer.

Par exemple, 2 640 = 2 000 + 600 + 40.

Cela facilite la multiplication ou la division de ce nombre par 2.

$2\,640 \div 2 = (2\,000 \div 2) + (600 \div 2) + (40 \div 2) = 1\,000 + 300 + 20 = 1\,320$

Autre exemple : 2 428 = 2 000 + 400 + 20 + 8.

Pour multiplier mentalement 2 428 par 2 il est plus facile d'effectuer le calcul suivant :

$(2\,000 \times 2) + (400 \times 2) + (20 \times 2) + (8 \times 2) = 4\,000 + 800 + 40 + 16 = 4\,856$

Remarquez également qu'une multiplication d'un nombre par deux revient à additionner ce nombre à lui-même.

Exemple : $1\,324 \times 2 = 1\,324 + 1\,324 = 2\,648$

Exercice d'application

Effectuez mentalement les opérations suivantes.

a. 4 325 × 2 b. 765 × 2 c. 8 640 ÷ 2 d. 8 490 ÷ 2

Corrigé

a. 8 650 b. 1 530 c. 4 320 d. 4 245

5. La multiplication d'un nombre entier par 4

■ Multiplier un nombre entier par 4 revient à le multiplier par 2, puis à multiplier le résultat obtenu par 2.

Exemple : $134 \times 4 = 134 \times 2 \times 2 = 268 \times 2 = 536$

Exercice d'application

Effectuez mentalement les opérations suivantes.

a. 17 × 4 b. 23 × 4 c. 75 × 4 d. 38 × 4

Corrigé

a. 68 b. 92 c. 300 d. 152

6. La multiplication d'un nombre entier par 5

■ Multiplier un nombre entier par 5 revient à le multiplier par 10 puis à diviser le résultat par 2.

Exemples :

$64 \times 5 = (64 \times 10) \div 2 = 640 \div 2 = 320$

$254 \times 5 = (254 \times 10) \div 2 = 2\ 540 \div 2 = (2\ 000 \div 2) + (500 \div 2) + (40 \div 2)$
$= 1\ 000 + 250 + 20 = 1\ 270$

Exercice d'application

Effectuez les multiplications suivantes.

a. 666 × 5 b. 94 × 5

Corrigé

a. 3 330 b. 470

7. La multiplication d'un nombre entier par 11

A. La multiplication d'un nombre à un chiffre par 11

■ Pour multiplier un nombre à un chiffre par 11, il suffit de doubler ce chiffre dans le résultat.

Exemples : $4 \times 11 = 44$ et $7 \times 11 = 77$

B. La multiplication d'un nombre à deux chiffres par 11

■ Lorsque l'on multiplie un nombre à deux chiffres par 11 :
- le chiffre des unités reste inchangé dans le résultat ;
- le chiffre des dizaines devient le chiffre des centaines ;
- le chiffre des dizaines du résultat est la somme des deux chiffres de départ.

Exemple : **34 × 11 = 374**

└──→ $7 = 3 + 4$

REMARQUE Lorsque cette somme excède 9 on ajoute 1 au chiffre des centaines.
Exemple : 76 × 11 = 836
En effet, 7 + 6 = 13. Par conséquent le chiffre des dizaines du résultat vaut 3 et le chiffre des centaines du résultat vaut 7 + 1.

Exercice d'application

Effectuez les multiplications suivantes.

a. 5 × 11 b. 42 × 11 c. 3 × 11 d. 58 × 11 e. 77 × 11

Corrigé

a. 55 b. 462 c. 33 d. 638 e. 847

8. Trucs et astuces

Pour faciliter les calculs, ayez le sens de l'observation. Étudiez attentivement les exemples présentés ci-dessous et pensez à reproduire ces raisonnements lors de vos opérations.

A. Addition d'un nombre dont la valeur est proche de 100, 200, 300, etc.

7 683 + **99 = 7 683 + (100 -1) = 7 783 – 1** = 7 782
456 + 98 = 456 + (100 – 2) = 556 – 2 = 554
6 789 + 197 = 6 789 + (200 – 3) = 6 989 – 3 = 6 986
1 375 + 496 = 1 375 + (500 – 4) = 1 875 – 4 = 1 871

B. Soustraction d'un nombre dont la valeur est proche de 100, 200, 300, etc.

847 – **99** = 847 – **100 + 1** = 747 + 1 = 748
4 562 – **298** = 4 562 – **300 + 2** = 4 262 + 2 = 4 264

C. La multiplication par 101 ou 102

49 × **101** = (49 × **100**) + (49 × 1) = 4 900 + 49 = 4 949
53 × **102** = (53 × **100**) + (53 × 2) = 5 300 + 106 = 5 406

D. La multiplication ou la division par 200, 2 000, etc.

67 × **200 = 67 × 2 × 100 = 134 × 100 = 13 400**
4 806 ÷ 2 000 = (4 806 ÷ 2) ÷ 1 000 = 2 403 ÷ 1 000 = 2,403

Exercice d'application

Effectuez mentalement les opérations suivantes.

a. 323 + 97 b. 946 + 99 c. 1 486 - 399
d. 8 045 - 498 e. 14 × 102 f. 678 ÷ 200

Corrigé

a. 420 b. 1 045 c. 1 087
d. 7 547 e. 1 428 f. 3,39.

9. Les ordres de grandeur

Lorsque vous abordez un exercice, il faut, dans la mesure du possible, évaluer mentalement l'ordre de grandeur du résultat attendu. Cette estimation vous permettra de contrôler vos calculs : la valeur exacte doit être proche de la valeur estimée. Dans le cas contraire, il vous faudra vérifier votre estimation et votre opération.

Exemples :

$52 \times 41 \approx 50 \times 40$ donc le résultat attendu est de l'ordre de 2 000.

$397 \times 19 \approx 400 \times 20$ donc ordre de grandeur : 8 000

$1\,619 + 678 \approx 1\,600 + 700$ donc ordre de grandeur : 2 300

$29{,}98 + 12{,}03 \approx 30 + 12$ donc ordre de grandeur : 42

$18{,}13 - 9{,}97 \approx 18 - 10$ donc ordre de grandeur : 8

L'ordre de grandeur est plus ou moins proche du résultat selon la précision avec laquelle vous arrondissez.

Exercice d'application

Évaluez l'ordre de grandeur du résultat des opérations suivantes.

a. 397×18 b. $39{,}1 - 2{,}87$ c. $48{,}86 + 198{,}9$

Corrigé

a. $400 \times 20 = 8\,000$ b. $39 - 3 = 36$.

c. $50 + 200 = 250$ ou, en étant un peu plus précis, $49 + 199 = 248$

3 | Les quatre opérations

1. L'addition

A. Comment poser une addition ?

La seule difficulté est de positionner correctement les différents nombres à additionner.

Règle à suivre :

- localiser le **chiffre des unités de chacun des nombres à additionner** ;
- **écrire les différents nombres à additionner les uns en dessous des autres, en superposant les chiffres des unités.**

Cette règle s'applique pour les additions de deux nombres ou plus, qu'ils soient entiers ou décimaux.

Prenons un exemple. Pour additionner 423 et 51, l'opération se pose de la manière suivante :

$$\begin{array}{r} 423 \\ +\quad 51 \\ \hline ??? \end{array} \qquad \textbf{ou} \qquad \begin{array}{r} 51 \\ +\quad 423 \\ \hline ??? \end{array}$$

On peut additionner les nombres dans n'importe quel ordre. Ainsi 423 + 51 = 51 + 423 = 474.

Exercice d'application

Posez les opérations suivantes (sans les résoudre).

a. 560 + 1 387 b. 128,45 + 65,3

Corrigé

a. $$\begin{array}{r} 560 \\ +\quad 1\,387 \\ \hline \end{array}$$

b. $$\begin{array}{r} 128,45 \\ +\quad 65,3 \\ \hline \end{array}$$

REMARQUE Quand l'addition comporte des nombres décimaux, il faut aligner les chiffres des unités et non les derniers chiffres des nombres.

B. Comment résoudre une addition ?

Règle à suivre :

- additionner les chiffres, colonne par colonne, en commençant par la droite et reporter chaque résultat sous la colonne correspondante – *voir exemple 1* ;

- lorsque le résultat de l'addition des chiffres d'une colonne est supérieur à 9 :
– noter le chiffre des unités du résultat sous la colonne ;
– reporter le chiffre des dizaines du résultat en haut de la colonne suivante (ce chiffre est ce que l'on appelle « une retenue ») – *voir exemple 2 ;*
- quel que soit le résultat de l'addition des chiffres de la dernière colonne il suffit de reporter ce résultat au bas de la colonne (il n'y a pas de retenue) – *voir exemple 3 ;*
- *dans le cas particulier des additions avec un ou plusieurs nombres décimaux ne pas oublier de reporter la virgule dans le résultat final, sous la ou les autres virgules – voir exemple 4.*

Exemple 1 : additionnons 423 et 51.

$$\begin{array}{r} 423 \\ +\ \ 51 \\ \hline 474 \end{array}$$

« 3 + 1 = 4 »
« 2 + 5 = 7 »
« 4 + 0 = 4 »

Exemple 2 : additionnons 3 050 et 2 990.

$$\begin{array}{r} {}^{1}3\ {}^{1}050 \\ +\ \ 2\ 990 \\ \hline 6\ 040 \end{array}$$

« 0 + 0 = 0 »
« 5 + 9 = 14 ; on pose 4 et on retient 1 »
« 1 + 0 + 9 = 10 ; on pose 0 et on retient 1 »
« 1 + 3 + 2 = 6 »

Exemple 3 : additionnons 6 702 et 5 239.

$$\begin{array}{r} 6\ 7{}^{1}0\,2 \\ +\ \ 5\ 2\,3\,9 \\ \hline 11\ 9\,4\,1 \end{array}$$

« 2 + 9 = 11 ; on pose 1 et on retient 1 »
« 1 + 0 + 3 = 4 »
« 7 + 2 = 9 »
« 6 + 5 = 11 »

Exemple 4 : additionnons 25,45 et 138,7.

$$\begin{array}{r} {}^{1}2{}^{1}5{,}4\,5 \\ +\,1\,3\,8{,}7\ \ \\ \hline 1\,6\,4{,}1\,5 \end{array}$$

Entraînement

Difficulté ✗✗✗ | Durée 10 min

Questions

❶ Mme Martin désire connaître la valeur énergétique de sa ration alimentaire quotidienne. Sachant que :

- le petit déjeuner apporte 456,5 kilocalories ;
- la pause café représente 23 kilocalories ;
- le déjeuner fournit 935 kilocalories ;
- le goûter représente 327,4 kilocalories ;
- le dîner apporte 784 kilocalories ;

calculez la valeur énergétique de sa ration alimentaire quotidienne.

❷ M. Smith consomme au cours de la journée différentes boissons : un verre d'eau de 1,25 décilitre au réveil, un bol de café de 3,5 décilitres au petit déjeuner, un verre de vin de 1 décilitre et un verre d'eau de 1,5 décilitre au déjeuner, un verre de jus de fruits de 1,75 décilitre dans l'après-midi, un verre d'eau de 1,35 décilitre au dîner et une tisane de 2,65 décilitres avant de dormir.

Calculez le volume total de liquide consommé dans la journée.

Corrigé

❶ Vous deviez additionner toutes les valeurs énergétiques données en posant l'opération suivante :

$$\begin{array}{lr} & {}^{2}4{}^{2}56,5 \\ + & 23 \\ + & 935 \\ + & 327,4 \\ + & 784 \\ \hline & 2\,525,9 \end{array}$$

La valeur énergétique de la ration alimentaire quotidienne de Mme Martin est de 2 525,9 kilocalories.

❷ Vous deviez additionner tous les volumes donnés en posant l'opération suivante :

$$\begin{array}{lr} & {}^{3}1,{}^{2}25 \\ + & 3,5 \\ + & 1 \\ + & 1,5 \\ + & 1,75 \\ + & 1,35 \\ + & 2,65 \\ \hline & 13,00 \end{array}$$

M. Smith consomme dans la journée 13,00 soit 13 décilitres de liquide.

2. La soustraction

A. Comment poser une soustraction ?

Règle à suivre :

- localiser le chiffre des unités des deux nombres à soustraire ;
- écrire les nombres à soustraire l'un en dessous de l'autre, en superposant les chiffres des unités. Attention, le plus grand nombre se place **toujours au-dessus.**

Cette règle s'applique pour les soustractions de nombres entiers ou décimaux.

Prenons un exemple. Pour soustraire 62 à 295, l'opération se pose de la manière suivante :

$$\begin{array}{r} 2\,9\,5 \\ -\quad 6\,2 \\ \hline ?\,?\,? \end{array}$$

B. Comment résoudre une soustraction ?

Règle à suivre :

- soustraire les chiffres, colonne par colonne, en commençant par la droite et reporter chaque résultat sous la colonne correspondante – *voir exemple 1* ;
- lorsque, dans une colonne, le chiffre du haut est inférieur au chiffre du bas :
  – on ajoute 10 au chiffre du haut en posant un 1 (retenue) devant ce chiffre ;
  – on compense cet ajout en reportant cette retenue dans la colonne de gauche, au niveau du chiffre du bas – *voir exemple 2* ;
- dans le cas particulier des soustractions avec un ou plusieurs nombres décimaux ne pas oublier de reporter la virgule dans le résultat final, sous la ou les autres virgules – *voir exemple 3*.

Exemple 1 : soustrayons 62 de 295.

$$\begin{array}{r} 2\,9\,5 \\ -\quad 6\,2 \\ \hline 2\,3\,3 \end{array}$$

- « 5 – 2 = 3 »
- « 9 – 6 = 3 »
- « 2 – 0 = 2 »

Exemple 2 : soustrayons 28 de 321.

$$\begin{array}{r} 3^{1}2^{1}1 \\ -\quad {}_{1\,1}2\,8 \\ \hline 2\,9\,3 \end{array}$$

- « 1 – 8 : impossible ; on pose une retenue et on obtient : (10 + 1) – 8 = 11 – 8 = 3 »
- « on reporte la retenue, d'où : 2 – (2 + 1) = 2 – 3 : impossible ; on pose une retenue et on obtient : (10 + 2) – (2 + 1) = 12 – 3 = 9 »
- « on reporte la retenue, d'où : 3 – (1 + 0) = 3 – 1 = 2 »

Exemple 3 : soustrayons 12,2 de 25,41.

$$\begin{array}{r} 25,41 \\ -\quad 12,2 \\ \hline 13,21 \end{array}$$

Exercice d'application

À la maternité, vous devez suivre l'évolution du poids d'un nouveau-né. Ce dernier est pesé chaque jour, et son poids est reporté dans le tableau ci-dessous :

Dimanche (naissance)	Lundi	Mardi	Mercredi	Jeudi	Vendredi
3,170 kg	3,050 kg	2,990 kg	2,980 kg	3,005 kg	3,020 kg

Comment son poids évolue-t-il (calculez les variations jour après jour) ?

Corrigé

Pour évaluer les variations quotidiennes du poids de ce nouveau-né, il faut effectuer des soustractions. Du dimanche au lundi, le nouveau-né est passé de 3,170 kilogrammes à 3,050 kilogrammes. Il a donc perdu 3,170 - 3,050 soit 0,120 = 0,12 kilogramme, c'est-à-dire 120 grammes (pour les conversions, voir le chapitre 4 page 311).

$$\begin{array}{r} 3,170 \\ -\quad 3,050 \\ \hline 0,120 \end{array}$$

- « 0 - 0 = 0 »
- « 7 - 5 = 2 »
- « 1 - 0 = 1 »
- « 3 - 3 = 0 »

Du lundi au mardi ce nouveau-né a perdu 3,050 - 2,990 soit 0,060 kilogramme, soit 60 grammes.

$$\begin{array}{r} 3,{}^{1}0{}^{1}50 \\ -\quad {}_{1}2,{}_{1}990 \\ \hline 0,060 \end{array}$$

- « 0 – 0 = 0 »
- « 5 - 9 : impossible ; on pose une retenue et on obtient : (10 + 5) - 9 = 15 - 9 = 6 »
- « on reporte la retenue, d'où : 0 - (9 + 1) = 0 - 10 : impossible ; on pose une retenue et on obtient : (10 + 0) - (9 + 1) = 10 - 10 = 0 »
- « on reporte la retenue, d'où : 3 - (2 + 1) = 3 - 3 = 0 »

Du mardi au mercredi le nouveau-né a perdu 2,990 - 2,980 soit 0,010 kilogramme, soit 10 grammes.

$$\begin{array}{r} 2,990 \\ -\quad 2,980 \\ \hline 0,010 \end{array}$$

- « 0 - 0 = 0 »
- « 9 - 8 = 1 »
- « 9 - 9 = 0 »
- « 2 - 2 = 0 »

Du mercredi au jeudi le nouveau-né a pris 3,005 - 2,980 soit 0,025 kilogramme, soit 25 grammes.

$$\begin{array}{lr} & 3,{}^{1}0{}^{1}0\,5 \\ - & {}_{1}2,{}_{1}9\,8\,0 \\ \hline & 0,0\,2\,5 \end{array}$$

« 5 - 0 = 5 »
« 10 - 8 = 2 »
« 10 - (9 + 1) = 10 - 10 = 0 »
« 3 - (2 + 1) = 3 - 3 = 0 »

Du jeudi au vendredi le nouveau-né a pris 3,020 - 3,005 soit 0,015 kilogramme, soit 15 grammes.

$$\begin{array}{lr} & 3,0\,2{}^{1}0 \\ - & 3,0{}_{1}0\,5 \\ \hline & 0,0\,1\,5 \end{array}$$

« 10 – 5 = 5 »
« 2 – (0 + 1) = 2 – 1 = 1 »
« 0 - 0 = 0 »
« 3 – 3 = 0 »

3. La multiplication

A. Comment poser une multiplication ?

Règle à suivre :

- Positionner les nombres (entiers ou décimaux) à multiplier l'un en dessous de l'autre sans se préoccuper de l'alignement des chiffres.

Prenons un exemple. Pour multiplier 235 et 62, l'opération se pose de la manière suivante :

$$\begin{array}{lr} & 2\,3\,5 \\ \times & 6\,2 \\ \hline & ?\,?\,? \end{array} \quad \text{ou} \quad \begin{array}{lr} & 6\,2 \\ \times & 2\,3\,5 \\ \hline & ?\,?\,? \end{array}$$

REMARQUE On peut multiplier les nombres dans n'importe quel ordre.
Ainsi 235 × 62 = 62 × 235.
Toutefois, pour que la résolution soit plus rapide, il est conseillé de placer le nombre comportant le plus de chiffres en haut.
Dans le cas d'une multiplication comportant des nombres décimaux, il faut aligner les derniers chiffres des nombres, et non les chiffres des unités comme dans l'addition.

B. Comment résoudre une multiplication ?

Tout d'abord assurez-vous que vous maîtrisez les tables de multiplication. Si ce n'est pas le cas reportez-vous au chapitre 2 pour vous entraîner.

a. Premier cas : multiplication de deux nombres entiers

Règle à suivre :

- **étape 1 :** multiplier le chiffre de droite du second terme avec tous les chiffres du premier terme. Cela constitue la première ligne de résultats ;
- **étape 2 :** recommencer l'opération autant de fois qu'il y a de chiffres dans le second terme. Vous obtiendrez donc autant de lignes de résultats qu'il y a de chiffres ;
- **étape 3 :** additionner toutes les lignes de résultats pour obtenir le résultat final de la multiplication.

REMARQUE Si le second terme ne comporte qu'un seul chiffre, la multiplication est résolue dès la première étape.

Étape 1 :

$$\begin{array}{r} 6\,327 \\ \times \quad 542 \\ \hline 12\,654 \end{array}$$

- « 2 × 7 = 14 ; on pose 4 et on retient 1 »
- Lorsque le résultat est supérieur à 9 (ici 14) on pose le chiffre des unités du résultat (ici 4) et on retient mentalement le chiffre des dizaines (ici 1).
- « 2 × 3 = 6 ; on pose 6 »
- « 2 × 6 = 12 ; on pose 12 (sans retenue) puisqu'il s'agit du dernier résultat de la ligne »

Étape 2 :

$$\begin{array}{r} 6\,327 \\ \times \quad 542 \\ \hline 12\,654 \\ 253\,080 \end{array}$$

Attention, avant d'effectuer la deuxième ligne de multiplication, il faut placer un zéro ou un point sous l'unité de la première ligne de résultats.

- « 4 × 7 = 28 ; on pose 8 et on retient 2 (mentalement) »
- « 4 × 2 = 8 ; on ajoute la retenue : 8 + 2 = 10 ; on pose 0 et on retient 1 (mentalement) »
- « 4 × 3 = 12 ; on ajoute la retenue : 12 + 1 = 13 ; on pose 3 et on retient 1 »
- « 4 × 6 = 24 ; on ajoute la retenue : 24 + 1 = 25 ; on pose 25 »

```
      6 327
×       542
-----------
     12 654
    253 080
  3 163 500
```

Avant de calculer la troisième ligne de résultats, il faut ajouter deux zéros ou deux points.

D'une manière générale, avant de calculer la ligne de résultats *n* on ajoute (*n* – 1) zéros.

« 5 × 7 = 35 ; on pose 5 et on retient 3 »

« 5 × 2 = 10 ; on ajoute la retenue : 10 + 3 = 13 ; on pose 3 et on retient 1 »

« 5 × 3 = 15 ; on ajoute la retenue : 15 + 1 + 16 ; on pose 6 et on retient 1 »

« 5 × 6 = 30 ; on ajoute la retenue : 30 + 1 = 31 ; on pose 31 »

Étape 3 :

On additionne les trois lignes de résultats obtenues.

```
      6 327
×       542
-----------
     12 654
    253 080
  3 163 500
-----------
  3 429 234
```

Le résultat final de la multiplication de 6 327 par 542 correspond au résultat de l'addition des trois lignes. Ainsi 6 327 × 542 = 3 429 234.

b. Second cas : multiplication comportant un ou deux nombres décimaux

Règle à suivre

- La méthode est rigoureusement la même que pour la multiplication de deux nombres entiers. Vous effectuez les trois étapes sans tenir compte des virgules. Il faudra placer la virgule à la fin selon la méthode suivante :

« nombre de chiffres après la virgule dans le premier terme » + « nombre de chiffres après la virgule dans le second terme » = « nombre de chiffres après la virgule dans le résultat final »

Exemple :

```
     4, 1 2
×       3, 2
------------
      8 2 4
   1 2 3 6 0
------------
   1 3 1 8 4
```

Le résultat des trois étapes est 13 184.

Il faut maintenant placer la virgule :

– **4,12 comporte deux chiffres après la virgule ;**

– **3,2 comprend un chiffre après la virgule.**

Le résultat final devra donc comporter 2 + 1 = **3 chiffres après la virgule.**

$$\begin{array}{r} 4,12 \\ \times \quad 3,2 \\ \hline 824 \\ 12\,360 \\ \hline 13,184 \end{array}$$

Ainsi 4,12 × 3, 2 = 13,184

Entraînement

Difficulté ✗✗✗ | Durée 15 min

Questions

Effectuez les multiplications suivantes.

a. 156 × 21 **b.** 320 × 5 **c.** 547,3 × 2
d. 25,75 × 32 **e.** 6,34 × 1,5 **f.** 0,86 × 2,4

Corrigé

a. 156 × 21 = 3 276

$$\begin{array}{r} 156 \\ \times \quad 21 \\ \hline 156 \\ 3\,120 \\ \hline 3\,276 \end{array}$$

b. 320 × 5 = 1 600

$$\begin{array}{r} 320 \\ \times \quad 5 \\ \hline 1\,600 \end{array}$$

c. 547,3 × 2 = 1 094,6

$$\begin{array}{r} 547,3 \\ \times \quad 2 \\ \hline 1\,094,6 \end{array}$$

Placement de la virgule :
- 547,3 comporte un chiffre après la virgule ;
- 2 ne comprend aucun chiffre décimal.

Le résultat final devra donc comporter 1 + 0 = 1 chiffre après la virgule.

d. 25,75 × 32 = 824,00 = 824

$$\begin{array}{r} 25,75 \\ \times \quad 32 \\ \hline 5\,150 \\ 77\,250 \\ \hline 824,00 \end{array}$$

- 32 n'en comporte aucun.

De la même façon, on constate que le résultat doit comporter 2 + 0 = 2 chiffres après la virgule. Mais dans ce cas, les deux décimales étant des zéros, on ne les écrit pas et le résultat est 824.

e. 6,34 × 1,5 = 9,510 = 9,51

```
      6,34
×      1,5
----------
     3170
     6340
----------
     9,510
```

Le zéro final peut être supprimé puisqu'un zéro seul à la fin d'une partie décimale est inutile.
Résultat : 9,510 = 9,51

f. 0,86 × 2,4 = 2,064

```
      0,86
×      2,4
----------
       344
      1720
----------
     2,064
```

4. La division

A. Comment poser une division ?

a. Premier cas : division de deux nombres entiers

Règle à suivre :

L'opération se pose en positionnant les deux termes de part et d'autre d'une ligne verticale, le *dividende* étant à gauche et le *diviseur* à droite. On ajoute ensuite une ligne sous le diviseur ; cette ligne permettant de le séparer du résultat (appelé *quotient*), qui sera noté dessous. De plus, lorsque la division ne « tombe pas juste », il y a ce que l'on appelle *un reste*.

Prenons un exemple. Pour diviser 8 par 3, l'opération se pose de la manière suivante :

```
le dividende •—  8 | 3 —• le diviseur
                   |---
   le reste •—   2 | 2 —• le quotient
```

b. Second cas : division comportant un ou plusieurs nombres décimaux

Lorsque la division comporte un nombre décimal, il faut préalablement « se débarrasser » de la virgule, c'est-à-dire transformer les nombres décimaux en nombres entiers.

FOCUS

Si l'on multiplie le dividende et le diviseur par un même nombre, on ne modifie pas le résultat de la division.

Il vous faudra utiliser ce principe pour supprimer les virgules indésirables. En effet, en multipliant les termes de la division par la puissance de 10 appropriée, vous obtiendrez une division avec des termes entiers, sans en changer le résultat.

Exemple : diviser 645 par 2,5 revient à diviser 6 450 par 25.

Si vous avez oublié comment multiplier un nombre par une puissance de 10, reportez-vous au chapitre 2.

Exercice d'application

Transformez les termes des divisions suivantes :

a. 75 ÷ 1,5 b. 67,8 ÷ 3,4 c. 23,5 ÷ 1,32

Corrigé

a. 75 ÷ 1,5 = 750 ÷ 15
Pour éliminer la virgule au niveau du diviseur, on multiplie les deux termes de la division par 10.
75 × 10 = 750 1,5 × 10 = 15
La division à effectuer devient : 750 ÷ 15

b. 67,8 ÷ 3,4 = 678 ÷ 34
Les deux termes de la division possèdent une décimale, donc on multiplie ces deux termes par 10.
67,8 × 10 = 678 3,4 × 10 = 34
La division à effectuer devient : 678 ÷ 34

c. 23,5 ÷ 1,32 = 2 350 ÷ 132
Le dividende comprend une décimale ; pour l'éliminer, il faut le multiplier par 10.
Le diviseur comprend deux décimales ; pour les éliminer, il faut le multiplier par 100.
Attention, rappelez-vous que les deux termes de la division doivent être multipliés par la même puissance de 10. Dans le cas contraire, votre résultat sera faux.
Ainsi, lorsque vous avez le choix entre deux puissances de 10, choisissez toujours la plus grande afin d'éliminer les deux virgules. En effet, dans cet exemple, si vous vous contentez de multiplier les termes par 10, le diviseur conserve sa virgule :
23,5 × 10 = 235 1,32 × 10 = 13,2
En choisissant la plus grande puissance de 10, vous obtenez :
23,5 × 100 = 2 350 1,32 × 100 = 132
La division à effectuer est alors la suivante : 2 350 ÷ 132

B. Comment résoudre une division ?

Règle à suivre

- **étape 1 :** compter le nombre n de chiffres dans le diviseur d, puis considérer le nombre x formé par les n premiers chiffres du dividende – voir *exemple 1* ;

  Lorsque le nombre issu du dividende est inférieur au diviseur, considérer le nombre formé par les $(n + 1)$ premiers chiffres du dividende – voir *exemple 8* ;

- **étape 2 :** chercher « en x, combien de fois d ?» :
  – poser la valeur trouvée sous le diviseur,
  – multiplier la valeur trouvée par d,
  – soustraire le résultat de cette multiplication de x (mentalement ou en posant l'opération),
  – noter le résultat de cette soustraction sous x – voir *exemple 2* ;

- **étape 3 :** abaisser, à la droite du résultat de la soustraction, le chiffre situé immédiatement à la droite de x. L'ensemble forme un nouveau nombre x – voir *exemple 3* ;
- **étape 4 :** recommencer les étapes 2 et 3 avec ce nouveau nombre x jusqu'à ce qu'il n'y ait plus de chiffre à abaisser – voir *exemple 4* ;

À ce stade, plusieurs situations sont possibles.

Premier cas : le reste de la division est nul (= 0) ; l'opération est terminée.

Second cas : le reste n'est pas nul ; vous pouvez alors poursuivre l'opération ; on dit que l'« on pousse l'opération après la virgule ». Pour cela, vous devez procéder comme suit :

- **étape 5 :** poser une virgule au niveau du quotient et abaisser un zéro à la droite du dernier reste. Ceci forme le nouveau nombre x – voir *exemple 5* ;
- **étape 6 :** recommencer l'étape 2 avec ce nouveau nombre x – voir *exemple 6* ;
- **étape 7 :** recommencer l'étape 5 (sans poser de virgule au niveau du quotient) puis l'étape 6 autant de fois que nécessaire c'est-à-dire jusqu'à ce que le reste soit nul, ou jusqu'à ce que vous ayez obtenu suffisamment de chiffres après la virgule au niveau du quotient – voir *exemple 7*.

Exemple 1 :

```
9 8 1 2 | 2
        |----
        |
```

Le diviseur (2) se compose d'un seul chiffre. On considère donc, au niveau du dividende, le premier chiffre c'est-à-dire le 9. Ainsi, dans cet exemple, $d = 2$ et $x = 9$.

Exemple 2 :

sans poser les soustractions

```
9 8 1 2 | 2
1       |----
        | 4
```

« 4 × 2 = 8 ; 9 – 8 = 1 »

« en 9 combien de fois 2 ? 4 fois »

en posant les soustractions

```
  9 8 1 2 | 2
– 8       |----
-----     | 4
  1       |
```

Exemple 3 :

```
9 8 1 2 | 2
1 8     |----
        | 4
```

on abaisse le 8 ;
le nouveau x vaut 18

```
  9 8 1 2 | 2
– 8       |----
------    | 4
  1 8     |
```

Exemple 4 :

```
9 8 1 2 | 2
1 8     |----
  0     | 4 9
```

« 9 × 2 = 18 ; 18 – 18 = 0 »

« en 18 combien de fois 2 ? **9** fois »

```
  9 8 1 2 | 2
– 8       |----
------    | 4 9
  1 8     |
– 1 8     |
------    |
    0     |
```

9 8 1 2	2
1 8	4 9
0 **1**	

on abaisse le 1 ;
le nouveau x vaut 1

9 8 1 2	2
– 8	4 9
1 8	
– 1 8	
0 **1**	

9 8 1 2	**2**
1 8	4 9 **0**
0 1	
1	

« en 1 combien de fois 2 ? **0** fois »

« 0 × 2 = 0 ;
1 – 0 = 1 »

9 8 1 2	**2**
– 8	4 9 **0**
1 8	
– 1 8	
0 1	
– 0	
1	

Ne soyez pas troublé lorsque la réponse à la question « en x combien de fois d » est zéro ; la manière de procéder reste rigoureusement la même.

9 8 1 2	2
1 8	4 9 0
0 1	
1 **2**	

on abaisse le 2 ;
le nouveau x vaut 12

9 8 1 2	2
– 8	4 9 0
1 8	
– 1 8	
0 1	
– 0	
1 **2**	

9 8 1 2	**2**
1 8	4 9 0 **6**
0 1	
1 2	
0	

« en 12 combien de fois 2 ? **6** fois »

« 6 × 2 = 12 ;
12 – 12 = 0 »

9 8 1 2	**2**
– 8	4 9 0 **6**
1 8	
– 1 8	
0 1	
– 0	
1 2	
– 1 2	
0	

Exemple 5 :

Dorénavant nous effectuerons les divisions sans poser les soustractions. En effet, il est préférable, lorsque vous résolvez la division, d'effectuer les soustractions de tête.

9	4
1 **0**	2,

« on abaisse un zéro ; x = 10 »

« on pose une virgule »

Exemple 6 :

9	**4**
1 0	2, **2**
2	

« en 10 combien de fois 4 ? **2** fois »

« 2 × 4 = 8 ;
10 – 8 = **2** »

Exemple 7 :

$$\begin{array}{r|l} 9 & 4 \\ \hline 10 & 2,2 \\ 2\mathbf{0} & \end{array}$$

« on abaisse un zéro ; $x = 20$ »

$$\begin{array}{r|l} 9 & \mathbf{4} \\ \hline 10 & 2,2\mathbf{5} \\ \mathbf{20} & \\ \mathbf{0} & \end{array}$$

« en 20 combien de fois 4 ? **5** fois »

« $5 \times 4 = 20$; $20 - 20 = \mathbf{0}$ »

Exemple 8 :

$$\begin{array}{r|l} \mathbf{193}0 & \mathbf{25} \\ \hline & \end{array}$$

Le diviseur (25) se compose de deux chiffres. On considère donc, au niveau du dividende, les deux premiers chiffres c'est-à-dire 19. Mais 19 est inférieur à 25. Il faut donc considérer les trois premiers chiffres du dividende c'est-à-dire 193 pour débuter la division.

La division s'effectue ensuite de la même manière et on obtient :

$$\begin{array}{r|l} 1\,930 & 25 \\ \hline 180 & 77,2 \\ 50 & \\ 0 & \end{array}$$

Entraînement

Difficulté ✗✗✗ | Durée 7 min

Question

Effectuez les divisions suivantes.

a. $435 \div 5$

b. $7\,281 \div 4$

Corrigé

a. $435 \div 5 = 87$

$$\begin{array}{r|l} 435 & 5 \\ \hline 35 & 87 \\ 0 & \end{array}$$

b. $7\,281 \div 4 = 1\,820,25$

$$\begin{array}{r|l} 7\,281 & 4 \\ \hline 32 & 1\,820,25 \\ 08 & \\ 01 & \\ 10 & \\ 20 & \\ 0 & \end{array}$$

4 | Mesures et conversions

1. Généralités

Pour évaluer les longueurs, les masses, les superficies, les volumes et les capacités, on utilise des unités de mesure qui commencent toutes par les mêmes préfixes. Les préfixes les plus couramment utilisés sont :

- **milli** qui signifie **1/1 000** (millième)
- **centi** qui signifie **1/100** (centième)
- **déci** qui signifie **1/10** (dixième)
- **déca** qui signifie **10**
- **hecto** qui signifie **100**
- **kilo** qui signifie **1 000**

Écriture abrégée des unités de mesure

Pour abréger les unités de mesure, on utilise des symboles qu'il faut placer avant les symboles de l'unité.

- **milli** est symbolisé par un *m*
- **centi** est symbolisé par un *c*
- **déci** est symbolisé par un *d*
- **déca** est symbolisé par *da*
- **hecto** est symbolisé par un *h*
- **kilo** est symbolisé par un *k*

2. Mesure des longueurs

A. Le mètre

L'unité principale pour mesurer une longueur est le **mètre (symbolisé par un** *m*). *Il existe également des multiples et des sous-multiples du mètre.*

a. Les multiples du mètre

1 décamètre = 10 mètres	1 dam = 10 m
1 hectomètre = 100 mètres	1 hm = 100 m
1 kilomètre = 1 000 mètres	1 km = 1 000 m

b. Les sous-multiples du mètre

■ Un décimètre est un dixième de mètre (c'est-à-dire un mètre divisé par dix) donc pour obtenir un mètre, il faut 10 dixièmes de mètre, soit 10 décimètres.

■ De même, un centimètre est un centième de mètre (c'est-à-dire un mètre divisé par cent) donc pour obtenir un mètre, il faut 100 centièmes de mètre, soit 100 centimètres.

■ De la même façon, un millimètre est un millième de mètre (c'est-à-dire un mètre divisé par mille) donc pour obtenir un mètre, il faut 1 000 millièmes de mètre, soit 1 000 millimètres.

Ainsi :

1 mètre = 10 décimètres	1 m = 10 dm
1 mètre = 100 centimètres	1 m = 100 cm
1 mètre = 1 000 millimètres	1 m = 1 000 mm

Exercice d'application

Cochez la ou les propositions exactes.
Un millimètre vaut :

a. 1 000 mètres
b. un millième de mètre
c. 1/1 000 mètre
d. un dixième de mètre

Corrigé

b et c. (1/1 000 = un millième)

B. La conversion

Voici le tableau, que vous devez connaître **par cœur pour le concours, et qui vous permettra de transformer des mètres en millimètres, des centimètres en décamètres, etc.**

km	hm	dam	m	dm	cm	mm

Par exemple, pour convertir 674,5 centimètres en mètres :

1. Vous cherchez le chiffre des unités :
dans l'exemple, il s'agit du 4 (674,5).

2. Vous placez le 4 dans la colonne de l'unité de mesure que l'on vous donne :
dans l'exemple, il s'agit de 674,5 centimètres donc vous placez le 4 dans la colonne des centimètres.

km	hm	dam	m	dm	cm	mm
					4	

3. Il vous reste à placer les autres chiffres dans le tableau. Attention, **sans la virgule et un seul chiffre par colonne !**

km	hm	dam	m	dm	cm	mm
			6	7	4	5

4. Pour transformer les centimètres en mètres, vous imaginez la virgule sur la ligne verticale située **à droite des mètres (puisque vous cherchez des mètres). Cette ligne apparaît ici plus épaisse.**

km	hm	dam	m	dm	cm	mm
			6	7	4	5

5. Il vous suffit de lire le résultat dans le tableau : ainsi 674,5 centimètres valent 6,745 mètres.

Exercice d'application

Convertissez 1 702,13 décimètres (dm) en décamètres (dam).

CONSEIL Essayez de tracer le tableau de mémoire puisqu'il ne sera pas fourni le jour du concours.

Corrigé

1 702,13 décimètres (dm) valent 17,0213 décamètres (dam).
Ce qu'il fallait faire :
1. Chercher le chiffre des unités : ici, le 2 (1 702,13).
2. Placer le 2 dans la colonne des décimètres.
3. Placer les autres chiffres, sans la virgule. Toujours un seul chiffre par colonne...
4. Imaginer la virgule sur la ligne verticale située à droite des décamètres (puisque vous cherchez des décamètres).
Ce que vous deviez obtenir :

km	hm	dam	m	dm	cm	mm
	1	7	0	2	1	3

Exercice d'application

Convertissez 76,128 mètres (m) en millimètres (mm).

Corrigé

76,128 mètres (m) valent 76 128 millimètres (mm).
En utilisant la même méthode que précédemment, vous deviez obtenir :

km	hm	dam	m	dm	cm	mm
		7	6	1	2	8

La virgule, qui serait située sur la ligne verticale à droite des millimètres, est inutile. Une virgule seule à la fin d'un nombre est inutile.

Exercice d'application

Convertissez 272,8 décimètres (dm) en hectomètres (hm).

Corrigé

272,8 décimètres (dm) valent 0,272 8 hectomètres (hm).
En utilisant la même méthode que précédemment, vous deviez obtenir :

km	hm	dam	m	dm	cm	mm
	0	2	7	2	8	

Vous devez imaginer la virgule sur la ligne verticale située à droite des hectomètres (puisque vous cherchez des hectomètres). Or cette colonne est vide. Dans ce cas vous complétez la colonne par un zéro et vous n'oubliez pas la virgule !

Exercice d'application

Convertissez 74,9 centimètres (cm) en hectomètres (hm).

Corrigé

74,9 centimètres (cm) valent 0,007 49 hectomètres (hm).
Ce qu'il fallait faire :
1. Placer les chiffres dans le tableau, sans la virgule et un seul chiffre par colonne.
2. Imaginer la virgule sur la ligne verticale située à droite des hectomètres (puisque vous cherchez des hectomètres). Cette colonne est vide, mais si vous avez suivi consciencieusement toutes nos explications, vous savez qu'il faut ajouter un zéro dans la colonne des hectomètres !
3. Vous ne pouvez évidemment pas laisser de colonne vide au milieu du nombre ; il vous faut ajouter un zéro dans la colonne des décamètres et dans celle des mètres.
Vous deviez obtenir :

km	hm	dam	m	dm	cm	mm
	0	0	0	7	4	9

Exercice d'application

Autre difficulté, convertissez 23 hectomètres (hm) en décimètres (dm).

Corrigé

23 hectomètres (hm) valent 23 000 décimètres (dm).
1. Placer 23 dans le tableau.
2. Imaginer la virgule sur la ligne verticale située à droite des décimètres.
3. Ajouter des zéros dans les trois colonnes vides.
4. La virgule seule à la fin du nombre est inutile.

km	hm	dam	m	dm	cm	mm
2	3	0	0	0		

Exercice d'application

Dernière difficulté, convertissez 461,73 kilomètres (km) en mètres (m).

Corrigé

461,73 kilomètres (km) valent 461 730 mètres (m).
1. Placer le chiffre des unités (ici le 1) dans la colonne des kilomètres.

2. Placer les autres chiffres, sans la virgule. Si vous avez bien positionné le 1, le 6 doit sortir du tableau. Il suffit d'ajouter autant de colonnes que nécessaire en bout de tableau.

		km	hm	dam	m	dm	cm	mm
4	6	1	7	3				

3. Imaginer la virgule sur la ligne verticale située à droite des mètres.
4. Ajouter un zéro dans la colonne vide.
5. Et, bien entendu, vous ne tenez pas compte de la virgule seule à la fin du nombre.

		km	hm	dam	m	dm	cm	mm
4	6	1	7	3	0			

FOCUS

Rappelez-vous qu'un kilomètre vaut 1 000 mètres donc, dans cet exemple, vous pouvez gagner du temps en multipliant 461,73 par 1 000.
Vous avez oublié comment multiplier par 1 000 ? Relisez le chapitre « Calcul mental ».
Si vous vous sentez à l'aise avec les conversions, n'hésitez pas à utiliser cette méthode plus directe, mais un peu plus délicate.
Voici quelques exemples pour vous familiariser avec cette technique :
Pour convertir 7,25 mètres en centimètres on multiplie par 100 puisque 1 mètre vaut 100 centimètres. Ainsi 7,25 mètres valent 725 centimètres.
Pour convertir 450 mètres en kilomètres, il faut diviser par 1 000 puisque 1 000 mètres valent 1 kilomètre. Vous obtenez donc 0,450 kilomètre, ce qui équivaut à 0,45 kilomètre.

3. Mesure des masses

A. Le gramme

Le **gramme** (symbolisé par un *g*) est l'unité de masse la plus couramment utilisée par les aides-soignants. Il existe également des multiples et des sous-multiples du gramme.

a. Les multiples du gramme

1 décagramme = 10 grammes	1 dag = 10 g
1 hectogramme = 100 grammes	1 hg = 100 g
1 kilogramme = 1 000 grammes	1 kg = 1 000 g

b. Les sous-multiples du gramme

Un décigramme est un dixième de gramme (c'est-à-dire un gramme divisé par dix) donc pour obtenir un gramme, il faut 10 dixièmes de gramme, soit 10 décigrammes.

De même, un centigramme est un centième de gramme (c'est-à-dire un gramme divisé par cent) donc pour obtenir un gramme, il faut 100 centièmes de gramme, soit 100 centigrammes.

De la même façon, un milligramme est un millième de gramme (c'est-à-dire un gramme divisé par mille) donc pour obtenir un gramme, il faut 1 000 millièmes de gramme, soit 1 000 milligrammes.

Ainsi :

1 gramme = 10 décigrammes — 1 g = 10 dg
1 gramme = 100 centigrammes — 1 g = 100 cg
1 gramme = 1 000 milligrammes — 1 g = 1 000 mg

Exercice d'application

Un kilogramme vaut :

a. 100 grammes
b. 10 000 grammes
c. 1 000 grammes
d. un centième de gramme

Corrigé

c.

B. La conversion

La méthode de conversion des masses est la même que la méthode de conversion des longueurs.

Le tableau de conversion se construit donc de la même façon. Il vous suffit de remplacer les unités de longueur par les unités de masses.

kg	hg	dag	g	dg	cg	mg

ATTENTION N'oubliez pas qu'il faut également connaître ce tableau de conversion par cœur.

Exercice d'application :

Convertissez 3 490,75 décigrammes (dg) en décagrammes (dag).

Corrigé

3 490,75 décigrammes (dg) valent 34,907 5 décagrammes (dag).

Ce qu'il fallait faire :

1. Chercher le chiffre des unités : ici, le 0 (3 490,75).
2. Placer le 0 dans la colonne des décigrammes.
3. Placer les autres chiffres, sans la virgule. Toujours un seul chiffre par colonne...
4. Imaginer la virgule sur la ligne verticale située à droite des décagrammes (puisque vous cherchez des décagrammes).

Ce que vous deviez obtenir :

kg	hg	dag	g	dg	cg	mg
	3	4	9	0	7	5

4. Mesure des volumes

A. Le litre

L'unité principale pour mesurer un volume est le litre (symbolisé par *l* ou *L*). Il existe également des multiples et des sous-multiples du litre.

a. Les multiples du litre

1 décalitre = 10 litres — 1 dal = 10 L
1 hectolitre = 100 litres — 1 hl = 100 L
1 kilolitre = 1 000 litres — 1 kl = 1 000 L
Le kilolitre existe, mais n'est pas utilisé. On lui préfère une autre unité de volume, le mètre cube *(voir plus loin)*.

b. Les sous-multiples du litre

Un décilitre est un dixième de litre (c'est-à-dire un litre divisé par dix) donc pour obtenir un litre, il faut 10 dixièmes de litre, soit 10 décilitres.

De même, un centilitre est un centième de litre (c'est-à-dire un litre divisé par cent) donc pour obtenir un litre, il faut 100 centièmes de litre, soit 100 centilitres.

De la même façon, un millilitre est un millième de litre (c'est-à-dire un litre divisé par mille) donc pour obtenir un litre, il faut 1 000 millièmes de litre, soit 1 000 millilitres.

Ainsi :
1 litre = 10 décilitres — 1 L = 10 dl
1 litre = 100 centilitres — 1 L = 100 cl
1 litre = 1 000 millilitres — 1 L = 1 000 ml

Exercice d'application

Cochez la proposition exacte.
Un hectolitre vaut :
a. 10 litres b. 100 litres c. 0,01 litre d. 1 000 litres

Corrigé

b.

B. La conversion

Là encore vous devez utiliser un tableau de conversion qui se construit de la même façon, mais cette fois avec les unités de volume. La méthode de conversion reste inchangée.

kl	hl	dal	L	dl	cl	ml

Exercice d'application :

Pour vous familiariser avec ce nouveau tableau, convertissez 3,4 litres en centilitres.

Corrigé

3,4 litres (L) valent 340 centilitres (cl).
Ce qu'il fallait faire :
1. Placer 3,4 dans le tableau sans la virgule.
2. Imaginer la virgule sur la ligne verticale située à droite des centilitres.
3. Ajouter un zéro dans la colonne vide.
4. Ne pas tenir compte de la virgule seule à la fin du nombre.
Ce que vous deviez obtenir :

kl	hl	dal	L	dl	cl	ml
			3	4	0	

C. Le mètre cube

Un volume peut également se mesurer grâce aux multiples et sous-multiples du **mètre cube (symbolisé par m**^{3}**)**.

La notion de « cube »

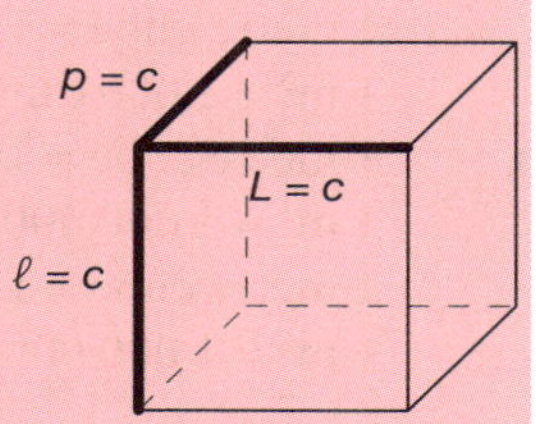

Prenons un cube de côté c :
Le volume d'un cube s'obtient en multipliant la largeur par la longueur et par la profondeur.
Volume du cube = largeur (ℓ) × longueur (L) × profondeur (p)
Dans un cube, largeur = longueur = profondeur puisque tous les côtés sont égaux.
Ainsi :
Volume du cube = côté × côté × côté = $c \times c \times c = c^3$
Remarque : c^3 se lit « c au cube »

Volume d'un cube de côté $c = c^3$

- **Volume d'un cube d'un mètre de côté :**

Volume du cube = $c^3 = c \times c \times c = 1\text{ m} \times 1\text{ m} \times 1\text{ m} = 1\text{ m}^3$
Un mètre cube correspond donc au volume d'un cube d'un mètre de côté.

- **Volume d'un cube d'un décimètre de côté :**
Volume du cube = c^3 = 1 dm^3
Un décimètre cube correspond donc au volume d'un cube d'un décimètre de côté.
- **Volume d'un cube d'un centimètre de côté :**
Volume du cube = c^3 = 1 cm^3
Un centimètre cube correspond donc au volume d'un cube d'un centimètre de côté.
- **Volume d'un cube d'un millimètre de côté :**
Volume du cube = c^3 = 1 mm^3
Un millimètre cube correspond donc au volume d'un cube d'un millimètre de côté.

Le tableau de conversion correspondant aux multiples et sous-multiples du mètre cube est le suivant :

km^3	hm^3	dam^3	m^3	dm^3	cm^3	mm^3

a. Les multiples du mètre cube

1 décamètre cube = 1 000 mètres cubes
1 dam^3 = 1 000 m^3
1 hectomètre cube = 1 000 000 de mètres cubes
1 hm^3 = 1 000 000 m^3
1 kilomètre cube = 1 000 000 000 de mètres cubes
1 km^3 = 1 000 000 000 m^3

b. Les sous-multiples du mètre cube

1 mètre cube = 1 000 décimètres cubes
1 m^3 = 1 000 dm^3
1 mètre cube = 1 000 000 de centimètres cubes
1 m^3 = 1 000 000 cm^3
1 mètre cube = 1 000 000 000 de millimètres cubes
1 m^3 = 1 000 000 000 mm^3

REMARQUE Les multiples du mètre cube représentent des volumes très importants. Dans votre métier, vous rencontrerez principalement les sous-multiples du mètre cube.

Le tableau de conversion que vous aurez l'occasion d'utiliser devient donc :

m^3	dm^3	cm^3	mm^3

REMARQUE N'oubliez pas qu'il faut également connaître ce tableau de conversion par cœur.

D. La conversion

La méthode est la même :

1. Chercher le chiffre des unités.

2. Placer ce chiffre dans la colonne de l'unité de mesure donnée.

3. Placer les autres chiffres dans le tableau (sans virgule et un seul chiffre par colonne).

4. Imaginer la virgule sur la ligne verticale située à droite de l'unité de mesure demandée.

5. Lire le résultat dans le tableau.

REMARQUE Attentoin, pour chaque unité, la colonne se subdivise en trois. Le chiffre des unités doit toujours être placé dans la colonne la plus à droite.

Exercice d'application

Convertissez 1 370 centimètres cubes (cm^3) en décimètres cubes (dm^3).

Corrigé

1 370 centimètres cubes valent 1,37 décimètre cube.

Ce qu'il fallait faire :

1. Chercher le chiffre des unités : ici, le 0 (1 370).

2. Placer le 0 dans la colonne des centimètres cubes. Cette colonne se subdivise en trois. Vous devez toujours placer le chiffre des unités dans la colonne la plus à droite.

m^3			dm^3			cm^3			mm^3		
								0			

3. Placer les autres chiffres. Toujours un seul chiffre par colonne...

m^3			dm^3			cm^3			mm^3		
					1	3	7	0			

4. Imaginer la virgule sur la ligne verticale située à droite des décimètres cubes (puisque vous cherchez des décimètres cubes).

m^3			dm^3			cm^3			mm^3		
					1	3	7	0			

5. Lire le résultat dans le tableau :

1 370 cm^3 = 1,370 dm^3 = 1,37 dm^3.

E. Litre et mètre cube

Nous avons vu qu'un volume peut se mesurer grâce à deux systèmes d'unités. Il est possible de passer de l'un à l'autre grâce à un système de correspondance entre multiples et sous-multiples du litre et multiples et sous-multiples du mètre cube.

Correspondance

Reprenons notre cube. Imaginons que *c* vaut 1 décimètre :

Le volume de ce cube est donc de :

1 dm × 1 dm × 1 dm, soit 1 dm^3

Retenez que ce cube de **1 décimètre cube peut contenir très exactement 1 litre d'eau.**

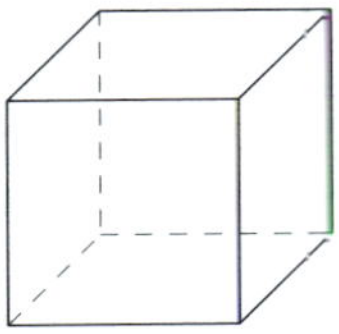

1 dm

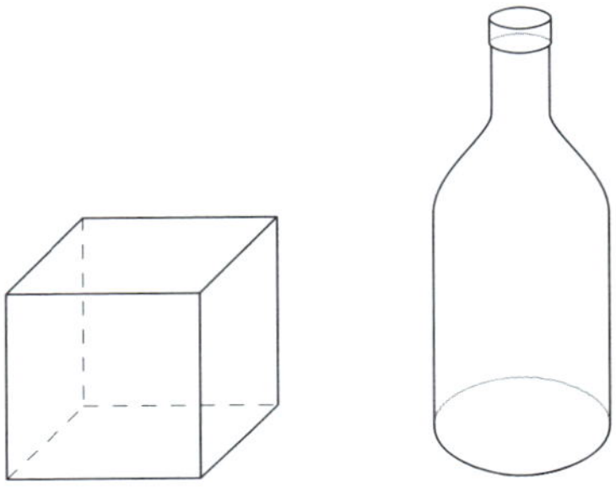

1 dm^3 1 litre

À partir de l'égalité 1 L = 1 dm^3, il est possible de construire un tableau de correspondance entre les deux systèmes d'unités de volume.

- Première étape : tracer le tableau de conversion des décimètres cubes.

m^3			dm^3			cm^3			mm^3		

- Deuxième étape : placer le litre.

Si vous deviez placer 1 dm^3 dans le tableau, il faudrait positionner le chiffre des unités (ici le 1) au niveau des décimètres cubes, dans la colonne la plus à droite. Puisque 1 dm^3 = 1 L, vous pouvez placer le litre à la place du 1.

m^3			dm^3			cm^3			mm^3		
					L						

- Troisième étape : placer les multiples et sous-multiples du litre selon la disposition classique.

m^3			dm^3			cm^3			mm^3		
		kl	hl	dal	L	dl	cl	ml			

REMARQUE en observant le tableau, on constate que **1 ml = 1 cm³** et **1 kl = 1 m³**

F. La conversion

a. Conversion d'un multiple ou sous-multiple du litre en multiple ou sous-multiple du décimètre cube

Prenons un exemple. Pour convertir 2 158 millilitres (ml) en décimètres cubes (dm³) :

1. Vous cherchez le chiffre des unités : ici, le 8 (2 158).

2. Vous placez le 8 dans la colonne de l'unité de mesure que l'on vous donne : ici, les millilitres.

m³			dm³			cm³			mm³		
		kl	hl	dal	L	dl	cl	ml 8			

3. Vous placez les autres chiffres (un seul chiffre par colonne).

m³			dm³			cm³			mm³		
		kl	hl	dal	L **2**	dl **1**	cl **5**	ml 8			

4. Vous imaginez la virgule sur la ligne verticale située à droite des décimètres cubes (puisque vous souhaitez convertir des millilitres en décimètres cubes).

m³			dm³			cm³			mm³		
		kl	hl	dal	L 2	dl 1	cl 5	ml 8			

5. Il vous suffit de lire le résultat dans le tableau : 2 158 millilitres valent 2,158 décimètres cubes.

Exercice d'application

Convertissez 72 centilitres (cl) en centimètres cubes (cm³).

Corrigé

72 centilitres (cl) valent 720 centimètres cube (cm³).
Vous deviez obtenir :

m³			dm³			cm³			mm³		
		kl	hl	dal	L	dl 7	cl 2	ml 0			

b. Conversion d'un multiple ou sous-multiple du décimètre cube en multiple ou sous-multiple du litre

Prenons un exemple. Pour convertir 85,2 décimètres cubes (dm³) en centilitres (cl) :

1. Vous cherchez le chiffre des unités : ici, le 5 (85,2).

2. Vous placez le 5 dans la colonne de l'unité de mesure que l'on vous donne : ici, les décimètres cubes (toujours la colonne la plus à droite).

m³			dm³			cm³			mm³		
		kl	hl	dal	L 5	dl	cl	ml			

3. Vous placez les autres chiffres (sans la virgule et un seul chiffre par colonne).

m³			dm³			cm³			mm³		
		kl	hl	dal 8	L 5	dl 2	cl	ml			

4. Vous imaginez la virgule sur la ligne verticale située immédiatement à droite des centilitres (puisque vous souhaitez convertir des décimètres cubes en centilitres).

m³			dm³			cm³			mm³		
		kl	hl	dal 8	L 5	dl 2	cl	ml			

5. Vous complétez la colonne vide par un zéro et lisez le résultat dans le tableau : 85,2 décimètres cubes valent 8 520 centilitres.

m³			dm³			cm³			mm³		
		kl	hl	dal 8	L 5	dl 2	cl 0	ml			

Exercice d'application

Convertissez 14,31 décimètres cubes (dm³) en décilitres (dl).

Corrigé

14,31 décimètres cubes (dm³) valent 143,1 décilitres (dl).
En utilisant la méthode précédente vous deviez obtenir :

m³			dm³			cm³			mm³		
		kl	hl	dal 1	L 4	dl 3	cl 1	ml			

5 | Le temps

1. Les unités de temps

Dans la vie courante, nous mesurons le temps écoulé en heures, minutes et secondes.

Une journée est le temps mis par la Terre pour effectuer un tour complet sur elle-même (une rotation). Cette journée se décompose en 24 heures (h). Chaque heure peut encore être divisée en 60 minutes (min) et chaque minute en 60 secondes (s).

L'unité de temps du système international est la seconde, minute et heure étant en fait définies à partir de cette unité.

Ainsi, on peut écrire :

1 min = 60 s

1 h = 60 min = 60 × 60 s = 3 600 s

On parle de système **sexagésimal**.

Il est alors aisé de passer d'une unité à l'autre en utilisant ces bases de conversion.

× 3 600 (Heures → Secondes) ; × 60 (Heures → Minutes)

Heures	Minutes	Secondes
1	60	3 600

÷ 60 (Secondes → Minutes) ; ÷ 3 600 (Secondes → Heures)

Exercice d'application

En utilisant ce tableau, convertissez :

2 heures en minutes puis en secondes

43 200 secondes en minutes puis en heures

1,2 heure en minutes puis en secondes

750 minutes en secondes puis en heures

2,9 heures en minutes puis en secondes

Corrigé

Heures	Minutes	Secondes
1	60	3 600
2	2 × 60 = 120	120 × 60 = 7 200
720 ÷ 60 = 12	43 200 ÷ 60 = 720	43 200
1,2	1,2 × 60 = 72	72 × 60 = 4 320
750 ÷ 60 = 12,5	750	750 × 60 = 45 000
2,9	2,9 × 60 = 174	174 × 60 = 10 440

Notez que l'expression du temps apparaît dans ce tableau sous différentes formes, notamment sous forme de nombres décimaux (2,9 h par exemple) ou sous forme de nombres entiers, non simplifiables (2 h), ou simplifiables (120 min). 120 min est correct, mais 2 h en est la version simplifiée et facilite la compréhension.

Sachez donc qu'il existe deux systèmes d'écriture pour exprimer un temps :

– le système sexagésimal, dans lequel le temps se décline en heures, minutes et secondes, chaque unité devant être simplifiée au maximum pour faciliter la compréhension ;

– le système décimal, utilisé en général pour exprimer le temps dans une seule unité.

Exemple :

1,5 h et 1 h 30 min sont deux écritures différentes pour exprimer une même durée.

1,5 h en est l'écriture décimale et 1 h 30 min, l'écriture sexagésimale.

A. Conversion dans le même système d'écriture

Exercice d'application

1. Convertissez 4 h 30 min en minutes.
2. Convertissez 3 h 18 min 24 s en secondes.

Corrigé

1. 4 h 30 min = (4 × 60) min + 30 min = 270 min
2. 3 h 18 min 24 s = (3 × 3 600) s + (18 × 60) s + 24 s = 10 800 + 1 080 + 24 = 11 904 s

B. Passage du système décimal au système sexagésimal

Lorsque l'on vous demande de convertir 2,9 h en heures et minutes, on vous demande en fait de passer de l'écriture décimale à l'écriture sexagésimale.

Pour cela, il vous suffit de conserver la partie entière (2 h) telle quelle et de ne convertir en minutes que la partie décimale (0,9).

2,9 h = 2 h (0,9 × 60) min = 2 h 54 min

Ce raisonnement est valable pour la conversion en secondes.

Exercice d'application

Convertissez 1,47 h en heures, minutes et secondes

Corrigé

- Conversion en heures et minutes :
1,47 h = 1 h (0,47 × 60) min = 1 h 28,2 min
- Conversion en heures, minutes et secondes :
1 h 28,2 min = 1 h 28 min (0,2 × 60) s = 1 h 28 min 12 s

C. Passage du système sexagésimal au système décimal

Exercice d'application

Convertissez 3 h 45 min en heures.

Corrigé

3 h < 3 h 45 min < 4 h

Le résultat aura une partie entière (3 h) et une partie décimale, résultat de la conversion des 45 minutes en heure. Pour convertir des minutes en heures, on divise par 60, soit 45 ÷ 60 = 0,75.

D'où 3 h 45 min = 3,75 h.

Correspondance

1 heure = 60 minutes
2 heures = 120 minutes
3 heures = 180 minutes
4 heures = 240 minutes
5 heures = 300 minutes
6 heures = 360 minutes
7 heures = 420 minutes
8 heures = 480 minutes
9 heures = 540 minutes
10 heures = 600 minutes
un quart d'heure = 15 min = 0,25 h
une demi-heure = 30 min = 0,5 h
trois quarts d'heure = 45 min = 0,75 h
une heure et quart = 1 h 15 min = 1,25 h
une heure et demie = 1 h 30 min = 1,5 h
une heure trois quarts = 1 h 45 min = 1,75 h

Entraînement

Difficulté ✗✗✗ | Durée 20 min

Questions

1. Un trajet en voiture dure 642 minutes. Quelle est cette durée en heures et minutes ?

2. Convertissez en heures :

a. 6 heures 30 minutes
b. 40 minutes

Corrigé

❶ Comme souvent, plusieurs méthodes sont possibles pour répondre à cette question.

• Par le calcul :

On pose l'opération

$$\begin{array}{r|l} 642 & 60 \\ \hline 42 & 10 \end{array}$$

« en 642 combien de fois 60 ? 10 fois ; restent 42 »

Ainsi, on trouve que 642 minutes correspondent à 10 heures et 42 minutes.

RAPPEL Si vous ne parvenez pas à effectuer cette division, reportez-vous au chapitre 3.

• Intuitivement :

- vous remarquez que 642 = 600 + 42 ;
- vous savez que 600 minutes correspondent à 10 heures ;
- donc 642 minutes correspondent à 10 heures et 42 minutes.

❷ **a.** 30 ÷ 60 = 0,5 donc 6 h 30 min = 6,5 h

b. 40 ÷ 60 = 0,67 h

2. Les intervalles de temps

Dans votre futur métier, vous aurez souvent à manipuler des durées, ou intervalles de temps. Pour cela, il est nécessaire de maîtriser les quatre opérations adaptées aux durées. Nous partirons d'une série d'exemples pour présenter les particularités de ces opérations.

A. Addition de durées

Exemple : une aide-soignante administre des soins à une patiente. Pour cela, il lui faut 43 minutes. Sachant qu'elle a débuté à 9 h 35, à quelle heure aura-t-elle fini ?

On pose l'opération suivante : 9 h 35 min + 43 min.

Détail de l'opération :

$$\begin{array}{lrr} & 9\text{ h} & 35\text{ min} \\ + & & 43\text{ min} \\ \hline & 9\text{ h} & 78\text{ min} \end{array}$$

Le résultat ne peut pas être donné sous cette forme. Il nous faut transformer les 78 min. On sait que 60 minutes = 1 heure. On peut donc ôter 60 minutes aux 78 minutes si on ajoute 1 heure aux 9 heures.

Ainsi, 9 h 78 min = (9 + 1) h (78 – 60) min = 10 h 18 min.

L'aide-soignante finira les soins à 10 h 18.

B. Soustraction de durées

Exemple : calculez le temps écoulé entre 9 h 37 min 42 s et 14 h 18 min 13 s.

Pour calculer le temps écoulé, on pose la soustraction suivante : 14 h 18 min 13 s – 9 h 37 min 42 s.

Détail de l'opération :

	14 h	18 min	13 s
–	9 h	37 min	42 s

Cette opération ne peut pas être effectuée telle quelle puisqu'on ne peut ni soustraire 37 minutes de 18 minutes ni soustraire 42 s de 13 s.

Puisqu'une minute vaut 60 secondes, on peut ôter 1 minute aux 18 minutes et additionner 60 secondes aux 13 secondes.

On obtient donc :

	14 h	17 min	73 s
–	9 h	37 min	42 s

Il faut effectuer le même raisonnement pour la soustraction des minutes.

Puisqu'une heure vaut 60 minutes, on peut ôter 1 heure aux 14 heures et additionner 60 minutes aux 17 minutes.

14 h 17 min deviennent donc 13 h 77 min et la soustraction devient possible.

	13 h	77 min	73 s
–	9 h	37 min	42 s
	4 h	40 min	31 s

4 heures 40 minutes et 31 secondes se sont écoulées entre 9 h 37 min 42 s et 14 h 18 min 13 s.

C. Multiplication de durées

Exemple : vous devez préparer les 25 chambres du service dans lequel vous travaillez. Pour cela vous disposez de 15 minutes par chambre en moyenne.

Combien de temps consacrerez-vous à cette tâche ?

Il vous suffit de multiplier le temps imparti pour préparer chaque chambre (15 minutes) par le nombre de chambres (25), soit $15 \times 25 = 375$ min.

Le résultat peut être converti en heures et minutes pour une meilleure compréhension :

375 min = (375 ÷ 60) h = 6,25 h = 6 h (0,25 × 60) min = 6 h 15 min

Lorsque vous devez multiplier une durée exprimée dans le système sexagésimal avec plusieurs unités, vous pouvez, au choix :

– multiplier chaque unité de temps séparément puis faire l'addition ;

– convertir cette durée en l'unité la plus petite, faire la multiplication avec ce résultat et convertir à nouveau si nécessaire.

Exercice d'application

Un bolide parcourt un tour de circuit en 3 min 15 s. En combien de temps parcourra-t-il cinq tours ?

Corrigé

Il s'agit de multiplier l'intervalle de temps 3 min 15 s par 5.

Première possibilité :

• Convertissez cet intervalle de temps en secondes :
3 min 15 s = (3 × 60) + 15 = 180 + 15 = 195 s

• Multipliez cette durée par 5 :
195 × 5 = 975 s

• Convertissez à nouveau ce résultat pour une meilleure compréhension :
975 s = (975 : 60) min = 16,25 min = 16 min (0,25 × 60) s = 16 min 15 s

Seconde possibilité :

• Multipliez chaque unité par 5 :
(3 min 15 s) × 5 = (3 × 5) min (15 × 5) s = 15 min 75 s = 16 min 15 s

D. Division de durées

Exemple : à son cabinet, un médecin a vu 11 patients en 2 h 45 min. Combien de temps a-t-il passé en moyenne avec chaque patient ?

Il s'agit de diviser l'intervalle de temps 2 h 45 min par 11.

Pour cela, il est plus aisé, dans un premier temps, de convertir cet intervalle de temps en minutes.

Nous obtenons : 2 h 45 min = (2 × 60) + 45 = 120 + 45 = 165 min

Le médecin a vu 11 patients en 165 minutes.

Divisons maintenant cet intervalle par 11, soit 165 ÷ 11 = 15 min

Le médecin a passé en moyenne 15 minutes avec chaque patient.

Exercice d'entraînement

Un coureur à parcouru 25 km en 2 h 52 min 30 s. Combien met-il de temps en moyenne pour parcourir un kilomètre ? Donnez le résultat en minutes et secondes.

Corrigé

Il s'agit de diviser l'intervalle de temps 2 h 52 min 30 s par 25.
Convertissons cet intervalle de temps en secondes :
2 h 52 min 30 s = (2 × 3 600) + (52 × 60) + 30 = 7 200 + 3 120 + 30 = 10 350 s
Divisons maintenant cet intervalle par 25 :
10 350 ÷ 25 = 414 s
Le coureur parcourt donc 1 kilomètre en 414 secondes.
Convertissons ce résultat en minutes et secondes :
414 ÷ 60 = 6,9 min = 6 min (0,9 × 60) s = 6 min 54 s

6 | Fractions, proportions et pourcentages

1. Les fractions

A. Généralités

Une fraction est une division non effectuée de deux nombres entiers a et b, avec b $\neq 0$.

Soit la fraction $\frac{a}{b}$.

a est le numérateur et b est le dénominateur.

a. Lecture des fractions

Voici quelques exemples.

La fraction	se lit
1/2	un demi
1/3	un tiers
1/4	un quart
3/4	trois quarts
1/5	un cinquième
2/5	deux cinquièmes
6/16	six seizièmes
1/10	un dixième
1/100	un millième

b. Représentation des fractions

Premier cas : $a < b$

Si a < b alors $\frac{a}{b} < 1$

Si l'on se représente l'unité comme un gâteau, on peut diviser le gâteau en b parts. L'une de ces parts correspond à une fraction :

$$\frac{\text{1 part de gâteau}}{b \text{ parts du gâteau}} = \frac{1}{b}$$

$\frac{a}{b}$ correspond à a parts du gâteau divisé en b parts.

Exemple : $\frac{5}{9}$

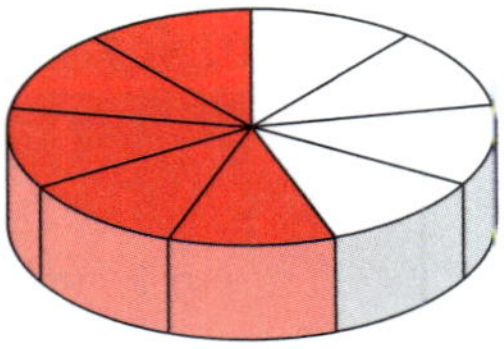

Second cas : $a > b$

Si $a > b$ alors $\frac{a}{b} > 1$

Si l'on reprend la comparaison précédente, cette fraction pourra être représentée par un ou plusieurs gâteaux entiers, accompagnés d'un nombre *n de parts (une part = 1/b).*

Exemple :

La fraction $\frac{12}{5}$ correspond au nombre décimal 2,4.

$2 < 2{,}4 < 3$ donc cette fraction sera représentée par deux gâteaux entiers, accompagnés de *n* parts d'un troisième gâteau.

Chacun des deux gâteaux entiers est divisé en cinq parts, donc l'ensemble correspond à 10 parts (dix cinquièmes). Ces deux gâteaux seront donc complétés par deux parts du troisième gâteau (deux cinquièmes).

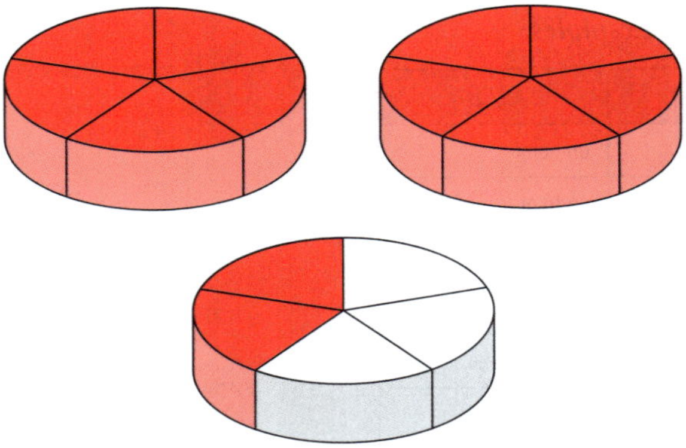

c. Fraction d'une quantité

Calculer $\frac{a}{b}$ de *c* consiste à multiplier c par a et à diviser le résultat par b.

CONSEILS Il est parfois plus judicieux de commencer par diviser *c* par *b*, puis de multiplier le résultat par *a*.

Exercices d'application

Calculez :

a. le tiers de 930 grammes

b. les trois quarts de 16 euros

c. les deux cinquièmes de 150 millilitres

d. les deux tiers de 45 milligrammes

Corrigé

a. $\frac{1 \times 930}{3} = 930 \div 3 = 310$ g

b. $\frac{3 \times 16}{4} = 3 \times 4 = 12$ €

Dans cet exemple, il est plus rapide de commencer par la division (16 ÷ 4 = 4) et de multiplier ensuite le résultat (4) par 3.

c. $\frac{2 \times 150}{5} = 2 \times 30 = 60$ ml

Même remarque que dans le cas précédent.

d. $\frac{2 \times 45}{3} = \frac{90}{3} = 30$ mg

B. Simplification de fractions

Simplifier une fraction consiste à diviser numérateur et dénominateur par un même nombre entier.

Toutes les fractions ne sont pas simplifiables. En effet, il n'est pas toujours possible de trouver un **diviseur commun** au numérateur et au dénominateur. Dans ce cas, on dit que la fraction est irréductible.

La divisibilité

Un nombre est divisible par 2 si son chiffre des unités est 0 ; 2 ; 4 ; 6 ou 8.
Un nombre est divisible par 5 si son chiffre des unités est 0 ou 5.
Un nombre est divisible par 4 si le nombre formé par ses deux derniers chiffres (dizaine et unité) est divisible par 4.
Exemple : 7 036 est divisible par 4 car 36 est divisible par 4.
Un nombre est divisible par 25 s'il se termine par 00 ; 25 ; 50 ou 75.
Un nombre est divisible par 3 si la somme de ses chiffres est divisible par 3.
Exemple : 3 426 est divisible par 3 car 3 + 4 + 2 + 6 = 15 et que 15 est divisible par 3.
Un nombre est divisible par 9 si la somme de ses chiffres est divisible par 9.
Un nombre est divisible par 10 si son chiffre des unités est 0.
Un nombre à deux chiffres est divisible par 11 si ses deux chiffres sont égaux.
Exemple : 11 ; 33 ; 88.
Un nombre à trois chiffres est divisible par 11 si le chiffre du milieu est égal à la somme des deux autres chiffres.
Exemples :

121	132	374
↑	↑	↑
2 = 1 + 1	3 = 1 + 2	7 = 3 + 4

Exemple : simplifions la fraction $\frac{35}{25}$.

35 et 25 sont divisibles par 5

$$\frac{35}{25} = \frac{7 \times 5}{5 \times 5} = \frac{7}{5}$$

Si vous préférez, vous pouvez présenter la simplification comme suit, ce qui est équivalent.

$$\frac{35}{25} = \frac{35 \div 5}{25 \div 5} = \frac{7}{5}$$

Exercice d'application

Simplifiez les fractions suivantes :

a. $\frac{12}{36}$ b. $\frac{125}{15}$ c. $\frac{48}{64}$

Corrigé

a. $\frac{12}{36} = \frac{2 \times 6}{6 \times 6} = \frac{2}{6} = \frac{2 \times 1}{2 \times 3} = \frac{1}{3}$

b. $\frac{125}{15} = \frac{5 \times 25}{5 \times 3} = \frac{25}{3}$

c. $\frac{48}{64} = \frac{6 \times 8}{8 \times 8} = \frac{6}{8} = \frac{2 \times 3}{2 \times 4} = \frac{3}{4}$

Dans la plupart des cas, il existe de nombreuses façons d'aboutir à la même fraction irréductible. Par exemple, si nous reprenons le a, la simplification aurait également pu se faire comme suit :

a. $\frac{12}{36} = \frac{1 \times 12}{3 \times 12} = \frac{1}{3}$

C. Comparaison de fractions

Quand les dénominateurs sont égaux, la fraction la plus petite est celle qui possède le plus petit numérateur.

Exemple : $\frac{1}{43} < \frac{2}{43} < \frac{7}{43} < \frac{42}{43} < \frac{54}{43}$

Si les fractions n'ont pas le même dénominateur, on les met au même dénominateur (voir plus loin).

Quand les numérateurs sont égaux, la fraction la plus petite est celle qui possède le plus grand dénominateur.

Exemple : $\frac{3}{27} < \frac{3}{12} < \frac{3}{7} < \frac{3}{2}$

Exercice d'application

Classez les fractions suivantes dans l'ordre croissant.

a. $\frac{39}{28} ; \frac{13}{28} ; \frac{1}{28} ; \frac{72}{28} ; \frac{26}{28}$.

b. $\frac{9}{13} ; \frac{9}{4} ; \frac{9}{59} ; \frac{9}{36} ; \frac{9}{9} ; \frac{9}{1}$.

Corrigé

a. $\frac{1}{28} ; \frac{13}{28} ; \frac{26}{28} ; \frac{39}{28} ; \frac{72}{28}$.

b. $\frac{9}{59} ; \frac{9}{36} ; \frac{9}{13} ; \frac{9}{9} ; \frac{9}{4} ; \frac{9}{1}$.

D. Addition de fractions

• Premier cas : les fractions ont le même dénominateur.

$$\frac{a}{c}+\frac{b}{c}=\frac{a+b}{c}$$

• Second cas : les fractions n'ont pas le même dénominateur.

La première étape consiste à réduire les fractions au même dénominateur. On retrouve ainsi la situation précédente.

On ne procède pas toujours exactement de la même manière pour réduire deux fractions au même dénominateur. Nous allons présenter différents cas de figure au travers d'exemples.

Exemple 1 :

$$\frac{3}{4}+\frac{7}{5}=\frac{3\times 5}{4\times 5}+\frac{7\times 4}{5\times 4}=\frac{15+28}{20}=\frac{43}{20}$$

Dans cet exemple, on a choisi, comme dénominateur commun, le produit des deux dénominateurs.

ATTENTION On ne modifie pas une fraction lorsque l'on multiplie son numérateur et son dénominateur par un même nombre.

Exemple 2 :

$$\frac{5}{6}+\frac{5}{12}=\frac{5\times 2}{6\times 2}+\frac{5}{12}=\frac{10+5}{12}=\frac{15}{12}=\frac{3\times 5}{3\times 4}=\frac{5}{4}$$

On aurait pu procéder comme dans l'exemple 1 et choisir, comme dénominateur commun, le produit des deux dénominateurs. Mais en remarquant que $12 = 6 \times 2$, on évite de manipuler des fractions avec de grands nombres.

Exemple 3 :

$$\frac{24}{36}+\frac{27}{72}=\frac{12\times 2}{12\times 3}+\frac{9\times 3}{9\times 8}=\frac{2}{3}+\frac{3}{8}=\frac{2\times 8+3\times 3}{3\times 8}=\frac{16+9}{24}=\frac{25}{24}$$

Dans ce dernier exemple, il est important de penser à simplifier les fractions avant de les réduire au même dénominateur.

E. Soustraction de fractions

La règle est la même que dans le cas de l'addition.

• Premier cas : les fractions ont le même dénominateur.

$$\frac{a}{c}-\frac{b}{c}=\frac{a-b}{c}$$

• Second cas : les fractions n'ont pas le même dénominateur.

Il faut préalablement réduire les fractions au même dénominateur.

Exercice d'application

Calculez :

a. $\frac{11}{20} - \frac{6}{20}$

b. $\frac{2}{3} - \frac{1}{4}$

Corrigé

a. $\frac{11}{20} - \frac{6}{20} = \frac{11-6}{20} = \frac{5}{20} = \frac{1}{4}$

b. $\frac{2}{3} - \frac{1}{4} = \frac{2 \times 4}{3 \times 4} - \frac{1 \times 3}{4 \times 3} = \frac{8}{12} - \frac{3}{12} = \frac{8-3}{12} = \frac{5}{12}$

F. Multiplication de fractions

Pour multiplier des fractions, il suffit de multiplier les numérateurs et les dénominateurs entre eux, et de simplifier la fraction obtenue, si nécessaire.

$$\frac{a}{b} \times \frac{c}{d} = \frac{a \times c}{b \times \mathrm{d}}$$

Exemple :

$$\frac{1}{4} \times \frac{5}{7} = \frac{1 \times 5}{4 \times 7} = \frac{5}{28}$$

Exercice d'application

Effectuez les multiplications suivantes :

a. $\frac{6}{5} \times \frac{3}{12}$

b. $3 \times \frac{8}{12}$

Corrigé

a. $\frac{6}{5} \times \frac{3}{12} = \frac{6 \times 3}{5 \times 12}$

Avant d'aller plus loin, il est intéressant de remarquer que 12 = 2 × 6. Cela permet de simplifier la fraction par 6 avant d'effectuer les multiplications, ce qui « allège » les calculs.

$\frac{6 \times 3}{5 \times 12} = \frac{6 \times 3}{5 \times 2 \times 6} = \frac{3}{5 \times 2} = \frac{3}{10}$

b. $3 \times \frac{8}{12} = \frac{3 \times 8}{12} = \frac{3 \times 8}{3 \times 4} = \frac{8}{4} = 2$

En effet, le nombre qui multiplie la fraction doit être multiplié au numérateur uniquement. Cela vient du fait que 3 peut également s'écrire 3/1.

G. Division de fractions

$$\frac{a}{b} \div \frac{c}{d} = \frac{a}{b} \times \frac{d}{c} = \frac{a \times d}{b \times \mathrm{c}}$$

Exercice d'application

Calculez :

$\frac{2}{5} \div \frac{3}{25}$

Corrigé

$$\frac{2}{5} \div \frac{3}{25} = \frac{2}{5} \times \frac{25}{3} = \frac{2 \times 5 \times 5}{5 \times 3} = \frac{2 \times 25}{5 \times 3} = \frac{10}{3}$$

Entraînement

Difficulté XXX | Durée 20 min

Questions

Sur un groupe de 45 enfants :
- les 3/5 des enfants ont moins de 10 ans ;
- le tiers des enfants a plus de 12 ans.

a. Combien d'enfants ont moins de 10 ans ?
b. Combien d'enfants ont plus de 12 ans ?
c. Combien d'enfants ont entre 10 et 12 ans ?

Corrigé

a. Les 3/5 des enfants ont moins de 10 ans. Le groupe compte 45 enfants. Donc on pose l'opération suivante :

$$\frac{3}{10} \times 45 = \frac{3 \times 45}{5}$$

Pour calculer le résultat, deux opérations sont nécessaires : la multiplication par 3 et la division par 5. Rappelez-vous, vous pouvez effectuer ces calculs dans l'ordre de votre choix. Ici, il est plus judicieux de commencer par la division :

$45 \div 5 = 9$

Il suffit alors de multiplier le résultat par 3 :

$9 \times 3 = 27$

Le groupe compte 27 enfants de moins de 10 ans.

b. Le tiers (1/3) des enfants du groupe a plus de 12 ans. On divise donc le nombre d'enfants par trois :

$$\frac{1}{3} \times 45 = 45 \div 3 = 15$$

Le groupe compte 15 enfants de plus de 12 ans.

c. On utilise les résultats précédents :
- 27 enfants ont moins de 10 ans ;
- 15 enfants ont plus de 12 ans.

Les autres ont donc entre 10 et 12 ans.

$27 + 15 = 42$

$45 - 42 = 3$

Trois enfants ont entre 10 et 12 ans.

2. La proportionnalité

A. Notion de proportionnalité

Prenons un exemple concret pour vous familiariser avec la notion de proportionnalité.

Disons qu'un hôpital doit engager un(e) aide-soignant(e) pour dix patients accueillis. Plus l'hôpital peut engager d'aides-soignants, plus la quantité de patients accueillis sera importante. Le nombre de patients accueillis varie en fonction du nombre d'aides-soignants engagés. Autrement dit, plus les aides-soignants sont nombreux plus la capacité d'accueil de l'hôpital sera importante. On dit alors que la capacité d'accueil est **proportionnelle à l'effectif des aides-soignants. La proportion des patients par rapport à celle des aides-soignants est toujours la même, à savoir dix patients pour un aide-soignant.**

Pour connaître le nombre de patients pouvant séjourner dans cet hôpital, on multiplie le nombre d'aides-soignants par dix. Si l'hôpital engage deux aides-soignants sa capacité d'accueil sera de 2 × 10, soit 20 patients ; si l'hôpital engage trois aides-soignants sa capacité d'accueil sera de 3 × 10, soit 30 patients ; etc.

On peut donc construire le tableau de proportionnalité suivant :

Nombre d'aides-soignants	1	2	3	4	10	18	25	36	40	43
Nombre de patients	10	20	30	40	100	180	250	360	400	430

× 10

B. La règle de trois

La règle de trois s'utilise lorsqu'il existe une relation de proportionnalité entre deux éléments et que, connaissant la valeur de ces éléments dans certaines circonstances, on souhaite calculer leur valeur dans d'autres circonstances.

Prenons un exemple : trois aides-soignantes sont responsables de l'entretien des 42 chambres du service de cardiologie. De combien d'aides-soignantes sera composée la nouvelle équipe si le service s'agrandit et que le nombre de chambres passe à 70 ?

Le raisonnement

La première étape consiste à calculer le nombre de chambres dont s'occupe une aide-soignante. On dit qu'on se ramène à l'unité :
3 aides-soignantes s'occupent de 42 chambres donc 1 aide-soignante est responsable de 42 ÷ 3, soit 14 chambres.

La seconde étape permet de répondre à la question posée :
si 14 chambres sont prises en charge par 1 aide-soignante, 70 chambres seront à la charge de 70 ÷ 14, soit 5 aides-soignantes.

L'utilisation d'un tableau

Le tableau ci-dessous permet de gagner du temps puisqu'il donne directement le calcul à effectuer, *x* étant la réponse attendue.

Nombre d'aides-soignantes	Nombre de chambres
3	42
x	70

L'opération est la suivante : « multiplier les nombres qui sont en diagonale et diviser par le nombre qui reste ».

$$x = \frac{3 \times 70}{42} = 5$$

Attention, les nombres que vous reportez dans le tableau doivent, au sein d'une même colonne, être exprimés dans la même unité.

Exercice d'application

Trois litres de lait permettent d'obtenir 42 centilitres de crème. Combien faut-il de lait pour obtenir 840 millilitres de crème ?

Corrigé

Lait (L)	Crème (cl)
3	42
x	84

Attention, tous les volumes de crème doivent être exprimés dans la même unité. Nous avons choisi les centilitres, mais le problème peut également être résolu en choisissant les millilitres (420 ml et 840 ml).

Le x représente la quantité de lait demandée et sera exprimé en litres parce que l'unité de sa colonne est le litre.

$$x = \frac{3 \times 84}{42} = 6$$

Six litres de lait sont nécessaires à la préparation de 840 millilitres de crème.

CONSEIL Vous pouviez également résoudre ce problème de manière intuitive. Vous constatez que 84 centilitres correspondent au double de 42 centilitres. Vous en déduisez qu'il faudra le double de lait pour obtenir le double de crème, soit $2 \times 3 = 6$ litres.

Entraînement

Difficulté XXX | Durée 7 min

Question

Une animatrice souhaite confectionner des masques en plâtre avec les enfants de la crèche. Pour cela, elle a besoin de bandes de plâtre. Sachant qu'elle utilisera deux bandes pour faire trois masques, calculez le nombre de bandes nécessaires à la réalisation des 54 masques.

Corrigé

Nombre de bandes	Nombre de masques
2	3
x	54

$x = \frac{2 \times 54}{3} = 36$

L'animatrice doit prévoir 36 bandes de plâtre pour confectionner 54 masques.

3. Les pourcentages

A. Qu'est-ce qu'un pourcentage ?

Un pourcentage exprime une proportion par rapport à une quantité de référence Q à laquelle on donne la valeur 100. Par exemple, si une quantité q vaut la moitié de la quantité de référence, on dira que *q* correspond à 50 % de Q (50 étant la moitié de 100).

Grâce à ce système, on peut déterminer avec précision la valeur d'une quantité *q* lorsque l'on sait quel pourcentage de la quantité Q elle représente.

B. Calcul d'un pourcentage

x pour cent de Q vaut $\frac{x \times Q}{100}$

Exemple : pour calculer 24 % de 180 grammes, on pose l'opération suivante :

$$x = \frac{24 \times 180}{100} = 43{,}2$$

24 % de 180 grammes correspondent à 43,2 grammes.

Exercice d'application

Calculez :

a. 27 % de 65 euros

b. 78 % de 1 230 grammes

Corrigé

a. $\frac{24 \times 65}{100} = \frac{1\,755}{100} = 17{,}55$ €

b. $\frac{78 \times 1\,230}{100} = \frac{95\,940}{100} = 959{,}4$ g

a. Calcul d'une augmentation

Prenons un exemple : le prix de l'abonnement à une revue scientifique est de 96 euros. Il augmente de 5 %. Quel est le nouveau prix de l'abonnement ?

1. Calcul de l'augmentation :

$$\frac{5 \times 96}{100} = \frac{480}{100} = 4{,}80$$

Le prix de l'abonnement a augmenté de 4,80 euros.

2. Calcul du nouveau prix de l'abonnement :

96 + 4,80 = 100,80

Après l'augmentation, le prix de l'abonnement est de 100,80 euros.

b. Calcul d'une réduction

Exemple : une jupe coûte à l'origine 47 euros. Quel est son prix si une réduction de 20 % est accordée ?

1. Calcul de la valeur de la réduction :

$$\frac{20 \times 47}{100} = \frac{940}{100} = 9{,}40$$

La réduction est de 9,40 euros.

2. Calcul du nouveau prix :

47 – 9,4 = 37,60

Après réduction, la jupe coûte 37,60 euros.

FOCUS

Il est possible d'aboutir au résultat sans calculer la valeur de la réduction ou de l'augmentation.

• Cas d'une augmentation de x % d'une quantité Q : après augmentation, la quantité finale Q' vaut $(100 + x)$ % de Q.

$$Q' = \frac{(100 + x) \times Q}{100}$$

• Cas d'une réduction de x % d'une quantité Q : après réduction, la quantité finale
Q' vaut $(100 - x)$ % de Q.

$$Q' = \frac{(100 - x) \times Q}{100}$$

Exercice d'application

Reprenez les exemples du a et du b, et calculez les nouveaux prix sans calculer le montant de l'augmentation ou de la réduction.

Corrigé

a. Nouveau prix = 105 % de l'ancien prix.

$$\frac{105 \times 96}{100} = \frac{10\,080}{100} = 100{,}80 \text{ €}$$

b. Nouveau prix = 80 % de l'ancien prix.

$$\frac{80 \times 47}{100} = \frac{3\,760}{100} = 37{,}60 \text{ €}$$

C. Détermination d'un pourcentage

- Pour calculer un pourcentage, on applique une formule simple :

$$\frac{\text{nombre (ou masse ou taille, etc.) de \textbf{ce qui nous intéresse}}}{\text{nombre (ou masse ou taille, etc.) de \textbf{la totalité}}} \times 100$$

Prenons un exemple : les employés d'un hôtel sont au nombre de quarante. Parmi ces quarante personnes, quinze parlent l'anglais. On désire connaître le pourcentage d'employés sachant parler l'anglais. On effectue l'opération suivante :

$$\frac{\text{nombre d'employés \textbf{sachant parler l'anglais}}}{\text{nombre \textbf{total} d'employés}} \times 100, \text{ soit } \frac{15}{40} \times 100$$

Pour effectuer cette opération, vous pouvez débuter par la multiplication ou par la division. Commençons par la multiplication : 15 × 100 = 1 500

Effectuons ensuite la division : 1 500 ÷ 40 = 37,5

Les employés qui parlent l'anglais représentent 37,5 %.

Correspondance entre fractions et pourcentages

Fractions	Pourcentages
1/20	5 %
1/10	10 %
1/5	20 %
1/4	25 %
1/3	33,33 %
1/2	50 %
2/3	66,66 %
3/4	75 %

Entraînement

Difficulté ✗✗✗ | Durée 30 min

Questions

1 Vous effectuez un stage dans une maison de retraite qui compte 56 pensionnaires. Parmi ces pensionnaires, 14 personnes sont des hommes.

a. Quel est le pourcentage d'hommes dans cette maison de retraite ?

b. Quel est le pourcentage de femmes dans cette maison de retraite ?

2 Une crèche collective accueille en septembre cinq nouveaux bébés. Après leur arrivée, la crèche compte 40 enfants. Quel pourcentage les nouveaux arrivants représentent-ils ?

3 Sur 30 élèves d'une classe de sixième, 10 savent nager lorsqu'ils entrent au collège et 15 apprendront à nager au cours de l'année.

a. Quel est le pourcentage d'enfants sachant nager ?

b. Quelle est le pourcentage d'enfants apprenant à nager ?

Corrigé

❶ **a.** Calcul du pourcentage d'hommes dans la maison de retraite :

$$\frac{\text{nombre de pensionnaires hommes}}{\text{nombre total de pensionnaires}} \times 100\text{, soit } \frac{14}{56} \times 100 = 1\,400 \div 56 = 25$$

Les hommes représentent 25 % des pensionnaires.

CONSEIL Vous pouviez aboutir au même résultat plus rapidement en remarquant que 14 représente le quart de 56.

$\frac{14}{56} = \frac{1}{4} = 0{,}25$ (ce qui correspond à 25 %)

b. Calcul du pourcentage de femmes dans la maison de retraite :

$$\frac{\text{nombre de pensionnaires femmes}}{\text{nombre total de pensionnaires}} \times 100$$

Le nombre de femmes dans la maison de retraite s'obtient en soustrayant le nombre d'hommes au nombre total de pensionnaires : 56 - 14 = 42

ainsi, le calcul est : $\frac{42}{56} \times 100 = 4\,200 \div 56 = 75$

La maison de retraite compte 75 % de femmes.

CONSEIL Avec un peu d'intuition, vous pouviez obtenir ce résultat de manière plus rapide. En effet, au total, le pourcentage d'hommes et le pourcentage de femmes représentent 100 % donc : pourcentage de femmes = 100 % – pourcentage d'hommes.
Ainsi : pourcentage de femmes = 100 % – 25 % = 75 %.

❷ On effectue l'opération suivante : $\frac{\text{nombre de nouveaux arrivants}}{\text{nombre total d'enfants}} \times 100$

soit $\frac{5}{40} \times 100 = \frac{500}{40} = \frac{50}{4} = \frac{25}{2} = 12{,}5$

CONSEIL Si vous n'êtes pas très à l'aise avec les fractions, vous pouvez également poser la division.

Les nouveaux arrivants représentent 12,5 % de l'effectif de la crèche.

❸ **a.** Calcul du pourcentage d'enfants sachant nager :

$$\frac{\text{nombre d'enfants sachant nager}}{\text{nombre total d'enfants}} \times 100\text{, soit } \frac{10}{30} \times 100 = \frac{1\,000}{30} = \frac{100}{3} = 33{,}33$$

En l'absence de précisions poursuivez la division jusqu'au deuxième chiffre après la virgule.
Ainsi, le pourcentage d'enfants sachant nager à leur entrée en sixième est de 33,33 %.

b. Calcul du pourcentage d'enfants apprenant à nager :

$$\frac{\text{nombre d'enfants apprenant à nager}}{\text{nombre total d'enfants}} \times 100\text{, soit } \frac{15}{30} \times 100 = \frac{1\,500}{30} = \frac{150}{3} = 50$$

Les enfants qui apprennent à nager représentent 50 % de la classe.

CONSEIL On remarque que les enfants qui apprennent à nager représentent la moitié de la classe (puisqu'ils sont 15 parmi les 30 élèves). La moitié correspond donc à 50 % de la classe.

Annales corrigées

Sujet

Concours d'entrée en IFAS, APHP, mars 2018

Durée 30 min

Questions

Opérations numériques (2 points)

Le raisonnement et les calculs doivent apparaître pour ces 3 questions.

❶ *(0,75 point)*
Un professeur d'école commande les ouvrages suivants :
- 15 ouvrages de biologie au prix total de 246 euros ;
- 23 ouvrages de mathématiques au prix total de 291 euros ;
- 17 ouvrages de français au prix total de 256,70 euros ;
- 23 ouvrages d'anglais au prix total de 200,50 euros.

Quelle somme dépensera cet enseignant pour la totalité de ces ouvrages ?

❷ *(0,75 point)*
Dans un ascenseur, il est indiqué que la charge maximale autorisée est de 2 400 kg.
Combien de personnes de 80 kg peuvent prendre place dans cet ascenseur ?

❸ *(0,5 point)*
Vous achetez 15 boîtes de chocolat à raison de 6,95 euros l'unité.
Calculez le montant total de l'achat.

Conversions mathématiques (2 points)

Le raisonnement n'est pas attendu, seul le résultat est pris en compte.

❹ *(1 point)*
Convertissez les données suivantes :
- un sachet de 25,57 grammes en kilogrammes (kg)
- un pichet de 260 cm^3 en litres (L)
- une distance de 1 hm en mètres (m)
- un petit pot de 55 g en milligrammes (mg)

❺ *(1 point)*
Un train met 2 h 48 min pour parcourir la distance entre Paris et Mulhouse.
Convertissez ce temps en secondes.

Comment aborder le sujet ?

À la première lecture du sujet, vous pouvez remarquer que les questions 1, 2 et 3 font appel à votre maîtrise des opérations numériques. Les questions 4 et 5 contrôlent votre capacité à convertir diverses mesures.

Sauf mention contraire le jour de l'examen, les exercices peuvent être traités dans l'ordre de votre choix. Commencez donc par celui qui fait appel aux connaissances que vous maîtrisez le mieux.

Ce sujet ne doit pas vous prendre plus de 30 minutes, relecture comprise, ce qui correspond à une moyenne de 5 minutes par question, afin de conserver quelques minutes pour la relecture.

Pour chacune de vos réponses, pensez à rédiger correctement, à soigner votre écriture, et ne vous contentez pas de donner un résultat sans explication.

Détaillez votre raisonnement, n'hésitez pas à annoncer le calcul que vous allez effectuer, à poser les opérations, à tracer des tableaux si nécessaire, à reprendre le résultat dans une phrase de conclusion.

Prenez le temps de vous relire :

- évaluez rapidement la justesse de vos réponses en vérifiant le chiffre des unités de chaque résultat ;
- contrôlez que le résultat est plausible (il est peu probable qu'un volume de quelques millilitres corresponde, après conversion, à plusieurs litres...) ;
- lorsque c'est possible, pensez à vérifier l'ordre de grandeur du résultat ;
- vérifiez également que vous n'avez pas oublié de mettre l'unité (le résultat demandé est-il en grammes, en euros, en millilitres, etc. ?).

Corrigé

1 Pour calculer la somme totale dépensée, il suffit d'additionner les quatre sommes dépensées pour chaque type d'ouvrage, soit 246 + 291 + 256,70 + 200,50 = 994,20.
L'enseignant dépensera donc 994,20 euros.

Détail de l'opération :

$$\begin{array}{lr} & {}^{1}2\,{}^{1}4\,{}^{1}6 \\ + & 291 \\ + & 256,7 \\ + & 200,5 \\ \hline & 994,2 \end{array}$$

2 Le nombre de personnes autorisées dans l'ascenseur correspond à la charge totale autorisée divisée par le poids d'une personne, soit 2 400 ÷ 80 = 240 ÷ 8 = 30.

> **REMARQUE** Ici, il est inutile de poser la division, il est aisé de parvenir rapidement au résultat par le calcul mental.
> On sait que 24 ÷ 8 = 3, donc on peut facilement en déduire que le résultat attendu sera 3 × 10.

= 30 personnes de 80 kg pourront donc prendre place dans cet ascenseur.

3 Le montant total de l'achat correspond au prix d'une boîte multiplié par le nombre de boîtes achetées, soit 6,95 × 15 = 104,25 euros.

Détail de l'opération :

$$\begin{array}{lr} & 6,95 \\ \times & 15 \\ \hline & {}^{1}3\,{}^{1}475 \\ & 6\,950 \\ \hline & 104,25 \end{array}$$

4

- un sachet de 25,57 grammes = un sachet de 0,025 57 kilogramme
- un pichet de 260 cm³ = un pichet de 0,26 litre
- une distance de 1 hm = une distance de 100 mètres
- un petit pot de 55 g = un petit pot de 55 000 milligrammes

Le raisonnement n'est pas demandé, mais voici, pour vous aider, les tableaux de conversion correspondants :

kg	hg	dag	g	dg	cg	mg
0	**0**	2	5	5	7	

25,57 g = 0,025 57 kg

dm³				cm³		
kl	hl	dal	l	dl	cl	ml
			0	2	6	0

260 cm³ = 0,26 L

km	hm	dam	m	dm	cm	mm
	1	**0**	**0**			

1 hm = 100 m

kg	hg	dag	g	dg	cg	mg
		5	5	**0**	**0**	**0**

55 g = 55 000 mg

5

REMARQUE Si vous préférez utiliser le calcul mental, revoyez par exemple les divisions et les multiplications par une puissance de 10 (cf. p. 327 et suivantes).

1re étape :
Pour convertir des heures en minutes, on multiplie par 60, donc :
2 h = 2 × 60 = 120 minutes

2e étape :
Pour convertir des minutes en secondes on multiplie de nouveau par 60, donc :
120 + 48 = 168 min = 168 × 60 secondes = 10 080 secondes.

Le train mettra donc 10 080 secondes pour parcourir la distance Paris-Mulhouse.

PARTIE 2

Épreuve orale d'admission

➔ Méthodologie et conseils 388

Méthodologie et conseils

La rencontre avec le jury est toujours source d'appréhension voire de stress et d'angoisse. Cette réaction peut être considérée comme normale puisque vous allez être évalué, jugé par des personnes que vous ne connaissez pas. Chacun sait qu'une telle situation peut déstabiliser un candidat, lui faire perdre ses moyens au point de ne plus savoir exprimer les raisons de sa présence. Pour éviter d'en arriver là, voici quelques éléments pour y voir plus clair et vous donner une plus grande force de conviction.

1. Le face-à-face avec le jury

A. Qui sont les membres du jury ?

Conformément au texte, le jury est composé de deux personnes.

- Un professionnel de la santé cerne vos capacités d'adaptation au futur métier, votre profil.
- Un formateur repère vos aptitudes à suivre la formation en école.

Quel que soit le nombre de personnes se trouvant face à vous, on peut comparer l'épreuve orale de motivation à un entretien d'embauche **: le jury évalue le candidat alors que le candidat met ses points forts en valeur.**

B. Les premières minutes face au jury

Il est essentiel de **donner la meilleure impression possible.**

- Dès que vous entrez dans la pièce, il est important de **sourire** et de **regarder tous les membres du jury** : montrez que vous avez plaisir à les rencontrer et à établir une relation avec eux. Si vous êtes convaincu qu'ils sont vos ennemis, vous mettez vos chances de réussite en péril.
- N'oubliez pas de saluer en évitant de lancer un « bonjour » à l'assemblée ! Adaptez-vous aux personnes présentes en commençant par les femmes « Bonjour mesdames, bonjour monsieur ».
- Ne vous précipitez pas, attendez que l'on vous invite à **vous asseoir**. Une fois installé, calez bien votre dos contre le dossier de la chaise, posez vos bras sur la table et les deux pieds sur le sol. C'est la posture la plus stable et la plus ouverte à conserver tout au long de l'entretien. À aucun moment, il n'est question de vous relâcher ou de vous affaisser car le jury pourrait interpréter cela comme une baisse de dynamisme ou de motivation.

■ **Présentez-vous** en énonçant d'abord votre prénom, puis votre nom (il est inutile de préciser « madame », « mademoiselle » ou « monsieur »). Vous pouvez préciser votre âge et votre statut social.

C. Quelques mots sur le langage du corps

Le corps a son langage, appelé **langage non verbal** et il est souvent très difficile de le contrôler. Il peut même nous trahir en exprimant l'inverse de ce que nous souhaitons dire. En situation d'entretien, le candidat est surtout concentré sur son discours et l'attention qu'il porte au jury. Le corps, alors moins contrôlé, peut montrer des signes de fatigue, de découragement, de peur, d'énervement. En voici quelques exemples :

- Croiser les bras ou les placer sous la table.
- S'asseoir sur le bord de la chaise, prêt à se lever.
- Pianoter des doigts sur la table.
- Ramasser d'invisibles miettes sur la table.
- Manipuler un crayon, jouer avec.
- Plier ou émietter la feuille de papier sur laquelle figure le plan de votre exposé oral.
- Lisser une mèche de cheveux ou la remettre sans cesse en place.
- Placer une partie de votre main sur la bouche.
- Caresser une partie du visage (joue, menton…).
- Croiser les jambes deux fois (genoux et chevilles).
- Enrouler les pieds autour de la chaise.

Face au jury, deux attitudes sont à bannir : la **passivité** et l'**agressivité**. C'est avant tout l'**affirmation de soi** qu'il faut mettre en avant. Quelques minutes suffisent aux membres du jury pour vous cerner :

	Passivité	Affirmation de soi	Agressivité
Le regard	Regard fuyant	Regard franc	Regard fixe
La position du corps	Courbé	Ferme et souple	Dressé
Les mouvements du corps	Rares et/ou nerveux	Calmes et accompagnant le discours	Saccadés
L'expression du visage	Neutre, absence d'expressions	Expressions et mimiques en rapport avec le discours	Contractée
Le débit verbal	Parle peu	Posé	Parle trop
L'intensité de la voix	Faible	Adaptée à la situation	Forte
L'intonation de la voix	Neutre	Adaptée au contenu du discours	Exagérée, forcée

REMARQUE Votre **tenue vestimentaire** est un signe extérieur auquel le jury peut être sensible. Toutefois, la tenue idéale ou modèle n'existe pas. Pour éviter de déplaire ou de choquer, le mieux est d'éviter l'excentricité ; choisissez de préférence une tenue classique en y ajoutant une touche d'originalité (un bijou

fantaisie sur un chemisier classique pour les filles, une chemise de couleur et pas obligatoirement blanche pour les garçons). L'essentiel est de vous sentir à l'aise, **ne vous « déguisez » pas** ! N'indisposez pas non plus les examinateurs avec un parfum enivrant et **bannissez les bijoux « bruyants »** dès que vous bougez (bracelets, boucles d'oreilles, bagues...).
En ce qui concerne les piercings, il est préférable de les enlever ; d'ailleurs, cela vous sera demandé dans l'exercice de votre future profession, pour des raisons d'hygiène et de sécurité.
Enfin, ne vous laissez pas impressionner ou perturber par l'apparence d'un membre du jury et concentrez-vous sur ce que vous dites et les questions que l'on vous pose !

D. Bien s'exprimer pour bien communiquer

Plus un candidat s'efforce de s'exprimer clairement, plus la communication entre lui et le jury est agréable et appréciée. Ce que l'on entend de vous peut vous pénaliser si vous vous laissez aller sur la forme de votre exposé ou de vos motivations. Le tableau ci-dessous vous propose quelques conseils.

Expression	Communication
– articuler et être audible – avoir un bon débit verbal : ne parler ni trop vite ni trop lentement – s'exprimer dans une langue correcte : préférer les phrases courtes – être détaché de ses notes pendant l'exposé oral : ne par parler « comme un livre » – répondre aux questions en construisant des phrases complètes – éviter au maximum les tics verbaux : donc, ben, heu, voilà, hein… – bannir les expressions : « c'était super », « génial », « cool », « top »…	– regarder tous les membres du jury : montrer de l'attention à chacun – s'exprimer avec conviction : capter l'attention du jury – répondre seulement après avoir compris la question posée – ne pas hésiter à demander à un examinateur de reformuler sa questionafin de ne pas tomber dans un hors sujet – réfléchir avant de répondre : ne jamais se précipiter. – éviter la passivité mais aussi l'agressivité – ne pas considérer les membres du jury comme des ennemis

REMARQUE Il est préférable de dire que vous ne savez pas répondre à une question que de vous répéter, hésiter ou bafouiller. La franchise et la sincérité sont des valeurs plus sûres.

2. L'exposé oral sur un thème sanitaire ou social

Cette première partie de votre oral est notée **15 points sur 20**. Elle consiste avant tout à **évaluer vos connaissances en culture générale sanitaire et sociale** : 5 points sont consacrés à la **compréhension** du sujet, 5 points à l'ensemble des **connaissances** mobilisées sur le thème et 5 points à la qualité de l'expression orale (orthographe, grammaire, vocabulaire). Attention, la répartition de ces 15 points peut varier d'une école à l'autre.

Le temps de préparation qui vous est accordé est de **10 minutes**.

Avant d'exposer des exemples, voici quelques conseils de méthode.

A. Méthode

Cette épreuve orale ne se prépare pas la veille. Un long travail de préparation est indispensable pour enrichir vos connaissances et apprendre à les structurer rapidement.

a. Se documenter

Il est fondamental de se tenir au courant de l'actualité par le biais de :

– **la presse écrite** (quotidiens, magazines, revues spécialisées, brochures trouvées chez le médecin, le pharmacien, etc.) ;

– **la radio** est aussi une excellente source d'informations et donne la possibilité de s'informer à tout moment de la journée ;

– **la télévision** propose des débats, des reportages sur des thèmes de société. L'image, qui accompagne les commentaires, a un impact très fort sur le téléspectateur, il est donc préférable de rester prudent et de prendre du recul ;

– **Internet** est certainement la source d'informations la plus inépuisable, mais qui demande de la vigilance et de la prudence face à la véracité des informations.

Il est vivement conseillé de **prendre des notes** afin de mémoriser toutes les informations et de **les classer par thèmes** pour les consulter plus facilement. La constitution de **fiches** est une excellente méthode.

b. Traiter le sujet

Une fois que le sujet vous est donné, vous disposez de 10 minutes pour le préparer. Il est donc important d'être organisé. Quel que soit le support utilisé (phrase, texte, dessin, photographie, etc.) pour vous évaluer, le jury attend un **exposé structuré, c'est-à-dire qui comporte un plan. Toutefois, ne vous précipitez pas, le respect de certaines étapes vous évitera le hors-sujet !**

- Appropriez-vous le sujet **en le lisant plusieurs fois.**

- **Repérez les mots importants** (mots-clés) qui indiquent le thème sur lequel vous êtes amené à réfléchir.

- **Observez la consigne** c'est-à-dire l'instruction posée avant ou après le sujet.

  Il peut s'agir d'une **interrogation** : *« Qu'en pensez-vous ? », « Qu'en savez-vous ? », ou d'une* **affirmation** *: « Commentez et argumentez », « Vous exposerez les avantages, les inconvénients et vous indiquerez votre point de vue personnel ».*

- En tenant compte des trois étapes précédentes, **questionnez-vous** maintenant sur le sujet **et notez un maximum d'idées.**

- **Organisez vos idées afin d'élaborer un plan** qui va constituer le fil conducteur de votre réflexion :

  – **dans certaines consignes**, le plan est déjà précisé ; surtout ne le modifiez pas ! Par exemple : « Indiquez les **avantages** et les **inconvénients**. Puis, exposez des **solutions**. »

Ici, le développement de votre exposé comportera trois parties :
1) analyse des avantages
2) analyse des inconvénients
3) proposition de solutions

– **pour d'autres consignes**, c'est à vous de trouver un plan en deux à trois parties. Les idées que vous aurez rassemblées devraient vous y aider :
1) le plan par **opposition** : oui/non – avantages/inconvénients
2) le plan **thématique** : les idées sont regroupées par thème, domaine
3) le plan **analytique** : causes, conséquences, solutions

FOCUS

Il est absolument déconseillé de rédiger votre exposé, vous n'en n'avez pas le temps et le but n'est pas de lire ou réciter vos arguments face au jury. Votre travail doit apparaître sous la forme d'un plan détaillé, de la façon suivante :

- **Introduction** : quelques lignes seulement pour indiquer le sujet et annoncer le plan.
- **Développement** en 2 à 3 parties, chaque partie présentant plusieurs idées :
- **I. 1re partie**
1. une idée (+ exemples)
2. une idée (+ exemples)
3. une idée (+ exemples)
(...)
- **II. 2e partie**
1. une idée (+ exemples)
2. une idée (+ exemples)
3. une idée (+ exemples)
(...)
- **III. Éventuellement une 3e partie**
- **Conclusion** : quelques lignes pour résumer vos arguments et essayer d'élargir la question.

Si vous utilisez plusieurs feuilles, n'écrivez que sur le recto de chacune et pensez à les paginer car le stress des premières minutes conduit très vite à de mauvaises manipulations et donc à des erreurs qui déstabilisent beaucoup.

B. Exemples de sujets traités

Sujet ORAL AS Valenciennes 2017

Les personnes en situation de handicap sont peu présentes dans le monde du travail malgré une loi existante. Qu'en pensez-vous ?

Comment aborder le sujet ?

1. Ce sujet porte sur le handicap, un thème très fréquent qui fait partie des « grands classiques » des concours paramédicaux. Toutefois, afin de ne pas vous écarter de la question, il est important de limiter votre exposé au cadre du travail, comme mentionné dans la question.
Il vous est demandé d'exprimer votre avis, mais ce n'est jamais une partie à développer dans ce type de sujet. En effet, votre opinion doit transparaître dans votre argumentation grâce à un plan logique et organisé.
2. La structure est, dans ce cas, assez simple à déterminer, car elle est sous-entendue dans l'énoncé lui-même. Vous pouvez commencer par définir le handicap et ses différentes formes. Ensuite, il est primordial de détailler la ou les lois concernant l'insertion professionnelle des personnes en situation de handicap et enfin les différentes raisons pour lesquelles celles-ci ne sont pas ou sont trop peu présentes sur le marché du travail.
La loi emblématique concernant le handicap et le travail est celle du 11 février 2005 relative à l'égalité des droits et des chances. Néanmoins, certaines lois antérieures ont aussi de l'importance, c'est pourquoi il est intéressant de les rappeler, car cela montre que vous maîtrisez le thème avec de bonnes notions.
Attention au hors-sujet, ici il n'est pas demandé de proposer des solutions, cette question peut néanmoins être posée ensuite par le jury lors de l'entretien.
Ce sujet est donc assez complexe, car il vous faut restituer des connaissances précises concernant le handicap, la législation et donner des explications concrètes ainsi que des exemples dans votre dernière partie.
À noter : Actuellement, il est préférable d'utiliser la dénomination « **personnes en situation de handicap** » que « personnes handicapées » ou « handicapés ». Cela exprime que ce n'est pas la personne qui est « inadaptée » à la société ou à son environnement, mais le contraire.

Proposition de corrigé

Introduction

Les travailleurs en situation de handicap sont plus touchés par le chômage que les autres. Avec un taux de 18 %, c'est pratiquement le double de celui observé dans le reste de la population active. Comment peut-on expliquer ce phénomène malgré la législation en vigueur dans notre pays ?
Afin de traiter cette question, nous définirons tout d'abord la notion de handicap. Ensuite, nous détaillerons la législation actuelle et, enfin, nous mettrons en lumière certains arguments qui peuvent expliquer la sous-représentation de ces travailleurs dans le monde professionnel.

I. Notion de handicap et législation

a. Le handicap et ses différentes formes

Le handicap est à différencier de la maladie ou de l'accident qui peuvent cependant en être à l'origine. D'après l'OMS (Organisation mondiale de la santé), il est défini comme « toute limitation d'activité ou restriction de participation à la vie en société subie dans son environnement par une personne pour quelque raison que ce soit ».
Il est évalué suivant trois critères : la déficience, l'incapacité et surtout le désavantage aux niveaux culturel, économique et social par rapport aux individus du même âge, du même sexe et de même profession. Il existe différents types de handicaps : les handicaps moteurs comme les paralysies, les handicaps sensoriels (auditifs, visuels ou de langage), les handicaps psychiques sans altération des fonctions intellectuelles, les handicaps mentaux comme l'autisme et enfin les pathologies invalidantes à l'exemple de la sclérose en plaques.

Le handicap est beaucoup plus fréquent qu'on ne l'imagine et touche 12 millions de Français. **Toutefois, contrairement aux idées reçues, 80 % des handicaps ne sont pas immédiatement visibles.**

b. La législation

Concernant le droit au travail, plusieurs lois ont été adoptées en France. Celle de 1975 affirme que toute personne handicapée a droit au travail, mais aussi à une intégration scolaire, sociale et à des ressources minimales. En 1987, les entreprises comptant plus de 20 salariés sont dans l'obligation d'employer à temps partiel ou à plein temps 6 % de travailleurs handicapés ou à verser une contribution à l'association qui gère l'insertion professionnelle des personnes handicapées. Enfin, en 2005, la loi fondamentale pour l'égalité des droits et des chances est promulguée. Elle pose le principe de non-discrimination en raison d'un handicap dans le cadre professionnel et incite les employeurs à proposer des aménagements de postes dans ce but. De plus, elle étend l'obligation d'emploi de 6 % de travailleurs en situation de handicap à la fonction publique.

II. Sous-représentation dans le domaine professionnel

a. Accessibilité et scolarité

Un des premiers freins est l'accessibilité, dans les villes et encore plus dans les zones rurales. L'accès aux transports est synonyme d'autonomie et donc d'accès à l'emploi, or le retard dans ce domaine est important.

D'après l'association des Paralysés de France, seules 42 % des lignes de bus sont considérées comme accessibles. Les difficultés existent aussi dans le métro, les RER, les trains et les espaces publics.

Par ailleurs, il existe une inadéquation entre compétences recherchées par les entreprises et diplômes détenus par les demandeurs d'emploi en situation de handicap. Actuellement, il n'y a que 20 % de ces bacheliers qui poursuivent leurs études dans le supérieur et 5 % dans les grandes écoles. L'accessibilité et une meilleure connaissance des dispositifs d'aides aux études sont encore à promouvoir.

b. Les préjugés

Cependant, ce sont surtout les préjugés qui posent le plus problème. À peu près 10 % des entreprises ne veulent même pas entendre parler des personnes souffrant de handicap mental, d'après l'association Arche qui se consacre à l'aide en direction de celles-ci. Souvent, la qualification ou l'expérience disparaissent derrière le handicap. Nombreux chefs d'entreprise pensent que le salarié ne pourra pas bien faire son travail ou atteindre ses objectifs. De surcroît, ils considèrent qu'une telle présence génère des tracasseries administratives et donc du temps et des coûts qui s'ajouteront à l'adaptation des conditions de travail comme l'équipement en logiciels spécifiques pour les malvoyants ou le mobilier de bureau.

Enfin, certains employeurs préfèrent s'acquitter des amendes plutôt que d'appliquer le quota de 6 % de travailleurs en situation de handicap. À titre d'exemple, pour une entreprise de 200 salariés la facture se monte à 57 000 euros chaque année, ce qui est bien plus onéreux que l'aménagement de postes...

Conclusion

L'insertion professionnelle des personnes en situation de handicap reste encore faible avec une moyenne nationale autour de 2,9 % au lieu des 6 % prévus par la loi. Handicap rime encore trop souvent avec exclusion.

En tant que futur(e) professionnel(le) de santé, il est important de rappeler que le handicap n'est pas un obstacle au travail. Il reste encore un long chemin à parcourir, espérons que le prochain gouvernement placera ce sujet au centre de ses préoccupations pour une société plus égalitaire et plus solidaire.

Sources

https://informations.handicap.fr/decret-loi-fevrier-2005.php
http://www.atousante.com/situations-particulieres/travailleur-handicape/travail-et-salaries-handicapes-loi-handicap/
http://travail-emploi.gouv.fr/grands-dossiers/LoiTravail/quelles-sont-les-principales-mesures-de-la-loi-travail/article/handicap
http://inpes.santepubliquefrance.fr/sante-handicap/france/defintion.asp
http://www.crepse.fr/vous-etes-employeur/les-differents-types-de-handicap.html
http://www.lemonde.fr/societe/article/2014/02/26/accessibilite-des-handicapes-pourquoi-l-echeance-de-2015-n-etait-pas-tenable_4374025_3224.html#partie4
http://www.cidj.com/faire-des-etudes-superieures-avec-un-handicap/handicap-et-etudes-superieures-etat-des-lieux
http://www.20minutes.fr/societe/1965887-20161125-handicap-prejuges-freinent-emploi

b. Le texte (Sujet oral, AS Blois, 2018)

Pollution et allergies

Comment aborder le sujet ?

1. Si le thème de l'environnement est récurent dans les oraux de concours, ce sujet est assez difficile car il très synthétique ; dans ce cas, il est essentiel de définir les termes de « pollution » et « allergies » avec précision. Ces définitions peuvent être présentées dans votre introduction ou bien dans l'une ou l'autre de vos parties en fonction du plan choisi.
2. La structure est simple à déterminer car elle est sous-entend que vous fassiez le lien entre la pollution et le développement d'allergies, ce qui vous donnera d'ailleurs la problématique du sujet. Toutefois, vous n'avez pas de précision quant au type de pollution. Il peut s'agir de la pollution de l'air atmosphérique, de celle présente dans les espaces clos comme nos logements ou encore de celle de l'eau et des sols. Afin de répondre au mieux, nous nous centrerons sur les nuisances de l'air, davantage mises en cause dans les risques allergiques. Nous développerons de plus les solutions qui peuvent être adoptées dans chacun des cas.
Pour traiter cette question, nous utiliserons le plan suivant :

1re partie : La pollution atmosphérique

I. Description et lien avec les allergies
II. Mesures de lutte mises en œuvre

2e partie : La pollution intérieure

I. Description et lien avec les allergies
II. Mesures préventives individuelles

Vous pouvez également présenter les deux types de pollution et les risques allergènes dans une première partie, et grouper les solutions dans une deuxième. Il est essentiel pour ce type de sujet de ne pas se restreindre uniquement aux deux termes de l'énoncé, mais d'élargir votre exposé aux solutions existantes ou à proposer. En effet, il vous serait difficile de tenir huit à dix minutes devant le jury uniquement centré(e) sur la pollution et les allergies.

Proposition de corrigé

Introduction

La pollution de l'air résulte de l'introduction directe ou indirecte par l'homme, dans l'atmosphère ou les espaces clos, de substances ayant des conséquences préjudiciables sur la santé. Même si les allergies dépendent de nombreux facteurs allergènes, la mauvaise qualité de l'air en est une des causes. Elles se traduisent par un dérèglement du système immunitaire, qui surréagit face à des composés présents notamment dans notre environnement.
Comment la pollution de l'air concourt-elle au développement des allergies ? Premièrement, nous ferons lien avec la pollution atmosphérique et nous présenterons les mesures de lutte mises en œuvre. Deuxièmement, nous aborderons la pollution intérieure et des mesures préventives individuelles.

1re partie : La pollution atmosphérique

I. Description et lien avec les allergies

Le réchauffement climatique, lié aux activités humaines comme le trafic routier, la production d'énergie ou encore le chauffage urbain, est directement impliqué dans l'accroissement des allergies. Ces vingt-cinq dernières années, le nombre de personnes sensibles aux pollens aurait triplé. La douceur des hivers entraîne une pollinisation plus précoce des arbres et, de fait, une propagation plus large de ces allergènes. De plus, la dégradation de la qualité de l'air multiplie le risque car les polluants chimiques déforment la paroi des grains de pollen qui libèrent d'autres allergènes. Ces derniers, plus petits, pénètrent plus profondément dans l'appareil respiratoire.
L'ozone et le dioxyde azote, émis respectivement lors de fortes chaleurs et par les gaz d'échappement, fragilisent les individus en abaissant le seuil de sensibilité aux allergènes. Ils accentuent l'irritation des muqueuses et l'hyperactivité des bronches, qui produisent des anticorps responsables des allergies. Les particules fines, qui proviennent notamment des moteurs diesel, impactent également le seuil des réactions allergiques.
En outre, plusieurs études qui ont suivi des femmes enceintes et le devenir de leurs enfants montrent chez ceux-ci un développement accru des risques d'asthme allergique, de rhinites et d'allergies alimentaires.

II. Mesures de lutte mises en œuvre

Des traités internationaux, comme le protocole de Kyoto et la conférence sur le climat de Paris, visent à limiter la hausse des températures, ont été ratifiés par de nombreux pays. En France, la loi sur l'air de 1996 a proclamé le droit pour tous à respirer un air non nocif et à être alerté en cas de pic de pollution. De plus, la loi sur la transition énergétique compte parmi ses objectifs le développement des énergies renouvelables et de transports moins polluants. Nicolas Hulot, ministre de l'Écologie, s'est engagé quant à lui, dans son plan climat, à mettre fin à la vente des voitures essence et diesel d'ici à 2040.
À Paris, la « circulation différenciée » a démarré en janvier 2017. En cas d'épisodes de pollution, seuls certains véhicules ont le droit de circuler. Les Franciliens doivent apposer sur leur pare-brise la vignette Crit'Air, allant de 0 à 5, en fonction du carburant utilisé et de la vétusté de la voiture. Cette mesure remplace la circulation alternée, basée sur les numéros pairs et impairs des plaques d'immatriculation, qui ne prenait pas en compte la pollution émise.

2e partie : La pollution intérieure

I. Description et lien avec les allergies

Contrairement aux idées reçues, l'air de nos logements est également pollué ; or nous y passons 50 % à 60 % de notre temps ! Une mauvaise ventilation ou l'humidité vont favoriser l'apparition de moisissures et d'acariens hautement allergènes. En outre, la fumée de cigarette, les produits ménagers et les bougies parfumées rependent des polluants chimiques qui restent en suspension dans l'air.

Les composants organiques volatiles (COV) sont aussi mis en cause dans le développement d'allergies. Ils sont émis par les colles, les décapants, les vernis et les isolants qui sont utilisés dans les matériaux de construction et de décoration de nos maisons.

Enfin, nos animaux de compagnie disséminent quantité de poils dans nos intérieurs. Cela aggrave les allergies à force de contacts quotidiens. Les allergologues préviennent que, dans ce cas, les traitements de désensibilisation ne sont pas toujours efficaces et suffisants.

II. Mesures préventives individuelles

Il est donc primordial de préserver un air sain en aérant les logements quotidiennement, et en proscrivant la cigarette en intérieur. Vous pouvez aussi acheter des produits ménagers bio ou même les fabriquer chez vous. Il existe de nombreux sites Internet qui expliquent comment nettoyer sa maison avec des composés non nocifs. Des ingrédients naturels comme le vinaigre, le bicarbonate de soude et le savon de Marseille remplacent les produits conventionnels.

Actuellement, en France, il n'existe pas de label officiel pour les « écomatériaux » ou matériaux sains. Toutefois, il est possible de choisir les plus naturels et de limiter les meubles en panneaux de particules, les tissus muraux et les parquets stratifiés, qui libèrent des COV.

En cas d'allergie sévère, le médecin traitant peut aussi solliciter un conseiller médical en environnement intérieur (CMEI) pour enquêter au domicile des patients. Il mesurera dans toutes les pièces du logement le taux d'humidité, les polluants physiques, chimiques et biologiques, et fournira un compte rendu et des conseils pour une meilleure prise en charge du malade.

Conclusion

Même si de nombreuses mesures existent pour lutter contre la pollution extérieure et intérieure, il y a encore beaucoup d'efforts à faire. En effet, la France est en retard pour ce qui concerne la labellisation des écomatériaux, en partie parce que les grands fabricants ont d'autres priorités. De plus, les États-Unis ne se sont jamais engagés dans le protocole de Kyoto et se sont retirés de celui de Paris. Ce sont pourtant les deuxièmes plus gros pollueurs de la planète après la Chine. C'est donc à nous tous en tant qu'écocitoyen de prendre la mesure du problème pour limiter l'impact sur notre santé. Nous devons pousser les gouvernements à adopter des législations plus contraignantes et avoir des comportements écoresponsables.

Sources :

- https://www.aquaportail.com/definition-6131-pollution.html
- https://www.futura-sciences.com/sante/definitions/medecine-allergie-2956/
- https://www.atmo-auvergnerhonealpes.fr/actualite/la-pollution-atmospherique-amplifie-les-allergies-au-pollen
- https://www.topsante.com/medecine/allergies/rhinite-allergique/allergie-la-pollution-mise-en-cause
- http://www.linternaute.com/auto/guide-pratique-auto/1324280-circulation-differenciee-bientot-de-retour-a-paris-conditions-16-novembre-vignette-critair/
- http://www.allergens-controlled.com/blog/les-allergenes-dans-lhabitat-interieur-une-des-causes-des-allergies-92
- http://www.ecoconso.be/fr/content/les-7-produits-dentretien-naturels-indispensables-la-maison

c. Une photographie (sujet inédit)

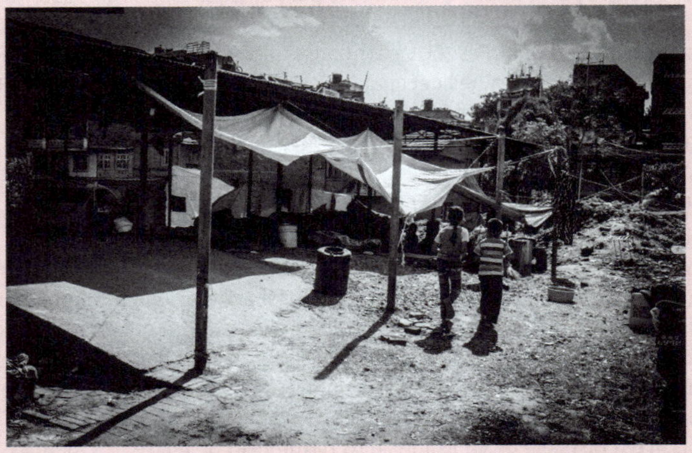

© Fotolia

Exemples de questions à se poser face à une photographie :

- Quels sont les personnages de la scène ?
- Quels sont les problèmes à identifier ?
- Des solutions sont-elles sous-entendues ?
- Cette situation paraît-elle réelle ? choquante ?

Proposition de corrigé

Ce que je vois

Cette photographie nous montre en premier plan de jeunes enfants errant près de toiles de tente fabriquées à la main. C'est à cet endroit, dehors, dans des conditions très précaires qu'ils semblent vivre. Ces premières observations nous font comprendre que la problématique de cette photographie est en lien avec **les personnes sans domicile fixe (SDF)**.

Nous la cernerons de la façon suivante :

Introduction

1re partie : Constat général sur la situation des SDF
a. Évolution de la situation des SDF
b. La santé des SDF

2e partie : La situation des femmes et des enfants SDF
a. Les femmes SDF
b. Les enfants SDF

Conclusion

Introduction

Quand on évoque la misère, l'image des sans domicile fixe (SDF) vient naturellement à l'esprit. Ils sont visibles dans les rues, les jardins publics ou les gares. En onze ans, leur nombre a augmenté de 44 % en France (enquête de l'Insee – 2014). Tout d'abord, nous établirons un constat général sur la situation des personnes SDF. Ensuite, nous nous intéresserons plus particulièrement aux femmes et aux enfants SDF.

1re partie

a. En novembre 2014, l'Insee révèle dans son dernier rapport « France, portrait social », l'existence en 2012 de 111 700 personnes sans domicile fixe (81 000 adultes et 31 000 enfants). Ces personnes ne sont pas toutes à la rue, mais elles ne disposent pas de logement personnel. 10 % d'entre elles dorment dans la rue (parc, squat, gare, station de métro) et 90 % sont hébergées (association, foyer, centre d'urgence, hôtel). 55 % des SDF sont nés à l'étranger (Maghreb, Afrique, Europe de l'est) et sont souvent accompagnés d'enfants (40 %). Plus des trois quarts sont inactifs ou au chômage. L'Insee nous apprend aussi que 24 % d'entre elles travaillent, mais occupent souvent des emplois à temps partiel et précaires. Leurs revenus mensuels sont très faibles : 80 % gagnent moins de 900 euros par mois et 30 % disposent de moins de 300 euros. Plus de 4 SDF sur 10 n'ont jamais possédé de logement personnel. Ceux qui en ont eu un, sont 35 % à l'avoir perdu en raison de difficultés familiales (séparation, décès du conjoint, violences conjugales) et 30 % pour des raisons financières (perte d'emploi, loyer trop élevé, expulsion). On peut retenir de ces informations que les personnes SDF vivent dans des conditions d'extrême pauvreté et que leur santé est la première touchée.

b. Rester en bonne santé sans avoir de domicile fixe est très difficile. Il n'y a pas de maladies spécifiques aux SDF. Il s'agit avant tout de maladies liées à des conditions de vie très précaires : difficulté à accéder à l'eau potable, à l'hygiène. On observe d'importants problèmes cutanés comme la galle, des infections respirations qui se compliquent rapidement. Les infections digestives sont fréquentes (eau sale, aliments périmés). Il y a aussi les maladies chroniques comme le diabète, l'hypertension. On observe des cas de tuberculose. La moyenne d'âge de décès des SDF est de 41 ans pour les femmes et de 56 ans pour les hommes. L'Insee, en 2014, récence 425 morts. La maladie, plus particulièrement les cancers, constitue la cause première de la mort. Remarquons que le froid n'est pas la cause majeure de décès même si les médias s'empressent d'évoquer les conditions de vie des SDF à cette période de l'année. Vivre dans la rue expose à des violences psychologiques et physiques quelle que soit la saison. Ce qui explique entre autre un taux de suicide chez les personnes SDF de 15 %. L'Insee révèle aussi que vivre dans la rue accentue la souffrance psychologique de ces personnes (abus d'alcool et de drogues). L'exclusion sociale est à la base de nombreux troubles mentaux.

Qu'en est-il des femmes et des enfants SDF ?

2e partie

a. Selon l'Insee, 2 sans domiciles fixes sur 5 sont des femmes, avec ou sans enfants. Généralement, elles bénéficient de conditions d'hébergement plus stables que les hommes. Plus vulnérable que l'homme, une femme vivant dans la rue, n'a pas la capacité de faire face aux dangers qui s'imposent à elle : agressions physiques, sexuelles. C'est pourquoi les femmes SDF évitent l'isolement et cherchent à nouer des liens, à vivre en groupe pour se protéger. Pour beaucoup d'entre elles, l'hygiène est un souci quotidien, surtout chez les plus jeunes. Afin de ne pas se faire remarquer, elles vont faire le maximum pour se maintenir propres et montrer une image d'elles correcte. Aussi vont-elles dans les toilettes des gares, des restaurants, des autoroutes, également dans les centres d'accueil de jour. A l'opposé, certaines femmes SDF ne cherchent pas à être propres. La saleté devient un outil de protection contre les attaques : une femme trop sale n'attire plus et ne risque plus les agressions sexuelles. En réalité, ces femmes finissent par se dévaloriser, s'exclure de la société. Avec le temps, elles peuvent s'enfoncer dans la déchéance et pour oublier, consommer de l'alcool, des drogues.

Qu'en est-il des 31 000 enfants SDF ?

b. On constate de plus en plus de familles en détresse, principalement des femmes seules avec un ou plusieurs enfants. On constate qu'elles sont hébergées plus facilement que les autres personnes SDF. L'hôtel est le lieu le plus souvent proposé, mais il présente de nombreux inconvénients. La promiscuité et l'impossibilité de préparer des repas rendent le quotidien difficile. Un seul espace de vie n'offre pas la possibilité de jouer, de travailler et de se reposer en même temps. L'épanouissement et la scolarité des enfants deviennent impossibles. Quand l'hébergement fait défaut, que les conditions de vie sont extrêmement difficiles (rue, bidonville) on constate le décès d'enfants. En 2013, 15 enfants sont morts (contre 3 en 2012). Pendant la grossesse, les femmes ne sont pas suivies médicalement. Après la naissance, les nouveau-nés ne reçoivent aucun soin. Ce sont essentiellement les enfants rom qui sont les plus touchés.

Conclusion

Les personnes sans domicile fixe sont de plus en plus nombreuses. Ce sont surtout les hommes qui sont concernés, mais les femmes et les enfants n'y échappent pas. Leurs conditions de vie engendrent un état d'épuisement à la fois physique et psychologique. Ils sont soumis à un stress et à des angoisses permanents, liés aux tentatives de vols et d'agressions. L'accès aux soins devient inexistant lorsque l'exclusion est totale. Vivre dans la rue, c'est souffrir et vieillir prématurément. L'accès au logement est certainement la solution qui permettrait aux SDF de s'extirper de la misère dans laquelle ils sont emprisonnés. Avoir un travail, devenir indépendants leur ferait retrouver le chemin de la dignité.

d. Un dessin (Sujet oral, AS Blois, 2018)

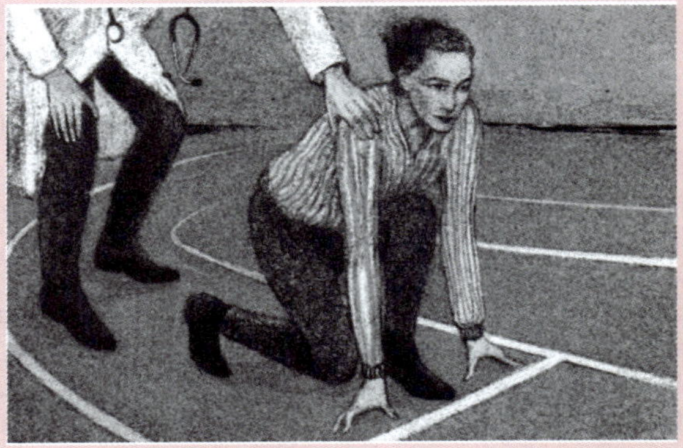

Que vous inspire cette image ?

Comment aborder le sujet ?

En regardant ce dessin, vous pouvez vous poser les questions suivantes :

- Que représente cette image ?
- Quels sont les personnages mis en présence et quels sont leurs liens ?
- Quels sont les éléments mis en évidence ?
- Quelles situations sont identifiées ?
- Puis-je faire un lien avec l'actualité et/ou mon futur métier ?

Ce que je vois

Deux personnages sont représentés sur cette image. L'un est en position de départ pour une course à pied dans un couloir sur une piste de stade, l'autre, sur la gauche, est légèrement penché et lui touche l'épaule, comme un geste d'encouragement ou d'apaisement. De plus, cette deuxième personne porte une blouse blanche et un stéthoscope, ce qui l'identifie comme un professionnel de santé : un(e) médecin ou un(e) infirmier(ère) avec son patient. Ce dessin montre donc un lien étroit entre sport et soins.

Afin de traiter ce sujet et de faire un lien avec l'actualité et les professionnels de santé, nous utiliserons le plan suivant :

1re partie : Le sport dans les soins

I. Dispositions existantes

II. Les patients qui en bénéficient

2e partie : Le sport dans les soins

I. Au niveau individuel pour le patient

II. Au niveau collectif/sociétal

Il est essentiel de ne pas se restreindre uniquement à la description de l'image, mais d'élargir votre exposé en donnant des exemples concrets de dispositifs, ce qui fait un lien avec l'actualité, mais également les bienfaits sur la santé. Gardez toujours à l'esprit que vous devez développer votre sujet durant huit à dix minutes devant le jury et que celui-ci ne vous posera peut-être aucune question.

Proposition de corrigé

Introduction

L'image proposée montre un professionnel de santé, identifiable grâce à sa blouse et son stéthoscope, qui pose une main, dans un geste attentionné, sur l'épaule d'un deuxième personnage. Celui-ci s'apprête à prendre le départ d'une course à pied, mais il n'est pas vêtu comme un sportif. Nous pouvons supposer qu'il s'agit d'un soignant et de son patient.

Nous pouvons alors nous demander comment la pratique d'une activité physique peut entrer dans le cadre des soins.

Premièrement, nous verrons les dispositions existantes avec des exemples concrets qui allient sport et soins, ainsi que les patients concernés. Deuxièmement, nous exposerons les bienfaits sur la santé, tant au niveau individuel que sociétal.

1re partie : Le sport dans les soins

I. Dispositions existantes

La ville de Strasbourg, pionnière dans le domaine, a lancé dès 2012 le « sport-santé sur ordonnance », et ce dispositif a fait progressivement son apparition dans les textes de loi français. Le décret du 30 décembre 2016 prévoit que, dans le cadre du parcours de soins, le médecin traitant peut prescrire une activité physique pour certains malades. Cependant, pas question de se rendre seul dans une salle de sport ! En effet, cette pratique doit être adaptée à la pathologie, aux capacités physiques et au risque médical du patient. Il peut s'agir de la marche (avec ou sans bâton), de course à pied, de natation, de vélo ou encore de tai-chi ou qi gong. En outre, les séances doivent être dispensées par des coachs APA (activité physique adaptée), mais aussi des professionnels de santé comme les masso-kinésithérapeutes, les ergothérapeutes et les psychomotriciens.

Une expérimentation est aussi menée à Marseille, depuis le printemps 2016, et elle intervient dans le cadre du suivi psychologique de patients en rémission d'un cancer. Cette piste inédite, appelée « Rebond », associe des entraîneurs expérimentés, comme celui de l'équipe de France de handball, qui coacherait les malades comme des athlètes de haut niveau.

II. Les patients qui en bénéficient

Concernant le sport sur ordonnance, seuls les patients reconnus en affection de longue durée (ALD) peuvent bénéficier de cette prescription, ce qui représente entre 10 et 11 millions de personnes en France. Il est à noter que la prévention primaire, c'est-à-dire avant l'apparition d'une pathologie, et le vieillissement ne sont pas inclus dans le dispositif. La liste des ALD regroupe 30 maladies, prises en charge à 100 % par l'assurance-maladie, qui entraînent un traitement long, supérieur à six mois, et une thérapeutique particulièrement coûteuse. Elle recouvre des pathologies variées, comme les diabètes de type 1 et 2, le VIH/sida, la maladie d'Alzheimer, la mucoviscidose, les maladies cardio-vasculaires (hors hypertension), mais aussi des affections psychiatriques de longue durée (schizophrénie et troubles bipolaires). Si les ALD sont intégralement prises en charge, ce n'est pas le cas du sport sur ordonnance. Cependant, certaines mutuelles proposent le remboursement des cours effectués avec les coachs APA.

Quant à l'expérimentation marseillaise, elle est pour l'instant testée sur une poignée de patients volontaires. Cet « onco-coaching », qui fait l'objet d'un diplôme universitaire depuis 2017, est dispensé à des personnes après un cancer afin de les « relancer » dans leur vie quotidienne.

2e partie : Bienfaits sur la santé

I. Au niveau individuel pour le patient

Le sport est un atout majeur pour lutter contre l'apparition des maladies, mais aussi pendant et après celle-ci. Plusieurs études ont montré les bénéfices pour les patients en ALD. L'activité physique adaptée permet de faire baisser la tension artérielle, qui est un facteur risque de nombreuses maladies cardio-vasculaires. Elle améliore l'espérance de vie chez les patients atteints de mucoviscidose, diminue les douleurs liées à l'arthrose, aux rhumatismes inflammatoires et les symptômes de la BPCO (broncho-pneumopathie chronique obstructive) avec une efficacité comparable à celle des traitements médicamenteux. Elle limite également la survenue de maladies opportunistes chez les sidéens* et est indiquée pour endiguer la progression des pathologies neurodégénératives comme Alzheimer.

En outre, le sport limite les risques de récidives de 30 % à 50 % pour les cancers du sein et du côlon, et permet de mieux supporter la chimiothérapie. La prise de médicaments, notamment d'antalgiques, est aussi diminuée. L'onco-coaching assure un suivi psychologique et accroît les capacités de résilience des patients, c'est-à-dire la faculté des malades à surmonter un événement traumatique comme le cancer.

II. Au niveau collectif/sociétal

L'activité physique encadrée oblige les patients à sortir de chez eux et à se retrouver, en groupe, dans l'espace public. Le sport sur ordonnance agit sur la qualité de vie, le bien-être ressenti, le rapport aux autres et la cohésion sociale. En outre, cela gomme les inégalités. En effet, plus de la moitié des bénéficiaires vivent en dessous du seuil de pauvreté et sont des femmes, plus touchées par les maladies chroniques et qui ne pratiquaient aucune activité physique.

De plus, cela diminuerait la consommation de médicaments, et donc les coûts liés aux remboursements pour la Sécurité sociale. Chez les diabétiques par exemple, les dépenses occasionnées par la prise en charge seraient réduites de 50 %. L'assurance-maladie économiserait 56,2 millions d'euros chaque année en finançant à hauteur de 150 euros, une activité physique adaptée à 10 % des patients souffrant d'un cancer, de diabète ou d'une insuffisance respiratoire chronique. Ainsi, les dépenses de santé pourraient être diminuées de 10 % à 20 % grâce à la pratique d'une activité sportive régulière.

Conclusion

Même si le dispositif du sport sur ordonnance peine à se mettre en route et manque de financement, c'est pourtant une grande avancée dans le domaine de la santé publique. Les bénéfices pour les malades sont remarquables tant au niveau physique, que psychologique et social. L'OMS** identifie le manque d'activité physique comme le 4e facteur de risque en termes de mortalité et serait responsable de 6 % des décès mondiaux. La pratique sportive est donc primordiale pour améliorer la santé globale de la population. Et si le sport était le médicament du XXIe siècle ?

* Sidéens : malades du sida.
** OMS : Organisation mondiale de la santé.

Sources :

- http://sport-ordonnance.fr/decret-sport-sur-ordonnance/
- https://www.20minutes.fr/sante/2213983-20180202-sport-ordonnance-dispositif-peine-developper-selon-premier-bilan
- https://www.ouest-france.fr/sante/parole-d-expert-le-sport-sur-ordonnance-comment-ca-marche-5059415
- https://www.irbms.com/sport-sur-ordonnance-questions-medecins/
- http://www.lemonde.fr/medecine/article/2017/02/06/le-coaching-sportif-contre-le-cancer_5075357_1650718.html#bteCGhcPYKaPODWI.99
- https://www.naturellementmieux.fr/medecine-sport-sallient-sante-patients/
- http://www.e-sante.fr/sport-sur-ordonnance-tout-comprendre-en-10-points/actualite/422?page=0%2C2
- https://www.caminteresse.fr/sante/le-sport-sur-ordonnance-cest-maintenant-1176423/

3. L'exposé oral de motivation

Cette épreuve orale concernant vos motivations est notée sur **5 points**. On pourrait alors en déduire très vite que le jury lui accorde beaucoup moins d'importance en comparaison de l'exposé oral qui lui, rappelons-le, est noté sur 15 points. Détrompez-vous ! **L'oral de motivation correspond au moment où vous allez pouvoir parler de votre intérêt pour la profession, de vous et de votre projet professionnel.** Il ne faut surtout pas le négliger, mais bien au contraire le préparer.

A. La connaissance du métier

Quand on interroge les candidats, il semblerait que la partie orale relative aux motivations soit vécue avec plus d'appréhension. Il est certain que parler de soi et de son futur et probable métier est un exercice peu courant. Pourtant, quand un jury se montre curieux et vous questionne sur le parcours qui vous a conduit jusqu'ici, il est dommage d'être pris au dépourvu surtout en termes de connaissance du métier.

La question : « *Que savez-vous du métier d'aide-soignant ?* » ne doit pas vous inquiéter et encore moins vous paralyser. Tout candidat bien préparé sait qu'il aura à répondre à cette interrogation.

En vous référant à l'introduction de cet ouvrage :
– vous trouverez une **définition précise de la profession** d'aide-soignant ;
– vous découvrirez les **activités** qui incombent à l'aide-soignant ;
– vous apprendrez les **compétences** que l'on peut attendre de lui.

Toutefois, un point n'a pas été développé dans l'introduction et il a son importance : **les qualités requises** pour la profession d'aide-soignant.

Le tableau qui suit peut vous permettre de **vous interroger sur vos propres qualités**, surtout si vous avez quelques expériences professionnelles :

Être résistant physiquement	
Être résistant psychologiquement	
Avoir le sens du contact	
Savoir écouter	
Être disponible	
Être patient	
Savoir instaurer un climat de confiance	
Être dévoué	
Être capable de travailler en équipe	
Faire preuve de rigueur	
Avoir le sens de l'observation	
Savoir s'adapter aux changements d'horaires	

B. Les expériences

Qualités de l'aide-soignant	Les qualités developpées dans mes expériences
Être résistant physiquement	
Être résistant psychologiquement	
Avoir le sens du contact	
Savoir écouter	
Être disponible	
Être patient	
Savoir instaurer un climat de confiance	
Être dévoué	
Être capable de travailler en équipe	
Faire preuve de rigueur	
Avoir le sens de l'observation	
Savoir s'adapter aux changements d'horaires	

REMARQUE Afin d'apporter du crédit à vos motivations, il est indispensable d'évoquer le métier d'aide-soignant en établissant des liens avec vos expériences professionnelles, même si celles-ci ne sont pas en rapport avec le milieu paramédical.

Par exemple, vous avez gardé des enfants à domicile, fait de l'animation, donné des cours de soutien à des jeunes, aidé une personne âgée, travaillé dans la vente, la restauration, fait des ménages, etc. alors **demandez-vous à quelles qualités ces expériences ont-elles fait appel** :

– **une personne âgée** alitée a peut-être nécessité votre force physique pour pouvoir être levée et habillée, a également demandé votre patience pour respecter son rythme, etc. ;
– **un enfant** que vous avez gardé, un peu turbulent, a fait appel à votre sens de l'observation et à votre résistance psychologique face à ses multiples activités ;
– **une expérience dans la vente** a pu mettre en évidence votre capacité à créer un climat de confiance avec les clients et aussi la capacité à travailler au sein d'une équipe.

Si vous avez eu la possibilité d'effectuer des stages ou des remplacements, alors n'hésitez surtout pas à les évoquer.

ATTENTION Si vos expériences sont nombreuses, faites une sélection et ne retenez que celles qui vous valorisent et enrichissent vos motivations face au jury. Le but n'est pas de créer un « catalogue » : évoquer deux expériences en établissant des liens avec vos qualités a plus de valeur que de raconter des activités comme on « récite les tables de multiplication » !

Afin de vous aider à réfléchir dans ce sens, nous vous proposons de faire un **récapitulatif de vos expériences** dans le tableau suivant :

Mes expériences	La population concernée	Les activités menées	Mes capacités Mes qualités
Exemple : 3 semaines de remplacement en maison de retraite médicalisée	Personnes âgées malades ou handicapées	Toilettes, prise des repas, ménage…	Force physique, patience, disponibilité, travail en équipe, horaires changeants

FOCUS

Avant de vous présenter à l'oral du concours, il est vivement recommandé de rencontrer des aides-soignants qui vous feront découvrir leurs expériences professionnelles et vous permettront d'approfondir la connaissance de leur métier. L'idéal est de les rencontrer sur le terrain, dans l'exercice de leur profession. Vous serez vous-même confronté à la réalité et pourrez vous rendre compte si votre projet professionnel se confirme.

C. Les questions du jury sur la connaissance du métier

Le jury cherche avant tout à s'assurer que votre choix professionnel est réfléchi, que ce n'est pas par défaut que vous souhaitez intégrer l'école de formation d'aides-soignants. Il va donc orienter très vite ses questions sur la connaissance que vous avez du métier :

- Pouvez-vous nous donner une définition du métier ?
- Qu'est-ce qui vous attire dans ce métier ?
- Connaissez-vous des aides-soignants ?
- Avez-vous effectué des stages ou des remplacements ? que vous ont-ils apporté ?
- Quels sont les événements, dans votre parcours personnel, scolaire ou professionnel qui vous ont conduit à présenter ce concours ?
- Quelles sont les aptitudes à avoir pour l'exercice de ce métier ?
- Dans le secteur paramédical, quelles sont les autres professions que vous connaissez ?
- Avez-vous des expériences de travail en équipe ?
- Que pensez-vous apporter à une équipe de travail ?
- Quelles sont les activités d'une aide-soignante ?
- Où vous voyez-vous exercer ?
- Connaissez-vous le programme de la formation ?
- Comment vous voyez-vous dans dix ans ?
- Quelles sont les évolutions de carrière quand on est aide-soignant ?

Naturellement, bien d'autres questions peuvent vous être posées ! **L'essentiel est d'apporter des réponses précises, qui ne relèvent pas de votre invention. Le jury n'est pas dupe !**

D. Vos motivations

Ici, l'objectif principal du jury est de cerner au mieux les raisons pour lesquelles vous souhaitez intégrer leur école de formation et devenir aide-soignant. C'est pourquoi il est essentiel pour un futur candidat d'**apprendre à se connaître**.

a. Savoir parler de soi

Nous vous proposons, dans le tableau suivant, une liste d'adjectifs pouvant vous aider à vous définir. Cette liste n'a pas la prétention d'être exhaustive, alors n'hésitez pas à utiliser d'autres qualifiants !

Aimable Accueillant Adroit Ambitieux Anxieux Appliqué Attentif Autonome Actif Bavard Bienveillant Calme Chaleureux Colérique Compréhensif Consciencieux Courageux Créatif Curieux Débrouillard Déterminé Discipliné Distrait Discret Doux Drôle Dynamique	Efficace Émotif Énergique Entêté Enthousiaste Équilibré Exigeant Empathique[1] Fiable Franc Généreux Habile Honnête Impulsif Indulgent Infatigable Inquiet Inventif Jovial Lunatique Méfiant Méthodique Modeste Moqueur Négligent Optimiste Ordonné	Paisible Patient Passionné Persévérant Pessimiste Poli Ponctuel Pratique Prévoyant Prudent Réfléchi Réservé Respectueux Responsable Rêveur Rigoureux Sensible Sérieux Serviable Sociable Souriant Soigneux Susceptible Timide Tolérant Travailleur

Dans un premier temps, retenez dix adjectifs qui semblent vous caractériser. Puis parmi ces dix, sélectionnez-en trois à quatre qui semblent le mieux vous correspondre.

Vous pouvez faire appel à des personnes de votre entourage (famille, amis) qui vous connaissent depuis longtemps et qui seront certainement plus objectives. Surtout, demandez-leur de justifier leurs choix : « *Tu dis de moi que je suis sociable. Pour quelles raisons ? Peux-tu me citer des exemples ou des situations qui le prouvent ?* »

L'objectif est de pouvoir parler de soi, de dresser un profil de sa personne. C'est un travail qui peut s'avérer difficile car rares sont les occasions où nous sommes amenés à le faire. À l'école (collège, lycée), les apprentissages ciblent des acquisitions liées au français, aux mathématiques, aux sciences, à l'histoire et la géographie… Aucun examen ne valide la connaissance de soi-même !

b. Les questions du jury

Il existe **deux types de questions : fermées et ouvertes.**

1. Exemples de questions fermées : « *Quelle est la durée de la formation d'aide-soignant ?* », « *Avez-vous effectué des stages ?* »

La formulation de ces questions vous impose un choix limité de réponses.

2. Exemples de questions ouvertes : « *Que pensez-vous des solutions apportées à ce problème ?* », « *Pouvez-vous approfondir votre point de vue ?* »

Les questions ouvertes vous offrent une plus grande possibilité d'argumenter et, donc, de convaincre.

1. Être empathique consiste à pouvoir ressentir ce que l'autre ressent.

Il est impossible de citer toutes les questions posées par le jury. Certaines sont prévisibles car courantes, et d'autres peuvent vous surprendre ; dans ce cas, c'est à vous de faire des efforts d'adaptation et surtout de ne pas paniquer !

3. Exemples de questions :

– Qui êtes-vous ?
– Quelles sont les raisons qui font que vous êtes devant nous aujourd'hui ?
– Nous vous écoutons.
– Définissez-vous en une seule phrase.
– Avez-vous effectué des stages ?
– Que vous ont-ils apporté ?
– Comment avez-vous préparé le concours ?
– En cas d'échec au concours, qu'allez-vous faire ?
– Avez-vous des amis ?
– Éprouvez-vous souvent le besoin de les voir ?
– Avez-vous des loisirs ?
– Pratiquez-vous une activité sportive ? que vous apporte-t-elle ?
– Quelle est la chose que vous n'avez jamais faite et que vous voudriez faire ?
– Que lisez-vous ?
– Comment vous tenez-vous au courant de l'actualité ?
– Qu'est-ce qui vous révolte le plus en ce moment dans l'actualité ?
– Qu'est-ce qui vous amuse le plus en ce moment dans l'actualité ?
– Quelles sont vos trois principales qualités ?
– Avez-vous un défaut ?
– Quelle image pensez-vous donner autour de vous ?
– Quelle image de vous les autres vous renvoient-ils ?
– Vous confiez-vous facilement ?
– Qu'est-ce qui vous fait rêver ?
– Avez-vous déjà surmonté une grande difficulté ?
– Que pensent vos parents de votre choix professionnel ?
– Avez-vous des frères et sœurs ? que font-ils ?
– Comment vous voyez-vous dans dix ans ?
– Qu'est-ce que vous aimeriez avoir accompli à 40 ans ?
– Reconnaissez-vous facilement vos erreurs ?
– Comment pensez-vous pouvoir concilier vie professionnelle et vie privée ?
– Qu'est-ce qui est, à vos yeux, le plus important : votre réussite professionnelle
– ou votre réussite personnelle ?
– Pensez-vous que l'on puisse juger quelqu'un après avoir discuté moins de 30 minutes avec lui/elle ?
– Comment avez-vous vécu cet entretien ?
– Pensez-vous avoir fait des erreurs au cours de cet entretien ?
– Pensez-vous avoir réussi cet entretien ?
– Quel intérêt avons-nous de retenir votre candidature ?
– Vous avez une minute pour conclure cet entretien.
– Avez-vous une question à poser au jury ?
– De quoi aimeriez-vous convaincre le jury ?
– Avez-vous quelque chose à ajouter ?

c. L'évaluation de l'entretien par le jury

Les membres du jury possèdent très souvent une **grille d'évaluation** dont vous n'aurez jamais connaissance. D'une école à l'autre, cette grille peut être différente. Il peut être intéressant de connaître quelques critères :

Aptitudes physiques	– présentation physique – attitude générale – allure – propreté
Aptitudes intellectuelles	– compréhension – raisonnement – argumentation – capacité à transmettre et à reformuler – réflexion – curiosité
Aptitudes à communiquer	– facilité d'élocution – richesse du vocabulaire – langage du corps (regard, mimiques, postures…)
Aptitudes relationnelles	– assurance et affirmation de soi – ouverture d'esprit – affectivité – notion de respect de l'autre
Motivation	– connaissance de la profession – origine du choix – expériences professionnelles – projet professionnel

E. La gestion du stress

Tout candidat motivé sait que sa réussite au concours dépend de la qualité de sa préparation. Toutefois, l'appréhension appelée plus communément stress devient très souvent un élément perturbateur.

Qui n'a jamais eu des tremblements, des sueurs, le cœur qui bat la chamade à l'idée de prendre la parole devant un auditoire. Sans parler du nœud au fond de la gorge ou au creux de l'estomac, la bouche sèche au point d'éprouver des difficultés à parler, les mains moites et collantes, les jambes en coton ou un pied incontrôlable qui ne cesse de battre la mesure… Quant à vous, mesdames, n'avez-vous jamais senti ces rougeurs vous monter au visage et recouvrir disgracieusement le cou et le décolleté ?

Comme nous l'avons évoqué précédemment, **notre corps s'exprime** et ce n'est pas toujours à notre avantage. De surcroît, la peur de ne pas savoir, d'être « en panne sèche » est souvent présente.

Dans ces conditions, l'épreuve orale devient vite insurmontable, le découragement guette et l'envie d'abandonner peut très vite surgir.

C'est pourtant la dernière solution à envisager car c'est au cours de cet oral que votre projet professionnel aura la possibilité d'être reconnu et que votre entrée en école de formation deviendra envisageable. Alors avec quelques conseils simples et de la volonté, vous pouvez parvenir à gérer votre stress.

Qu'est-ce que le stress ? c'est une réponse de notre organisme face aux agressions auxquelles il est exposé. Il n'est donc pas anormal d'être stressé : c'est la preuve que l'individu cherche à s'adapter au mieux à son environnement.

Mais quand on se laisse déborder par cette tension intérieure, il est souvent difficile de **trouver les moyens pour y faire face**. En voici quelques-uns qui ont fait leurs preuves auprès de nombreux publics :

1. Penser « positif » : si vous pensez et que vous vous répétez sans cesse que vous n'y arriverez pas, vous ne parviendrez pas à diminuer votre stress. Au contraire, dites-vous que vous méritez le droit de vous exprimer devant un jury, qu'on n'attend pas forcément de vous une prestation orale de professionnel expérimenté. Peut-être êtes-vous trop exigeant envers vous-même ?

2. S'organiser : prévoir, agir empêchent l'anxiété de vous déborder. À l'approche d'un examen, il est bon d'établir un plan de révisions. De la même façon, anticipez votre épreuve orale : notez tout ce que aimeriez dire, faites le bilan de vos stages et expériences professionnelles *(voir B. p. 405)*.

3. Exprimer ses émotions : demandez-vous pourquoi vous êtes si stressé. Est-ce le fait d'être jugé, la peur de ne pas savoir, d'être ridicule ? Parlez-en à une personne de confiance. En exprimant ce que vous ressentez, vous partagez vos émotions et votre appréhension va s'atténuer. Ne cédez pas au repli sur vous et à l'isolement.

4. Se distraire : se préparer à un oral de concours et s'accorder quelques loisirs est tout à fait compatible, c'est même un excellent moyen d'emmagasiner les émotions positives. Changez-vous les idées en allant au cinéma, à la piscine. Plongez-vous dans un roman policier ou de science-fiction : vous verrez votre stress diminuer.

5. Pratiquer un sport : chacun sait qu'une activité sportive régulière contribue au bon équilibre de l'individu, tant pour son mental que pour son physique. Si le sport est votre pire ennemi, la relaxation est une bonne méthode pour évacuer la tension.

6. Savoir respirer : pour vous détendre, voici un exercice facile à réaliser. Inspirez profondément par le nez en et expirez lentement par la bouche aussi longtemps que possible ; répétez plusieurs fois l'opération. Votre rythme cardiaque ralentit et vous vous sentez plus détendu.

7. S'entraîner : face à un ami qui n'hésitera pas à vous questionner, simulez un entretien. Ce type d'entraînement, quand il est répété, apprend à mieux maîtriser la situation.

FOCUS

Le jour J, en attendant que l'on vous invite à rencontrer le jury, **ne vous laissez pas « contaminer » par les candidats anxieux**. Si un dialogue s'instaure, orientez la discussion vers des thèmes autres que l'oral : échangez plutôt sur vos loisirs ou vos expériences dans le domaine paramédical.

Nous vous proposons ici un ensemble de sujet donnés aux épreuves orales, regroupés par thèmes.

La santé

- Quels liens pouvez-vous établir entre santé et précarité ?
- Dans quelle mesure peut-on affirmer que notre santé passe par notre assiette ?
- Le sport et la santé.
- À propos de la santé des jeunes : dites ce que vous savez sur l'alimentation conseillée par les nutritionnistes.
- Santé publique : qu'est-ce que cela évoque pour vous ?
- Que pensez-vous de la brosse à dents et de son rôle ?
- Qu'évoque pour vous le sida, quels sont les moyens de prévention ?

– Chez les jeunes, le sida est-il synonyme de peur ?
– Bronzer, un véritable plaisir, mais aussi un danger ! Donner votre opinion.
– Quels sont les dangers du tabac sur l'organisme ?
– Le législateur a mis en place plusieurs lois pour lutter contre le tabagisme. Qu'en pensez-vous ? Les trouvez-vous efficaces ?
– On parle de plus en plus d'infections nosocomiales, qu'en savez-vous ?
– Qu'évoque pour vous le mot « hygiène ». Argumentez.
– La santé de l'homme n'est pas seulement l'affaire de médecins. Qu'en pensez-vous ?

La famille / les enfants

– La violence en famille. Qu'en savez-vous ? Que peut-on faire ?
– Que savez-vous de la maltraitance des enfants ? Quel peut-être votre rôle ?
– Le couvre-feu pour les mineurs de 13 ans, qu'en pensez-vous ?
– « Pour grandir un enfant a besoin de lait, d'amour et de lois. » Qu'en pensez-vous ?
– Que pensez-vous d'allier crèche et maison de retraite ?
– Le jeu et l'enfant.

Insertion / handicap / vieillesse

– L'insertion des personnes handicapées.
– Place des personnes âgées dans la cellule familiale.
– Les accidents domestiques des personnes âgées peuvent-ils être prévenus ?
– Quelles sont les raisons de l'exclusion ?
– Handicap et travail.
– Soigner une personne âgée.
– Quelles sont les principales conséquences du vieillissement de la population française ?
– Le RSA.

Les jeunes et les conduites à risque

– Que pensez-vous de la distribution des alcootests à l'entrée/sortie des discothèques ?
– Les baladeurs, les concerts, les bruits de la cantine, etc. détériorent l'audition. Les jeunes ont-t-ils « l'oreille dure » ?
– Violence et racket à l'école. Qu'en pensez-vous ?
– À propos de la santé des jeunes : dites ce que vous savez sur le suicide.
– L'adolescence est un moment difficile, qu'en pensez-vous ?

Hôpital

– L'enfant face à la douleur.
– Les clowns à l'hôpital.
– Les infections nosocomiales. Qu'en savez-vous ?

Bioéthique / Pollution

– Certains pays ont légalisé l'euthanasie. Qu'en pensez-vous ?
– Les mères porteuses, qu'en savez-vous ?
– Les OGM sont-ils un progrès ?

– Les progrès médicaux sont-ils toujours compatibles avec la morale et la dignité de l'être humain ?
– La pollution est un fléau dans notre société moderne. Citez trois causes de pollution. Citez trois moyens de prévention.
– En quoi le bruit est-il une forme de pollution ?
– Chacun peut, avec un peu d'attention sauvegarder l'environnement. Commentez.

Les loisirs

– Loisirs et santé : quel rapport entre les deux ?
– Analyse les loisirs dans la famille et pour les jeunes.
– Quelle place la télévision occupe-t-elle aujourd'hui ?
– Les jeux vidéo sont-ils néfastes ?

Sources

http://droit-public.lemondedudroit.fr/droit-a-entreprises/droit-social/175284-projet-de-loi-sur-legalite-entre-les-femmes-et-les-hommes-adoption-a-lan-en-1ere-lecture.html
http://www.inegalites.fr/spip.php?page=rubrique&id_groupe=15&id_rubrique=114
http://www.lemonde.fr/societe/article/2013/11/25/le-plan-de-lutte-contre-les-violences-faites-aux-femmes-est-il-assez-ambitieux_3520064_3224.html
http://www.lepoint.fr/societe/france-70-000-jeunes-filles-seraient-menacees-de-mariages-forces-11-10-2013-1742580_23.php
http://www.lemonde.fr/afrique/article/2014/05/07/au-nigeria-les-captives-de-boko-haram-restent-introuvables_4412786_3212.html
http://www.francetvinfo.fr/politique/l-assemblee-nationale-adopte-le-projet-de-loi-sur-l-egalite-femmes-hommes-en-premiere-lecture_516259.html

Achevé d'imprimer en juin 2019
sur les presses de la SEPEC (France)
Numéro d'impression : 09463190604
Numéro d'éditeur : MAGSI-201905-31
Dépôt légal : juillet 2019

IMPRIM'VERT®

PEFC™ 10-31-1470 / Certifié PEFC / Ce produit est issu de forêts gérées durablement et de sources contrôlées. / pefc-france.org